Ai miei genitori e ai miei studenti

Bruno Picasso

Fondamenti di Meccanica e Biomeccanica

Meccanica dei corpi rigidi articolati

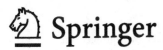 Springer

Bruno Picasso
Dipartimento di Ingegneria Meccanica
Università di Cagliari

Contenuti integrativi sono consultabili su http://extras.springer.com

Additional material to this book can be downloaded from http://extras.springer.com
UNITEXT – Collana di Ingegneria
ISSN versione cartacea: 2038-5749   ISSN elettronico: 2038-5773

ISBN 978-88-470-2332-1   ISBN 978-88-470-2333-8 (eBook)
DOI 10.1007/978-88-470-2333-8

Springer Milan Dordrecht Heidelberg London New York

© Springer-Verlag Italia 2013

9 8 7 6 5 4 3 2 1

Layout copertina: Beatrice Ⴖ, Milano

Impaginazione: PTP-Berlin, Protago TEX-Production GmbH, Germany (www.ptp-berlin.de)
Stampa: Grafiche Porpora, Segrate (MI)

Springer-Verlag Italia S.r.l., Via Decembrio 28, I-20137 Milano
Springer-Verlag fa parte di Springer Science+Business Media (www.springer.com)

Prefazione

La Biomeccanica è una scienza nuova e antica allo stesso tempo. Aspetti fondamentali della vita come il movimento, l'evoluzione, lo sforzo, la fatica, hanno interessato l'uomo dai tempi più lontani. Galileo scrive:

> ... questo grandissimo libro [della natura] che continuamente ci sta aperto innanzi agli occhi (io dico l'universo), non si può intendere se prima non s'impara a intender la lingua, e conoscer i caratteri né quali è scritto. Egli è scritto in lingua matematica, e i caratteri son triangoli, cerchi, e altre figure geometriche, senza i quali mezzi è impossibile a intendere umanamente parola; senza questi è un aggirarsi vanamente per un oscuro laberinto.

Non molto tempo fa la scienza della natura parlava una sola lingua e studiava molte cose, il moto degli astri, la caduta dei gravi, l'anatomia, la fisiologia, la botanica. Oggi i domini del sapere sono profondamente differenziati, nei metodi e nei linguaggi. La forte tendenza alla specializzazione ha portato l'uomo ad acquisire conoscenze profonde in ambiti molto ristretti e il dialogo tra diverse discipline è diventato difficile. Se un medico si trova ad affrontare la diagnosi di un problema posturale o di analisi della deambulazione, dovrà necessariamente fare ricorso alla valutazione quantitativa del movimento e della postura, misurando velocità, accelerazioni, posizioni in diversi punti del corpo del paziente, per risalire alle azioni muscolari, alle reazioni del suolo e ad altri parametri rilevanti. Da questi dati trarrà le sue conclusioni diagnostiche. Questo gli richiederà, se non vuole considerare questa fase della sua indagine come una "scatola nera", conoscenze e abilità nel campo della meccanica, che la sua formazione di base non prevedeva. Un discorso analogo vale per gli esperti di scienze motorie che si propongono di aiutare un'atleta a migliorare le sue prestazioni. Dall'altra parte della barricata gli ingegneri si cimentano col problema complesso di ideare, progettare e realizzare una protesi o un arto artificiale che porti a migliorare le condizioni di vita di una persona. Si tratta di un problema che richiede conoscenze complesse e profonde nel campo dell'ingegneria, ma questo non basta. La protesi verrà impiantata in un organismo vivente in continuo mutamento, a contatto con fluidi le cui proprietà vengono studiate in medicina e biologia. I materiali con cui la protesi verrà a contatto non sono inerti, ma in continua evoluzione. Come reagirà l'organismo alla presenza del corpo estraneo? Quale sarà la vita prevedibile della protesi impiantata nel paziente? Quali saranno gli effetti sulla sua salute? A queste domande un ingegnere con una formazione tradizionale, non sa rispondere. Ammesso che riconosca i propri limiti e voglia interagire con i medici, dovrà affrontare un altro problema, anzi due. Il primo è quello della comunicazione. Se un medico parla di "flessione dell'anca", l'ingegnere chiama lo stesso movimento "rotazione della coscia rispetto al tronco". Il secondo problema, non meno importante è metodologico. Mentre il medico è, dai tempi più antichi, abituato all'osservazione sistematica del paziente, secondo metodi sostanzialmente empirici, l'ingegnere ricorre spesso all'uso di modelli matematici ottenuti con un processo di semplificazione e astrazione dal problema reale. La storia recente insegna che nel campo della bioingegneria i risultati più importanti sono arrivati quando le conoscenze medico-biologiche e quelle dell'ingegneria si sono integrate, dando materia al sapere e ai metodi di una nuova scienza, che non ripudia i propri genitori, ma rivendica la propria autonomia. I testi di bioingegneria e di biomeccanica presenti nella letteratura non sfuggono alle contraddizioni di cui si è parlato. Per questo ritengo sia importante trattare gli argomenti della biomeccanica, con uguale rispetto verso le sue molte anime.

Il testo parte dagli strumenti elementari per la rappresentazione del movimento e della postura, descritti nei Capitoli 1 e 2. È anche presente una breve trattazione dei sistemi sperimentali per l'analisi del movimento basati su metodi ottici. Nel Capitolo 3 si presenta una breve descrizione delle articolazioni e dei movimenti elementari del corpo umano. È qui adottata la terminologia medica per creare una base di comunicazione dell'ingegnere con medici e biologi. Il Capitolo 4 è dedicato alla descrizione dei muscoli principali degli arti inferiori e superiori, in relazione alla funzione motoria. Il Capitolo 5 riguarda la cinematica. Si parte dalle relazioni fondamentali per il punto materiale e il corpo rigido, per passare agli argomenti più specificamente biomeccanici, come lo studio del gesto atletico in alcune discipline sportive e l'analisi del cammino. Nell'esposizione di questi argomenti si fa riferimento a strumenti di analisi e modellazione. Tra questi *OpenSim*, un ambiente di modellazione e simulazione *Open Source* sviluppato da un gruppo di ricerca dell'Università di Stanford, che si propone alla comunità scientifica come piattaforma comune. Per il lavoro di simulazione matematica *Matlab e Simulink*, impiegati tra l'altro in alcuni programmi riportati in Appendice (disponibile sulla piattaforma on-line Springer ExtraMaterials – http://extras.springer.com). Una menzione a parte merita GNU Octave, un software per l'analisi numerica in gran parte compatibile con Matlab. Trattandosi di un'ambiente aperto, gode del contributo di migliaia di ricercatori che nel tempo hanno costruito moduli e toolbox per la soluzione dei problemi più vari. Octave può considerarsi un'efficace alternativa gratuita a Matlab, specie per quegli utenti che intendano portare il proprio contributo allo sviluppo di questo ambiente. Il Capitolo 6 è legato all'esposizione dei principi della geometria delle masse, baricentri e momenti d'inerzia, con applicazioni specifiche in biomeccanica. Il Capitolo 7 contiene una trattazione delle forze che intervengono nei tipici problemi di meccanica e biomeccanica. L'ottavo è completamente dedicato all'analisi statica. Dopo una concisa esposizione dei principi che governano l'equilibrio, sono riportate applicazioni tipiche in biomeccanica, come la determinazione delle forze muscolari, le reazioni nelle articolazioni e altro. Il Capitolo 9 è dedicato alla dinamica e ai fenomeni impulsivi. Gli esempi che corredano i diversi argomenti sono completati da esercizi, dedicati agli studenti che affrontano lo studio della materia. Nel testo sono presenti in genere i soli risultati, mentre la soluzione completa degli esercizi è presentata nell'Appendice. Quest'ultima, accessibile, come si è detto, online sulla piattaforma Springer ExtraMaterials (http://extras.springer.com), comprende sei paragrafi nei quali sono presentate le basi di matematica, richiami su matrici e vettori, software sviluppato in appoggio agli argomenti del testo, e infine gli esercizi divisi per argomento.

La biomeccanica è oggi un ramo della bioingegneria, scienza che ha derivato il suo sviluppo dal riconoscimento che i metodi e gli strumenti della meccanica sono utili per comprendere e risolvere problemi in fisiologia e in medicina. I campi della meccanica interessati sono diversi. La figura ne mostra l'articolazione.

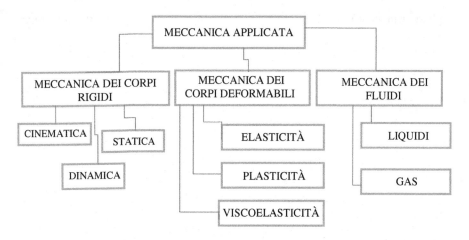

Senza volersi impegnare in un'esegesi sulle molte definizioni della biomeccanica, adotteremo quella che, a nostro avviso, è più diffusa e accettata, con qualche modesto cambiamento, per includere nell'analisi sia il movimento che le sollecitazioni statiche: *La biomeccanica è la scienza che studia il movimento e le sollecitazioni dei sistemi biologici, in relazione alle forze che producono questi effetti.*

In questo volume tratteremo essenzialmente la meccanica dei corpi rigidi. I principi teorici sono essenzialmente quelli della meccanica Newtoniana, espressi in forma vettoriale. Lo studio di sistemi complessi, come il corpo umano, ci ha suggerito di prendere in prestito dalla robotica alcuni strumenti fondamentali di lavoro, come le matrici omogenee di trasformazione, che permettono di gestire l'analisi di spostamenti, velocità e accelerazioni per sistemi composti da molti segmenti interconnessi. Quest'approccio ha richiesto di accettare molte semplificazioni in cambio di notevoli benefici nella costruzione di un modello matematico e nell'elaborazione analitica. Tra queste cito l'analogia tra articolazioni corporee e giunti meccanici e l'ipotesi di omogeneità del materiale nei segmenti corporei, spesso adottata per rendere più agevole la trattazione dei problemi.

Il testo è rivolto a discenti e studiosi dei diversi campi disciplinari coinvolti. Mi auguro possa essere utile agli Ortopedici e agli studenti delle Scuole di Specializzazione in Ortopedia, agli esperti impegnati nelle discipline connesse alle scienze motorie, agli Ingegneri e agli studenti di Ingegneria, in particolare quelli in Bioingegneria che hanno la Biomeccanica come materia obbligatoria.

La materia presentata è propedeutica allo studio di materie e argomenti più avanzati e specialistici della bioingegneria.

Il materiale del libro proviene principalmente dall'attività d'insegnamento del Corso di Fondamenti di Meccanica e Biomeccanica, al secondo anno del Corso di Laurea in Ingegneria Biomedica, presso l'Università di Cagliari. Per facilitare lo studio si è cercato di trattare le applicazioni insieme agli strumenti analitici necessari. Ringrazio l'Ing. Nicola Cau per la collaborazione nella preparazione e nella stesura degli esercizi.

Cagliari, gennaio 2012   *Bruno Picasso*

Indice

1

Introduzione

1.1 Cenni storici

Le origini della biomeccanica sono antiche. Sumeri, Assiro-Babilonesi, Egizi, Fenicio-Punici, Maya e altri, avevano sviluppato profonde conoscenze sulla natura, nelle quali i risultati dell'osservazione e dell'esperienza erano profondamente intrecciati ai miti e alle credenze religiose. Soltanto in seno alla civiltà Greca nacquero i primi tentativi di separare la conoscenza della natura dal mito e dalla religione, sviluppando quella che oggi chiamiamo "osservazione scientifica". La libertà degli scambi commerciali, i rapporti con le altre Civiltà, l'affrancamento dai condizionamenti della superstizione e della religione, diedero luogo al formidabile sviluppo delle discipline scientifiche nel periodo dal VI al IV secolo a.C. Il clima di libertà e di pace sociale portato dallo sviluppo economico, promosse la conoscenza dell'uomo, nelle sue multiformi attività ed espressioni. L'armonia tra lo spirito e il corpo, ideale della Civiltà Greca, portò all'interesse per le attività atletiche e per il movimento umano. Le raffigurazioni artistiche, le sculture in particolare, indicano la profonda conoscenza dell'anatomia e della dinamica del movimento.

La filosofia della natura. La scuola filosofica con questo nome fu fondata da Talete (624–545 a.C.). Il fine della scuola era lo studio della natura, separato da quello dei temi religiosi. In quel periodo si svilupparono le basi della matematica, astronomia, meccanica, fisica, geografia e medicina. Per noi le personalità più rilevanti sono Pitagora e Ippocrate. Pitagora, nato intorno al 582 a.C., fondò una comunità di uomini e donne divisi gerarchicamente in due gruppi, gli scienziati e gli uditori. Gli scienziati avevano facoltà di porre domande al Maestro ed esprimere le proprie idee, gli uditori si dedicavano principalmente allo studio. Secondo Pitagora: "tutte le cose hanno una forma, e tutte le forme possono essere espresse mediante numeri". Ponendo in relazione numeri e forme geometriche egli cercava di dimostrare che l'armonia e l'ordine della natura erano rappresentabili matematicamente. Ippocrate (460-370 a.C.) viaggiò intensamente per tutta la Grecia. Il suo approccio alla medicina diagnostica, separata da pregiudizi soprannaturali, era nuovo per quei tempi. Sosteneva che ogni fenomeno fosse dovuto a una causa, essendo il caso fortuito un modo di giustificare l'ignoranza. Il suo pensiero è stato fondamentale per lo sviluppo

Picasso B.: Fondamenti di Meccanica e Biomeccanica. Meccanica dei corpi rigidi articolati.
DOI 10.1007/978-88-470-2333-8_1, © Springer-Verlag Italia 2013

dell'indagine razionale, basata sull'osservazione e l'esperienza. L'inizio dell'attività di un medico all'uscita dall'Università è significativamente segnato dal giuramento di operare secondo i principi che Ippocrate aveva formulato.

Il IV secolo a.C. rappresentò per la Grecia Classica un momento critico. La disintegrazione politica e sociale si manifestò nella diffusa corruzione, nella violenza di continue guerre e sommovimenti, nel passaggio da un clima di fede e speranza nel potere della scienza e della cultura, a un ripiegamento su temi etici e contemplativi. In questo scenario dominano le figure di Platone e Aristotele. La filosofia di Platone (427–347 a.C.) influenza ancora oggi il nostro modo di concepire e interpretare la realtà. Tutto quello che troviamo nel mondo dell'esperienza e della materia non è altro che immagine riflessa di un dominio astratto, il mondo delle idee, immutabile e perfetto. Per questo è illusorio pensare di poter raggiungere la vera conoscenza attraverso i nostri sensi, perché sensazioni ed esperienze potranno darci soltanto una comprensione difettosa e alterata della realtà. La conclusione è che soltanto la contemplazione, non l'azione, può portare l'uomo verso la verità e la conoscenza. L'universo è per Platone mosso dal suo creatore divino, le stelle e i pianeti, le sfere celesti, sono entità spirituali in eterno movimento.

Aristotele (384–322) era figlio di Nicomaco, medico del re Macedone Aminta. Da ragazzo fu fortemente influenzato dalla filosofia platonica, da cui in seguito si distaccò. La scuola Peripatetica fondata da Aristotele in origine deriva il suo nome dai peripatoi (περίπατοι, "colonnati") del ginnasio di Atene, dove i membri si riunivano, che si trovava presso il santuario dedicato ad Apollo Licio da cui deriva l'altro nome della scuola: il Liceo. Aristotele era uno scienziato e filosofo universale, i suoi interessi comprendevano la meccanica, la matematica, la fisica, la zoologia, la botanica e la psicologia. Sosteneva che scopo della scienza fosse la comprensione della natura e che la matematica fosse lo strumento per acquisirla. Aristotele non superò il dualismo platonico, tra mondo dell'esperienza e delle idee, ma, a differenza di Platone sostenne che solo nel mondo naturale si trovava la realtà e l'essenza delle cose, mentre le idee erano soltanto astrazioni tratte dalla generalizzazione delle cose reali. Quest'osservazione non comprendeva comunque la sperimentazione, perché la contemplazione era per lui il solo mezzo per raggiungere la conoscenza. Per Aristotele gli elementi osservabili nell'universo erano quattro, fuoco, aria, acqua e terra. Erano disposti in sfere concentriche, di cui la terra occupava il centro. Oltre queste erano le sfere dei pianeti, delle stelle e quindi il nulla. La luna divideva l'universo in due parti, quella celeste e quella terrestre, con movimenti diversi. I movimenti dei corpi avvenivano sempre secondo traiettorie rettilinee sulla terra, mentre nella zona celeste erano circolari, eterni e indipendenti dalle leggi terrestri.

Per Aristotele ogni movimento o cambiamento presupponeva una causa, "tutto ciò che si muove, è spinto da un movente, presente nel corpo che si muove o in diretto contatto". L'azione a distanza non era concepita. Secondo Aristotele un corpo lasciato cadere assumeva una velocità direttamente proporzionale al suo peso e inversamente alla densità del mezzo. I quattro elementi e le loro proprietà caratteristiche, calore, freddo, umidità e secchezza si combinavano per produrre i quattro umori del corpo umano, sangue, flegma, bile gialla e nera. Il cuore era la sede dell'intelligenza. I movimenti del corpo erano prodotti dal "pneuma" che passava dal cuore al resto del corpo. I concetti di cambiamento e movimento dominano la filosofia Aristotelica. Il suo trattato *Sul movimento degli animali*, basato su osservazioni empiriche, descrive per la prima volta geometricamente i movimenti e la locomozione umana. Il trattato dimostra che Aristotele possedeva una profonda conoscenza delle funzioni delle ossa e dei muscoli. Aristotele illustrò anche la presenza delle forze di reazione affermando: "quando uno spinge viene spinto". Ad Aristotele e alla sua Scuola dobbiamo lo sviluppo della logica, che attraverso leggi codificate conduce il pensiero razionale da certe premesse o assiomi, alle conclusioni che ne discendono.

Con la conquista di Alessandro Magno ebbe inizio il periodo Ellenistico nel quale centro della speculazione scientifica divenne la città di Alessandria. Erofilo, nel III secolo a.C. pose le basi dell'anatomia moderna con un approccio sistematico fondato sulla dissezione e l'identificazione di vari organi. Distinse la funzione dei tendini, dei nervi, delle arterie e delle vene, asserendo che le arterie erano sei volte più spesse delle vene e in esse fluiva il sangue, non aria. Confutò inoltre l'asserzione aristotelica che sede dell'intelligenza fosse il cuore, individuandola correttamente nel cervello. Erasistrate, allievo di Erofilo, studiò a fondo l'anatomia, analizzando il fenomeno della contrazione muscolare.

Archimede di Siracusa (287–212 a.C.) era figlio di un astronomo, Fedia, che lo introdusse allo studio della matematica e dell'astronomia. La sua genialità si dispiegò nell'invenzione di ordigni bellici (catapulte, specchi ustori, leve e pulegge). Sua l'affermazione "datemi un appoggio e solleverò il mondo". Conosceva bene i metodi geometrici e matematici per la misura della lunghezza delle curve, delle aree e dei volumi. Usò acutamente questi metodi per determinare il baricentro di figure piane e solidi. Scoprì inoltre l'azione idrostatica sui corpi immersi in un fluido. Si dice che la scoperta avvenisse mentre faceva il bagno. Lo studio del movimento lo impegnò a lungo, portandolo a determinare il valore della forza necessaria per muovere un corpo pesante. Le applicazioni della geometria Euclidea impiegata da Archimede formano le basi della meccanica razionale, in particolare della statica e dell'idrostatica. I suoi risultati dominano queste scienze sino all'avvento di Stevin (1548–1609) e Galileo (1564–1642). Si dice sia stato ucciso da un soldato Romano mentre, seduto per terra, studiava alcune figure geometriche tracciate sulla sabbia. All'avvicinarsi del soldato Archimede avrebbe gridato "fermati", per proteggere i suoi disegni e il soldato, incollerito, lo avrebbe ucciso sul posto.

Il sorgere della potenza di Roma erose i fondamenti della scienza Greca. L'attenzione virò sull'etica, mentre la scienza si volse principalmente allo sviluppo di fortificazioni, armi e giochi. Erone di Alessandria (62 a.C.), scrisse trattati di meccanica, ottica e pneumatica, dove espose i principi alla base delle sue invenzioni. Tra queste il prototipo di un motore a vapore, che metteva in rotazione un globo circolare. Il vapore e i gas compressi vennero anche usati per realizzare azionamenti, un carosello in miniatura, la chiusura e l'apertura di un sifone. Le invenzioni di Erone furono usate soltanto per intrattenimento e non per scopi pratici. È impressionante sapere che i principi di funzionamento delle turbine a gas e a vapore, macchine di enorme importanza oggi per la conversione dell'energia termica in meccanica, siano stati scoperti nel corso dell'invenzione di giochi e curiosità da mostrare per intrattenimento.

Galeno (129–201 a.C.) studiò la medicina a Pergamo. Le sue straordinarie doti intellettuali ne fecero subito un personaggio di spicco. A ventotto anni divenne medico alla Scuola dei Gladiatori, con il ruolo che oggi chiameremo di "medico dello sport". Per quattro anni praticò la chirurgia e l'arte dietetica, acquisendo grande esperienza e conoscenza del movimento umano e dell'anatomia. In riconoscimento del suo talento, l'imperatore Marco Aurelio lo nominò medico Imperiale, funzione che ricoprì per circa 20 anni. Galeno dedicò la sua vita alla ricerca, scrivendo circa 500 trattati scientifici. Molti di questi furono distrutti da un incendio nel 191 d.C. In ciò che è fortunatamente rimasto, Galeno, riprendendo la teoria ippocratica degli elementi, descrisse la medicina sulla base dei "quattro umori corporei". Tra le maggiori opere si trovano i diciassette volumi di *De usu partium*. Si tratta del primo testo di fisiologia, che conservò un'incontestabile autorità per circa 1300 anni, sino a Vesalio (1514–1564) e a Wiliam Harvey (1578–1657). Galeno, come Platone, sosteneva che la creazione fosse opera di un'unica forza creatrice, la natura o *physis*. Questo particolare ha fatto sì che le sue teorie fossero accettate dai filosofi delle tre grandi religioni monoteiste (cristiana, ebraica e islamica). Fonte della vita era il pneuma (aria, alito, spirito), in seguito identificato con l'anima. Lo spirito animale, con sede nel cervello, controllava movimenti, percezione e sensi, mentre lo spirito vitale, con sede nel cuore, controllava il sangue e la temperatura corporea; lo spirito naturale, situato nel fegato, era alla base del metabolismo. Galeno credeva nella medicina come scienza interdisciplinare comprendente l'anatomia e la fisiologia. *De motu musculorum* è una testimonianza della sua passione per l'analisi del movimento. L'opera, che stabilisce i fondamenti della miologia, mostra enormi progressi rispetto alle conoscenze del tempo. Secondo Galeno i muscoli contenevano una rete nervosa che trasmetteva lo *spiritus animalis* dal cervello ai muscoli stessi, provocando la contrazione. Erano distinte le funzioni dei muscoli scheletrici e di altri muscoli come il cuore e lo stomaco. Veniva anche individuata la funzione agonista-antagonista dei muscoli e chiarita l'esistenza del tono muscolare. I nervi sensori furono distinti da quelli motori. In Galeno è presente, data la grande cultura matematica, l'ambizione di fare della medicina una scienza esatta. Come anatomista produsse dettagliate descrizioni dei muscoli e dei nervi, con osservazioni straordinarie sulla correlazione tra il danno al midollo spinale, ai nervi cranici e cervicali e la paralisi di alcuni organi. Galeno applicava rigidamente i suoi principi anche davanti all'esperienza che li contraddiceva.

Il Medioevo portò un contributo minimo al progresso delle scienze della natura, iniziato brillantemente nella Grecia classica. La traduzione in arabo dei principi delle scienze naturali salvò quest'eredità del passato dall'oblio. L'anello di congiunzione tra l'antichità classica e l'Europa del Medioevo furono le dottrine neoplatoniche, espresse nel III secolo d.C. Il neoplatonismo nacque nel momento in cui l'uomo, spinto da una profonda crisi interiore, avvertiva maggiormente la caducità della realtà sensibile. Era l'epoca del tardo ellenismo, un periodo di grandi difficoltà e sconvolgimenti, preludio alla caduta dell'Impero romano, ma culturalmente fecondo per la varietà di correnti filosofiche e religiose e per la diffusione del messaggio cristiano. Maggiore esponente e fondatore del neoplatonismo, fu Plotino di Licopoli, che visse nella prima metà del III secolo e studiò ad Alessandria. Qui assimilò i fermenti culturali della filosofia greca e della mistica orientale, egiziana ed asiatica. Di fronte alle incertezze del suo tempo, Plotino si rese conto di essere alle soglie di una nuova epoca, e sentì la necessità di ricorrere alla saggezza e alla sapienza degli antichi. Intorno ai quarant'anni si trasferì a Roma, dove fondò una scuola neoplatonica. Qui elaborò un'esegesi del pensiero Platonico integrando dottrine aristoteliche e in parte anche stoiche. Il metodo filosofico cui s'ispirò era la logica formale di non-contraddizione, secondo cui un pensiero evita di contraddirsi solo quando riconosce in se stesso la verità dell'essere. Al di fuori di questa suprema unità di essere e pensiero si rimane nella contrapposizione tra soggetto e oggetto della conoscenza, che secondo logica non possono sussistere separatamente, perché si implicano a vicenda.

Da Platone egli riprese la distinzione tra mondo iperuranico, dove hanno sede unità, razionalità e perfezione, e mondo terreno sottoposto alla divisione, alla caducità, e al non-senso. Egli conservò anche la visione della filosofia come dialettica, per ricucire queste lacerazioni e approdare al regno delle idee, nel quale è presente la dimensione eterna del vero, del buono e del bello.

Plotino conciliò le idee platoniche anche con la filosofia di Aristotele. Partendo dalla natura, egli notava come negli organismi sia presente un unico substrato o logos da cui scaturisce il molteplice. Mentre l'artigiano costruisce l'uno dai molti mettendo insieme più parti, la vita sembra nascere da un principio semplice che si articola nel complesso. Plotino chiamò Anima del mondo la sostanza vitale da cui prendono forma le piante, gli animali e gli esseri umani. I gradi inferiori della natura possono evolversi e formare organismi più intelligenti e progrediti, perché l'intelligenza è già presente dentro la natura. Ciò è possibile perché l'Anima discende dalle Idee platoniche che, per suo tramite, diventano aristotelicamente le ragioni immanenti e costitutive degli organismi materiali. Le Idee restavano tuttavia trascendenti, e concepite come infinite sfaccettature di un medesimo Pensiero autocosciente, che pensandosi si rende oggetto a se stesso; in esso era realizzata l'identità parmenidea di essere e pensiero. Tale identità era però ancora l'unione di due realtà distinte, benché coincidenti. Occorreva allora ammettere il puro Uno sopra questa stessa identità, quale principio supremo del tutto. In tal modo egli formulò la dottrina delle tre ipostasi, l'Uno, l'Intelletto e l'Anima.

Nel *Timeo* Platone aveva formulato la dottrina del microcosmo e del macrocosmo che correla la natura e la struttura dell'universo con quelle del mondo terreno. I fenomeni naturali, il movimento e il cambiamento erano spiegati attraverso modelli che combinavano umori, organi, stagioni, punti cardinali ed eventi astronomici. Sant'Agostino incorporò gli elementi della filosofia neoplatonica nelle credenze cristiane, scoraggiando la ricerca scientifica. Le sole cose da conoscere secondo Sant'Agostino erano Dio e l'anima. Ogni investigazione nel dominio della natura era inutile e dannosa. Nel XIII secolo i canoni Aristotelici tradotti dall'arabo furono integrati nelle credenze cristiane da San Tommaso d'Aquino. Le Università gestite da Domenicani e Francescani abbracciarono le dottrine Aristoteliche.

Il Rinascimento Italiano fiorito dal 1450 al 1527 seguì il disordine politico dell'Italia del '400 e mise le basi per la riaffermazione della libertà morale e intellettuale dell'uomo, "misura di tutte le cose". L'autorità della Chiesa fu sostituita da quella degli anziani. Il governo liberale e munifico dei Medici a Firenze diede luogo a una fioritura delle arti mai vista in precedenza, con Michelangelo, Leonardo, Machiavelli. Anche se il Rinascimento non mostrò un immediato interesse per la scienza, esso postulò una rinnovata libertà nella ricerca, preparando la rivoluzione scientifica del '600. Le attività intellettuali acquistarono una rilevanza sociale, perdendo la soggezione all'ortodossia religiosa e distinguendosi dagli studi mistici.

In questa straordinaria stagione spicca la figura di Leonardo da Vinci, artista, scrittore, ingegnere sommo. La sua straordinaria intelligenza, applicata a numerosi campi del sapere, è testimoniata dalle invenzioni, le opere d'arte, gli scritti. Leonardo iniziò la sua educazione come autodidatta, per recarsi poi, su iniziativa del padre, alla scuola del Verrocchio a Firenze, collaborando al dipinto il battesimo di Cristo. Avendo visto il suo allievo all'opera, Verrocchio giurò di non toccare più un pennello per il futuro. Come ingegnere civile e militare Leonardo produsse stupefacenti invenzioni, tra cui apparati per la distillazione, sci d'acqua, l'elicottero, il paracadute, l'aliante, un cannone a vapore. Molte invenzioni non ebbero seguito immediato nella pratica, soprattutto per il ritardo della tecnologia del tempo. L'elicottero di Leonardo non potè volare per la mancanza di un motore di potenza sufficiente. Leonardo diede importanti contributi alla conoscenza della meccanica, studiando la relazione tra le forze e il movimento da esse prodotto. Le sue speculazioni anticiparono la terza legge della dinamica. Durante lo studio del moto degli uccelli scrisse: "Un oggetto incontra nel suo moto una resistenza da parte dell'aria, uguale a quella che l'aria riceve dall'oggetto". Non arrivò comunque a formulare la relazione tra massa, forza e accelerazione, che sarebbe stata in seguito, espressa da Newton. L'applicazione dei principi della meccanica al movimento umano e al funzionamento dei muscoli segnò un deciso avanzamento delle conoscenze del tempo. Grazie alla sua capacità di rappresentazione e alle conoscenze anatomiche, Leonardo riuscì a chiarire il funzionamento dei muscoli, delle articolazioni e dei segmenti ossei.

Vesalio (1514–1564) nacque durante gli ultimi anni della vita di Leonardo. Nato in una famiglia di medici ricevette un'istruzione profonda in medicina e pubblicò regolarmente i risultati delle sue ricerche. Originariamente seguace di Galeno, rilevò numerose contraddizioni tra i risultati ottenuti durante le sue dissezioni e quelli di Galeno. Si convinse infine che le analisi di Galeno erano estensioni all'anatomia umana di rilievi compiuti su animali. Vesalio dimostrò che i muscoli si accorciano e si gonfiano durante la contrazione, suscitando un dibattito sulla natura e la funzione dei nervi e dei muscoli. L'opera De humanis corporis fabrica libri septem pose le basi dell'anatomia moderna, insieme con l'aperta dichiarazione a favore della dissezione umana in anatomia.

La rivoluzione scientifica del '500 nacque da premesse simili a quelle del Rinascimento Italiano. Principi, re, grandi famiglie, uomini benestanti, promossero le arti e la scienza per dare lustro e fama alla propria casata. I nuovi metodi della scienza basati sull'osservazione sperimentale e il ragionamento fuori da ogni pregiudizio e condizionamento religioso, portarono alla necessità di rivedere e aggiornare l'interpretazione della Bibbia, cosa che produsse tensioni nei rapporti tra la scienza e la Chiesa.

Galileo (1564–1642) ricevette la sua prima istruzione a Firenze e si laureò a Pisa. Iniziò a investigare sulla teoria Aristotelica della caduta dei gravi, dimostrando l'erroneità dell'affermazione che la velocità di caduta fosse correlata al peso del corpo. Galileo può essere considerato il padre della biomeccanica per le sue sistematiche investigazioni sul salto nell'uomo, l'analisi del cammino dei cavalli e degli insetti, le condizioni di equilibrio di un corpo umano immobile. Le sue investigazioni si spinsero anche all'analisi delle sollecitazioni sugli elementi ossei, considerati come parti strutturali. Particolarmente interessante la sua indagine sulle possibilità di crescita negli animali. Secondo Galileo le dimensioni degli animali non potevano crescere indefinitamente senza incontrare un qualche limite fisico. Oggi sappiamo che se aumentiamo proporzionalmente le dimensioni di un corpo, il peso cresce col cubo delle dimensioni lineari, mentre le sezioni che sopportano questo peso crescono col quadrato. Da questo nasce un limite per le dimensioni degli animali dotati di arti di sostegno. Galileo fu un acceso sostenitore della teoria Copernicana, secondo la quale era la terra a girare intorno al sole e non viceversa. Questa posizione lo portò vicino alla scomunica e al rogo, evitato grazie ad una sottile schermaglia retorica con l'Inquisizione, tesa a dimostrare che lui aveva riportato le teorie Copernicane per dovere di scienziato, senza condividerle. La meccanica di Galileo pose i fondamenti per le leggi di Newton, come lo stesso Newton avrebbe riconosciuto più tardi.

Messo alle strette fu costretto ad abiurare e condannato al carcere a vita, dopo breve tempo convertito negli arresti domiciliari. In questa fase della sua vita scrisse uno dei libri più importanti per la scienza del tempo, "Discorsi e dimostrazioni matematiche intorno a due nuove scienze attinenti la mecanica e i moti locali", nel quale sono espressi i principi fondamentali della cinematica e della resistenza dei materiali.

Santorio Santorio, professore di medicina all'Università di Padova e collega di Galileo, fu tra i primi ad applicare metodi quantitativi allo studio della fisiologia e alla medicina. Per trent'anni passò la maggior parte del tempo su una piattaforma sospesa, misurando i liquidi e i solidi in ingresso e in uscita dal suo organismo. Questi esperimenti sono la base degli studi moderni sul metabolismo.

William Harvey, cominciò i suoi studi a Cambridge per perfezionarsi in medicina all'Università di Padova. Influenzato dalla teoria Aristotelica del primato del cuore svolse studi profondi sulla circolazione corporea, arrivando a chiarire il funzionamento del sistema circolatorio. I suoi risultati furono pubblicati in latino nel libro *De motu cordis*. La vivisezione dei cani gli permise di osservare un cuore in movimento. Capì ben presto che la fase di mandata della pompa cardiaca era la sistole, contrazione del cuore, e non la diastole, come sostenuto da Galeno. Osservando che la portata di sangue pompata dal cuore era superiore alla massa di sangue dell'organismo, dedusse che la portata in mandata doveva tornare al cuore attraverso una rete di vasi capillari. Può essere considerato il primo biomeccanico del cuore.

Cartesio (1596–1650) fu educato dai Gesuiti sui principi della meccanica e dell'astronomia di Galileo ed ebbe una profonda formazione matematica. Erede di una modesta fortuna trascorse la sua vita da soldato in Boemia, Ungheria e Olanda, dove si fermò, diventando tutore della regina Cristina di Svezia. Gli si deve uno strumento di larghissimo impiego nella scienza e nella tecnica, il sistema di coordinate Cartesiane, ideato, si dice, mentre in letto osservava una mosca volare tra le travi del baldacchino. Descartes, questo il suo nome francese, fu uno degli autori della filosofia meccanica, secondo la quale ogni cambiamento nella natura è provocato dal movimento e dalla sistemazione di elementi materiali. Il suo approccio meccanico alla fisiologia ebbe grande fortuna tra gli studiosi del tempo. Nel trattato *L'homme*

(1664) espose i principi della meccanica applicati al corpo umano. Secondo la sua visione gli animali sono macchine in movimento governate dai sensi e dai riflessi, mentre l'uomo, pur considerato strutturalmente come una macchina, è distinto dagli animali perché dotato di un'anima.

Giovanni Borelli (1608–1679) nacque a Napoli da una famiglia sospettata di cospirazione contro i reali di Spagna. Per evitare le persecuzioni si trasferì a Roma, dove fu profondamente influenzato dagli insegnamenti di Galileo, Harvey, Keplero, Santorio e Cartesio. I suoi interessi andavano dalla geometria alla fisiologia, all'astronomia e alla vulcanologia. Insegnò nelle Università di Messina, Pisa e Firenze. Successe a Cartesio nel ruolo di tutore della regina Cristina di Svezia, che lo sostenne sempre con elargizioni annuali. Il suo trattato fondamentale, *De motu animalium*, lo colloca di diritto tra i padri nobili della biomeccanica. Nel testo Borelli descrive e analizza con metodi geometrici il movimento umano e quello degli animali nei vari tipi di movimento, salto, corsa, nuoto. Nella sua analisi del cammino impiegò i principi della filosofia meccanica, investigando il ruolo della contrazione muscolare nella generazione del movimento, la direzione delle fibre muscolari in relazione a quella della forza prodotta e la fisiologia del muscolo.

Isaac Newton (1643–1727) nacque a Woolsthorpe by Colsterworth, nel Lincolnshire. Era figlio di agricoltori, ma come agricoltore fu pigro e distratto. Dopo studi discontinui entrò alla Kings School di Grantham. Nel prepararsi per frequentare l'Università a Cambridge, lesse le opere di Galileo, Keplero, Cartesio. Fu ammesso al Trinity College a Cambridge, ma tornò a Woolsthorpe, suo luogo natale, per sfuggire alla peste. A casa iniziò esperimenti di ottica per comprendere la natura della luce e fu affascinato dalla meccanica. Si dice che la scoperta della legge di gravitazione sia dovuta alle osservazioni sulla caduta delle mele dagli alberi del suo giardino.

Newton si trovò ad operare all'interno di teorie scientifiche discordanti, in particolare quelle che riguardavano il moto dei corpi celesti e di quelli terrestri. Per Keplero il moto dei pianeti si svolgeva secondo orbite ellittiche, sotto l'azione di forze dirette radialmente, dal sole ai pianeti stessi. Per Galileo i pianeti seguivano traiettorie circolari e il loro movimento, continuo e perenne, non era prodotto da alcuna forza, come già Aristotele aveva postulato. Cartesio aveva formulato la sua legge d'inerzia, secondo la quale se ad un corpo non sono applicate forze esterne questo continua a muoversi di moto rettilineo uniforme. Ma questa legge sembrava valida soltanto sulla terra in quanto il moto dei pianeti la contraddiceva. Galileo aveva osservato che il moto libero dei gravi, in assenza di resistenze, non dipendeva dalla massa dei corpi e si svolgeva secondo una traiettoria rettilinea. Tendenzialmente rettilineo era anche il moto di un corpo lanciato con una certa velocità iniziale, per quanto la traiettoria fosse influenzata dalla gravità.

Le soluzioni del "puzzle" furono quattro, semplici, diremmo oggi, leggi, le tre leggi della dinamica e la legge di gravitazione universale. Con questo Newton, possiamo forse dire, mise d'accordo il cielo e la terra, guardando il cielo con gli occhi guidati dalla ragione.

Newton sostenne in seguito di aver trovato la legge di gravitazione nel ricercare l'azione che equilibrava la forza centrifuga della luna. È più probabile, ma nessuno lo saprà mai, che la soluzione sia venuta dalle discussioni sull'argomento avute con altri scienziati, in particolare i colleghi della Royal Society Hooke, Halley, Wren e in Europa Huygens. Non sappiamo se la storia della mela caduta dall'albero come ispiratrice della legge di gravitazione, abbia un qualche fondamento.

Con i suoi risultati Newton evitò di accettare il meccanicismo Cartesiano, inammissibile per lui, fervido credente, in quanto non presupponeva necessariamente l'esistenza di un essere superiore, ordinatore dell' universo. A questo proposito conviene ricordare che oltre allo studio della meccanica, uno dei rami della "filosofia della natura", Newton coltivò, stranamente, gli studi biblici e l'alchimia. Era un convinto ariano, seguace cioè dell'eresia di Ario, secondo la quale il Cristo non possedeva natura divina. Da questo derivava il rifiuto del dogma della trinità. Egli non confessò mai, in vita, le sue convinzioni. Comprensibile, era Professor Emeritus al Trinity College!

I principi newtoniani permettono di interpretare e prevedere qualunque movimento nell'universo, in un campo di velocità sensibilmente lontane da quella della luce. Newton formulò anche la legge di composizione delle forze, che portò alla comprensione dei meccanismi di generazione di forza in un complesso di diversi fasci muscolari. A distanza di oltre 250 anni dalla sua morte la meccanica che usiamo è ancora quella newtoniana. Al Trinity College Newton restò legato per tutta la vita, costellata da onori e riconoscimenti prestigiosi. Era un uomo scontroso e nevrotico che ebbe dispute accese con alcuni scienziati del suo tempo, famosa quella con Leibnitz per la paternità del calcolo infinitesimale, che Newton aveva elaborato, chiamandolo "metodo delle flussioni", dieci anni prima di Leibnitz, ma pubblicando i risultati molto dopo. Ne nacque una disputa feroce in seno alla Royal Society. Una commissione appositamente nominata (e influenzata dallo stesso Newton) gli diede ragione, accusando Leibnitz di plagio. Oggi si tende a credere che la teoria sia stata sviluppata indipendentemente dai due scienziati, con Newton più rivolto agli aspetti fisici e meccanici, Leibnitz agli aspetti logico-matematici.

Rilevanti progressi furono poi compiuti in altri campi, ad esempio con la scoperta del microscopio e l'evoluzione dei metodi sperimentali. Si scoprì che il muscolo si contrae conservando inalterato il suo volume, che gli stimoli responsabili della contrazione muscolare sono inviati dal cervello attraverso il sistema nervoso, si cominciò anche ad investigare la natura elettrochimica degli stimoli muscolari. Si giunse anche a una descrizione microscopica della struttura dell'osso, con fibre e lamine organiche e inorganiche disposte con regolarità intorno ad un sistema di canali.

La rivoluzione scientifica dovuta ai contributi di Galileo, Cartesio, Keplero e soprattutto Newton fu completamente assorbita e compresa nel secolo successivo, nel quale la "filosofia della natura" lasciò il posto a una nuova scienza della meccanica, basata sui paradigmi appena menzionati. Nacque una nuova figura di scienziato, legata all'osservazione sperimentale dei fenomeni e al pensiero razionale.

Nel '700 la discussione scientifica era centrata soprattutto sulle cause del movimento. Si discuteva se le forze fossero interne o esterne ai corpi. Cartesio negava l'esistenza di forze mutue tra i corpi, Newton postulava l'esistenza di forze agenti mutuamente tra corpi dotati di massa. La scienza si suddivise in diversi campi disciplinari, come si presenta oggi. Tre grandi figure dominarono la scena del tempo, Eulero, D'Alembert e Lagrange. Le leggi di Newton erano applicabili ai corpi materiali puntiformi ed a quelli celesti, ma non permettevano di descrivere il moto di corpi estesi o fluidi e di analizzare la legge di vibrazione di un sistema con elementi elastici. A questi problemi diedero risposta i fratelli Svizzeri Jacob e Johann Bernoulli, col nipote David Bernoulli e l'allievo di Johann, Leonhard Euler. Eulero è considerato a ragione uno dei più grandi matematici di tutti i tempi. Egli diede risposta al problema di prevedere il moto di corpi estesi e dei fluidi, mentre a Bernoulli dobbiamo il famoso principio di conservazione dell'energia per i fluidi che porta il suo nome.

Jean le Rond d'Alembert (1717–1783) fu trovato appena nato sui gradini della chiesa di St. Jean le Rond, presso Notre Dame a Parigi. Era il frutto di un amore illegittimo tra una marchesa e un generale. Preso in adozione dalla famiglia di un vetraio, studiò al Collegio Giansenista Mazarino filosofia, diritto e belle arti. Anche se il padre non lo riconobbe ufficialmente, seguì sempre discretamente la sua vita e alla sua morte gli lasciò un'annualità di 1200 libbre. Pur incoraggiato dai Giansenisti a intraprendere gli studi di teologia e la carriera ecclesiastica, si iscrisse alla scuola di legge, diventando avvocato nel 1738. In seguito i suoi interessi si volsero alla medicina e alla matematica. Nel 1743, due anni dopo il suo ingresso all'Accademia delle Scienze, pubblicò il suo *Traitè de dinamique*, nel quale estese e rese sistematici i risultati di Newton. Il principio di d'Alembert, di larghissimo impiego nei problemi d'Ingegneria, riconduce la trattazione di un problema di dinamica ad un problema statico, grazie all'introduzione delle forze d'inerzia. Su invito di Diderot entrò nella direzione della *Encyclopedie*, assumendo la responsabilità delle sezioni sulla matematica e le scienze. Si occupò curiosamente anche di giochi, sviluppando il suo famoso metodo *martingala*, per vincere alla roulette.

Joseph Louis Lagrange (1736–1815) dimostrò, sin da giovanissimo, un grande interesse per la matematica, che studiò alla Scuola Reale d'Artiglieria. Nel 1766 rimpiazzò Eulero alla direzione dell'Accademia delle Scienze di Berlino. In seguito si trasferì a Parigi, dove diventò professore all'Ecole Polytechnique. Nel suo trattato *Mechanique Analytique* riprende i concetti della meccanica di Newton, partendo da quantità integrali, energia cinetica, energia potenziale, lavoro delle forze.

I fisiologi del XVIII secolo avevano adottato la scienza della meccanica per spiegare il funzionamento e la struttura del corpo umano. I progressi della chimica fornirono un nuovo e fertile approccio. Crebbe l'interesse per i processi di nutrizione, attivazione muscolare, metabolismo. La celebre asserzione "la forma di un organo segue la sua funzione" nacque in quel tempo. La scoperta dell'elettricità portò nuovo interesse sui processi elettrochimici di attivazione muscolare. Le teorie vitalistiche sfidarono quelle meccanicistiche di funzionamento del corpo umano. Numerosi fisiologi del tempo studiarono la natura e il meccanismo della contrazione muscolare, scoprendo che un muscolo poteva contrarsi sotto stimoli meccanici, elettrici e chimici. Passi avanti furono compiuti nella comprensione del meccanismo di trasmissione degli stimoli dal cervello ai muscoli. Nel 1741 apparve per la prima volta il termine "ortopedico". Nel 1750 Jallabert fu il primo a riattivare muscoli paralizzati mediante impulsi elettrici. Intorno alla fine del '700 Hunter produsse una completa descrizione delle funzioni muscolari.

Il XIX secolo vide fiorire l'interesse per l'analisi del movimento. Gli scritti di Jean Jacques Rousseau proponevano nuovi ideali di ritorno alla natura, nell'ambito di una nuova armonia tra l'uomo e l'ambiente. Lo sport e l'attività fisica non erano più, dopo la rivoluzione Francese appannaggio di una ristretta élite. Nel 1777 James Watt aveva inventato la macchina a vapore, mostrando al mondo la prospettiva di un lavoro affrancato dalla fatica fisica. L'analisi della locomozione, diventò una scienza, suscitando interesse nei matematici, fisiologi, ingegneri, organizzatori di spettacoli. L'avvento della fotografia mise a disposizione uno strumento potentissimo di analisi sperimentale. I due fratelli Edward (1795–1881) e Wilhelm Weber (1804–1891) pubblicarono *Die Mechanik der menschlichen Gehwerkzeuge* in cui erano presentate 150 ipotesi sul cammino umano, derivate da osservazioni sperimentali e teoriche. Molte ipotesi risultarono corrette, altre no, ma l'opera citata ebbe grande importanza per il progresso successivo dell'analisi della locomozione. Etienne Jules Marey fu il primo a trasformare l'analisi della locomozione da indagine qualitativa a quantitativa. La sua base operativa era al Parco dei Principi, dove oggi sono i campi da tennis del Roland Garros. Il centro aveva una pista circolare di 500 m, equipaggiata con gli strumenti più avanzati per l'analisi del movimento. I soggetti esaminati erano adulti, bambini, sportivi professionisti e dilettanti. Marey usava il mezzo cinematografico, riprendendo i suoi soggetti durante la corsa e il cammino e misurando con sensori pneumatici le forze scambiate col terreno. La prima piattaforma di forza può a buon diritto essergli attribuita. Per la prima volta era possibile ottenere, oltre ai dati cinematici ricavati dalla cinematografia, dati sulle forze scambiate col terreno, sull'energia cinetica, su quella elastica e le traiettorie del baricentro del corridore. La ricca "banca dati" di Marey acquistò nel tempo interesse in cardiologia, nella meccanica, nella musica, nell'Ingegneria Civile e nell'idrodinamica.

Edward Muybridge (1830–1904) iniziò la sua carriera nello studio della locomozione dietro sollecitazione di un appassionato di ippica, Leland Stanford. Stanford era convinto che durante il trotto per alcuni istanti tutte le quattro zampe del cavallo si sollevassero da terra. Marey aveva confermato questa intuizione con rilievi a bassa velocità, Muybridge fece altri rilievi a velocità sostenuta, confermando l'ipotesi. A differenza di Marey, Muybridge mancava di rigore scientifico e le sue osservazioni erano spesso poco precise, ma egli diede un contributo rilevante alla comprensione dell'importanza della fotografia per il rilievo di dati cinematici.

Nel 1891 Wilhelm Braune e Otto Fischer portarono a termine un'analisi tridimensionale del cammino. Per completare l'analisi era richiesta la posizione del baricentro e il momento d'inerzia di tutti i segmenti corporei. I due ricercatori ottennero questi dati sezionando due cadaveri. I dati ottenuti furono confrontati con quelli di cento soldati. Un soggetto avente una conformazione simile a quella dei cadaveri fu rivestito con una tuta nera, sulla quale furono applicati sottili tubi luminosi. Le immagini durante il movimento furono poi sovrapposte a un sistema di riferimento, ripreso in seguito. Le analisi successive richiesero a Fischer (Braune era morto nel frattempo) numerosi anni. Indagini dello stesso tipo sono compiute oggi da un PC moderno in pochi secondi. I risultati furono pubblicati nel trattato *Der Gang des Menschen*.

Nell'Ottocento la biologia si differenziò in campi diversi. La teoria dell'evoluzione di Darwin aveva mostrato come le strutture biologiche evolvono, anche in relazione alla funzione svolta e alle sollecitazioni presenti. L'ingegneria cominciò a entrare pesantemente in questo tipo di analisi.

Le basi dell'elettromiografia furono poste da Du Bois Reymond e Duchenne nell'Ottocento. Gli esperimenti di Galvani avevano creato un enorme interesse sull'elettricità "animale". Fiorirono gli impostori, che promettevano di guarire tutti i mali dell'uomo usando correnti elettriche. In questo clima Du Bois Reymond fu il primo ad applicare degli elettrodi superficiali sulla pelle per misurare le tensioni e le correnti connesse all'attività muscolare. Nel 1886 Duchenne pubblicò *Physiologie des Mouvements,* in cui si descriveva l'azione di ogni muscolo superficiale dell'organismo. Nasceva l'elettromiografia.

Grande interesse nacque anche per lo studio delle ossa come organi strutturali e della postura. Si comprese come una buona postura fosse necessaria per favorire un corretto flusso delle forze di massa dal corpo al terreno. Nel 1855 Breithaupt descrisse una serie di fratture dovute a tensioni eccessive nelle ossa, manifestatesi nelle reclute di fanteria in Prussia. Volkman descrisse la relazione tra stato di sforzo e crescita dell'osso. I principi della resistenza dei materiali furono applicati al materiale osseo. Si comprese anche che le fibre ossee si dispongono secondo le linee isostatiche (tangenti cioè alle tensioni principali). Wolff sintetizzò molti dei concetti precedenti nella legge che porta il suo nome. Si giunse alla conclusione che la crescita dell'osso era stimolata da fattori prevalentemente meccanici.

Quella del Novecento è storia solo di ieri. Le due guerre mondiali, lo sviluppo economico, l'accresciuto interesse per il mantenimento della salute e per la vita fisica, lo sviluppo tecnologico, portarono all'aumento esponenziale dei ricercatori e dei centri di ricerca impegnati nella biomeccanica. Nel 1920 Amar pubblicò *The Human Motor,* un'analisi dei fattori fisiologici e fisici del lavoro umano. Per la prima volta la biomeccanica si occupava dell'attività lavorativa, nell'intento di ottimizzare le prestazioni del lavoratore e ridurre la fatica. Si trattava di ricerche chiaramente stimolate dal processo d'industrializzazione dei paesi avanzati. Nicholas Bernstein, medico russo (1896-1966), si applicò alla psicofisiologia del lavoro, scomponendo moti complessi compiuti durante l'attività lavorativa in movimenti elementari, studiando la corretta postura del lavoratore nelle sue operazioni abituali e i movimenti di lavoro con utensili, includendo anche dati sulla corretta progettazione del posto di lavoro. Tra i risultati di Bernstein la scoperta che gli adulti compiono, dal punto di vista energetico, movimenti più "economici" dei bambini. Erano i primi risultati di una nuova scienza, l'ergonomia.

A.V. Hill (1886–1977) iniziò la sua carriera a Cambridge come matematico, ma si convertì presto allo studio della fisiologia. Le sue ricerche furono centrate principalmente sulla meccanica e la fisiologia dei muscoli. A Hill dobbiamo il modello, familiare agli studenti di Biomeccanica di tutto il mondo, che assimila il muscolo a un sistema composto di tre elementi, due elastici (in serie e in parallelo) e un attuatore. Hill derivò il suo modello da accurate (anche se oggi ne conosciamo i limiti) misure calorimetriche delle quantità di calore collegate al fenomeno della contrazione. Nel modello di Hill è presente il concetto che la potenza del muscolo è costante, a elevate velocità di contrazione corrispondono piccole forze, a velocità modeste grandi forze. Per quanto superato da studi successivi, il modello di Hill rappresenta ancora oggi un utile strumento didattico.

Rudolph Laban (1879–1958) sviluppò un metodo per rappresentare movimenti complessi, codificandoli secondo atti elementari. Il metodo di Laban è ancora usato nelle scuole di danza. Dopo essere fuggito dalla Germania nazista per approdare in Inghilterra, scoprì che il suo metodo si prestava alle applicazioni nel mondo del lavoro, per il miglioramento della produttività e per accrescere il benessere del lavoratore.

A.F. Huxley (1924–) si occupò soprattutto della contrazione muscolare. A lui dobbiamo la "sliding filament theory" (1953). Secondo questo modello i filamenti di actina e miosina scorrono gli uni sugli altri, producendo la contrazione muscolare. Un successivo sviluppo della teoria, la "Cross Bridge Theory", cercò di spiegare il meccanismo di connessione e interazione dei filamenti.

La biomeccanica è oggi una scienza affermata, con ricercatori e centri diffusi in tutto il mondo. I risultati della ricerca influenzano la medicina, il mondo del lavoro, lo sport, dove gioca un ruolo importante nello studio del gesto atletico e la progettazione dell'attrezzatura e dell'abbigliamento sportivo. È presente come disciplina in molti corsi di studio Universitari come quelli in Scienze motorie, in Bioingegneria e in Ortopedia. Numerose sono le riviste e le altre pubblicazioni scientifiche che trattano la materia, come pure i Convegni e i Seminari che in tutto il mondo favoriscono lo sviluppo della discussione scientifica. Per finire citiamo la più importante Associazione Scientifica, l'International Society of Biomechanics, ISB, fondata nel 1973.

Riferimenti Cartesiani per i sistemi multibody

2.1 Piani e assi di riferimento per l'analisi biomeccanica

La Fig. 2.1 mostra i tre piani di riferimento impiegati nell'analisi statica, cinematica e dinamica del corpo umano. I due piani verticali prendono il nome rispettivamente di piano frontale e sagittale, mentre il piano trasversale è orizzontale. Il piano sagittale è di simmetria per il corpo umano, simmetria solo approssimativa in quanto, com'è noto, le due parti dell'organismo presentano differenze morfologiche notevoli. Le intersezioni dei tre piani menzionati individuano un sistema di assi Cartesiani, rispettivamente medio-laterale, antero-posteriore e longitudinale. L'origine del sistema di riferimento così definito è nel baricentro del corpo. Poiché il sistema di riferimento presentato e la nomenclatura connessa sono d'impiego comune nella medicina, a esso converrà riferirsi per stabilire una comunicazione scientifica in ambito multidisciplinare.

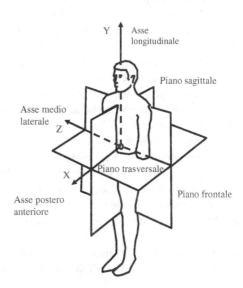

Fig. 2.1. Piani ed assi di riferimento in biomeccanica

Picasso B.: Fondamenti di Meccanica e Biomeccanica. Meccanica dei corpi rigidi articolati.
DOI 10.1007/978-88-470-2333-8_2, © Springer-Verlag Italia 2013

2.2 Gradi di libertà per un sistema articolato

Le analisi statiche, cinematiche e dinamiche che svolgeremo partono dall'assunzione fondamentale che il corpo umano possa essere assimilato a un sistema multi-body, costituito cioè da corpi rigidi collegati tra loro dalle articolazioni, assimilabili a vincoli ideali. Partendo dall'analisi di un segmento generico, si definisce grado di libertà un movimento elementare che il corpo può compiere, sia questo una traslazione o una rotazione. Il numero di gradi di libertà che un corpo rigido possiede è uguale al numero di parametri indipendenti necessari per definirne la posizione e la giacitura nel piano o nello spazio. Nel caso di un corpo mobile nel piano i gradi di libertà sono tre, due traslazioni nella direzione degli assi coordinati e una rotazione intorno ad un asse normale al piano del moto.

Qualunque spostamento da una posizione iniziale ad una finale potrà essere scomposto in una successione di spostamenti elementari secondo i gradi di libertà descritti. È facile vedere che, per un corpo libero di muoversi nel piano, tre parametri indipendenti sono sufficienti per definirne la posizione, ad esempio le coordinate x_G, y_G del baricentro e l'angolo di rotazione intorno ad un asse Z baricentrico. Le possibilità di movimento di un corpo possono essere limitate o cancellate mediante vincoli, che legano il corpo ad altri corpi o ad una base fissa. Convenzionalmente, nel piano, un vincolo che sopprime soltanto una delle traslazioni prende il nome di appoggio semplice, un vincolo che sopprime le traslazioni e permette solo la rotazione si chiama cerniera o giunto rotoidale, mentre il vincolo che sopprime tutti i gradi di libertà ancorando il corpo ad un sistema fisso o ad un altro corpo, prende il nome di incastro. Se un corpo è vincolato ad una base fissa mediante un numero di vincoli strettamente sufficiente ad eliminare i suoi gradi di libertà, esso è in equilibrio *isostatico*, se il numero dei vincoli è sovrabbondante l'equilibrio è *iperstatico*, se il numero dei vincoli è insufficiente ad assicurare la cancellazione di tutti i gradi di libertà l'equilibrio è *labile*, ovvero il corpo ha ancora qualche grado di mobilità. In qualche caso, come nella Fig. 2.2g il sistema resta labile malgrado i vincoli siano sufficienti. Si intuisce infatti che il corpo conserva la possibilità di traslare orizzontalmente. Nella Fig. 2.2f viene mostrato un caso di equilibrio iperstatico. Infatti per cancellare tutte le possibilità di movimento del corpo sarebbe sufficiente un solo incastro, invece dei due presenti. È interessante notare che, se il corpo dovesse subire delle dilatazioni termiche, ne sarebbe impedito dai vincoli e svilupperebbe quindi uno stato di tensione interna che potrebbe portare anche alla rottura in qualche punto del corpo. Il corpo della Fig. 2.2e è invece in equilibrio isostatico ed ha la possibilità di dilatarsi liberamente, per la presenza dell'appoggio semplice che permette lo scorrimento orizzontale.

Un sistema di più corpi indipendenti, mobili nel piano, possiede un numero di gradi di libertà pari alla somma dei gradi di libertà di ogni singolo corpo, cioè $3*n$, con n numero dei corpi. Se, ad esempio abbiamo due corpi indipendenti e vogliamo vincolare completamente il sistema, possiamo pensare di vincolare ciascuno dei corpi alla base con un incastro, Fig. 2.2h,1. Se invece pensiamo di collegare i due corpi con un vincolo d'incastro che abolisca le possibilità di moto relativo, il sistema dei due corpi diventerà un corpo unico e conserverà ancora tre gradi di libertà Fig. 2.2h,2. Per cancellare tutte le possibilità di movimento occorrerà quindi vincolare uno dei due

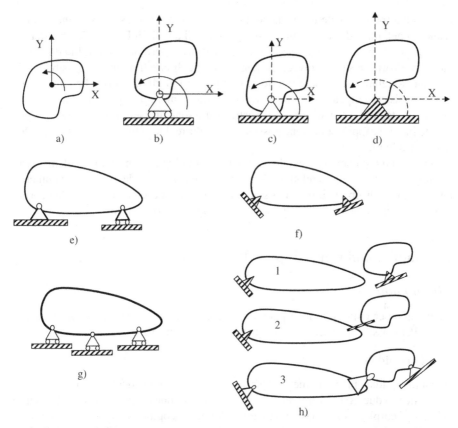

Fig. 2.2. Gradi di libertà e vincoli per uno o più corpi rigidi nel piano: a) un corpo libero nel piano con 3 g.d.l.; b) appoggiato (restano 2 g.d.l.); c) incernierato (1 g.d.l.); d) incastrato (0 g.d.l., corpo isostatico); e) un corpo isostatico; f) un corpo iperstatico (vincoli sovrabbondanti); g) il corpo è labile malgrado i tre appoggi; h) diverse alternative per vincolare isostaticamente un sistema di due corpi

corpi alla base. Un'altra possibilità si ottiene vincolando i due corpi alla base con due cerniere e vincolando tra loro i due corpi, ancora con una cerniera, Fig. 2.2h,3. Da quanto detto deriva che le posizioni e il tipo di vincoli necessari per cancellare le possibilità di movimento di un sistema costituito da più corpi sono molteplici.

Un corpo libero nello spazio possiede sei gradi di libertà, riconducibili alle tre traslazioni nella direzione degli assi coordinati X, Y, Z e a tre rotazioni α, β, γ intorno a questi. Anche in questo caso per definire univocamente la posizione del corpo nello spazio sono necessari sei parametri indipendenti, ad esempio le coordinate del baricentro e tre rotazioni intorno agli assi coordinati. Una difficoltà nella definizione della posizione mediante tre traslazioni e tre rotazioni nasce dal fatto che se ruotiamo un corpo rispetto agli assi coordinati Cartesiani passanti per il baricentro, la giacitura finale dipende dalla sequenza di rotazioni scelta. Per definire univocamente la posizione del corpo mediante tre traslazioni e tre rotazioni è necessario specificare una sequenza definita, ad esempio una delle sequenze di angoli di Eulero. Se un sistema è composto da n corpi indipendenti nello spazio, il numero di gradi di libertà complessivo è pari a $6*n$. Se invece esistono dei vincoli che limitano le possibilità di movimento relative, esso sarà inferiore. Il numero di gradi di libertà che un vincolo sottrae al sistema dipende dal tipo di vincolo e dal numero dei corpi che fanno capo al vincolo stesso. Le articolazioni del nostro corpo sono un esempio di vincoli, anche se solo in prima approssimazione possiamo ricondurre il loro funzionamento a quello di un vincolo ideale.

Descriveremo i vincoli secondo il numero e la tipologia dei movimenti elementari che impediscono nel moto relativo. Se un sistema è composto da più corpi, il numero totale di gradi di libertà è pari alla somma dei movimenti elementari dei due corpi considerati rigidamente uniti e di quelli possibili nel moto relativo.

2.3 Giunti piani e giunti spaziali

Giunti piani

Intendiamo per giunti o vincoli piani quelli che collegano due corpi dotati di moto piano. Per classificarli useremo il linguaggio della meccanica.

Giunto rotoidale

Il giunto rotoidale piano permette soltanto la rotazione mutua degli organi che collega, togliendo due gradi di libertà al moto relativo dei due corpi. Se, prima di essere collegati, i corpi avevano ciascuno tre gradi di libertà, complessivamente sei, dopo la rotazione saranno ancora possibili le due traslazioni e la rotazione del complesso dei due corpi collegati, più la rotazione relativa. Sono assimilabili a un giunto rotoidale piano l'articolazione del gomito, tra omero e ulna e tra radio e ulna. In anatomia queste prendono il nome rispettivamente di *ginglimo angolare o troclea e di ginglimo laterale o trocoide.*

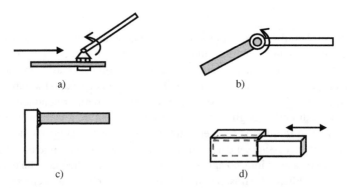

a)   b)

c)   d)

Fig. 2.3. Giunti piani: a) appoggio semplice; b) giunto rotoidale piano; c) incastro; d) giunto prismatico

Incastro

L'incastro unisce due corpi, sopprimendo qualunque possibilità di moto relativo. Per presentare un esempio tratto dal mondo della meccanica si può ricordare la saldatura che produce l'unione dei due corpi, facendone un corpo unico. Al corpo composito così formato restano tre gradi di libertà, due spostamenti e una rotazione. L'incastro cancella quindi tre gradi di libertà.

Appoggio semplice

L'appoggio semplice permette ai due corpi di conservare un movimento di rotazione ed uno di traslazione relativa. Cancella quindi soltanto un grado di libertà, dei sei complessivi che i due corpi possedevano prima di essere collegati.

Giunto prismatico

Il giunto prismatico sopprime due gradi di libertà nel moto piano, in quanto consente soltanto lo scorrimento relativo dei due corpi, impedendo la rotazione e l'altra traslazione. Le articolazioni del corpo umano si allontanano notevolmente da questi modelli ideali la cui utilità risiede soprattutto nelle semplificazioni che introducono nel problema analizzato.

Per terminare l'enumerazione precedente presentiamo una semplice formula che permette di calcolare il numero dei gradi di libertà Z_p di un sistema articolato con vincoli ideali nel piano

$$Z_p = 3 * n - 3 * i - 2 * \sum_i (n_{c_i} - 1) * c_i - \sum_i (n_{a_i} - 1) * a_i \qquad (2.3.1)$$

con:
Z_p = numero dei gradi di libertà del sistema nel piano;
n = numero dei corpi che compongono il sistema;
i = numero degli incastri;
c = numero delle cerniere (giunti rotoidali);
a = numero degli appoggi semplici;
n_{c_i} = numero dei corpi che concorrono sulla cerniera i-esima;
n_{a_i} = numero dei corpi che concorrono sull'appoggio i-esimo.

Esempio 2.1. Si consideri il modello di arto inferiore rappresentato nella Fig. 2.4. Si suppone che il moto della gamba sia piano e che questa sia composta da tre sezioni, la coscia, la gamba e il piede, trascurando il fatto che quest'ultimo sia a sua volta un sistema dotato di numerose articolazioni. Supponiamo che il bacino sia fermo, quindi immobilizzato con un vincolo di incastro, rappresentato in figura con un tratteggio lineare. I corpi rigidi sono quattro le cerniere piane tre, non vi sono appoggi. Su ogni cerniera insistono soltanto due corpi. Si ha quindi:

$$Z_p = 3 * 4 - 1 * 3 - 2 * 1 * 3 = 3 . \qquad (2.3.2)$$

Resta il problema di scegliere le tre coordinate che definiscono la posizione del sistema. Un semplice esame della figura mostra che la scelta più semplice e naturale,

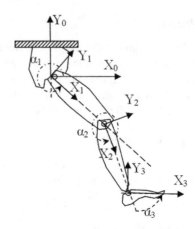

Fig. 2.4. Modello piano semplificato della gamba

anche se naturalmente non l'unica possibile, è quella degli angoli $\alpha_1, \alpha_2, \alpha_3$ formati da ogni segmento con quello precedente. L'individuazione di questi angoli è possibile soltanto se a ogni segmento si associa un sistema di coordinate, a esso solidale. Questa scelta si rivela valida se i movimenti di ciascuna sezione rispetto a quella precedente sono delle rotazioni pure, cioè se tutti i vincoli sono assimilabili a cerniere piane. Nel caso della gamba il modello presentato è di primissima approssimazione. L'assunzione di moto piano non è verificata nella realtà, perché l'articolazione coxo-femorale si comporta con buona approssimazione come un giunto sferico che permette alla coscia rotazioni intorno a tre assi ortogonali. L'articolazione del ginocchio è un giunto sinoviale nel quale i condili poggiano su alloggi corrispondenti del piatto tibiale. La rotazione del femore rispetto alla tibia non avviene rispetto a un asse fisso, come in una cerniera ideale. Infatti, i condili sono collegati al piatto tibiale dai legamenti crociati anteriore e posteriore. Come si vedrà nel seguito, l'asse di rotazione cambia durante il movimento. Un'ulteriore funzione di guida hanno i menischi, cuscinetti di cartilagine che contribuiscono a formare gli alloggiamenti dei due condili. È poi presente anche un'altra coppia di legamenti, quelli collaterali, con la funzione di garantire la stabilità dell'articolazione nel piano frontale.

La terza articolazione è quella della caviglia, nella quale l'astragalo s'impegna all'interno di una "forcella" formata da tibia e perone. Rimandiamo all'anatomia per una completa descrizione morfologica. In questo caso possiamo dire comunque che l'articolazione si comporta con discreta approssimazione come un giunto rotoidale.

Definiti i tre parametri che individuano la posizione angolare relativa di ciascun segmento rispetto a quelli contigui, si pone il problema di determinare posizione e orientamento di ciascun segmento rispetto a un qualunque sistema di riferimento. Vedremo nel seguito che, trattandosi di un corpo esteso, non puntiforme, la posizione può essere determinata con riferimento ad un punto caratteristico, ad esempio il baricentro. L'orientamento può invece essere definito soltanto apponendo un sistema di riferimento solidale al corpo e trovando le relazioni angolari tra gli assi del sistema solidale al corpo e quelli del sistema fisso o quelli dei corpi contigui.

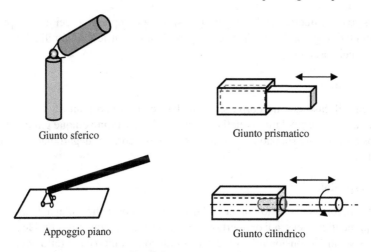

Fig. 2.5. Giunti spaziali

Giunti spaziali

Per quanto i sistemi articolati in tre dimensioni non siano trattati in questo libro, si ritiene utile descrivere i principali tipi di giunti spaziali, tenendo presente che le loro proprietà possono essere desunte per estensione da quelle dei corrispondenti giunti piani. Poiché un corpo rigido, nello spazio, ha sei gradi di libertà, tre spostamenti secondo gli assi coordinati e tre rotazioni intorno a questi, possiamo indicare i principali tipi di giunti spaziali, riguardo ai movimenti elementari bloccati nel moto relativo dei due elementi della coppia cinematica.

Giunto sferico

Il giunto sferico toglie ai corpi che collega la possibilità di traslazioni relative, lasciando i tre gradi di libertà di rotazione. Si pensi all'esempio classico dell'articolazione coxo-femorale, o a quella della spalla, articolazione gleno-omerale, nella quale l'estremità sferoidale dell'omero s'impegna entro una cavità della stessa forma (*glena*).

Giunto prismatico

Se i due corpi collegati dal giunto non possono compiere rotazioni relative intorno all'asse dell'accoppiamento, il giunto cancella cinque gradi di libertà, tre rotazioni e due traslazioni, permettendo soltanto una traslazione. Il numero di gradi di libertà conservato dal sistema dei due corpi collegati dal giunto, è pari a sette dei dodici originari. Non esistono articolazioni assimilabili a un giunto prismatico nel corpo umano.

Giunto cilindrico

Il giunto cilindrico conserva nel moto relativo soltanto due gradi di libertà, una rotazione intorno all'asse del cilindro e uno spostamento secondo l'asse, cancellando quindi 4 gradi di libertà dei 12 originari. Il sistema complessivo dei due corpi mantiene quindi otto gradi di libertà. Non esistono strutture articolari simili ad un giunto cilindrico nel corpo umano.

Appoggio piano

È frequente il caso che un corpo sia vincolato con un suo punto a scorrere su un piano. In questo caso nel moto relativo i due corpi conservano cinque gradi di libertà, due spostamenti e tre rotazioni. Il complesso dei due corpi collegati mantiene quindi 11 gradi di libertà.

Incastro spaziale

Blocca completamente il movimento relativo dei due corpi che collega. Il sistema dei due corpi mantiene sei gradi di liberta complessivi. Considerare due corpi legati da un incastro spaziale o considerarli come parti di un corpo unico è del tutto equivalente.

In analogia a quanto già visto per i sistemi piani, il numero dei gradi di libertà i un sistema spaziale è dato dall'espressione.

$$Z_s = 6*n - 6*i - 5*(n_p - 1)*p - 4*(n_c - 1)*c - 3*(n_s - 1)*s - (n_a - 1)*a.$$
(2.3.3)

In cui:

Z_s = numero dei gradi di libertà spaziali del sistema;
n = numero dei corpi da cui il sistema è composto;
i = numero degli incastri spaziali;
p = numero dei giunti prismatici;
c = numero dei giunti cilindrici;
s = numero dei giunti sferici;
a = numero degli appoggi piani;
n_p = numero corpi concorrenti in un giunto prismatico;
n_p = numero corpi concorrenti in un giunto cilindrico;
n_s = numero corpi concorrenti in un giunto sferico;
n_a = numero corpi concorrenti in un appoggio piano.

La morfologia delle nostre articolazioni è in genere alquanto più complessa dei modelli ideali presentati. A ciascun segmento scheletrico afferiscono muscoli, tendini, nervi, vasi, tessuti connettivi e altre strutture biologiche. La nostra ipotesi, che ciascun segmento scheletrico con le sue pertinenze, sia assimilabile a un corpo rigido e mantenga la sua forma inalterata durante varie situazioni di carico e movimento, è quindi di prima approssimazione.

La scelta del numero di sezioni o corpi da considerare in un modello biomeccanico del corpo umano dipende dagli scopi dell'analisi e dal grado di approssimazione desiderato nella descrizione del movimento. In qualche caso la scelta è semplificata dall'anatomia, ad esempio nella suddivisione in sezioni degli arti, che è intuitiva, in altri è più complessa e artificiosa, come nel caso del tronco.

Per avere un'idea dell'effettiva complessità si osservi l'articolazione tra due vertebre. I piccoli movimenti relativi di traslazione nella direzione dell'asse della co-

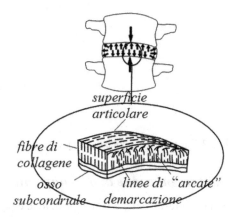

Fig. 2.6. Struttura di una articolazione intervertebrale

lonna, di rotazione intorno a questo (torsione della colonna) e di rotazione intorno ai
due assi trasversali sono permessi dalle deformazioni del disco intervertebrale, una
struttura complessa "a cuscino" con fibre di collagene dirette secondo l'asse della
vertebra per resistere ai carichi assiali. In prossimità delle superfici articolari superiore e inferiore, le fibre cambiano direzione per assumere un andamento tangenziale,
formando delle caratteristiche arcate che si prestano bene a resistere ai carichi esterni. La resistenza allo schiacciamento viene dall'effetto di contenimento del nucleo
polposo, ingrandito in Fig. 2.6, da parte del "annulus fibrosus" che si comporta in
modo analogo alla carcassa di un pneumatico. La struttura costituita da due vertebre
sovrapposte con il disco interposto è stabilizzata dai legamenti posti in parallelo. In
prima approssimazione si può assimilare l'articolazione a un giunto sferico, tenendo
presente che sono possibili anche modesti spostamenti assiali.

2.4 Descrizione di posizioni e giaciture rispetto a un sistema Cartesiano

In un riferimento Cartesiano la posizione di un punto nello spazio è descritta dal vettore che ha per componenti le coordinate, espresso in forma algebrica da una matrice
colonna. Poiché nel trattare sistemi complessi è necessario usare diversi sistemi di
riferimento, sarà spesso utile introdurre, nella descrizione del vettore posizione, un
indice relativo al sistema di riferimento.

$$^{A}\mathbf{P} = \left\{ \begin{array}{c} p_x \\ p_y \\ p_z \end{array} \right\}. \tag{2.4.1}$$

Il vettore colonna nella (2.4.1) rappresenta quindi la posizione del punto P rispetto al
sistema di riferimento [A]. Le componenti del vettore sono le lunghezze delle proiezioni sugli assi coordinati del vettore posizione del punto P. Altre rappresentazioni
della posizione di un punto rispetto a diversi sistemi di coordinate, possono trovarsi
in Appendice.

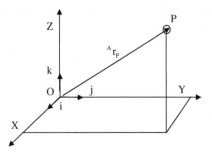

Fig. 2.7. Rappresentazione di una posizione

Rappresentazione di orientamenti

Se la rappresentazione di una posizione è ottenuta attraverso un vettore 3×1, la rappresentazione dell'orientamento di un corpo richiede, come si è detto, che si affigga ad esso un sistema di riferimento solidale e si definisca quindi l'orientamento di questo rispetto a un altro riferimento. Ammettendo che due sistemi abbiano l'origine in comune, un metodo per descrivere la giacitura del sistema [B], solidale al corpo, rispetto al sistema [A] è quello di descrivere l'orientamento dei versori degli assi di [B] rispetto ad [A]. Indichiamo i versori di [B] con $\mathbf{i}_B$, $\mathbf{j}_B$, $\mathbf{k}_B$. Se specifichiamo che questi versori sono espressi rispetto ad [A], dovremo indicarli come $^A\mathbf{i}_B$, $^A\mathbf{j}_B$, $^A\mathbf{k}_B$. È conveniente disporre le componenti dei tre versori come colonne di una matrice 3×3, *matrice di rotazione* di [B] rispetto ad [A], $^A_B\mathbf{R}$. La matrice di rotazione è quindi data dalla relazione:

$$^A_B\mathbf{R} = [^A\mathbf{i}_B, \; ^A\mathbf{j}_B, \; ^A\mathbf{k}_B] = \begin{bmatrix} a_{11} & a_{12} & a_{13} \\ a_{21} & a_{22} & a_{23} \\ a_{31} & a_{32} & a_{33} \end{bmatrix}. \qquad (2.4.2)$$

Possiamo sostituire ai termini a_{ij} espressioni esplicite, ricordando che le componenti di un vettore sono le lunghezze delle proiezioni del vettore sugli assi del sistema di riferimento. Poiché i versori hanno modulo unitario, le proiezioni sono date dal prodotto scalare dei due versori interessati. Notando che il simbolo $\circ$ rappresenta il prodotto scalare, si ha:

$$^A_B\mathbf{R} = [^A\mathbf{i}_B, ^A\mathbf{j}_B, ^A\mathbf{k}_B] = \begin{bmatrix} a_{11} & a_{12} & a_{13} \\ a_{21} & a_{22} & a_{23} \\ a_{31} & a_{32} & a_{33} \end{bmatrix} = \begin{bmatrix} \mathbf{i}_B \circ \mathbf{i}_A & \mathbf{j}_B \circ \mathbf{i}_A & \mathbf{k}_B \circ \mathbf{i}_A \\ \mathbf{i}_B \circ \mathbf{j}_A & \mathbf{j}_B \circ \mathbf{j}_A & \mathbf{k}_B \circ \mathbf{j}_A \\ \mathbf{i}_B \circ \mathbf{k}_A & \mathbf{j}_B \circ \mathbf{k}_A & \mathbf{k}_B \circ \mathbf{k}_A \end{bmatrix}. \quad (2.4.3)$$

Quella scritta a destra nell'espressione precedente è la matrice dei coseni direttori del sistema [B] rispetto ad [A]. Un elemento generico della matrice $^A_B\mathbf{R}$ sarà $a_{ij} = \cos(\alpha_{ij})$, *con* $i, j = 1, 2, 3$ che si riferiscono rispettivamente al versore fisso e mobile. Ad esempio $a_{21} = \cos\angle(\mathbf{j}_A \, \mathbf{i}_B)$. Un'osservazione attenta della matrice mostra che le sue tre colonne rappresentano i versori di [B] espressi rispetto a [A], mentre le sue righe sono i versori di [A] espressi rispetto a [B]. Si ha quindi:

$$^A_B\mathbf{R} = [^A\mathbf{i}_B, ^A\mathbf{j}_B, ^A\mathbf{k}_B] = \begin{bmatrix} ^B\mathbf{i}_A^T \\ ^B\mathbf{j}_A^T \\ ^B\mathbf{k}_A^T \end{bmatrix}. \qquad (2.4.4)$$

La descrizione di [A] rispetto a [B] è la trasposta della descrizione di [B] rispetto ad [A]:

$$_A^B\mathbf{R} = {_B^A\mathbf{R}}^\mathrm{T}.$$ (2.4.5)

Ricordando le proprietà delle matrici ortonormali (vedi richiami in Appendice), sappiamo che l'inversa di una matrice di rotazione è eguale alla sua trasposta. Si ha, infatti:

$$_B^A\mathbf{R}^\mathrm{T}{_B^A\mathbf{R}} = \begin{bmatrix} {}^A\mathbf{i}_B^\mathrm{T} \\ {}^A\mathbf{j}_B^\mathrm{T} \\ {}^A\mathbf{k}_B^\mathrm{T} \end{bmatrix} [{}^A\mathbf{i}_B \, {}^A\mathbf{j}_B \, {}^A\mathbf{k}_B] = \mathbf{I}_3.$$ (2.4.6)

Essendo $\mathbf{I}_3$ la matrice unitaria. Quindi:

$$_B^A\mathbf{R} = {_A^B\mathbf{R}}^{-1} = {_A^B\mathbf{R}}^\mathrm{T}\quad.$$ (2.4.7)

Descrizione di un sistema di riferimento solidale a un corpo mobile

Nei problemi di cinematica è necessario descrivere contemporaneamente la posizione di un corpo, attraverso quella di un suo punto, ad esempio il baricentro, e l'orientamento. È utile mettere insieme queste informazioni in un'unica matrice, che contenga sia la posizione dell'origine del sistema, coincidente con un punto notevole del corpo, sia la matrice orientamento 3×3. Ad esempio la terna mobile [B] sarà rappresentata, rispetto al sistema [A], dall'espressione seguente:

$$[B] = [{_B^A\mathbf{R}}, {}^A\mathbf{P}_{\mathrm{BORG}}].$$ (2.4.8)

Dove $_B^A\mathbf{R}, {}^A\mathbf{P}_{\mathrm{BORG}}$ sono rispettivamente la matrice che rappresenta l'orientamento di [B] e la posizione dell'origine di [B] rispetto alla terna fissa [A]. Nella Fig. 2.8 si hanno due terne mobili, [A],[B] ed una terna fissa [G]. La loro rappresentazione grafica è compiuta tracciando i tre versori degli assi concorrenti nell'origine. La Fig. 2.8 mostra che la terna [A] è riferita a [G], mentre la terna [B] è riferita a [A]. Il vettore

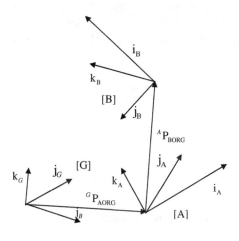

Fig. 2.8. Terne di riferimento

che unisce le origini di due terne rappresenta la posizione dell'origine di una delle terne (quella che corrisponde alla punta della freccia rispetto all'altra (quella la cui origine è sulla coda della freccia). Il verso della freccia indica ad esempio che la posizione della terna [A] è nota rispetto a [G] e non viceversa. La matrice di un sistema di riferimento unisce la rappresentazione di posizione e orientamento. Una traslazione può essere rappresentata ponendo per l'orientamento la matrice unitaria, mentre il semplice orientamento relativo di due sistemi con l'origine in comune può essere ottenuto ponendo come vettore posizione un vettore nullo.

Cambiamento del sistema di riferimento

Si desideri cambiare il riferimento di posizione e orientamento di un corpo o di un punto. Si abbia ad esempio un punto la cui posizione rispetto al riferimento [B] sia $^B\mathbf{P}$. Vogliamo esprimere la posizione del punto rispetto a un altro riferimento [A], quando [B] sia semplicemente traslato rispetto a [A], cioè abbia gli assi ordinatamente paralleli a quelli di [A] e l'origine traslata della quantità $^A\mathbf{P}_{BORG}$. In questo caso la posizione di $\mathbf{P}$ rispetto ad [A] si ottiene semplicemente sommando il vettore posizione di $\mathbf{P}$ rispetto a [B] con la traslazione del sistema [B] rispetto ad [A]. Si ha cioè:

$$^A\mathbf{P} = {}^B\mathbf{P} + {}^A\mathbf{P}_{BORG}. \qquad (2.4.9)$$

Si noti che l'operazione di somma di due vettori riferiti a due terne diverse non è normalmente lecita, salvo che, come in questo caso, le due terne siano mutuamente traslate. Conviene notare che la posizione del punto nello spazio non cambia. Cambia soltanto la sua rappresentazione, che è riferita non più a [B], ma a [A]. In quest'operazione, che chiamiamo mappatura, le uniche informazioni necessarie per cambiare il riferimento sono il vettore traslazione dei due sistemi e il fatto che gli assi rimangano paralleli.

Mappatura tra riferimenti ruotati

Nei paragrafi precedenti abbiamo mostrato come l'orientamento di un riferimento rispetto a un altro può essere descritto da una matrice di rotazione 3×3, avente come termini i coseni direttori. Nel caso di due riferimenti [A] e [B] come quelli della

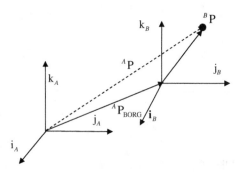

Fig. 2.9. Riferimenti traslati

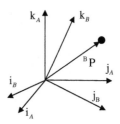

Fig. 2.10. Riferimenti ruotati

Fig. 2.10, la matrice di rotazione sarà indicata come $_B^A\mathbf{R}$. Ricordiamo che le colonne della matrice rappresentano i versori di [B] espressi rispetto a [A], le righe, i versori di [A] espressi rispetto a [B]:

$$_B^A\mathbf{R} = [^A\mathbf{i}_B, {}^A\mathbf{j}_B, {}^A\mathbf{k}_B] = \begin{bmatrix} ^B\mathbf{i}_A^T \\ ^B\mathbf{j}_A^T \\ ^B\mathbf{k}_A^T \end{bmatrix}. \tag{2.4.10}$$

Il nostro problema è di passare dalla rappresentazione di un vettore rispetto a un riferimento, nel nostro caso [B], a quella rispetto a un altro riferimento [A]. Per calcolare $^A\mathbf{P}$, dato $^B\mathbf{P}$, osserviamo che le sue componenti rispetto a [A] sono le lunghezze delle proiezioni di $^B\mathbf{P}$ sugli assi coordinati di [A], date dal prodotto scalare di $^B\mathbf{P}$ per i versori di [A]. Si ha quindi:

$$\begin{aligned} ^A p_x &= {}^B\mathbf{i}_A \circ {}^B\mathbf{P} \\ ^A p_y &= {}^B\mathbf{j}_A \circ {}^B\mathbf{P} \\ ^A p_z &= {}^B\mathbf{k}_A \circ {}^B\mathbf{P} \end{aligned} \tag{2.4.11}$$

dove $\circ$ indica il prodotto scalare.

Per esprimere la relazione precedente come prodotto matriciale osserviamo che $^B\mathbf{i}_A {}^B\mathbf{j}_A {}^B\mathbf{k}_A$ sono le righe di $_B^A\mathbf{R}$, per cui la (2.4.11) si può scrivere in forma compatta come:

$$^A\mathbf{P} = {}_B^A\mathbf{R}^B\mathbf{P}. \tag{2.4.12}$$

La relazione scritta risolve il problema della mappatura dello stesso vettore tra sistemi di riferimento ruotati ma con la stessa origine. Si noti la potenza della notazione. I pedici a sinistra di un'entità replicano gli apici a sinistra dell'entità successiva.

Mappatura per sistemi di riferimento ruotati e traslati

Spesso conosciamo la descrizione di un vettore rispetto a un riferimento [B] e vorremmo conoscere la descrizione rispetto a un altro riferimento [A], traslato e ruotato rispetto al primo. Il vettore posizione dell'origine di [B] rispetto a [A] viene chiamato $^A\mathbf{P}_{BORG}$, mentre la matrice che descrive l'orientamento di [B] rispetto ad [A] sia $_B^A\mathbf{R}$. Procediamo in due fasi, mappando prima il vettore $^B\mathbf{P}$ tra [B] e un sistema ausiliario con la stessa origine di [B] e gli assi ordinatamente paralleli a [A]. Per questo si impiegherà la (2.4.12). Il secondo passo prevede la mappatura tra il sistema ausiliario

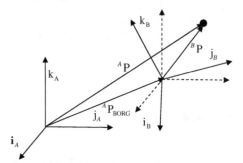

Fig. 2.11. Terne ruotate e traslate

e [A], semplicemente traslato rispetto al primo. S'impiegherà la (2.4.9). Le due fasi descritte sono rappresentate dalla relazione:

$$^A\mathbf{P} = {}_B^A\mathbf{R}^B\mathbf{P} + {}^A\mathbf{P}_{BORG}. \qquad (2.4.13)$$

La (2.4.13) descrive un operazione generale di mappatura di un vettore tra due riferimenti mutuamente traslati e ruotati. Il secondo membro della (2.4.13) rappresenta la somma di due vettori, ambedue espressi nel riferimento [A]. È comunque preferibile scrivere la trasformazione precedente come un prodotto matriciale nella forma:

$$^A\mathbf{P} = {}_B^A\mathbf{T}^B\mathbf{P}. \qquad (2.4.14)$$

Per ottenere la matrice di trasformazione ${}_B^A\mathbf{T}$ dobbiamo considerare la mappatura come un operatore matriciale che moltiplicato per un vettore espresso rispetto a un riferimento [B] dia lo stesso vettore espresso rispetto al sistema [A]. È facile vedere che questo ha la forma:

$$\begin{bmatrix} {}^A\mathbf{P} \\ 1 \end{bmatrix} = \begin{bmatrix} {}_B^A\mathbf{R} & {}^A\mathbf{P}_{BORG} \\ 0\ 0\ 0 & 1 \end{bmatrix} \begin{bmatrix} {}^B\mathbf{P} \\ 1 \end{bmatrix}. \qquad (2.4.15)$$

Per svolgere le operazioni algebriche scritte nell'espressione precedente, dobbiamo quindi introdurre una matrice di trasformazione 4×4 e dei vettori posizione in coordinate omogenee 4×1 Una riga $[0\ 0\ 0\ 1]$ viene inserita come ultima nella matrice di trasformazione. L'espressione (2.4.15) corrisponde alle relazioni:

$$^A\mathbf{P} = {}_B^A\mathbf{R}^B\mathbf{P} + {}^A\mathbf{P}_{BORG}. \qquad (2.4.16)$$
$$1 = 1$$

La matrice cosi definita prende il nome di trasformata omogenea. È da notare che, anche se le trasformate omogenee forniscono una forma compatta ed elegante per la relazione tra due riferimenti, raramente sono usate nei programmi di calcolo per evitare di compiere una serie di operazioni inutili. È opportuno notare che, pur avendo introdotto le trasformate omogenee nel contesto della mappatura di un vettore su due diversi riferimenti, esse possono anche essere usate per descrivere dei riferimenti. Per esempio la descrizione del riferimento [B] rispetto a [A] è ${}_B^A\mathbf{T}$.

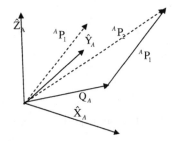

Fig. 2.12. Traslazione di un punto

2.5 Operatori: traslazioni, rotazioni e trasformazioni

Una traslazione di un punto nello spazio è rappresentata da un vettore. Sia la vecchia che la nuova posizione del punto siano riferite allo stesso sistema. È facile vedere che lo spostamento di un punto è rappresentato dalla stessa procedura usata per descrivere la traslazione di due riferimenti. Si consideri che se un punto viene spostato "avanti" rispetto a un certo riferimento, si ha lo stesso risultato dello spostamento "indietro" nella stessa misura, del sistema di riferimento. La matematica usata nei due casi è identica. Soltanto il nostro punto di vista è diverso. La Fig. 2.12 mostra come a un punto, rappresentato dal vettore posizione $^A\mathbf{P}_1$, sia impresso uno spostamento rappresentato da un altro vettore $^A\mathbf{Q}$. In questo caso il vettore $^A\mathbf{Q}$ è tutto quello che dobbiamo conoscere per compiere la traslazione. Il risultato è un nuovo vettore $^A\mathbf{P}_2$ dato dall'espressione:

$$^A\mathbf{P}_2 = {}^A\mathbf{P}_1 + {}^A\mathbf{Q}. \tag{2.5.1}$$

Per scrivere l'operazione come un prodotto matriciale scriveremo:

$$^A\mathbf{P}_2 = \mathbf{D}_Q(q){}^A\mathbf{P}_1. \tag{2.5.2}$$

La matrice $\mathbf{D}_Q(q)$ può essere scritta come una trasformata omogenea nella forma:

$$\mathbf{D}_Q(q) = \begin{bmatrix} 1 & 0 & 0 & q_x \\ 0 & 1 & 0 & q_y \\ 0 & 0 & 1 & q_z \\ 0 & 0 & 0 & 1 \end{bmatrix} \tag{2.5.3}$$

in cui q_x q_y q_z sono le componenti del vettore di traslazione. L'equazione (2.5.2) implementa le stesse operazioni matematiche della (2.4.9), relativa alla mappatura di un vettore tra due sistemi traslati.

Operatori di rotazione

Una matrice di rotazione può essere pensata oltre che una relazione di mappatura, un operatore di rotazione all'interno di un unico sistema di riferimento. Ad esempio un vettore $^A\mathbf{P}_1$ a cui sia applicato un operatore $\mathbf{R}$ è ruotato nel modo specificato dall'operatore stesso. La nuova posizione del vettore avrà ad esempio il nome $^A\mathbf{P}_2$. In questo caso l'operatore $\mathbf{R}$ non ha indici di riferimento perché l'operazione di rotazione ha luogo all'interno di un unico sistema di riferimento.

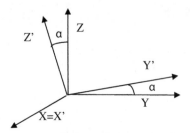

Fig. 2.13. Rotazione intorno a X

La matrice che ruota un vettore in un certo modo è la stessa matrice che descrive un riferimento ruotato nello stesso modo rispetto a un riferimento fisso.

Talvolta in un operatore di rotazione compare un indice che si riferisce all'asse rispetto al quale la rotazione è compiuta. Ad esempio:

$$\mathbf{P}_2 = \mathbf{R}_K(\vartheta)\mathbf{P}_1. \tag{2.5.4}$$

Nell'equazione precedente $\mathbf{R}_K(\vartheta)$ è l'operatore che ruota il vettore $\mathbf{P}_1$ dell'angolo ϑ intorno all'asse $\hat{\mathbf{K}}$. L'operatore può essere scritto come una trasformata omogenea, con la parte riservata al vettore posizione fatta di termini nulli. Si cerchi ad esempio la matrice che esprime una rotazione intorno all'asse X di un angolo α. Osservando la Fig. 2.13 e ricordando il significato delle colonne della matrice di rotazione, si ottiene:

$$\mathbf{R}_{x,\alpha} = \begin{bmatrix} 1 & 0 & 0 & 0 \\ 0 & c\alpha & -s\alpha & 0 \\ 0 & s\alpha & c\alpha & 0 \\ 0 & 0 & 0 & 1 \end{bmatrix}. \tag{2.5.5}$$

Analogamente per rotazioni intorno a Y dell'angolo β e a Z di γ

$$\mathbf{R}_{y,\beta} = \begin{bmatrix} c\beta & 0 & s\beta & 0 \\ 0 & 1 & 0 & 0 \\ -s\beta & 0 & c\beta & 0 \\ 0 & 0 & 0 & 1 \end{bmatrix} \tag{2.5.6}$$

$$\mathbf{R}_{z,\gamma} = \begin{bmatrix} c\gamma & -s\gamma & 0 & 0 \\ s\gamma & c\gamma & 0 & 0 \\ 0 & 0 & 1 & 0 \\ 0 & 0 & 0 & 1 \end{bmatrix}. \tag{2.5.7}$$

Esempio 2.2. Si voglia ruotare il vettore $\mathbf{P} = \left\{ \begin{smallmatrix} 1 \\ 1 \\ 1 \end{smallmatrix} \right\}$ di 30° intorno a Z. L'operatore di rotazione avrà la forma, usando le abbreviazioni C e S per il coseno e il seno dell'angolo rispettivamente:

$$\mathbf{R}_{Z,30} = \begin{bmatrix} C30 & -S30 & 0 \\ S30 & C30 & 0 \\ 0 & 0 & 1 \end{bmatrix}.$$

Il vettore dopo la rotazione sarà dato dalla relazione:

$$\mathbf{P}' = \begin{bmatrix} 0,87 & -0,5 & 0 \\ 0,5 & 0,87 & 0 \\ 0 & 0 & 1 \end{bmatrix} \begin{Bmatrix} 1 \\ 1 \\ 1 \end{Bmatrix} = \begin{Bmatrix} 0,37 \\ 1,37 \\ 1 \end{Bmatrix}.$$

Operatori di rototraslazione

Anche in questo caso una matrice di trasformazione omogenea $\mathbf{T}$ può essere impiegata sia per mappare due terne di riferimento traslate e ruotate, sia per far compiere una rototraslazione a un vettore. La matrice $\mathbf{T}$ non avrà in questo caso indici anteriori perché l'operatore agisce all'interno di un solo sistema di riferimento. Ad esempio:

$$\mathbf{P}_2 = \mathbf{T}\mathbf{P}_1. \tag{2.5.8}$$

Ancora una volta la procedura matematica è identica a quella necessaria per mappare un vettore da un riferimento a un altro, ruotato e traslato rispetto al primo. In conclusione:

Un operatore che ruota secondo $\mathbf{R}$ un vettore e lo trasla secondo un altro vettore $\mathbf{Q}$ è dato dalla trasformata che mette in relazione un sistema di riferimento ruotato secondo $\mathbf{R}$ e traslato secondo $\mathbf{Q}$ rispetto a un sistema fisso.

Esempio 2.3. Si desideri ruotare il vettore $\mathbf{P}_1 = \begin{Bmatrix} 1 \\ 1 \\ 1 \end{Bmatrix}$ intorno a X di 30°, quindi lo si voglia traslare secondo il vettore $\mathbf{Q} = \begin{Bmatrix} 0,5 \\ 0,5 \\ 0 \\ 1 \end{Bmatrix}$. L'operatore cercato ha la forma:

$$\mathbf{T} = \begin{bmatrix} 1 & 0 & 0 & 0,5 \\ 0 & 0,87 & -0,5 & 0,5 \\ 0 & 0,5 & 0,87 & 0 \\ 0 & 0 & 0 & 1 \end{bmatrix}$$

il vettore ruotato e traslato è

$$\mathbf{P}_2 = \begin{bmatrix} 1 & 0 & 0 & 0,5 \\ 0 & 0,87 & -0,5 & 0,5 \\ 0 & 0,5 & 0,87 & 0 \\ 0 & 0 & 0 & 1 \end{bmatrix} \begin{Bmatrix} 1 \\ 1 \\ 1 \\ 1 \end{Bmatrix} = \begin{Bmatrix} 1,5 \\ 0,87 \\ 1,34 \\ 1 \end{Bmatrix}.$$

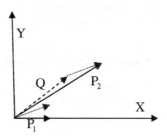

Fig. 2.14. Rototraslazione di un vettore

Esempio 2.4. Si desidera ruotare il vettore

$$\mathbf{P}_1 = \left\{ \begin{array}{c} 0,5 \\ 0 \\ 0 \\ 1 \end{array} \right\}$$

di 30° rispetto a Z e traslarlo di

$$\mathbf{Q} = \left\{ \begin{array}{c} 1 \\ 1 \\ 0 \\ 1 \end{array} \right\}.$$

La matrice di rototraslazione è:

$$\mathbf{T} = \left[\begin{array}{cccc} 0,87 & -0,5 & 0 & 1 \\ 0,5 & 0,87 & 0 & 1 \\ 0 & 0 & 1 & 0 \\ 0 & 0 & 0 & 1 \end{array} \right].$$

Il risultato è

$$\mathbf{P}_2 = \mathbf{T} \,{}^*\mathbf{P}_1 = \left[\begin{array}{cccc} 0,87 & -0,5 & 0 & 1 \\ 0,5 & 0,87 & 0 & 1 \\ 0 & 0 & 1 & 0 \\ 0 & 0 & 0 & 1 \end{array} \right] \left\{ \begin{array}{c} 0,5 \\ 0 \\ 0 \\ 1 \end{array} \right\} = \left\{ \begin{array}{c} 1,43 \\ 1,25 \\ 0 \\ 1 \end{array} \right\}.$$

La rappresentazione grafica della rototraslazione è mostrata nella Fig. 2.14.

Riassumiamo le diverse funzioni di una matrice di rototraslazione **T**:

- può rappresentare un riferimento [B] rispetto a un altro [A]. In questo caso la sottomatrice **R** della matrice **T** (prime tre righe e tre colonne) rappresenta l'orientamento, l'ultimo vettore (ultima colonna) rappresenta la posizione dell'origine di [B] rispetto ad [A];
- può mettere in relazione (mappatura) due riferimenti [B] e [A] per esprimere rispetto a [A] un vettore inizialmente definito rispetto a [B];
- può servire come operatore per ruotare e traslare un vettore nello spazio Cartesiano (con un unico sistema di riferimento).

Nel seguito useremo il termine trasformata (o trasformazione), nell'impiego di una matrice di rototraslazione.

Trasformazioni composte

Con riferimento alla Fig. 2.15, è noto il vettore ${}^{C}\mathbf{P}$ e si desidera invece ${}^{A}\mathbf{P}$. Il riferimento [C] è riferito a [B], mentre [B] è riferito ad [A]. Abbiamo allora:

$${}^{B}\mathbf{P} = {}^{B}_{C}\mathbf{T}\,{}^{C}\mathbf{P} \tag{2.5.9}$$

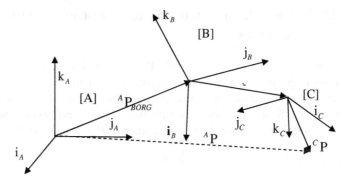

Fig. 2.15. Terne ruotate e traslate

e anche:

$$^{A}\mathbf{P} = {}_{B}^{A}\mathbf{T}^{B}\mathbf{P}.$$

(2.5.10)

Unendo le due relazioni precedenti si ottiene:

$$^{A}\mathbf{P} = {}_{B}^{A}\mathbf{T}{}_{C}^{B}\mathbf{T}^{C}\mathbf{P}.$$

(2.5.11)

Inversa di una matrice di trasformazione

Data la matrice ${}_{B}^{A}\mathbf{T}$ che mette in relazione i sistemi di coordinate [B] e [A] si vuole trovare ${}_{A}^{B}\mathbf{T}$. Osservando che la matrice ${}_{B}^{A}\mathbf{T}$ è composta di una sottomatrice 3×3 ${}_{B}^{A}\mathbf{R}$ che rappresenta l'orientamento angolare di [B] rispetto ad [A] e nella quarta colonna da un vettore $^{A}\mathbf{P}_{BORG}$ che rappresenta la posizione dell'origine di B rispetto ad A si ha:

$$_{B}^{A}\mathbf{T} = [{}_{B}^{A}\mathbf{R}, {}^{A}\mathbf{P}_{BORG}].$$

(2.5.12)

Per l'orientamento si ha, come sappiamo, ${}_{A}^{B}\mathbf{R} = {}_{B}^{A}\mathbf{R}^{-1} = {}_{B}^{A}\mathbf{R}^{T}$ mentre la posizione dell'origine di [A] rispetto a [B] si ottiene esprimendo rispetto a [B] il vettore nullo, che rappresenta l'origine di [B]. Ricordando la (2.4.13) si ha:

$$^{B}({}^{A}\mathbf{P}_{BORG}) = {}_{A}^{B}\mathbf{R} * {}^{A}\mathbf{P}_{BORG} + {}^{B}\mathbf{P}_{AORG} = 0.$$

(2.5.13)

Poiché il primo membro è un vettore nullo, si ha:

$$^{B}\mathbf{P}_{AORG} = -{}_{A}^{B}\mathbf{R} * {}^{A}\mathbf{P}_{BORG}.$$

(2.5.14)

$$_{A}^{B}\mathbf{T} = [{}_{B}^{A}\mathbf{R}^{T}, -{}_{B}^{A}\mathbf{R}^{T}{}^{A}\mathbf{P}_{BORG}].$$

(2.5.15)

2.6 Numero di parametri minimo per rappresentare un'orientazione

Sino ad ora abbiamo usato le matrici $\mathbf{R}$ dei coseni direttori per rappresentare l'orientazione di un riferimento rispetto a un altro. I coseni direttori sono nove. È strettamente necessario un numero cosi alto di parametri per descrivere un'orientazione? La risposta è no. Poiché il modulo di un versore è unitario, risulta che la somma dei quadrati dei termini di ciascuna colonna nella matrice $\mathbf{R}$, è eguale all'unità. Abbiamo quindi:

$$\sum_i a_{ij}^2 = 1 \quad j = 1, \ldots, 3. \tag{2.6.1}$$

Osserviamo anche che i vettori $\mathbf{i}\,\mathbf{j}\,\mathbf{k}$ sono mutuamente ortogonali, quindi il prodotto scalare di due qualunque di essi è nullo. Si ha quindi:

$$\mathbf{i} \circ \mathbf{j} = \mathbf{i} \circ \mathbf{k} = \mathbf{j} \circ \mathbf{k} = 0 \qquad \text{o anche}$$

$$\sum_{k=1}^{3} a_{ik} a_{jk} = 0 \quad \text{per} \quad i, j = 1, \ldots, 3 \ \text{e} \ i \neq j. \tag{2.6.2}$$

Da quanto precede, si trae che il numero di parametri indipendenti necessari per definire la posizione del sistema mobile rispetto a quello fisso è pari a tre. Infatti, i nove coseni direttori sono legati dalle sei relazioni (2.6.1), (2.6.2). Una prova indiretta si avrà quando vedremo che un generico orientamento può essere definito mediante una sequenza di tre rotazioni intorno a tre assi coordinati, fissi o mobili. Le possibili sequenze sono dodici per gli assi fissi e dodici per gli assi mobili. In quest'ultimo caso le rotazioni prendono il nome di angoli di Eulero. Per passare dalla matrice dei coseni direttori alle tre rotazioni equivalenti s'impiega la formula di Cayley per le matrici ortonormali:

$$\mathbf{R} = (\mathbf{I}_3 - \mathbf{S})^{-1}(\mathbf{I}_3 + \mathbf{S}). \tag{2.6.3}$$

La relazione precedente è soddisfatta da una matrice antisimmetrica del tipo:

$$\mathbf{S} = \begin{bmatrix} 0 & -s_z & s_y \\ s_z & 0 & -s_x \\ -s_y & s_x & 0 \end{bmatrix}. \tag{2.6.4}$$

La prima conseguenza della (2.6.3) è che una matrice di rotazione può essere espressa in funzione di soli tre parametri. È necessario quindi, per rappresentare in modo economico un'orientazione, trovare al posto della matrice $\mathbf{R}$ una sequenza di tre rotazioni intorno agli assi che producano lo stesso risultato. La difficoltà nasce dal fatto che, mentre è semplice rappresentare nello spazio Cartesiano delle traslazioni, in quanto, qualunque sia l'ordine in cui sono applicate, il risultato non cambia, per le rotazioni questo non è vero. Si consideri ad esempio una tavoletta disposta inizialmente sul piano X–Y, sottoposta a due distinte sequenze di rotazioni, la prima composta da una rotazione positiva intorno ad X di 90° seguita da una, sempre positiva, intorno a Z di 90°, la seconda sequenza invertendo la prima.

La Fig. 2.16 mostra chiaramente che il risultato finale è diverso. Da un punto di vista matematico l'inversione dell'ordine dei fattori in un prodotto matriciale cambia

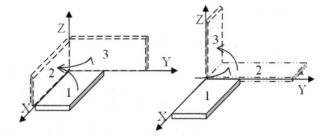

Fig. 2.16. Non permutabilità delle sequenze di rotazione

il risultato. Mentre lo spostamento di un punto da una posizione iniziale a una posizione finale può essere rappresentato da un vettore, le cui componenti si ottengono per proiezione sugli assi coordinati, non è possibile rappresentare una rotazione finita con un vettore avente come componenti le rotazioni elementari intorno agli assi, che hanno concorso a generare la rotazione complessiva. Usare la matrice **R** o una sequenza di rotazioni è una scelta che dipende dal problema in esame. Se dobbiamo ruotare un vettore, e usiamo **R** come operatore, la procedura implica un semplice prodotto di una matrice per un vettore e l'uso di una matrice di rotazione è sempre preferibile. Se invece dobbiamo specificare l'orientazione di un corpo nello spazio, è certamente complicato ricavare la matrice **R** corrispondente, per cui è preferibile ricorrere a una sequenza di tre rotazioni.

Sequenze di rotazione intorno ad assi fissi

La scelta della sequenza di rotazioni e dei relativi assi porta alla definizione di ventiquattro possibili sequenze, dodici rispetto ad assi fissi e dodici rispetto ad assi mobili, tenendo presente che nella sequenza un'asse può comparire due volte.

Le dodici sequenze rispetto ad assi fissi o mobili sono:

$$X,Y,Z; \quad X,Z,Y; \quad X,Y,X; \quad X,Z,X;$$
$$Y,X,Z; \quad Y,Z,X; \quad Y,X,Y; \quad Y,Z,Y;$$
$$Z,X,Y; \quad Z,Y,X; \quad Z,X,Z; \quad Z,Y,Z.$$

Consideriamo una sequenza intorno ad assi fissi, la prima rotazione intorno all'asse X, la seconda intorno all'asse Y, la terza intorno a Z. La matrice di rotazione potrà essere facilmente ottenuta ricordando che per rotazioni intorno ad assi fissi X, dell'angolo

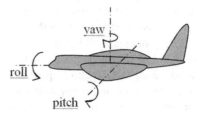

Fig. 2.17. Rotazioni intorno ad assi fissi

α, Y, di β, Z di γ si ha:

$$\mathbf{R}_{X,\alpha,Y,\beta,Z,\gamma} = \mathbf{R}_{Z,\gamma}\mathbf{R}_{Y,\beta}\mathbf{R}_{X,\alpha}$$

$$= \begin{bmatrix} c\gamma & -s\gamma & 0 \\ s\gamma & c\gamma & 0 \\ 0 & 0 & 1 \end{bmatrix} \begin{bmatrix} c\beta & 0 & s\beta \\ 0 & 1 & 0 \\ -s\beta & 0 & c\beta \end{bmatrix} \begin{bmatrix} 1 & 0 & 0 \\ 0 & c\alpha & -s\alpha \\ 0 & s\alpha & c\alpha \end{bmatrix}$$

$$= \begin{bmatrix} c\gamma c\beta, & (s\alpha s\beta c\gamma - c\alpha s\gamma) & (s\gamma s\alpha + c\gamma s\beta c\alpha) \\ s\gamma c\beta & (c\alpha c\gamma + s\alpha s\beta s\gamma) & (c\alpha s\beta s\gamma - s\alpha c\gamma) \\ -s\beta & s\alpha c\beta & c\alpha c\beta \end{bmatrix}. \qquad (2.6.5)$$

La trasformazione inversa, cioè il passaggio dalla matrice di rotazione agli angoli roll-pitch-yaw è data dalle formule, ricavabili da un semplice ispezione della matrice precedente:

$$\beta = A\tan 2(-a_{31}, \sqrt{a_{11}^2 + a_{21}^2})$$
$$\gamma = A\tan 2(a_{21}/c\beta, a_{11}/c\beta) \qquad . \qquad (2.6.6)$$
$$\alpha = A\tan 2(a_{32}/c\beta, a_{33}/c\beta)$$

La soluzione presentata non è unica in quanto una seconda soluzione può essere trovata assumendo il segno negativo per la radice nell'espressione di β. Assumendo il segno positivo, le soluzioni calcolate per β saranno sempre comprese tra $-90°$ e $+90°$. Se $\beta = 90°$, assumendo $\gamma = 0$, si ha:

$$\beta = 90° \quad \gamma = 0 \quad \alpha = A\tan 2(a_{12}, a_{22}).$$

Se $\beta = -90°$;

$$\beta = -90° \quad \gamma = 0 \quad \alpha = -A\tan 2(a_{12}, a_{22}).$$

La funzione atan2, facilmente rintracciabile in qualunque libreria di routine scientifiche, calcola il valore della tangente partendo da due argomenti (proporzionali al seno e al coseno dell'angolo).

La matrice complessiva ottenuta dipende dall'ordine delle rotazioni. Se la successione non fosse quella descritta, il risultato cambierebbe. *Perché nel prodotto matriciale della (2.6.5) le matrici sono moltiplicate in ordine inverso rispetto a quello delle rotazioni?* Supponiamo di avere due sistemi di riferimento , uno fisso ed uno mobile, inizialmente coincidenti. Applichiamo al sistema mobile una rotazione intorno all'asse X del sistema fisso, di α. Il sistema ruotato sarà ora rappresentato dalla matrice $\mathbf{R}_{X,\alpha}$. Se ora applichiamo al sistema mobile una nuova rotazione intorno a Y di β, il sistema ruotato sarà rappresentato dal prodotto della nuova rotazione per quella precedente, cioè $\mathbf{R}_{Y,\beta}\mathbf{R}_{X,\alpha}$. Se infine applichiamo la terza rotazione, intorno a Z di γ, otteniamo il risultato della (2.6.5), cioè il prodotto matriciale va computato in ordine inverso rispetto alla sequenza di rotazioni. La conclusione precedente è valida se gli assi rispetto ai quali sono compiute le rotazioni sono gli assi del sistema fisso. *Se invece una o più rotazioni fossero compiute intorno agli assi del sistema ruotato?* Supponiamo ancora che due sistemi siano inizialmente coincidenti e uno dei due subisca una prima rotazione dell'angolo γ intorno all'asse Z comune, seguita da una seconda rotazione di α intorno all'asse X' ruotato. Possiamo pensare di svolgere questa sequenza di rotazioni operando prima la rotazione intorno a Z di γ, riportando il sistema nella posizione iniziale con una rotazione intorno a Z di $-\gamma$ compiendo quindi la rotazione intorno all'asse X, coincidente con X' di α e ruotando di nuovo il sistema intorno all'asse Z di γ. In questo caso tutte le rotazioni sono relative ad assi fissi e comportano quindi premoltiplicazione. La sequenza sarebbe quindi rappresentata dal prodotto di matrici:

$$R = R_{Z,\gamma} * R_{X,\alpha} * R_{Z,-\gamma} * R_{Z,\gamma} = R_{Z,\gamma} * R_{X',\alpha}. \qquad (2.6.7)$$

Perché il prodotto di due rotazioni intorno allo stesso asse di angoli uguali ma opposti in segno fornisce la matrice identità. La sequenza appare quindi come una postmoltiplicazione delle due matrici.

Angoli di Eulero Z'-Y'-X'

Un'altra possibilità per descrivere la posizione angolare del sistema mobile rispetto al fisso è la seguente.

Si parta con il sistema mobile coincidente con quello fisso. Si ruoti il primo di un angolo γ intorno a Z', coincidente con Z, poi di un angolo β intorno a Y' ruotato, poi di un angolo α intorno a X' ruotato. La matrice di rotazione, ottenuta postmoltiplicando le matrici corrispondenti alle singole rotazioni è:

$$
R_{Z',\gamma,Y',\beta,X',\alpha} =
\begin{bmatrix}
c\gamma & -s\gamma & 0 \\
s\gamma & c\gamma & 0 \\
0 & 0 & 1
\end{bmatrix}
\begin{bmatrix}
c\beta & 0 & s\beta \\
0 & 1 & 0 \\
-s\beta & 0 & c\beta
\end{bmatrix}
\begin{bmatrix}
1 & 0 & 0 \\
0 & c\alpha & -s\alpha \\
0 & s\alpha & c\alpha
\end{bmatrix}
$$

$$
=
\begin{bmatrix}
c\gamma c\beta & (s\alpha s\beta c\gamma - c\alpha s\gamma) & (s\gamma s\alpha + c\gamma s\beta c\alpha) \\
s\gamma c\beta & (c\alpha c\gamma + s\alpha s\beta s\gamma) & (c\alpha s\beta s\gamma - s\alpha c\gamma) \\
-s\beta & s\alpha c\beta & c\alpha c\beta
\end{bmatrix}. \qquad (2.6.8)
$$

Si ottiene la stessa matrice ottenuta con tre rotazioni identiche rispetto ad assi fissi, ma compiute in ordine inverso.

La proprietà di non permutabilità delle rotazioni successive può essere facilmente dimostrata considerando la successione rispetto ad assi fissi di una rotazione intorno a X di α seguita da una intorno a Z di γ. È facile vedere che la matrice complessiva di rotazione è:

$$
R_{z\gamma,x\alpha} = R_{x,\alpha} * R_{z,\gamma} =
\begin{bmatrix}
1 & 0 & 0 \\
0 & c\alpha & -s\alpha \\
0 & s\alpha & c\alpha
\end{bmatrix}
\begin{bmatrix}
c\gamma & -s\gamma & 0 \\
s\gamma & c\gamma & 0 \\
0 & 0 & 1
\end{bmatrix}
$$

$$
=
\begin{bmatrix}
c\gamma & -s\gamma & 0 \\
s\gamma c\alpha & c\gamma c\alpha & -s\alpha \\
s\gamma s\alpha & c\gamma s\alpha & c\alpha
\end{bmatrix}. \qquad (2.6.9)
$$

Se invertiamo l'ordine delle rotazioni, otteniamo:

$$
\mathbf{R}_{X,\alpha;Z,\gamma} = \mathbf{R}_{Z,\gamma} * \mathbf{R}_{X,\alpha} =
\begin{bmatrix}
c\gamma & -s\gamma & 0 \\
s\gamma & c\gamma & 0 \\
0 & 0 & 1
\end{bmatrix}
\begin{bmatrix}
1 & 0 & 0 \\
0 & c\alpha & -s\alpha \\
0 & s\alpha & c\alpha
\end{bmatrix}
$$

$$
=
\begin{bmatrix}
c\gamma & -s\gamma c\alpha & s\gamma s\alpha \\
s\gamma & c\gamma c\alpha & -c\gamma s\alpha \\
0 & s\alpha & c\alpha
\end{bmatrix}.
\tag{2.6.10}
$$

In ambito biomeccanico, si utilizza la sequenza che impiega gli angoli di Cardano/Bryant secondo Grood&Suntay, sequenza che prevede:

- una rotazione di α attorno all'asse Z del sistema di riferimento fisso (all'inizio coincidente con l'asse Z' del sistema mobile);
- una rotazione di β attorno all'asse X' del sistema di riferimento mobile, dopo che la prima rotazione è stata eseguita;
- una rotazione di γ attorno all'asse Y' del sistema di riferimento mobile, dopo che le prime due rotazioni sono state eseguite.

La convenzione Cardanica di Grood&Suntay è una buona rappresentazione per la cinematica articolare perché gli assi di rotazione corrispondono agli assi articolari e il gimbal-lock, fenomeno di singolarità che si verifica per angoli $\beta = k\pi/2$, può essere quindi evitato. Si lascia al lettore la derivazione della matrice relativa, la cui sequenza è $\mathbf{R}_{Z,\alpha} \, \mathbf{R}_{X',\beta} \, \mathbf{R}_{Y',\gamma}$.

Rotazione rispetto a un asse generico

Quando il sistema di riferimento mobile ruota di un angolo finito ϑ intorno ad un generico asse $\mathbf{k}$, per definire la rotazione bastano quattro parametri, il valore dell'angolo ϑ e le tre componenti del vettore $\mathbf{k}$. Se il vettore $\mathbf{k}$ ha modulo unitario due componenti e l'angolo ϑ potrebbero bastare. La rappresentazione più comune di una rotazione intorno ad un asse generico si ha utilizzando le tre componenti di $\mathbf{k}$, moltiplicate per il valore dell'angolo ϑ. In questo modo tre parametri sono sufficienti per rappresentare una rotazione finita. Mostriamo ora come si passa da una rappresentazione asse-angolo a una matrice di rotazione $\mathbf{R}$ tradizionale. Con riferimento alla Fig. 2.18, si operano alcune rotazioni tendenti a far coincidere l'asse $\mathbf{k}$ con uno degli assi coordinati.

S'inizia a ruotare il vettore $\mathbf{k}$ intorno all'asse Z sino a quando giaccia sul piano X–Z. La rotazione richiesta è φ (negativo perché si tratta di una rotazione in senso orario) intorno a Z, osservando che:

$$
\cos\varphi = \frac{k_x}{k_{xy}} \qquad \sin\varphi = \frac{k_y}{k_{xy}}
$$

$$
\text{con} \quad k_{xy} = \sqrt{(k_x^2 + k_y^2)}
$$

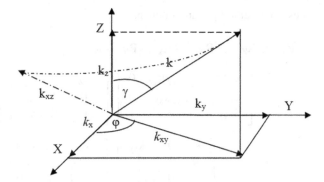

Fig. 2.18. Rotazione finita
rispetto a un asse generico

e ricordando che **k** è un vettore unitario. La matrice di rotazione corrispondente è:

$$\mathbf{R}_{Z,\phi} = \begin{bmatrix} c\phi & s\phi & 0 \\ -s\phi & c\phi & 0 \\ 0 & 0 & 1 \end{bmatrix} = \begin{bmatrix} k_x/k_{xy} & k_y/k_{xy} & 0 \\ -k_y/k_{xy} & k_x/k_{xy} & 0 \\ 0 & 0 & 1 \end{bmatrix}. \tag{2.6.11}$$

Si faccia ora ruotare il vettore cosi ottenuto, che chiameremo k_{xz}, intorno all'asse Y, dell'angolo γ. Si tratta, anche in questo caso, di una rotazione oraria che porterà k_{xz} a coincidere con l'asse Z. La corrispondente matrice di rotazione sarà:

$$\mathbf{R}_{Y,\gamma} = \begin{bmatrix} c\gamma & 0 & -s\gamma \\ 0 & 1 & 0 \\ s\gamma & 0 & c\gamma \end{bmatrix} = \begin{bmatrix} k_z & 0 & -k_{xy} \\ 0 & 1 & 0 \\ k_{xy} & 0 & k_z \end{bmatrix}. \tag{2.6.12}$$

Avendo portato con la sequenza di rotazioni precedenti l'asse **k** a coincidere con Z si compia ora una rotazione di ϑ intorno all'asse fisso Z. La corrispondente matrice di rotazione è:

$$\mathbf{R}_{Z,\vartheta} = \begin{bmatrix} c\vartheta & -s\vartheta & 0 \\ s\vartheta & c\vartheta & 0 \\ 0 & 0 & 1 \end{bmatrix}. \tag{2.6.13}$$

Si riporti ora l'asse **k** nella sua posizione originaria con una rotazione intorno a Y dell'angolo $-\gamma$, che compenserà quella precedente di γ, e una rotazione intorno a Z di $-\varphi$ che compensa quella opposta precedente. Con l'intera successione di rotazioni abbiamo portato l'asse **k** a coincidere con uno degli assi coordinati, nel nostro caso Z, operando la rotazione ϑ e quindi riportandolo nella posizione primitiva. La matrice della rotazione complessiva si ottiene moltiplicando le varie matrici elementari indicate prima, ricordando che si tratta di rotazioni intorno ad assi fissi, quindi è necessario premoltiplicare, ottenendo:

$$\mathbf{R}_{k,\vartheta} = \mathbf{R}_{Z,-\phi} * \mathbf{R}_{Y,-\gamma} * \mathbf{R}_{k,\vartheta} * \mathbf{R}_{Y,\gamma} * \mathbf{R}_{Z,\phi} =$$

$$= \begin{bmatrix} k_x/k_{xy} & -k_y/k_{xy} & 0 \\ k_y/k_{xy} & k_x/k_{xy} & 0 \\ 0 & 0 & 1 \end{bmatrix} \begin{bmatrix} k_z & 0 & k_{xy} \\ 0 & 1 & 0 \\ -k_{xy} & 0 & k_z \end{bmatrix} \begin{bmatrix} c\vartheta & -s\vartheta & 0 \\ s\vartheta & c\vartheta & 0 \\ 0 & 0 & 1 \end{bmatrix}$$

$$\begin{bmatrix} k_z & 0 & -k_{xy} \\ 0 & 1 & 0 \\ k_{xy} & 0 & k_z \end{bmatrix} \begin{bmatrix} k_x/k_{xy} & k_y/k_{xy} & 0 \\ -k_y/k_{xy} & k_x/k_{xy} & 0 \\ 0 & 0 & 1 \end{bmatrix} =$$

$$= \begin{bmatrix} k_x^2 v\vartheta + c\vartheta & k_x k_y v\vartheta - k_z s\vartheta & k_x k_z v\vartheta + k_y s\vartheta \\ k_x k_y v\vartheta + k_z s\vartheta & k_y^2 v\vartheta + c\vartheta & k_y k_z v\vartheta - k_x s\vartheta \\ k_x k_z v\vartheta - k_y s\vartheta & k_y k_z v\vartheta + k_x s\vartheta & k_z^2 v\vartheta + c\vartheta \end{bmatrix} \vartheta \qquad (2.6.14)$$

con $v\vartheta = 1 - \cos\vartheta$ $c\vartheta = \cos\vartheta$ $s\vartheta = \sin\vartheta$.

La relazione scritta permette di passare dalla rappresentazione asse-angolo di una rotazione, costituita da uno pseudo vettore avente nelle prime tre posizioni le componenti del versore che rappresenta l'asse di rotazione e nell'ultima il valore della rotazione,

$$\left\{ \begin{matrix} k_x \\ k_y \\ k_z \\ \vartheta \end{matrix} \right\},$$

alla rappresentazione secondo una matrice di rotazione. Non è difficile scrivere le relazioni che permettono il passaggio inverso, dalla rappresentazione secondo una matrice di rotazione alla rappresentazione asse-angolo.

Rotazione infinitesima intorno ad un asse generico

Si supponga ora che la rotazione $\vartheta = \Delta\vartheta$ sia infinitesima, per cui si possa assumere che $\cos\Delta\vartheta \sim 1$ $\sin\Delta\vartheta \simeq \Delta\vartheta$. La matrice precedente, dopo le opportune semplificazioni diventa:

$$\begin{bmatrix} 1 & -k_z\Delta\vartheta & k_y\Delta\vartheta \\ k_z\Delta\vartheta & 1 & k_x s\vartheta \\ -k_y\Delta\vartheta & k_x\Delta\vartheta & 1 \end{bmatrix} = \begin{bmatrix} 1 & -\Delta_z\vartheta & \Delta_y\vartheta \\ \Delta_z\vartheta & 1 & \Delta_x\vartheta \\ -\Delta_y\vartheta & \Delta_x\vartheta & 1 \end{bmatrix} \qquad (2.6.15)$$

è facile vedere che la matrice precedente è antisimmetrica. Le quantità che vi compaiono sono le componenti sui tre assi Cartesiani della rotazione elementare $\Delta\vartheta$. Se consideriamo un punto P, la cui posizione iniziale è rappresentata dal vettore $\mathbf{OP} = \left\{ \begin{matrix} x \\ y \\ z \end{matrix} \right\}$, dopo la rotazione il punto si troverà in una nuova posizione:

$$\mathbf{OP'} = \begin{bmatrix} 1 & -\Delta_z\vartheta & \Delta_y\vartheta \\ \Delta_z\vartheta & 1 & \Delta_x\vartheta \\ -\Delta_y\vartheta & \Delta_x\vartheta & 1 \end{bmatrix} \begin{Bmatrix} x \\ y \\ z \end{Bmatrix}. \tag{2.6.16}$$

Lo spostamento infinitesimo del punto P dovuto alla rotazione è:

$$
\begin{aligned}
\mathbf{PP'} &= \mathbf{OP'} - \mathbf{OP} = \Delta\mathbf{P} \\
&= \begin{bmatrix} 1 & -\Delta_z\vartheta & \Delta_y\vartheta \\ \Delta_z\vartheta & 1 & \Delta_x\vartheta \\ -\Delta_y\vartheta & \Delta_x\vartheta & 1 \end{bmatrix} \begin{Bmatrix} x \\ y \\ z \end{Bmatrix} - \begin{Bmatrix} x \\ y \\ z \end{Bmatrix} \\
&= \left(\begin{bmatrix} 1 & -\Delta_z\vartheta & \Delta_y\vartheta \\ \Delta_z\vartheta & 1 & \Delta_x\vartheta \\ -\Delta_y\vartheta & \Delta_x\vartheta & 1 \end{bmatrix} - \begin{bmatrix} 1 & 0 & 0 \\ 0 & 1 & 0 \\ 0 & 0 & 1 \end{bmatrix} \right) \begin{Bmatrix} x \\ y \\ z \end{Bmatrix} \\
&= \begin{bmatrix} 0 & -\Delta_z\vartheta & \Delta_y\vartheta \\ \Delta_z\vartheta & 0 & \Delta_x\vartheta \\ -\Delta_y\vartheta & \Delta_x\vartheta & 0 \end{bmatrix} \begin{Bmatrix} x \\ y \\ z \end{Bmatrix} = \begin{Bmatrix} \Delta_x\vartheta \\ \Delta_y\vartheta \\ \Delta_z\vartheta \end{Bmatrix} \times \begin{Bmatrix} x \\ y \\ z \end{Bmatrix}. \tag{2.6.17}
\end{aligned}
$$

Se ora supponiamo che la rotazione infinitesima $\Delta\vartheta$ avvenga in un intervallo infinitesimo Δt, si ha:

$$\mathbf{v}_P = \lim_{\Delta t \to 0} \frac{\Delta\mathbf{P}}{\Delta t} = \begin{Bmatrix} \Delta_x\vartheta/\Delta t \\ \Delta_y\vartheta/\Delta t \\ \Delta_z\vartheta/\Delta t \end{Bmatrix} \times \begin{Bmatrix} x \\ y \\ z \end{Bmatrix} = \begin{Bmatrix} \omega_x \\ \omega_y \\ \omega_z \end{Bmatrix} \times \begin{Bmatrix} x \\ y \\ z \end{Bmatrix} \tag{2.6.18}$$

nella rotazione infinitesima intorno ad un asse qualunque si definisce la velocità angolare come un vettore diretto secondo l'asse di rotazione e di modulo pari a $\frac{d\vartheta}{dt} = \omega$. Le componenti del vettore $\boldsymbol{\omega}$ sugli assi coordinati si ottengono per proiezione, come di consueto.

Sequenza di rotazioni infinitesime intorno ai tre assi

Consideriamo due sistemi di riferimento Cartesiani, inizialmente coincidenti, e ruotiamo uno dei sistemi prima intorno all'asse X del sistema fisso dell'angolo α, poi intorno all'asse Y fisso dell'angolo β, infine intorno all'asse Z fisso dell'angolo γ. La matrice di rotazione complessiva risulta dal prodotto delle matrici elementari di rotazione, cioè:

$$
\begin{aligned}
\mathbf{R}_{\alpha,\beta,\gamma} &= \mathbf{R}_{z,\gamma} * \mathbf{R}_{Y,\beta} * \mathbf{R}_{X,\alpha} \\
&= \begin{bmatrix} c\gamma & -s\gamma & 0 \\ s\gamma & c\gamma & 0 \\ 0 & 0 & 1 \end{bmatrix}
\begin{bmatrix} c\beta & 0 & s\beta \\ 0 & 1 & 0 \\ -s\beta & 0 & c\beta \end{bmatrix}
\begin{bmatrix} 1 & 0 & 0 \\ 0 & c\alpha & -s\alpha \\ 0 & s\alpha & c\alpha \end{bmatrix} \\
&= \begin{bmatrix} c\beta c\gamma & s\alpha s\beta c\gamma - c\alpha s\gamma & s\alpha s\gamma + c\alpha s\beta c\gamma \\ c\beta s\gamma & c\alpha c\gamma + s\alpha s\beta s\gamma & c\alpha s\beta s\gamma - s\alpha c\gamma \\ -s\beta & s\alpha c\beta & c\alpha c\beta \end{bmatrix}.
\end{aligned}
\tag{2.6.19}
$$

Se si cambiasse l'ordine delle rotazioni il risultato sarebbe diverso. Supponiamo ora che le rotazioni applicate siano infinitesime, quindi si possa assumere:

$$c\Delta\alpha = c\Delta\beta = c\Delta\gamma = 1$$

$$s\Delta\alpha = \Delta\alpha$$

$$s\Delta\beta = \Delta\beta$$

$$s\Delta\gamma = \Delta\gamma$$

in cui le lettere c e s rappresentano le funzioni seno e coseno. Si assumerà anche che il prodotto di due o più funzioni seno, essendo un infinitesimo di ordine superiore, possa essere trascurato rispetto agli altri termini. Operando le opportune semplificazioni sulla matrice di rotazione scritta in precedenza, si ha:

$$
\mathbf{R}_{\Delta\alpha,\Delta\beta,\Delta\gamma} = \begin{bmatrix} 1 & -\Delta\gamma & \Delta\beta \\ \Delta\gamma & 1 & -\Delta\alpha \\ -\Delta\beta & \Delta\alpha & 1 \end{bmatrix}.
\tag{2.6.20}
$$

Se si suppone che un punto A sia solidale al sistema mobile, a causa della rotazione di questo rispetto al sistema fisso, il punto si porta in A'. Si ha quindi:

$$
\begin{aligned}
\mathbf{r}_{A'} &= \mathbf{R}_{\alpha,\beta,\gamma} * \mathbf{r}_A = \begin{bmatrix} 1 & -\Delta\gamma & \Delta\beta \\ \Delta\gamma & 1 & -\Delta\alpha \\ -\Delta\beta & \Delta\alpha & 1 \end{bmatrix} * \mathbf{r}_A = \\
&= \begin{bmatrix} 1 & -\Delta\gamma & \Delta\beta \\ \Delta\gamma & 1 & -\Delta\alpha \\ -\Delta\beta & \Delta\alpha & 1 \end{bmatrix} \begin{Bmatrix} x_A \\ y_A \\ z_A \end{Bmatrix} = \begin{Bmatrix} x_A - y_A\Delta\gamma + z_A\Delta\beta \\ x_A\Delta\gamma + y_A - z_A\Delta\alpha \\ x_A\Delta\beta + y_A\Delta\alpha + z_A \end{Bmatrix}
\end{aligned}
$$

$$
\begin{aligned}
\Delta\mathbf{r}_A &= \mathbf{r}_{A'} - \mathbf{r}_A = \mathbf{R}_{\alpha,\beta,\gamma} * \mathbf{r}_A - \mathbf{r}_A = (\mathbf{R}_{\alpha,\beta,\gamma} - \mathbf{I}) * \mathbf{r}_A = \\
&= \begin{bmatrix} 0 & -\Delta\gamma & \Delta\beta \\ \Delta\gamma & 0 & -\Delta\alpha \\ -\Delta\beta & \Delta\alpha & 0 \end{bmatrix} * \mathbf{r}_A = \begin{bmatrix} 0 & -\Delta\gamma & \Delta\beta \\ \Delta\gamma & 0 & -\Delta\alpha \\ -\Delta\beta & \Delta\alpha & 0 \end{bmatrix} \begin{Bmatrix} x_A \\ y_A \\ z_A \end{Bmatrix} = \\
&= \begin{Bmatrix} -y_{A'}\Delta\gamma + z_{A'}\Delta\beta \\ x_A\Delta\gamma - z_A\Delta\alpha \\ x_A\Delta\beta + y_A\Delta\alpha \end{Bmatrix} = \begin{Bmatrix} \Delta\alpha \\ \Delta\beta \\ \Delta\gamma \end{Bmatrix} \times \begin{Bmatrix} x_A \\ y_A \\ z_A \end{Bmatrix}.
\end{aligned}
\tag{2.6.21}
$$

Il risultato precedente ha carattere generale e mostra che il prodotto vettoriale si può trasformare nel prodotto di una matrice antisimmetrica ottenuta dal primo vettore, per il secondo vettore, in altre parole:

$$\begin{Bmatrix} x_1 \\ x_2 \\ x_3 \end{Bmatrix} \times \begin{Bmatrix} y_1 \\ y_2 \\ y_3 \end{Bmatrix} = \begin{bmatrix} 0 & -x_3 & x_2 \\ x_3 & 0 & -x_1 \\ -x_2 & x_1 & 0 \end{bmatrix} \begin{Bmatrix} y_1 \\ y_2 \\ y_3 \end{Bmatrix}. \qquad (2.6.22)$$

Il risultato è di particolare utilità quando si voglia ad esempio costruire dei programmi in cui si faccia uso del prodotto vettoriale e non esista una routine specifica per questo.

Con riferimento alla (2.6.21), si divida il primo e l'ultimo termine per un intervallo infinitesimo Δt, ottenendo:

$$\lim_{\Delta t \to 0} \frac{\Delta \mathbf{r}_A}{\Delta t} = \mathbf{v}_A = \lim_{\Delta t \to 0} \begin{Bmatrix} \frac{\Delta \alpha}{\Delta t} \\ \frac{\Delta \beta}{\Delta t} \\ \frac{\Delta \gamma}{\Delta t} \end{Bmatrix} \times \begin{Bmatrix} x_A \\ y_A \\ z_A \end{Bmatrix} = \begin{Bmatrix} \omega_x \\ \omega_y \\ \omega_z \end{Bmatrix} \times \begin{Bmatrix} x_A \\ y_A \\ z_A \end{Bmatrix} = \omega \times \mathbf{r}_A . \qquad (2.6.23)$$

Il risultato ottenuto concorda con l'espressione, riportata in Appendice, della derivata di un vettore, se si tiene conto che nelle nostre ipotesi $\mathbf{r}_A$ è costante in modulo. I concetti precedenti ci hanno permesso di giungere alla definizione della velocità angolare di un sistema di riferimento passando attraverso tre rotazioni infinitesime intorno agli assi coordinati.

Esempio 2.5. Individuazione delle rotazioni secondo i tre assi corrispondenti a una data matrice **R**.

La matrice di rotazione del sistema [B] rispetto al sistema [A] sia:

$$^A_B\mathbf{R} = \begin{bmatrix} 0,866 & -0,5 & 0,00 \\ 0,5 & 0,866 & 0,00 \\ 0,00 & 0,00 & 1,00 \end{bmatrix}.$$

È facile vedere che la matrice risponde alla forma tipica di una rotazione intorno all'asse Z. Il sistema [B] è stato ruotato di 30° intorno all'asse Z del sistema [A]. Usando la matrice precedente si trovino le coordinate del punto P, rappresentato dal vettore $^B\mathbf{P} = \begin{Bmatrix} 1 \\ 1 \\ 1 \end{Bmatrix}$, rispetto ad [A], Ricordando che $^A\mathbf{P} = {}^A_B\mathbf{R} * {}^B\mathbf{P}$ si ottiene:

$$^A\mathbf{P} = \begin{bmatrix} 0,866 & -0,5 & 0,00 \\ 0,5 & 0,866 & 0,00 \\ 0,00 & 0,00 & 1,00 \end{bmatrix} \begin{Bmatrix} 1 \\ 1 \\ 1 \end{Bmatrix} = \begin{Bmatrix} 0,366 \\ 1,366 \\ 1,00 \end{Bmatrix}.$$

Si voglia ora trovare le coordinate rispetto al sistema [B] di un punto che abbia le coordinate $^A\mathbf{P} = \begin{Bmatrix} 0,366 \\ 1,366 \\ 1 \end{Bmatrix}$. Per risolvere questo problema occorre calcolare la matrice di rotazione $^B_A\mathbf{R}$ in quanto $^B\mathbf{P} = {}^B_A\mathbf{R} * {}^A\mathbf{P}$. Ricordando che le matrici di rotazione sono caratterizzate dalla proprietà per cui l'inversa coincide con la trasposta si ha:

$$^B\mathbf{P} = \begin{bmatrix} 0,866 & 0,5 & 0,00 \\ -0,5 & 0,866 & 0,00 \\ 0,00 & 0,00 & 1,00 \end{bmatrix} \begin{Bmatrix} 0,366 \\ 1,366 \\ 1 \end{Bmatrix} = \begin{Bmatrix} 1 \\ 1 \\ 1 \end{Bmatrix}.$$

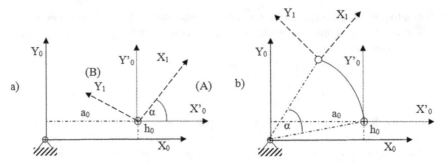

Fig. 2.19. Effetto della successione delle operazioni in una rototraslazione

Esempio 2.6. Per cercare di chiarire meglio il significato fisico delle operazioni sulle matrici di rototraslazione mostriamo un semplice esempio relativo a un sistema mobile, inizialmente coincidente con uno fisso, sottoposto a due diverse sequenze di operazioni elementari:

a) una traslazione dell'origine sul piano X-Y, seguita da una rotazione intorno all'asse Z' mobile;
b) una traslazione dell'origine sul piano X–Y, seguita da una rotazione intorno all'asse Z fisso.

Il risultato della sequenza a) è riportato a sinistra nella Fig. 2.19. Il sistema ausiliario di assi $X'_0 \, Y'_0 \, Z'_0$ mostra il sistema mobile dopo la traslazione. La rotazione successiva viene compiuta intorno all'asse Z'_0. Il sistema mobile nella posizione finale $X_1 \, Y_1 \, Z_1$ sarà ruotato dell'angolo α e avrà l'origine nel punto di coordinate $(a_0, h_0, 0)$ rispetto al sistema fisso. La matrice relativa alla sequenza sarà costituita dal prodotto di una traslazione pura per una rotazione intorno ad assi mobili, cioè:

$$
{}^0_1 T =
\begin{bmatrix}
1 & 0 & 0 & a_0 \\
0 & 1 & 0 & h_0 \\
0 & 0 & 1 & 0 \\
0 & 0 & 0 & 1
\end{bmatrix}
\begin{bmatrix}
c\alpha & -s\alpha & 0 & 0 \\
s\alpha & c\alpha & 0 & 0 \\
0 & 0 & 1 & 0 \\
0 & 0 & 0 & 1
\end{bmatrix}
=
\begin{bmatrix}
c\alpha & -s\alpha & 0 & a_0 \\
s\alpha & c\alpha & 0 & h_0 \\
0 & 0 & 1 & 0 \\
0 & 0 & 0 & 1
\end{bmatrix}.
$$

Traslazione e rotazione sono indipendenti e la matrice di trasformazione finale si ottiene combinando la parte di rotazione con quella di traslazione nei giusti spazi della matrice ${}^0_1 T$. Una matrice come quella ottenuta rappresenta quindi un'operazione di rototraslazione.

Se invece la rotazione è compiuta intorno all'asse fisso Z, la situazione finale è diversa. La matrice di trasformazione si ottiene moltiplicando nell'ordine opposto a quello del caso precedente, perché ogni operazione rispetto ad assi fissi comporta premoltiplicazione:

$$
{}^0_1 T =
\begin{bmatrix}
c\alpha & -s\alpha & 0 & 0 \\
s\alpha & c\alpha & 0 & 0 \\
0 & 0 & 1 & 0 \\
0 & 0 & 0 & 1
\end{bmatrix}
\begin{bmatrix}
1 & 0 & 0 & a_0 \\
0 & 1 & 0 & h_0 \\
0 & 0 & 1 & 0 \\
0 & 0 & 0 & 1
\end{bmatrix}
=
\begin{bmatrix}
c\alpha & -s\alpha & 0 & c\alpha * a_0 \\
s\alpha & c\alpha & 0 & s\alpha * h_0 \\
0 & 0 & 1 & 0 \\
0 & 0 & 0 & 1
\end{bmatrix}.
$$

La posizione finale del sistema mobile è quella rappresentata a destra nella Fig. 2.19. La rotazione produce effetti anche sulla posizione dell'origine del sistema di riferimento mobile.

Esempio 2.7. Due sistemi di coordinate sono inizialmente coincidenti, poi uno dei due è traslato secondo il vettore $\left\{ \begin{matrix} 1,5 \\ 0 \\ -0,5 \end{matrix} \right\}$. In seguito, il sistema mobile ruota rispetto all'asse X fisso, dell'angolo α, quindi intorno all'asse Y' ruotato dell'angolo β Si trovi la matrice di trasformazione:

$$\mathbf{T}_{12} = \begin{bmatrix} 1 & 0 & 0 & 0 \\ 0 & c\alpha & -s\alpha & 0 \\ 0 & s\alpha & c\alpha & 0 \\ 0 & 0 & 0 & 1 \end{bmatrix} \begin{bmatrix} 1 & 0 & 0 & 1,5 \\ 0 & 1 & 0 & 0 \\ 0 & 0 & 1 & -0,5 \\ 0 & 0 & 0 & 1 \end{bmatrix} \begin{bmatrix} c\beta & 0 & s\beta & 0 \\ 0 & 1 & 0 & 0 \\ -s\beta & 0 & c\beta & 0 \\ 0 & 0 & 0 & 1 \end{bmatrix} .$$

2.7 Scelta dei sistemi di riferimento

La scelta dei sistemi di coordinate è arbitraria, ma l'impiego di procedure standard semplifica i calcoli e rende i modelli più facili da trattare. Accenneremo ad una convenzione, dovuta a Denavit e Hartenberg [27, 28] di comune impiego nella robotica. La convenzione è valida per qualunque tipo di sistema articolato. Essa permette, come vedremo, di descrivere la posizione e l'orientamento di ciascun sistema di riferimento con soli quattro parametri:

- Si assuma un sistema inerziale di base [0] posizionato nel modo più opportuno per il problema da analizzare.
- Si attribuisca una numerazione progressiva ai segmenti del sistema. Nei sistemi articolati seriali ogni segmento è collegato al precedente e al successivo mediante due giunti.
- Si associ poi ad ogni segmento del sistema un sistema di coordinate ad esso solidale, scelto nel modo seguente:
  - l'asse Z_i del sistema di riferimento [i], solidale al segmento con lo stesso numero, sarà diretto come l'asse del giunto i-esimo. Nella maggioranza dei casi i giunti sono rotoidali per cui l'asse Z è posizionato sull'asse di rotazione del giunto. Si individui la perpendicolare comune a_i agli assi Z_i e Z_{i+1}. È buona norma far coincidere l'asse Z_0 con l'asse Z_1 per cui, quando la rotazione del giunto 1 è nulla, i due sistemi di riferimento [0] e [1] coincidano;
  - si ponga l'origine del sistema [i] nell'intersezione tra a_i e Z_i. Si ponga l'asse X_i lungo a_i. Se i due assi Z_i e Z_{i+1} si intersecano si assegni X_i perpendicolare al piano dei due assi Z e passante dalla loro intersezione;
  - si scelga l'asse Y_i normale agli altri assi dello stesso sistema (i), già definiti con verso tale da formare una terna destra con i primi due.

Per l'ultimo giunto si adotta una direzione dell'asse X_n coincidente con X_{n-1} quando la rotazione del giunto n è nulla.

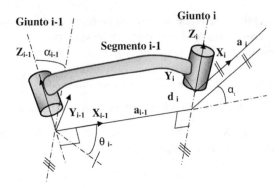

Fig. 2.20. La convenzione di Denavit Hartenberg

Se la convenzione di Denavit-Hartenberg viene osservata, per ogni segmento vengono individuati quattro parametri, definiti nel modo seguente:

a_{i-1} = la distanza tra Z_{i-1} e Z_i misurata lungo X_{i-1};

α_{i-1} = l'angolo da Z_{i-1} a Z_i misurato intorno a X_{i-1};

d_i = la distanza tra X_{i-1} e X_i misurata lungo Z_i;

ϑ_i = l'angolo da X_{i-1} a X_i misurato intorno Z_i.

La convenzione presentata non porta ad una scelta univoca dei sistemi di riferimento. Quando si individuano gli assi dei giunti dobbiamo scegliere arbitrariamente il verso degli assi Z_i perché sono possibili due scelte. Nel caso in cui due assi Z consecutivi si intersechino, il verso dell'asse X presenta due alternative. Infine quando gli assi Z_i Z_{i+1} sono paralleli la posizione dell'origine per il sistema [i] è indeterminata. In questo caso la scelta dell'origine viene compiuta generalmente in modo da rendere d_i nullo.

Giunti sferici. Nel caso esistano nel sistema giunti sferici che permettano rotazioni intorno a tre assi ortogonali si creano dei segmenti artificiali di lunghezza nulla e a ciascun segmento si associa un sistema di riferimento con un grado di libertà unico.

Con riferimento alla Fig. 2.20, la generica matrice di trasformazione tra due sistemi successivi [i − 1], [i] comporta una rotazione del sistema [i] rispetto a [i − 1] intorno all'asse X_{i-1}, uno spostamento dell'origine del sistema [i] secondo l'asse X_{i-1} fisso, della quantità a_{i-1}, seguita da una rotazione di ϑ_i intorno a Z_i e da una traslazione lungo l'asse Z_i mobile di d_i. Trattandosi di rotazioni intorno ad assi mobili la matrice di trasformazione complessiva si ottiene postmoltiplicando nell'ordine le

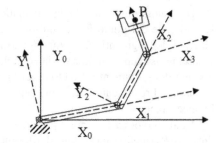

Fig. 2.21. Applicazione della convenzione Denavit Hartenberg a un modello del braccio umano

matrici elementari corrispondenti alle trasformazioni descritte Si ottiene quindi:

$$
{}_{i}^{i-1}\mathbf{T} =
\begin{bmatrix}
1 & 0 & 0 & 0 \\
0 & c\alpha_{i-1} & s\alpha_{i-1} & 0 \\
0 & s\alpha_{i-1} & c\alpha_{i-1} & 0 \\
0 & 0 & 0 & 1
\end{bmatrix}
\begin{bmatrix}
1 & 0 & 0 & a_{i-1} \\
0 & 1 & 0 & 0 \\
0 & 0 & 1 & 0 \\
0 & 0 & 0 & 1
\end{bmatrix}
\begin{bmatrix}
c\vartheta_i & -s\vartheta_i & 0 & 0 \\
s\vartheta_i & c\vartheta_i & 0 & 0 \\
0 & 0 & 1 & 0 \\
0 & 0 & 0 & 1
\end{bmatrix}
$$

$$
\begin{bmatrix}
1 & 0 & 0 & 0 \\
0 & 1 & 0 & 0 \\
0 & 0 & 1 & d_i \\
0 & 0 & 0 & 1
\end{bmatrix} =
$$

$$
=
\begin{bmatrix}
c\vartheta_i & -s\vartheta_i & 0 & a_{i-1} \\
c\alpha_{i-1}s\vartheta_i & c\alpha_{i-1}c\vartheta_{i+1} & -s\alpha_{i-1} & -s\alpha_{i-1}d_i \\
s\alpha_{i-1}s\vartheta_i & s\alpha_{i-1}c\vartheta_i & c\alpha_{i-1} & d_i \\
0 & 0 & 0 & 1
\end{bmatrix}. \tag{2.7.1}
$$

Esempio 2.8. La Fig. 2.21 illustra un sistema articolato, vagamente somigliante a un arto umano superiore. Si assume ancora che il movimento del braccio avvenga nel piano e che le articolazioni siano rappresentate da giunti rotoidali.

La scelta dei sistemi di riferimento è particolarmente facile. Gli assi dei giunti sono tutti paralleli e normali al piano del moto. Gli assi Z_i sono stati assunti con il verso dal piano del moto verso l'osservatore. Gli assi X_i corrono lungo l'asse dei singoli segmenti, mentre gli assi Y_i formano con i precedenti delle terne destre.

È possibile impiegare il modello presentato ad esempio per il tracciamento della traiettoria del punto P quando i primi segmenti del braccio compiono una certa escursione angolare. Questo è un tipico caso di cinematica diretta, nel quale la traiettoria del punto P viene desunta con operazioni matriciali dalla legge di rotazione dei tre segmenti. La determinazione delle traiettorie di punti del sistema in funzione del tempo o dell'angolo di rotazione dei segmenti riveste una certa importanza per la biomeccanica, ad esempio nella progettazione dei tutori per la rieducazione motoria. In questo caso il tutore è costituito da un sistema cinematico attuato da motori elettrici o pneumatici, applicato all'arto da rieducare.

Di analoga importanza è la cinematica inversa, che parte dalla conoscenza della posizione del punto P o di un'intera traiettoria per determinare la legge di movimento dei segmenti che compongono il sistema. In questo caso si cerca di ricostruire, registrando una traiettoria con telecamere o altri sistemi, i parametri più importanti del movimento. I metodi per la soluzione di problemi di cinematica inversa saranno brevemente trattati nel seguito. Si rimanda a testi avanzati di robotica e biomeccanica.

Vogliamo ora affrontare il problema della determinazione del vettore delle coordinate di P rispetto a un sistema di riferimento mobile o fisso, quando la sua posizione sia data rispetto al sistema [3] della mano. Sia il vettore che rappresenta in coordinate omogenee la posizione di P rispetto al sistema [3]

$$
{}^3\mathbf{r}_P = \left\{ \begin{array}{c} {}^3x_P \\ {}^3y_P \\ {}^3z_P \\ 1 \end{array} \right\}.
$$

Si ha:

$$
{}^2\mathbf{r}_P = {}^2_3\mathbf{T} \left\{ \begin{array}{c} {}^3x_P \\ {}^3y_P \\ {}^3z_P \\ 1 \end{array} \right\} = \begin{bmatrix} c\alpha_3 & -s\alpha_3 & 0 & l_2 \\ s\alpha_3 & c\alpha_3 & 0 & 0 \\ 0 & 0 & 1 & 0 \\ 0 & 0 & 0 & 1 \end{bmatrix} \left\{ \begin{array}{c} {}^3x_P \\ {}^yy_P \\ {}^3z_P \\ 1 \end{array} \right\}. \qquad (2.7.2)
$$

Seguendo la stessa procedura possiamo calcolare il vettore posizione del punto P rispetto al sistema 1 e rispetto al sistema base 0.

$$
{}^1\mathbf{r}_P = {}^1_2\mathbf{T} \left\{ \begin{array}{c} {}^2x_P \\ {}^2y_P \\ {}^2z_P \\ 1 \end{array} \right\} = {}^1_2\mathbf{T} * {}^2_3\mathbf{T} \left\{ \begin{array}{c} {}^3x_P \\ {}^3y_P \\ {}^3z_P \\ 1 \end{array} \right\} =
$$

$$
= \begin{bmatrix} c\alpha_2 & -s\alpha_2 & 0 & l_1 \\ s\alpha_2 & c\alpha_2 & 0 & 0 \\ 0 & 0 & 1 & 0 \\ 0 & 0 & 0 & 1 \end{bmatrix} \begin{bmatrix} c\alpha_3 & -s\alpha_3 & 0 & l_2 \\ s\alpha_3 & c\alpha_3 & 0 & 0 \\ 0 & 0 & 1 & 0 \\ 0 & 0 & 0 & 1 \end{bmatrix} \left\{ \begin{array}{c} {}^3x_P \\ {}^3y_P \\ {}^3z_P \\ 1 \end{array} \right\} \qquad (2.7.3)
$$

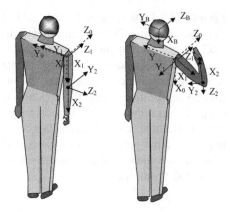

Fig. 2.22. Un movimento del braccio

$$
^0\mathbf{r}_P = {}^0_1\mathbf{T}\begin{Bmatrix} ^1x_P \\ ^1y_P \\ ^1z_P \\ 1 \end{Bmatrix} = {}^0_1\mathbf{T} * {}^1_2\mathbf{T} * {}^2_3\mathbf{T}\begin{Bmatrix} ^3x_P \\ ^3y_P \\ ^3z_P \\ 1 \end{Bmatrix} =
$$

$$
= \begin{bmatrix} c\alpha_1 & -s\alpha_1 & 0 & 0 \\ s\alpha_1 & c\alpha_1 & 0 & 0 \\ 0 & 0 & 1 & 0 \\ 0 & 0 & 0 & 1 \end{bmatrix} \begin{bmatrix} c\alpha_2 & -s\alpha_2 & 0 & l_1 \\ s\alpha_2 & c\alpha_2 & 0 & 0 \\ 0 & 0 & 1 & 0 \\ 0 & 0 & 0 & 1 \end{bmatrix} \begin{bmatrix} c\alpha_3 & -s\alpha_3 & 0 & l_2 \\ s\alpha_3 & c\alpha_3 & 0 & 0 \\ 0 & 0 & 1 & 0 \\ 0 & 0 & 0 & 1 \end{bmatrix} \begin{Bmatrix} ^3x_P \\ ^3y_P \\ ^3z_P \\ 1 \end{Bmatrix} =
$$

$$
= \begin{bmatrix} c\alpha_{123} & -s\alpha_{123} & 0 & l_1 c\alpha_1 + l_2 c\alpha_{12} \\ s\alpha_{123} & c\alpha_{123} & 0 & l_1 s\alpha_1 + l_2 s\alpha_{12} \\ 0 & 0 & 1 & 0 \\ 0 & 0 & 0 & 1 \end{bmatrix} \begin{Bmatrix} ^3x_P \\ ^3y_P \\ ^3z_P \\ 1 \end{Bmatrix}. \tag{2.7.4}
$$

In cui $\alpha_{12} = \alpha_1 + \alpha_2$ e $\alpha_{123} = \alpha_1 + \alpha_2 + \alpha_3$ Il risultato ottenuto mostra che per sistemi piani e assi paralleli la matrice di trasformazione è semplice e intuitiva. Infatti, la posizione angolare del terzo segmento è dovuta alla rotazione propria e a quelle dei segmenti precedenti. La posizione dell'origine è facilmente calcolabile per ispezione geometrica. È opportuno ricordare che gli angoli hanno un segno dipendente dalle convenzioni adottate, nel nostro caso positivo, se la rotazione è antioraria, negativo in caso contrario.

Esempio 2.9. La persona nella Fig. 2.22 ha inizialmente l'avambraccio, allineato con l'omero, ambedue diretti verticalmente. In seguito è compiuta un'abduzione della spalla di 60° (corrispondente ad una rotazione di -60° intorno a Z, se si utilizzano i sistemi di riferimento della figura). A questa si aggiunge una flessione del gomito di 120° (corrispondente a una rotazione intorno all'asse z_2 di120°, con il sistema di riferimento adottato in figura). Supponendo che la lunghezza dell'omero sia 0,35 m e quella dell'avambraccio 0,30 m si determini la posizione del polso rispetto al sistema fisso collocato al centro della spalla e con gli assi come in figura. Si determini anche la posizione del polso rispetto a un sistema collocato nel centro della testa, quando il vettore posizione dell'origine del sistema solidale alla spalla rispetto al sistema solidale alla testa sia:

$$
{}_0^B\mathbf{r} = \left\{ \begin{array}{c} 0,15 \\ -0,22 \\ 0,08 \\ 1 \end{array} \right\}.
$$

Soluzione. La matrice iniziale del braccio si ottiene dall'espressione:

$$
{}_2^0\mathbf{T} = {}_1^0\mathbf{T} * {}_2^1\mathbf{T} = \begin{bmatrix} 1 & 0 & 0 & 0 \\ 0 & 1 & 0 & 0 \\ 0 & 0 & 1 & 0 \\ 0 & 0 & 0 & 1 \end{bmatrix} * \begin{bmatrix} 1 & 0 & 0 & 0,35 \\ 0 & 0 & -1 & 0 \\ 0 & 1 & 0 & 0 \\ 0 & 0 & 0 & 1 \end{bmatrix} = \begin{bmatrix} 1 & 0 & 0 & 0,35 \\ 0 & 0 & -1 & 0 \\ 0 & 1 & 0 & 0 \\ 0 & 0 & 0 & 1 \end{bmatrix}.
$$

La prima matrice identità, tiene conto del fatto che inizialmente nel centro dell'articolazione della spalla sono presenti due sistemi, il primo fisso, il secondo mobile. La seconda matrice nel prodotto rappresenta una traslazione dell'origine del sistema 2 lungo l'asse X_1 di 0,35 m seguita, da una rotazione positiva di 90° intorno a X_2. La rotazione è positiva perché per un osservatore che ha l'asse X_2 che gli entra dai piedi e gli esce dalla testa, la rotazione del sistema di indice 2 risulta antioraria. Se volessimo adesso conoscere la posizione del polso nella posizione iniziale del braccio, moltiplichiamo il vettore posizione del polso rispetto al sistema 2 per la matrice che lega il sistema di riferimento 2 al sistema 0, ottenendo:

$$
{}^0\mathbf{r}_{POLSO} = {}_2^0\mathbf{T}\,{}^2\mathbf{r}_{POLSO} = \begin{bmatrix} 1 & 0 & 0 & 0,35 \\ 0 & 0 & -1 & 0 \\ 0 & 1 & 0 & 0 \\ 0 & 0 & 0 & 1 \end{bmatrix} \left\{ \begin{array}{c} 0,3 \\ 0 \\ 0 \\ 1 \end{array} \right\} = \left\{ \begin{array}{c} 0,65 \\ 0 \\ 0 \\ 1 \end{array} \right\}.
$$

Il risultato era naturalmente del tutto prevedibile osservando la figura.

Nelle considerazioni precedenti abbiamo considerato il braccio nella posizione iniziale. Ora osserviamo che dopo l'abduzione della spalla il sistema solidale all'omero non è più coincidente con quello della spalla, ma ruotato rispetto all'asse Z di un angolo pari a $-60°$. Possiamo allora immaginare che i sistemi di riferimento da considerare siano i seguenti:

- un sistema fisso d'indice 0;
- un sistema mobile d'indice 1, coincidente col sistema precedente;
- un sistema mobile d'indice $1'$, ruotato intorno all'asse Z_1 di $-60°$ e con la stessa origine;
- un sistema mobile d'indice 2, traslato rispetto a $1'$ di 0,35 nella direzione X_1 positiva e ruotato intorno a X_2 di $90°$;
- un sistema mobile $2'$, con la stessa origine di 2 e ruotato rispetto a questo di $120°$ rispetto a Z_2.

Il prodotto matriciale corrispondente è il seguente:

$$
{}^0_{2'}\mathbf{T} = {}^0_1\mathbf{T}{}^1_{1'}\mathbf{T} * {}^1_2\mathbf{T}{}^2_{2'}\mathbf{T} =
$$

$$
= \begin{bmatrix} 1 & 0 & 0 & 0 \\ 0 & 1 & 0 & 0 \\ 0 & 0 & 1 & 0 \\ 0 & 0 & 0 & 1 \end{bmatrix} \begin{bmatrix} c(-60) & -s(-60) & 0 & 0 \\ s(-60) & c(-60) & 0 & 0 \\ 0 & 0 & 1 & 0 \\ 0 & 0 & 0 & 1 \end{bmatrix} * \begin{bmatrix} 1 & 0 & 0 & 0,35 \\ 0 & 1 & -1 & 0 \\ 0 & 0 & 0 & 0 \\ 0 & 0 & 0 & 1 \end{bmatrix} *
$$

$$
* \begin{bmatrix} c(120) & -s(120) & 0 & 0 \\ s(120) & c(120) & 0 & 0 \\ 0 & 0 & 1 & 0 \\ 0 & 0 & 0 & 1 \end{bmatrix} =
$$

$$
= \begin{bmatrix} 0,5 & 0,87 & 0 & 0 \\ -0,87 & 0,5 & 0 & 0 \\ 0 & 0 & 1 & 0 \\ 0 & 0 & 0 & 1 \end{bmatrix} \begin{bmatrix} 1 & 0 & 0 & 0,35 \\ 0 & 0 & -1 & 0 \\ 0 & 1 & 0 & 0 \\ 0 & 0 & 0 & 1 \end{bmatrix} \begin{bmatrix} -0,5 & -0,87 & 0 & 0 \\ 0,87 & -0,5 & 0 & 0 \\ 0 & 0 & 1 & 0 \\ 0 & 0 & 0 & 1 \end{bmatrix} =
$$

$$
= \begin{bmatrix} -0,25 & -0,44 & -0,87 & 0,175 \\ 0,44 & 0,76 & -0,5 & -0,31 \\ 0,87 & -0,5 & 0 & 0 \\ 0 & 0 & 0 & 1 \end{bmatrix}.
$$

Ricordiamo che la quarta colonna della matrice ottenuta rappresenta la posizione dell'origine del sistema 2 rispetto al sistema di base. Per ottenere adesso la posizione del polso rispetto al sistema di base basterà moltiplicare la matrice precedente per il vettore posizione del polso rispetto al sistema 2 ottenendo:

$$
{}^0\mathbf{r}_{POLSO} = {}^0_2\mathbf{T}{}^2\mathbf{r}_{POLSO} = \begin{bmatrix} -0,25 & -0,44 & -0,87 & 0,175 \\ 0,44 & 0,76 & -0,5 & -0,31 \\ 0,87 & -0,5 & 0 & 0 \\ 0 & 0 & 0 & 1 \end{bmatrix} \begin{Bmatrix} 0,3 \\ 0 \\ 0 \\ 1 \end{Bmatrix} = \begin{Bmatrix} 0,1 \\ -0,17 \\ 0,26 \\ 1 \end{Bmatrix}.
$$

Per conoscere ora la posizione del centro del polso rispetto al sistema di riferimento posto sulla testa, dobbiamo considerare che il sistema di base della spalla, è traslato rispetto a quello della testa secondo il vettore

$$\begin{Bmatrix} 0,15 \\ -0,22 \\ -0,08 \\ 1 \end{Bmatrix}.$$

Pertanto la matrice che lega il sistema spalla a quello della testa, sarà:

$${}^{B}_{0}\mathbf{T} = \begin{bmatrix} 1 & 0 & 0 & 0,15 \\ 0 & 1 & 0 & -0,22 \\ 0 & 0 & 1 & -0,08 \\ 0 & 0 & 0 & 1 \end{bmatrix}$$

per cui la posizione del centro del polso rispetto alla testa sarà:

$${}^{B}\mathbf{r}_{\text{POLSO}} = {}^{B}_{0}\mathbf{T}\,{}^{0}\mathbf{r}_{\text{POLSO}} = \begin{bmatrix} 1 & 0 & 0 & 0,15 \\ 0 & 1 & 0 & -0,22 \\ 0 & 0 & 1 & -0,08 \\ 0 & 0 & 0 & 1 \end{bmatrix} \begin{Bmatrix} 0,1 \\ -0,17 \\ 0,26 \\ 1 \end{Bmatrix} = \begin{Bmatrix} 0,25 \\ -0,39 \\ 0,18 \\ 1 \end{Bmatrix}.$$

Si deve quindi studiare meglio il movimento da realizzare per portare il polso nella vicinanza della bocca.

Esercizi

1. Due sistemi di riferimento sono inizialmente coincidenti. Il sistema mobile viene inizialmente traslato rispetto a quello fisso secondo il vettore

$$\begin{Bmatrix} 0 \\ 0,5 \\ 0 \\ 1 \end{Bmatrix}.$$

In seguito viene ruotato rispetto all'asse X del sistema fisso di $90°$. Trovare la posizione, rispetto al sistema fisso, di un punto, solidale al sistema mobile, le cui coordinate rispetto a questo sistema sono date dal vettore, in coordinate omogenee

$$\begin{Bmatrix} 1 \\ 1 \\ 1 \\ 1 \end{Bmatrix}.$$

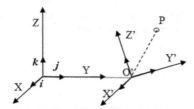

2. Nella gamba schematicamente rappresentata in figura, la lunghezza della coscia tra l'articolazione dell'anca e il ginocchio è di 40 cm e quella della tibia, ancora di 40 cm. La lunghezza del piede dalla caviglia alla punta è 18 cm. L'anca e il ginocchio sono flessi con gli angoli indicati. Si richiede:

- il posizionamento e il disegno di un sistema di assi per ogni segmento seguendo la convenzione di Denavit Hartenberg;
- le coordinate della punta del piede rispetto a un sistema di riferimento fisso con origine nell'anca;
- le matrici di trasformazione singole e complessive dall'anca alla caviglia;
- l'inversa della matrice globale che lega l'anca e la caviglia.

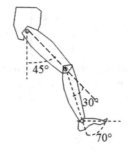

3. Nel braccio articolato della figura la lunghezza dell'elemento OA è 0,4 m, quella dell'elemento AB 0,4 m, quella di BP 0,2 m. Si calcoli la posizione del punto P rispetto agli assi X_0, Y_0. Si calcoli anche la matrice di trasferimento dal sistema [3] al sistema [0].

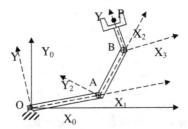

4. Partendo dalla figura si traccino, seguendo la procedura di Denavit-Hartenberg, i sistemi di coordinate che servano a definire la posizione e l'orientamento dei segmenti inferiori del corpo.

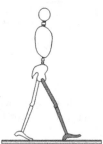

5. Con riferimento alla figura seguente si esegua una stima degli angoli formati da ciascun asse X_i di un sistema di riferimento con l'asse X_{i-1} del sistema precedente, ricordando le regole sul segno degli angoli. Assumendo che la lunghezza dei segmenti femorali sia pari a 0,45 m e quella delle tibie 0,40 m si calcoli la distanza tra la punta del piede arretrato e il tallone di quello avanzato, appoggiato sul terreno. Si assuma che le coordinate del punto di appoggio del tallone rispetto al sistema $X_6 Y_6 Z_6$ siano

$$^6P = \left\{ \begin{matrix} -0,05 \\ -0,08 \\ 0 \end{matrix} \right\}.$$

Sempre con riferimento alla figura seguente si analizzi il moto oscillatorio dei vari segmenti del sistema di locomozione femore-tibia-piede, tracciando dei diagrammi di massima che rappresentino gli angoli di rotazione durante tutto il ciclo del passo.

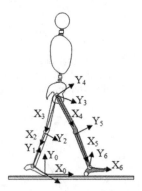

Applicazione alle strutture scheletriche e muscolari del corpo umano

Si osservi la Fig. 2.23. La scelta dei sistemi di coordinate non è l'unica possibile. Essa ha lo scopo di illustrare la procedura di costruzione della matrice di trasferimento dell'arto inferiore. Si è assunto il sistema [0] fisso con l'origine nel baricentro del corpo, l'asse X_0 giace nel piano trasversale in direzione medio-laterale, l'asse Z_0 ha

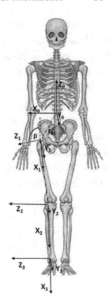

Fig. 2.23. Terne di riferimento

la direzione longitudinale, l'asse Y_0 forma una terna destra con i primi due. Per l'articolazione coxo-femorale non è possibile individuare un'unica direzione per l'asse di rotazione, perché si tratta di un giunto sferico. L'asse X_1 è stato scelto secondo la congiungente il centro dell'articolazione coxo-femorale con quello dell'articolazione del ginocchio, l'asse Z_1 perpendicolare a X_1 nel piano frontale. Il terzo sistema di riferimento ha origine nel centro dell'articolazione del ginocchio con l'asse Z_2 nel piano frontale e con direzione orizzontale, X_2 anch'esso nel piano frontale e verticale, Y_2 normale ai primi due per formare una terna destra. L'ultima terna ha Z_3, asse dell'articolazione della caviglia, orizzontale nel piano frontale, X_3 ancora nel piano frontale e normale a Z_3, Y_3 nel piano sagittale. X_3 è verticale e diretta verso il basso, Y_3 è orizzontale diretta nel senso postero-anteriore. Se indichiamo con $\mathbf{r}_{01}$ il vettore che unisce l'origine del sistema [0] con quella del sistema [1], possiamo pensare che questo sia ottenuto traslando il sistema [0] sin quando la sua origine non si trovi nel centro dell'articolazione coxo-femorale e ruotando intorno all'asse Y_1 di un angolo β prossimo a 90°, indicato in figura. La matrice che rappresenta le due trasformazioni precedenti è:

$$
{}_{1}^{0}\mathbf{T} =
\begin{bmatrix}
1 & 0 & 0 & x_{01} \\
0 & 1 & 0 & y_{01} \\
0 & 0 & 1 & z_{01} \\
0 & 0 & 0 & 1
\end{bmatrix}
\begin{bmatrix}
c\beta & 0 & s\beta & 0 \\
0 & 1 & 0 & 0 \\
-s\beta & 0 & c\beta & 0 \\
0 & 0 & 0 & 1
\end{bmatrix}
$$

$$
=
\begin{bmatrix}
c\beta & 0 & s\beta & x_{01} \\
0 & 1 & 0 & y_{01} \\
-s\beta & 0 & c\beta & z_{01} \\
0 & 0 & 0 & 1
\end{bmatrix}.
\tag{2.7.5}
$$

La matrice cosi ottenuta rappresenta la posizione e l'orientamento del sistema di assi solidale al femore. Attraverso di essa possiamo rappresentare movimenti dell'articolazione coxo-femorale. Il movimento elementare di adduzione che porta il femore ad avvicinarsi all'asse longitudinale del corpo è rappresentato da una rotazione positiva intorno all'asse Y_1. Il movimento elementare di flessione che porta il ginocchio ad allontanarsi dal piano frontale nel senso postero-anteriore è rappresentato da una rotazione intorno all'asse Z_1, infine la rotazione del femore intorno al suo asse è rappresentata da una rotazione intorno all'asse X_1. Considerando che la matrice precedente rappresenti per il femore la posizione di riferimento, una flessione dell'angolo γ intorno a Z_1, seguita da una rotazione di α intorno a X_1 porterebbero a una nuova matrice T_{10} data dall'espressione:

$$
{}^0_1T_{\beta\gamma\alpha} = T_{x_{01},y_{01},z_{01}} T_{Y_1,\beta} T_{Z_1,\gamma} T_{X_1,\alpha} =
$$

$$
= \begin{bmatrix} 1 & 0 & 0 & x_{01} \\ 0 & 1 & 0 & y_{01} \\ 0 & 0 & 1 & z_{01} \\ 0 & 0 & 0 & 1 \end{bmatrix} \begin{bmatrix} c\beta & 0 & s\beta & 0 \\ 0 & 1 & 0 & 0 \\ -s\beta & 0 & c\beta & 0 \\ 0 & 0 & 0 & 1 \end{bmatrix} *
$$

$$
* \begin{bmatrix} c\gamma & -s\gamma & 0 & 0 \\ s\gamma & c\gamma & 0 & 0 \\ 0 & 0 & 1 & 0 \\ 0 & 0 & 0 & 1 \end{bmatrix} \begin{bmatrix} 1 & 0 & 0 & 0 \\ 0 & c\alpha & -s\alpha & 0 \\ 0 & s\alpha & c\alpha & 0 \\ 0 & 0 & 0 & 1 \end{bmatrix} =
$$

$$
= \begin{bmatrix} c\beta c\gamma & -c\alpha c\beta s\gamma + s\alpha s\beta & s\alpha c\beta s\gamma + c\alpha s\beta & x_{01} \\ s\gamma & c\alpha c\gamma & -s\alpha c\gamma & y_{01} \\ -s\beta c\gamma & c\alpha s\beta s\gamma + s\alpha c\beta & -s\alpha s\beta s\gamma + c\alpha c\beta & z_{01} \\ 0 & 0 & 0 & 1 \end{bmatrix}. \tag{2.7.6}
$$

A titolo di esempio immaginiamo di voler conoscere la posizione del centro del ginocchio dopo movimenti di flessione-estensione, adduzione-abduzione, rotazione interna-esterna.

A questo scopo è sufficiente moltiplicare la matrice precedente per il vettore r_{12} che rappresenta la posizione del centro dell'articolazione del ginocchio rispetto al sistema di riferimento femorale [1], ottenendo:

$$
{}^0r_2 = T_{x_{01},y_{01},z_{01}} T_{Y_1,\beta} T_{Z_1,\gamma} T_{X_1,\alpha}\, {}^1r_2 =
$$

$$
= \begin{bmatrix} c\beta c\gamma & -c\alpha c\beta s\gamma + s\alpha s\beta & s\alpha c\beta s\gamma + c\alpha s\beta & x_{01} \\ s\gamma & c\alpha c\gamma & -s\alpha c\gamma & y_{01} \\ -s\beta c\gamma & c\alpha s\beta s\gamma + s\alpha c\beta & -s\alpha s\beta s\gamma + c\alpha c\beta & z_{01} \\ 0 & 0 & 0 & 1 \end{bmatrix} \begin{Bmatrix} x_{12} \\ 0 \\ 0 \\ 1 \end{Bmatrix} =
$$

$$
= \begin{Bmatrix} c\beta c\gamma x_{12} + x_{01} \\ s\gamma x_{12} + y_{01} \\ -s\beta c\gamma x_{12} + z_{01} \\ 1 \end{Bmatrix}. \tag{2.7.7}
$$

L'angolo α non compare nell'espressione precedente, perché una rotazione del femore intorno al suo asse non sposta la posizione del centro del ginocchio. Per valutare numericamente le espressioni precedenti si assumono i dati seguenti:

$$
^0\mathbf{r}_1 = \left\{ \begin{array}{c} 0,18 \\ 0,035 \\ -0,3 \\ 1 \end{array} \right\}; \quad \alpha = 0; \quad \beta = 72°; \quad \gamma = 60° \quad ^1\mathbf{r}_2 = \left\{ \begin{array}{c} 0,45 \\ 0 \\ 0 \\ 1 \end{array} \right\}.
$$

Ottenendo:

$$
^0\mathbf{r}_2 = \left\{ \begin{array}{c} c(72)c(60)*0,45+0,18 \\ s(60)*0,45+0,035 \\ -s(72)c(60)*0,45-0,3 \\ 1 \end{array} \right\} = \left\{ \begin{array}{c} 0,25 \\ 0,425 \\ -0,514 \\ 1 \end{array} \right\}.
$$

Se vogliamo generalizzare i risultati precedenti considerando un generico punto solidale al femore ma non giacente sull'asse X_1 si ha:

$$
^0\mathbf{r}_P = {}^0_1\mathbf{T} * \mathbf{T}_{Y_1,\beta}\mathbf{T}_{Z_1,\gamma}\mathbf{T}_{X_1,\alpha} {}^1\mathbf{r}_P = \tag{2.7.8}
$$

$$
= \begin{bmatrix} c\beta c\gamma & -c\alpha c\beta s\gamma + s\alpha s\beta & s\alpha c\beta s\gamma + c\alpha s\beta & x_{01} \\ s\gamma & c\alpha c\gamma & -s\alpha c\gamma & y_{01} \\ -s\beta c\gamma & c\alpha s\beta s\gamma + s\alpha c\beta & -s\alpha s\beta s\gamma + c\alpha c\beta & z_{01} \\ 0 & 0 & 0 & 1 \end{bmatrix} \left\{ \begin{array}{c} ^1x_P \\ ^1y_P \\ ^1z_P \\ 1 \end{array} \right\} =
$$

$$
= \left\{ \begin{array}{c} -s\beta c\gamma{}^1x_P + (-c\alpha c\beta s\gamma + s\alpha s\beta){}^1y_P + (s\alpha c\beta s\gamma + c\alpha s\beta){}^1z_P + x_{01} \\ s\gamma x_p^1 + c\alpha c\gamma y_p^1 - s\alpha c\gamma z_p^1 + y_{01} \\ -s\beta c\gamma x_p^1 + (c\alpha s\beta s\gamma + s\alpha c\beta)y_p^1 + (-s\alpha s\beta s\gamma + c\alpha c\beta)z_p^1 + z_{01} \\ 1 \end{array} \right\}.
$$

La matrice coxo-femorale può essere impiegata per analizzare la posizione di punti diversi del femore o di sistemi a esso collegati rigidamente, a condizione che si conosca la posizione di questi sistemi rispetto al sistema di riferimento solidale al femore. Se vogliamo studiare l'evoluzione del ginocchio durante il passo o la corsa, dobbiamo inserire nella matrice le terne di angoli α, β, γ corrispondenti a ogni valore discreto del tempo. Per ogni terna si ottiene un punto della traiettoria. Come si è detto, questo tipo di analisi prende il nome di cinematica diretta. Essa ha rilevanza in ambito clinico perché consente di prevedere e analizzare le traiettorie di punti notevoli dell'organismo. Il confronto di questi dati con quelli derivanti da misure condotte sul paziente, porta a individuare la presenza di patologie e anomalie del movimento. Nel caso particolare della riabilitazione è possibile, con il semplice modello presentato, prevedere l'escursione del movimento di un arto corrispondente a certi parametri della contrazione muscolare, in modo tale che l'azione riabilitativa sia calibrata. Infatti, occorre evitare da un lato di sollecitare eccessivamente le strutture muscolari e dall'altro di produrre forze troppo deboli per ottenere un processo di riabilitazione rapido ed efficace. I muscoli sono fissati ai segmenti ossei per mezzo dei tendini. Se i punti d'inserzione sono rilevati accuratamente, è possibile seguire l'evoluzione di questi punti durante il movimento calcolando la loro distanza per ogni valore del tempo. In questo modo otterremo i dati che si riferiscono alla contrazione muscolare durante il movimento. Se a questi dati si associasse un affidabile modello del muscolo, che leghi i valori di contrazione alle forze sviluppate, saremmo in condizioni di valutare le forze muscolari.

In ambito sportivo la valutazione delle traiettorie dei punti che appartengono ai diversi segmenti del nostro corpo è pratica corrente. Nelle discipline di lancio ad esempio, è importante lo studio della traiettoria del braccio e del corpo per intervenire al fine di migliorare le prestazioni dell'atleta.

Il problema della cinematica inversa si enuncia così: data la conoscenza di uno o più punti della traiettoria determinare i valori degli angoli di movimento corrispondenti. Nel caso di un singolo segmento mobile come il femore, esiste una sola soluzione. Infatti, poiché il moto di un qualunque punto del femore è sferico, intorno al centro dell'articolazione, il problema è analogo a quello di determinare le coordinate sferiche di un punto quando siano note le coordinate Cartesiane. Nel nostro caso possiamo utilizzare il vettore posizione ottenuto in precedenza per scrivere l'eguaglianza:

$$^0\mathbf{r}_P = \begin{Bmatrix} x_P \\ y_P \\ z_P \\ 1 \end{Bmatrix} = \begin{Bmatrix} c\beta c\gamma x_P^1 + x_{01} \\ s\gamma x_P^1 + y_{01} \\ -s\beta c\gamma x_P^1 + z_{01} \\ 1 \end{Bmatrix}. \tag{2.7.9}$$

Scrivendo la posizione del punto P rispetto al sistema di riferimento del femore:

$$^1\mathbf{r}_P = \begin{Bmatrix} x_P - x_{01} \\ y_P - y_{01} \\ z_P - z_{01} \\ 1 \end{Bmatrix} = \begin{Bmatrix} c\beta c\gamma x_P^1 \\ s\gamma x_P^1 \\ -s\beta c\gamma x_P^1 \\ 1 \end{Bmatrix}. \tag{2.7.10}$$

Dividendo la terza componente per la prima si ha:

$$\frac{(z_P - z_{01})}{(x_P - x_{01})} = -\tan\beta; \quad \beta = -\text{atan2}\,((z_P - z_{01}), (x_P - x_{01})). \tag{2.7.11}$$

Dividendo la seconda per la prima si ottiene:

$$\frac{(y_P - y_{01})}{(x_P - x_{01})} = \frac{\tan\gamma}{\cos\beta}; \quad \gamma = \text{atan2}\,((x_P - x_{01}), \cos\beta(y_P - y_{01})). \tag{2.7.12}$$

Ricordiamo ancora che l'angolo α di rotazione intorno all'asse del segmento del femore non può essere determinato se non si conosce la posizione di un altro punto appartenente al femore o alle strutture muscolari a esso solidali e non giacente sul suo asse.

2.8 Sistemi per l'analisi della postura e del movimento

La cinematica inversa parte da misure effettuate sugli arti, seguiti durante il movimento da sistemi di telecamere, sensori di movimento, accelerometri. Nel caso, abba-

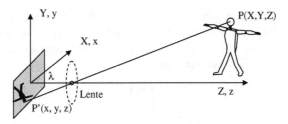

Fig. 2.24. Trasformazione prospettica

stanza comune, che il sistema di rilevamento del moto sia costituito da telecamere, si dispongono sugli arti del soggetto in esame dei marker luminosi o riflettenti. Tre marker non allineati sono sufficienti per determinare la posizione dell'arto ammettendo che si conosca la posizione relativa degli stessi marker rispetto al sistema di riferimento solidale all'arto. Ricordiamo che un corpo rigido nello spazio possiede sei gradi di libertà, sono quindi necessari sei parametri (coordinate) per definirne la posizione in modo univoco. Nei sistemi di *gait analysis* presenti sul mercato, s'individuano tre punti non allineati solidali al corpo, di cui nel corso dell'analisi si determina la posizione, insieme al valore del tempo. Si può obbiettare che le coordinate necessarie per determinare la posizione di tre punti sono nove, in effetti, queste coordinate non sono tra loro indipendenti perché tre punti individuano un piano. Scrivendo le equazioni che esprimono l'appartenenza dei tre punti al piano individuato, si ottengono tre relazioni che legano le nove coordinate. Le telecamere sono dotate di un sistema ottico che per semplicità considereremo costituito da un'unica lente di lunghezza focale λ. La trasformazione prospettica operata da un sistema ottico fa corrispondere a ogni punto di un oggetto esterno un altro punto, immagine del primo, che giace sul piano focale della telecamera. È evidente che poiché i punti dell'immagine giacciono su un piano le loro coordinate sono soltanto due, in altre parole l'informazione sull'oggetto è declassata da tri a bidimensionale. La trasformazione prospettica mette in relazione le coordinate del punto generico dell'oggetto ripreso dalla telecamera con quelle del suo punto immagine. Per convenienza i due sistemi di riferimento X, Y, Z globale e quello della telecamera x, y, z locale sono coincidenti. Osservando la Fig. 2.24 si ha, applicando i criteri di similitudine dei triangoli:

$$\frac{x}{\lambda} = -\frac{X}{Z-\lambda} = \frac{X}{\lambda - Z}$$
$$\frac{y}{\lambda} = -\frac{Y}{Z-\lambda} = \frac{Y}{\lambda - Z}$$

(2.8.1)

I segni negativi davanti a X e Y indicano che i punti dell'immagine sono capovolti, come si può osservare dalla figura. Le coordinate del punto immagine **P'** sono quindi:

$$x = \frac{\lambda X}{\lambda - Z}$$
$$y = \frac{\lambda Y}{\lambda - Z}$$

(2.8.2)

Le relazioni precedenti non sono lineari, a causa della presenza della coordinata Z al denominatore. È utile trovare la matrice di trasformazione che lega le coordinate x,y del punto immagine con quelle X,Y,Z del punto dell'oggetto. Se le coordinate di questo si esprimono in forma omogenea:

$$P = \left\{ \begin{array}{c} X \\ Y \\ Z \\ 1 \end{array} \right\}.$$

La matrice di trasformazione che lega le coordinate omogenee del punto sul corpo a quelle del punto immagine è:

$$P' = T_{view} P = \left\{ \begin{array}{c} x^* \\ y^* \\ z^* \\ k \end{array} \right\} = \left[\begin{array}{cccc} 1 & 0 & 0 & 0 \\ 0 & 1 & 0 & 0 \\ 0 & 0 & 1 & 0 \\ 0 & 0 & -\frac{1}{\lambda} & 1 \end{array} \right] \left\{ \begin{array}{c} X \\ Y \\ Z \\ 1 \end{array} \right\} = \left\{ \begin{array}{c} X \\ Y \\ Z \\ \frac{\lambda - Z}{\lambda} \end{array} \right\}. \qquad (2.8.3)$$

Normalizzando le coordinate, in modo che le prime tre componenti rappresentino le coordinate cartesiane del punto immagine, si ha:

$$\left\{ \begin{array}{c} x \\ y \\ z \\ 1 \end{array} \right\} = \left\{ \begin{array}{c} \frac{x^*}{k} \\ \frac{y^*}{k} \\ \frac{z^*}{k} \\ 1 \end{array} \right\} = \left\{ \begin{array}{c} \frac{\lambda X}{\lambda - Z} \\ \frac{\lambda Y}{\lambda - Z} \\ \frac{\lambda Z}{\lambda - Z} \\ 1 \end{array} \right\}. \qquad (2.8.4)$$

Le prime due componenti del vettore immagine sono le coordinate del punto immagine sul piano della telecamera. La terza non ha un preciso significato fisico perché la coordinata z di qualunque punto immagine è nulla. Dato un punto di un oggetto, è possibile con la matrice di prospettiva T_{view} trovare immediatamente le coordinate x,y della sua immagine. Invece, se dalle coordinate x,y di un'immagine vogliamo passare a quelle del punto corrispondente, ci troviamo nell'impossibilità di farlo, perché tutti i punti che appartengono alla retta PP' hanno la stessa immagine. Se quindi, con la sola informazione delle coordinate x,y di un punto immagine, vogliamo trovare le coordinate del punto oggetto corrispondente dobbiamo applicare la trasformazione inversa:

$$P = T_{view}^{-1} P' = \left[\begin{array}{cccc} 1 & 0 & 0 & 0 \\ 0 & 1 & 0 & 0 \\ 0 & 0 & 1 & 0 \\ 0 & 0 & \frac{1}{\lambda} & 1 \end{array} \right] \left\{ \begin{array}{c} x \\ y \\ 0 \\ 1 \end{array} \right\} = \left\{ \begin{array}{c} x \\ y \\ 0 \\ 1 \end{array} \right\}. \qquad (2.8.5)$$

Questo risultato ci conferma che non possiamo ricostruire la posizione di un punto di un oggetto sulla sola base delle informazioni 2D ottenute sul punto immagine. Per ricostruire la posizione del punto dobbiamo conoscere almeno una delle coordinate X, Y, Z sull'oggetto. Se, infatti, ripetiamo l'operazione di ricostruzione ponendo anche la coordinata z ottenuta nella trasformazione prospettica, otteniamo:

$$
\mathbf{P} = \mathbf{T}_{\text{view}}^{-1}\mathbf{P}' = \begin{bmatrix} 1 & 0 & 0 & 0 \\ 0 & 1 & 0 & 0 \\ 0 & 0 & 1 & 0 \\ 0 & 0 & \frac{1}{\lambda} & 1 \end{bmatrix} \begin{Bmatrix} x \\ y \\ z \\ 1 \end{Bmatrix} = \begin{Bmatrix} x \\ y \\ z \\ 1+\dfrac{z}{\lambda} \end{Bmatrix} = \begin{Bmatrix} \dfrac{\lambda x}{z+\lambda} \\ \dfrac{\lambda y}{z+\lambda} \\ \dfrac{\lambda z}{z+\lambda} \\ 1 \end{Bmatrix} = \begin{Bmatrix} X \\ Y \\ Z \\ 1 \end{Bmatrix}.
$$

(2.8.6)

La matrice $\mathbf{T}_{\text{view}}$, prima descritta rappresenta una trasformazione prospettica. La matrice è stata ottenuta nell'ipotesi che i due sistemi di riferimento dell'oggetto e della telecamera siano coincidenti. Nella pratica questo caso accade raramente, perché la telecamera viene spostata ed inclinata per le esigenze della ripresa e il sistema di assi ad essa solidale si diversifica da quello a cui è riferito l'oggetto ripreso. Le considerazioni precedenti devono quindi essere integrate con la valutazione di alcune trasformazioni che, partendo da due sistemi coincidenti, li diversifichino in posizione e orientamento. Con riferimento alla Fig. 2.25 si fissi un sistema globale X, Y, Z rispetto al quale è riferita la posizione assoluta degli oggetti da riprendere e si immagini che il sistema x, y, z della telecamera, inizialmente coincidente con il primo venga traslato e ruotato. Le telecamere sono dotate di due movimenti di rotazione il primo, quello panoramico, è una rotazione intorno all'asse verticale locale della telecamera z_0, il secondo, d'inclinazione, è una rotazione intorno all'asse orizzontale x_0. Chiameremo α, γ rispettivamente gli angoli d'inclinazione e panoramico.

Con riferimento alla Fig. 2.25 la sequenza delle trasformazioni è la seguente:

- disposizione iniziale della telecamera, con l'origine del sistema dello snodo coincidente con quella del sistema globale;
- una traslazione $\mathbf{R}_0$ che permetta alla telecamera di inquadrare tutto il campo di ripresa;
- una rotazione intorno all'asse fisso X dell'angolo α che permette alla telecamera di avere la giusta inclinazione per inquadrare l'area di ripresa;
- una rotazione intorno all'asse fisso Z dell'angolo panoramico γ;
- una traslazione $\mathbf{R}_1$ che tiene conto che il sistema di riferimento focale è traslato rispetto a quello dello snodo.

Come sappiamo ciascuna delle trasformazioni è rappresentata da una matrice 4×4 e la trasformazione composta è il prodotto delle matrici corrispondenti nel giusto ordine. Ricordiamo ancora che l'ordine dei fattori non è indifferente.

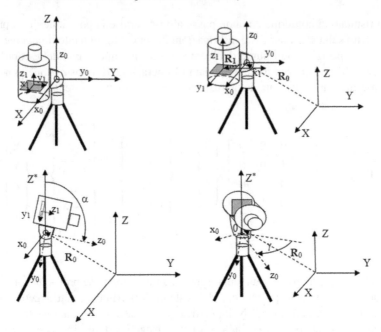

Fig. 2.25. Riferimenti della telecamera

Il prodotto delle quattro matrici che rappresentano i movimenti elementari descritti fornisce la matrice che lega il sistema globale XYZ al sistema focale x_1, y_1, z_1:

$$
{}^{XYZ}_{x_1 y_1 z_1}T =
$$

$$
= \begin{bmatrix} 1 & 0 & 0 & X_{r0} \\ 0 & 1 & 0 & Y_{r0} \\ 0 & 0 & 1 & Z_{r0} \\ 0 & 0 & 0 & 1 \end{bmatrix} \begin{bmatrix} c\gamma & -s\gamma & 0 & 0 \\ s\gamma & c\gamma & 0 & 0 \\ 0 & 0 & 1 & 0 \\ 0 & 0 & 0 & 1 \end{bmatrix} \begin{bmatrix} 1 & 0 & 0 & 0 \\ 0 & c\alpha & -s\alpha & 0 \\ 0 & s\alpha & c\alpha & 0 \\ 0 & 0 & 0 & 1 \end{bmatrix} \begin{bmatrix} 1 & 0 & 0 & X_{r1} \\ 0 & 1 & 0 & Y_{r1} \\ 0 & 0 & 1 & Z_{r1} \\ 0 & 0 & 0 & 1 \end{bmatrix} =
$$

$$
= \begin{bmatrix} c\gamma & -c\alpha s\gamma & s\alpha s\gamma & X_{r0}+c\gamma*X_{r1}-c\alpha s\gamma*Y_{r1}+s\alpha s\gamma*Z_{r1} \\ s\gamma & c\alpha c\gamma & -s\alpha c\gamma & Y_{r0}+s\gamma*X_{r1}+c\alpha c\gamma*Y_{r1}-s\alpha c\gamma*Z_{r1} \\ 0 & s\alpha & c\alpha & Z_{r0}+s\alpha*Y_{r1}+c\alpha*Z_{r1} \\ 0 & 0 & 0 & 1 \end{bmatrix} . \tag{2.8.7}
$$

È da notare che la matrice della rotazione γ precede quella di α anche se quest'ultima avviene prima dell'altra. Infatti, lo snodo è costruito in modo che dopo la rotazione intorno ad x_0 quella successiva avviene intorno all'asse z_0 *non alterato dalla rotazione precedente.*

Dobbiamo notare però che la matrice per noi d'interesse è quella che lega il sistema globale a quello della telecamera, cioè l'inversa della precedente. Essa può essere ottenuta invertendo la sequenza delle operazioni di traslazione e rotazione e cambiando segno sia alle rotazioni che alle traslazioni. Si ottiene quindi:

$${}^{x_1 y_1 z_1}_{XYZ}\mathbf{T} =$$

$$= \begin{bmatrix} 1 & 0 & 0 & -X_{r1} \\ 0 & 1 & 0 & -Y_{r1} \\ 0 & 0 & 1 & -Z_{r1} \\ 0 & 0 & 0 & 1 \end{bmatrix} \begin{bmatrix} 1 & 0 & 0 & 0 \\ 0 & c\alpha & s\alpha & 0 \\ 0 & -s\alpha & c\alpha & 0 \\ 0 & 0 & 0 & 1 \end{bmatrix} \begin{bmatrix} c\gamma & s\gamma & 0 & 0 \\ -s\gamma & c\gamma & 0 & 0 \\ 0 & 0 & 1 & 0 \\ 0 & 0 & 0 & 1 \end{bmatrix} \begin{bmatrix} 1 & 0 & 0 & -X_{r0} \\ 0 & 1 & 0 & -Y_{r0} \\ 0 & 0 & 1 & -Z_{r0} \\ 0 & 0 & 0 & 1 \end{bmatrix} =$$

$$= \begin{bmatrix} c\gamma & s\gamma & 0 & -c\gamma*X_{r0}-s\gamma*Y_{r0}-X_{r1} \\ -c\alpha s\gamma & c\alpha c\gamma & s\alpha & c\alpha s\gamma*X_{r0}-c\alpha c\gamma*Y_{r0}-s\alpha*Z_{r0}-Y_{r1} \\ s\alpha s\gamma & -s\alpha c\gamma & c\alpha & -s\alpha s\gamma*X_{r0}+s\alpha c\gamma*Y_{r0}-c\alpha*Z_{r0}-Z_{r1} \\ 0 & 0 & 0 & 1 \end{bmatrix}. \quad (2.8.8)$$

Se adesso premoltiplichiamo per la trasformazione prospettica, otteniamo la matrice che lega le coordinate di un punto nello spazio globale alle coordinate del pixel della telecamera che rappresenta la sua immagine:

$$\mathbf{T}^*_{view} = \mathbf{T}_{view} * {}^{x_1 y_1 z_1}_{XYZ}\mathbf{T} = \begin{bmatrix} 1 & 0 & 0 & 0 \\ 0 & 1 & 0 & 0 \\ 0 & 0 & 1 & 0 \\ 0 & 0 & -\frac{1}{\lambda} & 1 \end{bmatrix} * \quad (2.8.9)$$

$$\begin{bmatrix} c\gamma & s\gamma & 0 & -c\gamma*X_{r0}-s\gamma*Y_{r0}-X_{r1} \\ -s\gamma*c\alpha & c\gamma*c\alpha & s\alpha & s\gamma*c\alpha*X_{r0}-c\gamma*c\alpha*Y_{r0}-s\alpha*Z_{r0}-Y_{r1} \\ s\gamma*s\alpha & -c\gamma*s\alpha & c\alpha & -s\gamma*s\alpha*X_{r0}+c\gamma*s\alpha*Y_{r0}-c\alpha*Z_{r0}-Z_{r1} \\ 0 & 0 & 0 & 1 \end{bmatrix} =$$

$$= \begin{bmatrix} c\gamma & s\gamma & 0 & -s\gamma*Y_{r0}-c\gamma*X_{r0}-X_{r1} \\ -s\gamma*c\alpha & c\gamma*c\alpha & s\alpha & s\gamma*c\alpha*X_{r0}-c\gamma*c\alpha*Y_{r0}-s\alpha*Z_{r0}-Y_{r1} \\ s\gamma*s\alpha & -c\gamma*s\alpha & c\alpha & -s\gamma*s\alpha*X_{r0}+c\gamma*s\alpha*Y_{r0}-c\alpha*Z_{r0}-Z_{r1} \\ -\frac{1}{\lambda}s\gamma*s\alpha & \frac{1}{\lambda}c\gamma*s\alpha & -\frac{1}{\lambda}c\alpha & 1-\frac{1}{\lambda}(-s\gamma*s\alpha*X_{r0}+c\gamma*s\alpha*Y_{r0}-c\alpha*Z_{r0}-Z_{r1}) \end{bmatrix}.$$

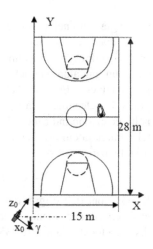

Fig. 2.26. Campo di basket

Considerando ora un punto dello spazio riferito al sistema globale, il prodotto del suo vettore posizione per la matrice ottenuta sopra permette di ottenere le coordinate del pixel che rappresenta l'immagine del punto rispetto al sistema di riferimento del piano immagine.

$$^{xyz}P_{im} = T^*_{view}{}^{XYZ}P =$$

$$= \begin{bmatrix} c\gamma & s\gamma & 0 & -c\gamma*X_{r0}-s\gamma*Y_{r0}-X_{r1} \\ -s\gamma*c\alpha & c\gamma*c\alpha & s\alpha & s\gamma*c\alpha*X_{r0}-c\gamma*c\alpha*Y_{r0}-s\alpha*Z_{r0}-Y_{r1} \\ s\gamma*s\alpha & -c\gamma*s\alpha & c\alpha & -s\gamma*s\alpha*X_{r0}+c\gamma*s\alpha*Y_{r0}-c\alpha*Z_{r0}-Z_{r1} \\ -\frac{1}{\lambda}s\gamma*s\alpha & \frac{1}{\lambda}c\gamma*s\alpha & -\frac{1}{\lambda}c\alpha & 1-\frac{1}{\lambda}(-s\gamma*s\alpha*X_{r0}+c\gamma*s\alpha*Y_{r0}-c\alpha*Z_{r0}-Z_{r1}) \end{bmatrix} *$$

$$* \begin{Bmatrix} X_P \\ Y_P \\ Z_P \\ 1 \end{Bmatrix} = \begin{Bmatrix} (X_P - X_{r0})*c\gamma+(Y_P-Y_{r0})*s\gamma-X_{r1} \\ -(X_P-X_{r0})*c\alpha*s\gamma*+(Y_P-Y_{r0})*c\alpha*c\gamma+(Z_P-Z_{r0})*s\alpha-Y_{r1} \\ (X_P-X_{r0})*s\alpha*s\gamma*-(Y_P-Y_{r0})**c\gamma*+(Z_P-Z_{r0})*c\alpha-Z_{r1} \\ \frac{1}{\lambda}[-(X_P-X_{r0})*s\alpha*s\gamma*+(Y_P-Y_{r0})*s\alpha*c\gamma*-(Z_P-Z_{r0})c\alpha-Z_{r1}]+1 \end{Bmatrix}.$$

$$(2.8.10)$$

Il vettore ottenuto è espresso in coordinate omogenee e la coordinata Z non ha un significato fisico. Le coordinate Cartesiane del punto immagine di **P** si ottengono dividendo le prime due componenti per la quarta:

$$x_P = \lambda \frac{(X_P - X_{r0})*c\gamma+(Y_P-Y_{r0})*s\gamma-X_{r1}}{[-(X_P-X_{r0})*s\alpha*s\gamma*+(Y_P-Y_{r0})*s\alpha*c\gamma*-(Z_P-Z_{r0})c\alpha-Z_{r1}+\lambda)]}$$

$$y_P = \lambda \frac{-(X_P-X_{r0})*c\alpha*s\gamma*+(Y_P-Y_{r0})*c\alpha*c\gamma+(Z_P-Z_{r0})*s\alpha-Y_{r1}}{[-(X_P-X_{r0})*s\gamma*s\alpha+(Y_P-Y_{r0})*c\gamma*s\alpha-(Z_P-Z_{r0})c\alpha-Z_{r1}+\lambda)]}.$$

$$(2.8.11)$$

Nel caso in cui X_{r0}, Y_{r0}, Z_{r0} siano nulli e sia anche $\alpha = \gamma = 0$ le relazioni scritte si riducono alle:

$$x_P = \frac{\lambda X_P}{\lambda - Z_P}$$

$$y_P = \frac{\lambda Y_P}{\lambda - Z_P}.$$

$$(2.8.12)$$

Come già visto nella (2.8.2).

Vediamo un'applicazione di quanto esposto all'analisi cinematica nello sport. Si supponga di avere un campo di basket con dimensioni regolamentari 15×28 m nel quale un giocatore sia nel punto indicato sulla linea di metà campo. L'origine del sistema di coordinate globale sia posta nel vertice inferiore sinistro del rettangolo di gioco. La telecamera sia posta su una struttura di supporto fuori dal campo da gioco nella posizione indicata in Fig. 2.27. Le coordinate del sistema di riferimento della telecamera la cui origine è sullo snodo nel quale convergono gli assi panoramico e d'inclinazione siano:

$$X_{r0} = -3 \text{ m}, \quad Y_{r0} = -3 \text{ m}, \quad Z_{r0} = 2,7 \text{ m}.$$

La posizione dell'origine del sistema di riferimento posto sul piano immagine rispetto al sistema di riferimento della telecamera sia: $x_{r1} = 0$, $y_{r1} = -0,05$, $z_{r1} = -0,15$. La distanza focale sia $\lambda = 0,035$ m.

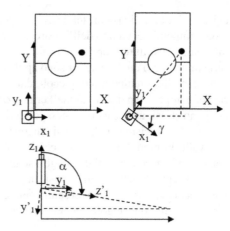

Fig. 2.27. Ricostruzione di una posizione

La posizione del baricentro del giocatore rispetto al sistema globale $X_P = 10,5$, $Y_P = 15,2$, $Z_P = 1,5$. Il baricentro del giocatore sia il punto di cui ricerchiamo le coordinate dell'immagine sulla telecamera. Per valutare l'angolo panoramico γ e quello di inclinazione α consideriamo che la telecamera sia sul suo supporto verticale. Con gli assi di riferimento del piano immagine paralleli agli assi globali. La rotazione panoramica risulta quando si ruoti intorno a z con verso negativo:

$$\gamma = -\operatorname{atan}\left(\frac{10,5+3}{15,2+3}\right) = -36,56°.$$

L'angolo d'inclinazione, se si osserva la figura risulta:

$$\alpha = -\tan\left(\frac{2,7-1,5}{\sqrt{(18,2^2+13,5^2)}}\right) = -93,03°.$$

Ambedue gli angoli sono negativi. Applicando le formule precedenti si ottiene:

$$x_p = 0,0052 \quad y_p = -0,0019.$$

Si tratta di valori molto bassi per cui il punto immagine praticamente coincide con l'origine degli assi. È forse opportuno ricordare anche che un lieve errore nella stima della posizione del punto immagine può essere introdotto dagli arrotondamenti sempre presenti nel caso di operazioni aritmetiche. Il programma impiegato per il calcolo della posizione dell'immagine di un punto è stato sviluppato in ambiente Matlab. In appendice vengono riportate due distinte versioni del programma per ottenere le coordinate dell'immagine di un punto dato nel sistema di riferimento globale, la prima **cams1**, simbolica, permette di ottenere oltre alle coordinate dell'immagine le espressioni simboliche delle matrici coinvolte nel processo, la seconda **cam1**, numerica, per il calcolo dell'immagine di un punto o di una serie di punti.

Sistemi di riferimento locali e anatomici

I sistemi di analisi della postura e del movimento sono basati sulla ricostruzione in 3D della posizione di marker collegati ai segmenti del corpo. Nella grande maggioranza dei casi si tratta di sistemi televisivi con telecamere multiple e marker riflettenti o diodi emittenti nel campo dell'infrarosso. Qualunque sia il sistema impiegato, il file in uscita è costituito, dopo opportuna elaborazione, dalle coordinate X, Y, Z di una serie di punti nei quali i marker sono applicati. Poiché i rilevamenti vengono ripetuti con intervalli di tempo molto piccoli, dai dati ottenuti è possibile estrarre le traiettorie dei punti corrispondenti ai marker utilizzati, nonché le velocità e le accelerazioni dei punti stessi, utilizzando processi di derivazione numerica. Per raggiungere livelli elevati di precisione nell'analisi cinematica il tempo viene discretizzato in piccoli intervalli, in modo tale che i successivi processi di derivazione per determinare le velocità e le accelerazioni dei singoli segmenti corporei, siano abbastanza precisi in relazione agli obbiettivi dell'analisi. In questo paragrafo mostreremo come i dati ottenuti per i punti in cui sono presenti i marker vengano elaborati, per ottenere l'analisi del movimento dei singoli segmenti del corpo.

Sistema di riferimento globale

Il sistema di riferimento globale (GRS) sarà scelto opportunamente in base allo scenario in cui il movimento si svolge. È conveniente rendere coerente l'orientamento degli assi con quello presente sull'eventuale piattaforma di forza, cercando con una scelta oculata di evitare trasformazioni di assi non necessarie. Ispirandosi a quanto già fatto per gli assi anatomici, potremo assumere l'asse Z nella direzione verticale gli assi X, Y sul piano orizzontale, disposti in modo da formare una terna destra con l'asse Z. A questa disposizione può adeguarsi quella degli assi solidali a un'eventuale piattaforma baropodometrica. La calibrazione delle telecamere può essere svolta con due procedure distinte: se si conoscono gli angoli, panoramico γ e di inclinazione α nonché i vettori di traslazione $\mathbf{R}_0$, $\mathbf{R}_1$ si possono ottenere immediatamente le matrici che legano il sistema focale della telecamera a quello globale. La misura di questi parametri è però piuttosto difficoltosa e soggetta a errori rilevanti per cui si ricorre spesso a una procedura "cieca", basata sulla conoscenza delle coordinate di una serie di punti rilevanti nel sistema GRS e delle coordinate dei rispettivi punti immagine, espresse nel sistema focale. Per assicurare il parallelismo degli assi di una piattaforma di forza con quelli globali è sufficiente applicare una serie di marker sugli assi della piattaforma, a distanze note dall'origine. Con opportuni aggiustamenti si arriva a ottenere un parallelismo accettabile dei due sistemi, nei limiti degli errori ammissibili. Una volta compiuto il processo di calibrazione le telecamere non possono più essere mosse, anzi si deve prestare la massima attenzione che questo non accada accidentalmente.

Sistema di riferimento anatomico

Per ogni segmento è definito un sistema di assi a esso solidale (LRS), Local Reference System, con assi x_L, y_L, z_L, com'è stato visto in precedenza. Nel nostro caso abbiamo seguito la convenzione di Denavit Hartenberg che fornisce delle linee guida per la definizione dei sistemi di riferimento anatomici, lasciando poco spazio alle scelte arbitrarie. Le matrici di trasformazione tra un sistema e l'altro sono codificate

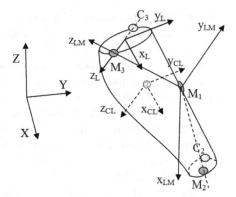

Fig. 2.28. Riferimenti anatomici

in funzione di quattro parametri, come si è visto in precedenza. Per ogni segmento un altro sistema anatomico è quello che ha origine nel baricentro del segmento e assi paralleli a quelli del sistema locale, (LRS). Il sistema locale baricentrico è indicato con la sigla LCRS, per Local Centroidal, Reference System. Infine viene definito un sistema locale definito in base ai marker LMRS, Local Marker Reference System per il quale la posizione del baricentro e l'orientamento degli assi vengono desunti in base alla posizione di tre marker posti su tre punti non allineati della superficie del segmento. I tre marker, M_1, M_2, M_3 in Fig. 2.28 vengono applicati sulla superficie del segmento per mezzo di strisce adesive. I tre punti che essi definiscono non devono essere allineati. Poiché tre punti non allineati o due rette concorrenti definiscono un piano prendiamo ad esempio la congiungente M_1, M_3 come asse z_{LM}, e nel piano individuato da questo asse e dalla congiungente M_1, M_2 tracciamo la normale comune a queste due semirette nel punto M_1 assumendo questa normale come asse y_{LM}. Il verso positivo va all'esterno del segmento. Il terzo asse x_{LM} sarà assunto normale ai primi due in modo tale da formare con essi una terna destra. Per finire il sistema LCRS sarà, com'è stato accennato, con gli assi ordinatamente paralleli a quelli del sistema locale e con l'origine nel baricentro del segmento. Si pone ora il problema di mettere il relazione il sistema di riferimento definito dai marker con il sistema locale. Il problema si risolve mediante un sistema di marker ausiliari provvisori per i quali è conosciuta o facilmente determinabile la posizione rispetto al sistema anatomico baricentrico. Se osserviamo il caso della gamba rappresentato in Fig. 2.28, marker M_1, M_2, M_3 sono posizionati in corrispondenza del punto medio del bordo anteriore della gamba, della testa del perone e del malleolo laterale. I marker ausiliari C_2, C_3 sono posizionati sul malleolo mediale e sul condilo mediale della tibia. La procedura di calibrazione anatomica segue quella delle telecamere nello spazio globale. Si svolge ponendo il paziente in posizione eretta e rilevando con le telecamere le coordinate dei marker normali e ausiliari nello spazio globale. Quest'operazione si svolge traguardando i marker con le telecamere e applicando l'algoritmo che permette di passare dalle coordinate dei punti immagine a quelle nello spazio globale. La giacitura dell'asse x_L può essere definita come quella della congiungente i punti medi dei segmenti C_2–M_2 e C_3–M_3. L'asse cosi definito corrisponde alla linea che congiunge i centri delle articolazioni del ginocchio e della caviglia. La giacitura dell'asse z_L può essere definita come quella della congiungente i marker C_3–M_3, mentre il terzo asse anatomico y_L sarà definito come quella semiretta che parte dal punto medio del segmento di C_3–M_3 è perpendicolare agli altri due assi e forma con essi una terna destra. Il sistema di assi anatomico cosi definito rispetto al sistema globale, segue il segmento a cui è solidale in ogni movimento. Poiché la posizione dei marker ausiliari non varia rispetto al sistema di LMRS, non è necessario seguire la posizione dei marker ausiliari durante il movimento. Nelle analisi cinematiche e dinamiche interessa però il sistema di assi anatomico baricentrico LCRS, che può facilmente essere determinato osservando che il baricentro della gamba si trova sull'asse y_L a una distanza nota o calcolabile dall'origine del sistema locale. Per ottenere quindi la matrice di trasformazione del sistema anatomico baricentrico rispetto a quello globale si dovrà moltiplicare la matrice di trasformazione del sistema anatomico LRS per una matrice di traslazione nota, lungo l'asse Y di questo.

Per chiarire i concetti precedenti facciamo un esempio, sempre riferito all'ambiente del basket. Immaginiamo che il giocatore sia in piedi al centro del campo, rivolto verso la linea di fondo più vicina alle telecamere. Le coordinate globali omogenee dei marker M1, C2, M_2 e C_3, M_3 siano rispettivamente:

$$M_1 = (7,5 \ \ 13,95 \ \ 0,3 \ \ 1) \quad M_2 = (7,46 \ \ 14 \ \ 0,1 \ \ 1) \quad C_2 = (7,54 \ \ 14 \ \ 0,1 \ \ 1)$$
$$M_3 = (7,45 \ \ 14 \ \ 0,5 \ \ 1) \quad C_2 = (7,55 \ \ 14 \ \ 0,5 \ \ 1).$$

Queste coordinate vengono riportate all'inizio, per chiarezza. In effetti, possono essere determinate dopo che le telecamere siano state individualmente calibrate utilizzando il processo di restituzione stereoscopica. L'equazione della retta che passa per i punti M_1, M_3 (coincidente con l'asse z_{LM} del sistema associato ai marker) è:

$$\frac{X-7,5}{7,45-7,5} = \frac{Y-14}{14-13,95} = \frac{Z-0,3}{0,5-0,3}.$$

I cui coseni direttori rispetto al sistema globale risultano pari a:

$$p = \sqrt{(X_3 - X_1)^2 + (Y_3 - Y_1)^2 + (Z_3 - Z_1)^2} = 0,212$$
$$\cos(Xx_{LM}) = \frac{X_3 - X_1}{0,212} = -0.236 \quad \cos(Yx_{LM}) = \frac{Y_3 - Y_1}{0,212} = 0,236$$
$$\cos(Xx_{LM}) = \frac{Z_3 - Z_1}{0,212} = 0,943.$$

Analogamente la retta che congiunge i punti M_1 M_2 ha l'equazione:

$$\frac{X-7,5}{7,46-7,5} = \frac{Y-13,95}{14-13,95} = \frac{Z-0,3}{0,1-0,3}.$$

I cui coseni direttori sono:

$$p = \sqrt{(X_2 - X_1)^2 + (Y_2 - Y_1)^2 + (Z_2 - Z_1)^2} = 0,,0441$$
$$\cos(Xx_{LM}) = \frac{X_2 - X_1}{0,0441} = -0.907 \quad \cos(Yx_{LM}) = \frac{Y_2 - Y_1}{0,0441} = 0$$
$$\cos(Xx_{LM}) = \frac{Z_3 - Z_1}{0,212} = 0,943.$$

Calibrazione della telecamera

Nel seguito ci riferiremo ancora alla matrice $\mathbf{T}^*_{view}$. Ricordiamo che essa tiene conto sia della trasformazione prospettica che degli spostamenti e delle rotazioni della telecamera rispetto al sistema globale. Se conosciamo tutti i parametri che entrano nella formazione dei termini di questa matrice, la telecamera non ha alcun bisogno di calibrazione. Se, come invece succede spesso, questi parametri non sono tutti noti a priori o sono di difficile misura, si ricorre a una procedura di calibrazione (che può comunque, essere impiegata come procedura di controllo dei parametri), basata sulla formazione dell'immagine di un certo numero di punti (almeno sei) di cui sia nota la posizione in coordinate globali. L'equazione di formazione dell'immagine per ciascun punto $\mathbf{P}_i$ è:

$$\mathbf{p}^*_i = \begin{Bmatrix} x^*_{P_i} \\ y^*_{P_i} \\ z^*_{P_i} \\ k_i \end{Bmatrix} = \mathbf{T}^*_{view} \begin{Bmatrix} X_{P_i} \\ Y_{P_i} \\ Z_{P_i} \\ 1 \end{Bmatrix} = \begin{bmatrix} a_{11} & a_{12} & a_{13} & a_{14} \\ a_{21} & a_{22} & a_{23} & a_{24} \\ a_{31} & a_{32} & a_{33} & a_{34} \\ a_{41} & a_{42} & a_{43} & a_{44} \end{bmatrix} * \begin{Bmatrix} X_{P_i} \\ Y_{P_i} \\ Z_{P_i} \\ 1 \end{Bmatrix}. \qquad (2.8.13)$$

Ricordando che le coordinate Cartesiane dei punti $\mathbf{p}_i$ riferite alla telecamera si ottengono dividendo le corrispondenti coordinate omogenee per la quarta componente e trascurando la componente z che non ha significato fisico si può scrivere:

$$x^*_{P_i} = x_{P_i} * k_i = a_{11}X_{P_i} + a_{12}Y_{P_i} + a_{13}Z_{P_i} + a_{14}$$
$$y^*_{P_i} = y_{P_i} * k_i = a_{21}X_{P_i} + a_{22}Y_{P_i} + a_{23}Z_{P_i} + a_{24}$$
$$k_i = a_{41}X_{P_i} + a_{42}Y_{P_i} + a_{43}Z_{P_i} + a_{44}. \qquad (2.8.14)$$

Sostituendo l'espressione di k_i nella prima e nella seconda equazione si ottiene:

$$X_{P_i}a_{11} + Y_{P_i}a_{12} + Z_{P_i}a_{13} - X_{P_i}x_{P_i} * a_{41} - Y_{P_i}x_{P_i} * a_{42} -$$
$$- Z_{P_i}x_{P_i} * a_{43} - x_{P_i}a_{44} + a_{14} = 0$$
$$X_{P_i}a_{21} + Y_{P_i}a_{22} + Z_{P_i}a_{23} - X_{P_i}y_{P_i} * a_{41} - Y_{P_i}y_{P_i} * a_{42} -$$
$$- Z_{P_i}y_{P_i} * a_{43} - y_{P_i}a_{44} + a_{24} = 0. \qquad (2.8.15)$$

Portando all'esterno il vettore delle incognite a_{ij} si ha:

$$\begin{bmatrix} X_{P_1} & Y_{P_1} & Z_{P_1} & 1 & 0 & 0 & 0 & 0 & -X_{P_1}x_{P_1} & -Y_{P_1}x_{P_1} & -Z_{P_1}x_{P_1} & -x_{P_1} \\ 0 & 0 & 0 & 0 & X_{P_1} & Y_{P_1} & Z_{P_1} & 1 & -X_{P_1}y_{P_1} & -Y_{P_1}y_{P_1} & -Z_{P_1}y_{P_1} & -y_{P_1} \\ .. & .. & .. & .. & .. & .. & .. & .. & .. & .. & .. & .. \\ .. & .. & .. & .. & .. & .. & .. & .. & .. & .. & .. & .. \\ .. & .. & .. & .. & .. & .. & .. & .. & .. & .. & .. & .. \\ .. & .. & .. & .. & .. & .. & .. & .. & .. & .. & .. & .. \\ .. & .. & .. & .. & .. & .. & .. & .. & .. & .. & .. & .. \\ .. & .. & .. & .. & .. & .. & .. & .. & .. & .. & .. & .. \\ .. & .. & .. & .. & .. & .. & .. & .. & .. & .. & .. & .. \\ .. & .. & .. & .. & .. & .. & .. & .. & .. & .. & .. & .. \\ X_{P_6} & Y_{P_6} & Z_{P_6} & 1 & 0 & 0 & 0 & 0 & -X_{P_6}x_{P_6} & -Y_{P_6}x_{P_6} & -Z_{P_6}x_{P_6} & -x_{P_6} \\ 0 & 0 & 0 & 0 & X_{P_6} & Y_{P_6} & Z_{P_6} & 1 & -X_{P_6}y_{P_6} & -Y_{P_6}y_{P_6} & -Z_{P_6}y_{P_6} & -y_{P_6} \end{bmatrix} \begin{Bmatrix} a_{11} \\ a_{12} \\ a_{13} \\ a_{14} \\ a_{21} \\ a_{22} \\ a_{23} \\ a_{24} \\ a_{41} \\ a_{42} \\ a_{43} \\ a_{44} \end{Bmatrix} = 0. \qquad (2.8.16)$$

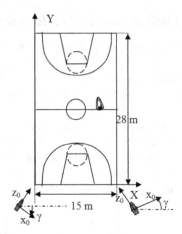

Fig. 2.29. Calibrazione telecamera

L'equazione, scritta in forma matriciale nelle incognite a_{ij}, permette di ottenere i valori delle incognite, se si possiedono le coordinate rispetto al sistema globale e quelle delle rispettive immagini rispetto al sistema focale, per almeno sei punti. Nella pratica, a causa degli inevitabili errori e approssimazioni il processo di calibrazione ne impiega di più, cosa che genera un sistema di equazioni sovradeterminato. In questo caso s'impiegano algoritmi di minimizzazione dell'errore per una valutazione più precisa dei parametri.

Facciamo un esempio: supponiamo di voler eseguire la calibrazione di due telecamere che inquadrano un campo di basket. Poniamo le due telecamere al di fuori del campo. Le coordinate rispetto al sistema globale di queste siano:

$$X_{r0}^1 = -3\,\text{m} \quad Y_{r0}^1 = -3\,\text{m} \quad Z_{r0}^1 = 1\,\text{m} \quad X_{r0}^2 = 18\,\text{m} \quad Y_{r0}^2 = -3\,\text{m} \quad Z_{r0}^2 = 1\,\text{m}.$$

Ricordiamo che i valori riportati si riferiscono sia alla traslazione della telecamera rispetto al sistema globale per le esigenze di inquadramento della scena, sia al vettore che rappresenta lo spostamento dello snodo della telecamera dall'origine del sistema di riferimento sul piano focale.

Supponiamo che i 6 punti usati per la calibrazione abbiano le seguenti coordinate globali:

$$P_1\,(0\ 0\ 2) \quad P_2\,(15\ 4\ 4) \quad P_3\,(6\ 25\ 0{,}5) \quad P_4\,(13\ 2\ 4{,}6)$$
$$P_5\,(2{,}5\ 12\ 3) \quad P_6\,(12{,}5\ 16\ 4{,}5).$$

Per simulare un processo di calibrazione compiamo i passi seguenti:

- calcoliamo per mezzo della matrice T_{view}^* le coordinate dei punti immagine di $P_1, \ldots, P_6$ rispetto al sistema basato sul piano focale della telecamera;
- calibriamo le due telecamere per mezzo dei punti P_1, P_6 e delle loro immagini;
- ricostruiamo i valori delle coordinate globali di $P_1, \ldots, P_6$ partendo dalle coordinate sul piano focale dei punti immagine.

Gli angoli della telecamera di sinistra siano $\alpha = -90°$ $\gamma = -45°$. Quelli della telecamera di destra $\alpha = -90°$ $\gamma = 45°$.

Le coordinate dei punti immagine sulla prima telecamera sono:

$$p_1^1 (-0,0000 \ 0,0083); \quad p_2^1 (-0,0154 \ 0,0060); \quad p_3^1 (0,0180 \ -0,0007)$$
$$p_4^1 (0,0090 \ 0,0058); \quad p_5^1 (0,0163 \ 0,0048); \quad p_6^1 (0,0036 \ 0,0050).$$

La matrice $^1T_{view}^*$ che comprende sia la trasformazione prospettica che quella dovuta al passaggio dal sistema globale a quello dell'immagine è la seguente:

$$^1T_{view}^* = \begin{bmatrix} c\gamma & s\gamma & 0 & -c\gamma * X_{r0} - s\gamma * Y_{r0} \\ -s\gamma * c\alpha & c\gamma * c\alpha & s\alpha & c\alpha * s\gamma * X_{r0} - c\alpha * c\gamma * Y_{r0} - s\alpha * Z_{r0} \\ s\gamma * s\alpha & -c\gamma * s\alpha & c\alpha & -s\alpha * s\gamma * X_{r0} + s\alpha * c\gamma * Y_{r0} - c\alpha * Z_{r0} \\ -\frac{1}{\lambda}s\gamma * s\alpha & \frac{1}{\lambda}c\gamma * s\alpha & -\frac{1}{\lambda}c\alpha & 1 - \frac{1}{\lambda}(-s\alpha * s\gamma * X_{r0} + s\alpha * c\gamma * Y_{r0} - c\alpha * Z_{r0}) \end{bmatrix} =$$

$$= \begin{bmatrix} 0,7071 & -0,7071 & 0 & 0,0000 \\ 0,0000 & 0,0000 & -1,0000 & 1,0000 \\ 0,7071 & 0,7071 & 0,0000 & 4,2426 \\ -20,2031 & -20,2031 & -0,0000 & -120,218 \end{bmatrix}.$$

Se per la calibrazione utilizziamo le sei coppie di punti indicate prima, si ottengono per la matrice che lega i punti immagine ai punti nel sistema globale i seguenti valori numerici:

$$^1T_{Cal} = \begin{bmatrix} {}^1a_{11} & {}^1a_{12} & {}^1a_{13} & {}^1a_{14} \\ {}^1a_{21} & {}^1a_{22} & {}^1a_{23} & {}^1a_{24} \\ {}^1a_{41} & {}^1a_{42} & {}^1a_{43} & {}^1a_{44} \end{bmatrix}$$

$$= \begin{bmatrix} 0,0057 & -0,0057 & 0,0000 & -0,0000 \\ -0,0000 & 0,0000 & -0,0081 & 0,0081 \\ -0,1635 & -0,1635 & 0,0000 & -0,9728 \end{bmatrix}.$$

Ricordando che la sottomatrice 3×3 formata con le prime tre righe e tre colonne della matrice T_{view}^* è una matrice ortogonale, si deduce che la somma dei quadrati dei termini di una riga o colonna di questa sottomatrice deve essere eguale all'unità. Si ha quindi:

$$\sqrt{a_{11}^2 + a_{12}^2 + a_{13}^2} * c = 1 \quad \text{da cui:} \quad c = 123,5790$$

si ha allora

$$^1T_{Cal,Norm} = {}^1T_{Cal} * 123,5790 =$$

$$= 123,5790 * \begin{bmatrix} 0,0057 & -0,0057 & 0,0000 & -0,0000 \\ -0,0000 & 0,0000 & -0,0081 & 0,0081 \\ -0,1635 & -0,1635 & 0,0000 & -0,9728 \end{bmatrix} =$$

$$= \begin{bmatrix} 0,7071 & -0,7071 & 0 & 0,0000 \\ 0,0000 & 0,0000 & -1,0000 & 1,0000 \\ -20,2031 & -20,2031 & -0,0000 & -120,2183 \end{bmatrix}.$$

La matrice ottenuta nella calibrazione normalizzata è identica a quella ottenuta partendo dai parametri di rototraslazione e prospettiva. Confrontando i valori ottenuti per ciascun termine della matrice con le rispettive espressioni simboliche, si ottengono i parametri di rotazione (angoli α, γ la lunghezza focale e i parametri di traslazione della telecamera. Si ha:

$$\gamma = \operatorname{atan}2(a_{12}, a_{11}) = -45° \qquad \alpha = \operatorname{atan}2(\cos\gamma * a_{23}, a_{22}) = -90°$$
$$\lambda = \sqrt{a_{31}^2 + a_{32}^2 + a_{33}^2}.$$

Per quanto riguarda i parametri di traslazione occorre considerare che le componenti della distanza dello snodo della telecamera dall'origine del sistema focale sono note o facilmente misurabili per cui si ha:

$$-c\gamma * X_{r0} - s\gamma * Y_{r0} = 0$$
$$c\alpha * s\gamma * X_{r0} - c\alpha * c\gamma * Y_{r0} - s\alpha * Z_{r0} = 1$$
$$-s\alpha * s\gamma * X_{r0} + s\alpha * c\gamma * Y_{r0} - c\alpha * Z_{r0} = \lambda(120, 218 + 1).$$

In cui x_{r1}, y_{r1}, z_{r1} sono, nel nostro caso, nulli. Si ottiene quindi il sistema lineare in tre equazioni e tre incognite:

$$-0,7071 * X_{r0} + 0,7071 Y_{r0} = 0$$
$$Z_{r0} = 1$$
$$\frac{0,7071}{0,035} X_{r0} + \frac{0,7071}{0,035} Y_{r0} - Z_{r0} = -121,218.$$

I risultati sono $X_{r0} = Y_{r0} = -2,9975$ $Z_{r0} = 1$.

Il piccolo errore riscontrato è dovuto agli arrotondamenti nel calcolo dei prodotti e delle funzioni seno e coseno. Siamo adesso in grado di ricostruire la matrice T_{view}^* della prima telecamera includendo anche la terza riga che contiene ormai funzioni note dei parametri precedentemente ottenuti. Avremo quindi:

$$^1\mathbf{T}_{view}^* = \begin{bmatrix} 0,7071 & -0,7071 & 0 & 0,0000 \\ 0,0000 & 0,0000 & -1,0000 & 1,0000 \\ 0,7071 & 0,7071 & 0,0000 & 4,2426 \\ -20,2031 & -20,2031 & -0,0000 & -120,218 \end{bmatrix}.$$

Per la seconda telecamera si ha:

$$p_1^2(0,0250\ 0,0024); \quad p_3^2(-0,0141\ 0,0149); \quad p_3^2(-0,0140\ -0,0006)$$
$$p_4^2(-0,0241\ 0,0077); \quad p_5^2(0,0006\ 0,0033); \quad p_6^2(-0,0193\ 0,0071).$$

La matrice ottenuta nel processo di calibrazione risulta:

$$^2\mathbf{T}_{view,RID}^* = \begin{bmatrix} 0,0017 & 0,0017 & 0,0000 & -0,0250 \\ -0,0000 & -0,0000 & -0,0024 & 0,0024 \\ 0,0476 & -0,0476 & -0,0000 & -0,9974 \end{bmatrix}.$$

Anche in questo caso, una volta normalizzata la matrice di calibrazione coincide con la matrice di partenza, costruita sulla base dei parametri di traslazione, rotazione e prospettiva.

$$
^2\mathbf{T}^*_{\text{view}} = \begin{bmatrix} 0,7071 & 0,7071 & 0 & -10,6066 \\ -0,0000 & 0,0000 & -1,0000 & 1,0000 \\ -0,7071 & 0,7071 & 0,0000 & 14,8492 \\ 20,2031 & -20,2031 & -0,0000 & -423,2641 \end{bmatrix}.
$$

La procedura di calibrazione ha avuto successo con il numero strettamente necessario di coppie punto-immagine, pari a sei. La trasformazione di prospettiva descritta è basata su un modello ideale della lente. Nella realtà il processo di formazione dell'immagine è accompagnato da deviazioni rispetto al modello ideale, dovute a cause diverse. Tra queste, le inevitabili aberrazioni dell'ottica, gli errori nell'individuazione delle coordinate del punto immagine, la presenza di vibrazioni etc. Per tener conto di questi fattori di disturbo, negli apparati sperimentali per la *gait analysis* la calibrazione è svolta con un numero di coppie di punti-immagine superiore, applicando poi processi di minimizzazione dell'errore ai minimi quadrati. Lasciamo ai testi specializzati la trattazione dell'argomento. Riportiamo in appendice il listato del programma Matlab utilizzato nell'esempio precedente.

Ricostruzione stereoscopica

Vediamo ora come, dalle immagini dello stesso punto sul piano focale di due telecamere diverse, si possa risalire alle coordinate globali. Con le ipotesi che abbiamo introdotto rispetto alla formazione dell'immagine, abbiamo che, se un punto viene ripreso da due telecamere dislocate in punti diversi e diversamente orientate, si formeranno due immagini nei rispettivi piani focali. Ragionando rispetto al sistema di riferimento globale e tenendo presente la Fig. 2.30, la prima immagine sarà allineata al centro ottico della lente della prima telecamera e al punto ripreso, la seconda immagine al centro ottico dell'altra telecamera e al punto ripreso. Le due rette così individuate s'intersecano in corrispondenza del punto oggetto ripreso, di cui sarà quindi semplice individuare tutte le coordinate. Per costruire i vettori delle coordinate dei punti $\mathbf{p'}$, $\mathbf{p''}$, $\mathbf{C}_1$, $\mathbf{C}_2$ nel sistema di riferimento globale, dobbiamo utilizzare le matrici di trasformazione che legano i sistemi sul piano focale delle telecamere a

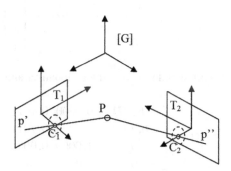

Fig. 2.30. Ricostruzione stereoscopica

quello globale. La matrice che mette che mette in relazione il sistema focale della telecamera 1 al sistema globale è la seguente:

$$
{}^{XYZ}_{x_1y_1z_1}\mathbf{T} =
\begin{bmatrix}
1 & 0 & 0 & X_{r0} \\
0 & 1 & 0 & Y_{r0} \\
0 & 0 & 1 & Z_{r0} \\
0 & 0 & 0 & 1
\end{bmatrix}
\begin{bmatrix}
c\gamma & -s\gamma & 0 & 0 \\
s\gamma & c\gamma & 0 & 0 \\
0 & 0 & 1 & 0 \\
0 & 0 & 0 & 1
\end{bmatrix}
\begin{bmatrix}
1 & 0 & 0 & 0 \\
0 & c\alpha & -s\alpha & 0 \\
0 & s\alpha & c\alpha & 0 \\
0 & 0 & 0 & 1
\end{bmatrix}
$$

$$
=
\begin{bmatrix}
c\gamma & -c\alpha s\gamma & s\alpha s\gamma & X_{r0} \\
s\gamma & c\alpha c\gamma & -s\alpha c\gamma & Y_{r0} \\
0 & s\alpha & c\alpha & Z_{r0} \\
0 & 0 & 0 & 1
\end{bmatrix}.
\tag{2.8.17}
$$

Un'espressione del tutto analoga si avrà per la matrice di trasformazione della seconda telecamera ${}^{x_2y_2z_2}_{XYZ}\mathbf{T}$. Poiché il processo di calibrazione ha permesso di ottenere i dati relativi ai parametri della rototraslazione per ambedue le telecamere, potremo valutare numericamente le matrici precedenti:

$$
{}^{XYZ}_{x_1y_1z_1}\mathbf{T} =
\begin{bmatrix}
0,7071 & 0,0000 & 0,7071 & -3,0000 \\
-0,7071 & 0,0000 & 0,7071 & -3,0000 \\
0 & -1,0000 & 0,0000 & 1,0000 \\
0 & 0 & 0 & 1,0000
\end{bmatrix}
$$

$$
{}^{XYZ}_{x_2y_2z_2}\mathbf{T} =
\begin{bmatrix}
0,7071 & -0,0000 & -0,7071 & 18,0000 \\
0,7071 & 0,0000 & 0,7071 & -3,0000 \\
0 & -1,0000 & 0,0000 & 1,0000 \\
0 & 0 & 0 & 1,0000
\end{bmatrix}.
$$

Il punto C_1 ha rispetto al sistema focale x_1, y_1, z_1 della prima telecamera le coordinate:

$$
{}^{x_1y_1z_1}C_1 =
\begin{Bmatrix}
0 \\
0 \\
\lambda \\
1
\end{Bmatrix}
=
\begin{Bmatrix}
0 \\
0 \\
0,035 \\
1
\end{Bmatrix}
$$

le corrispondenti coordinate globali saranno:

$$
{}^{XYZ}C_1 =
\begin{bmatrix}
0,7071 & 0,0000 & 0,7071 & -3,0000 \\
-0,7071 & 0,0000 & 0,7071 & -3,0000 \\
0 & -1,0000 & 0,0000 & 1,0000 \\
0 & 0 & 0 & 1,0000
\end{bmatrix}
\begin{Bmatrix}
0 \\
0 \\
0,035 \\
1
\end{Bmatrix}
=
\begin{Bmatrix}
-2,9753 \\
-2,9753 \\
1,0000 \\
1,0000
\end{Bmatrix}.
$$

Analogamente per il centro ottico C_2 della seconda telecamera si ha:

$$^{XYZ}C_2 = {}^{XYZ}_{x_2y_2z_2}T\,^{x_2y_2z_2}C_2 = \begin{bmatrix} 0,7071 & -0,0000 & -0,7071 & 18,0000 \\ 0,7071 & 0,0000 & 0,7071 & -3,0000 \\ 0 & -1,0000 & 0,0000 & 1,0000 \\ 0 & 0 & 0 & 1,0000 \end{bmatrix} \begin{Bmatrix} 0 \\ 0 \\ 0,035 \\ 1 \end{Bmatrix} =$$

$$= \begin{Bmatrix} 17,9753 \\ -2,9753 \\ 1,0000 \\ 1,0000 \end{Bmatrix}.$$

Se adesso prendiamo uno qualsiasi dei punti impiegati per la calibrazione ad esempio il punto $\mathbf{P}_1$

$$\mathbf{P}_1 = \begin{Bmatrix} 0 \\ 0 \\ 2 \\ 1 \end{Bmatrix}$$

la cui immagine è sul piano focale

$$^{x_1y_1z_1}\mathbf{p}_1^1 = \begin{Bmatrix} -0,0000 \\ 0,0083 \\ 0 \\ 1 \end{Bmatrix}.$$

Le coordinate del punto immagine rispetto al sistema globale sono:

$$^{XYZ}\mathbf{P}_1 = {}^{XYZ}_{x_1y_1z_1}\mathbf{T}\,^{x_1y_1z_1}\mathbf{p}_1^1$$

$$= \begin{bmatrix} 0,7071 & 0,0000 & 0,7071 & -3,0000 \\ -0,7071 & 0,0000 & 0,7071 & -3,0000 \\ 0 & -1,0000 & 0,0000 & 1,0000 \\ 0 & 0 & 0 & 1,0000 \end{bmatrix} \begin{Bmatrix} -0,0000 \\ 0,0083 \\ 0 \\ 1 \end{Bmatrix}$$

$$= \begin{Bmatrix} -3,0000 \\ -3,0000 \\ 0,9917 \\ 1,0000 \end{Bmatrix}.$$

L'immagine di $\mathbf{P}_1$ sul piano focale della seconda telecamera è:

$$^{x_2y_2z_2}\mathbf{p}_1^2 = \begin{Bmatrix} 0,0251 \\ 0,0024 \\ 0 \\ 1 \end{Bmatrix}$$

che, riferita al sistema globale, diventa:

$$^{XYZ}\mathbf{p}_1^2 = {}^{XYZ}_{x_2y_2z_2}\mathbf{T}\,{}^{x_2y_2z_2}\mathbf{p}_1^2$$

$$= \begin{bmatrix} 0,7071 & -0,0000 & -0,7071 & 18,0000 \\ 0,7071 & 0,0000 & 0,7071 & -3,0000 \\ 0 & -1,0000 & 0,0000 & 1,0000 \\ 0 & 0 & 0 & 1,0000 \end{bmatrix} \begin{Bmatrix} 0,0251 \\ 0,0024 \\ 0 \\ 1 \end{Bmatrix}$$

$$= \begin{Bmatrix} 18,0177 \\ -2,9823 \\ 0,9976 \\ 1,0000 \end{Bmatrix}.$$

Le equazioni delle due rette che passano rispettivamente per le coppie di punti p_1^1 C_1 e p_1^2 C_2 sono:

$$\frac{X - X_{p_1^1}}{X_{C_1} - X_{p_1^1}} = \frac{Y - Y_{p_1^1}}{Y_{C_1} - Y_{p_1^1}} = \frac{Z - Z_{p_1^1}}{Z_{C_1} - Z_{p_1^1}}$$

$$\frac{X - X_{p_1^2}}{X_{C_2} - X_{p_1^2}} = \frac{Y - Y_{p_1^2}}{Y_{C_2} - Y_{p_1^2}} = \frac{Z - Z_{p_1^1}}{Z_{C_1} - Z_{p_1^1}}$$

da cui si ha il sistema:

$$\frac{X}{X_{C_1} - X_{p_1^1}} - \frac{Y}{Y_{C_1} - Y_{p_1^1}} = \frac{X_{p_1^1}}{X_{C_1} - X_{p_1^1}} - \frac{Y_{p_1^1}}{Y_{C_1} - Y_{p_1^1}}$$

$$\frac{X}{X_{C_2} - X_{p_1^2}} - \frac{Y}{Y_{C_2} - Y_{p_1^2}} = \frac{X_{p_1^2}}{X_{C_2} - X_{p_1^2}} - \frac{Y_{p_1^2}}{Y_{C_2} - Y_{p_1^2}}$$

$$\frac{X}{X_{C_2} - X_{p_1^2}} - \frac{Z}{Z_{C_2} - Z_{p_1^2}} = \frac{X_{p_1^2}}{X_{C_2} - X_{p_1^2}} - \frac{Z_{p_1^2}}{Z_{C_2} - Z_{p_1^2}}. \qquad (2.8.18)$$

La soluzione del sistema precedente fornisce i valori cercati delle coordinate X, Y, Z del punto P date le coordinate della sua immagine sui piani focali delle due telecamere. Il risultato ottenuto dal programma *globcor* il cui listato è riportato in appendice è:

Cordglob =	P1	P2	P3	P4	P5	P6
	0,00	15,00	6,00	13,00	2,50	12,50
	0,00	4,00	25,00	24,00	12,00	16,00
	2,00	4,00	0,50	6,00	3,00	4,50

con

$$P_1 = \begin{Bmatrix} 0,00 \\ 0,00 \\ 2 \end{Bmatrix} \qquad P_2 = \begin{Bmatrix} 15 \\ 4 \\ 4 \end{Bmatrix} \qquad P_3 = \begin{Bmatrix} 6 \\ 25 \\ 0,50 \end{Bmatrix}$$

$$P_4 = \begin{Bmatrix} 13 \\ 24 \\ 6 \end{Bmatrix} \qquad P_5 = \begin{Bmatrix} 2,5 \\ 12 \\ 3 \end{Bmatrix} \qquad P_6 = \begin{Bmatrix} 12,5 \\ 16 \\ 4,5 \end{Bmatrix}$$

Come si può verificare le coordinate dei sei punti globali impiegate nell'esempio vengono ricostruite esattamente. Il programma può mancare di fornire soluzioni quando qualcuno dei denominatori presenti nei coefficienti delle incognite o nei termini noti del sistema diventa nullo. In un sistema in movimento questo può accadere per particolari posizioni dei punti inseguiti e per particolari coppie di telecamere. Nei sistemi di gait analysis correntemente impiegati, il numero di telecamere è in genere superiore a due. L'algoritmo illustrato non richiede difficili allineamenti delle telecamere e permette di ricostruire le posizioni spaziali dei vari marker con un numero limitato di calcoli. La procedura è alla base di successivi algoritmi per il calcolo delle traiettorie, delle velocità e delle accelerazioni dei marker.

Esercizi

1. *Calcolo della lunghezza del passo.*

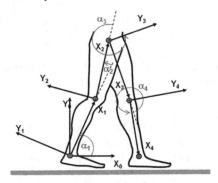

Calcolare la lunghezza del passo come modulo della distanza tra le caviglie conoscendo la coordinata della caviglia anteriore $^4\mathbf{P}_D$ rispetto al sistema mobile 4. Attenzione al segno degli angoli!

$$^4\mathbf{P}_D = \begin{bmatrix} 0,5 \\ 0 \\ 0 \\ 1 \end{bmatrix},$$

$\alpha_1 = 60°$,
$\alpha_2 = 15°$,
$\alpha_3 = 120°$,
$\alpha_4 = 25°$,
$L = \overline{OA} = \overline{AB} = \overline{BC} = \overline{CD} = 0,5$ [m].

Soluzione. La soluzione del problema si trova applicando la teoria delle matrici di trasformazione.
La matrice globale è definita come segue:

$$^4_0\mathbf{T} = {}^0_1\mathbf{T} \cdot {}^1_2\mathbf{T} \cdot {}^2_3\mathbf{T} \cdot {}^3_4\mathbf{T}.$$

Dove ogni matrice di trasformazione ha la generica espressione:

$$^{i-1}_{i}\mathbf{T} = \begin{bmatrix} \cos(\alpha_i) & -\sin(\alpha_i) & 0 & 0 \\ \sin(\alpha_i) & \cos(\alpha_i) & 0 & 0 \\ 0 & 0 & 1 & 0 \\ 0 & 0 & 0 & 1 \end{bmatrix} \quad \text{dove} \quad i = 1:4.$$

Calcolando i vari prodotti otteniamo la matrice globale:

$$^{4}_{0}\mathbf{T} = \begin{bmatrix} 0,3420 & 0,9397 & 0 & 0,7330 \\ -0,9397 & 0,3420 & 0 & 0,5624 \\ 0 & 0 & 1 & 0 \\ 0 & 0 & 0 & 1 \end{bmatrix}.$$

Le coordinate assolute del punto D si ottengono moltiplicando la matrice globale per le coordinate della caviglia relative al sistema di riferimento locale 4

$$^{0}\mathbf{P}_D = {}^{4}_{0}\mathbf{T} \cdot {}^{4}\mathbf{P}_D = \begin{bmatrix} 0,3420 & 0,9397 & 0 & 0,7330 \\ -0,9397 & 0,3420 & 0 & 0,5624 \\ 0 & 0 & 1 & 0 \\ 0 & 0 & 0 & 1 \end{bmatrix} \cdot \begin{bmatrix} 0,5 \\ 0 \\ 0 \\ 1 \end{bmatrix} = \begin{bmatrix} 0,040 \\ 0,0926 \\ 0 \\ 1 \end{bmatrix}.$$

2. *Calcolo della traiettoria della caviglia durante il passo.* Assegnata la legge di variazione degli angoli formati tra i vari segmenti, calcolare la traiettoria della caviglia.

Tempo [s]	0	0,25	0,50	0,75	1
α_1	110	104,14	90	75,85	70
α_2	0	0	0	0	0
α_3	140	151,71	180	208,28	220
α_4	0	−35	−70	−35	0
α_{sum}	250	220,86	200	249,14	290

Soluzione:

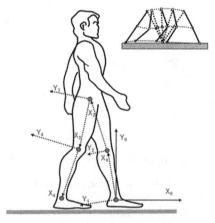

La matrice globale è ottenuta come prodotto tra le singole matrici di trasformazione:

$$^{0}_{4}\mathbf{T} = {}^{0}_{1}\mathbf{T} \cdot {}^{1}_{2}\mathbf{T} \cdot {}^{2}_{3}\mathbf{T} \cdot {}^{3}_{4}\mathbf{T}$$

a titolo di esempio riportiamo il prodotto delle prime due matrici

$$
{}^0_1\mathbf{T} =
\begin{bmatrix}
\cos(\alpha_1) & -\sin(\alpha_1) & 0 & 0 \\
\sin(\alpha_1) & \cos(\alpha_1) & 0 & 0 \\
0 & 0 & 1 & 0 \\
0 & 0 & 0 & 1
\end{bmatrix}
\qquad
{}^1_2\mathbf{T} =
\begin{bmatrix}
\cos(\alpha_2) & -\sin(\alpha_2) & 0 & l_1 \\
\sin(\alpha_2) & \cos(\alpha_2) & 0 & 0 \\
0 & 0 & 1 & 0 \\
0 & 0 & 0 & 1
\end{bmatrix}
$$

$$
{}^0_2\mathbf{T} = {}^0_1\mathbf{T} \cdot {}^1_2\mathbf{T} =
$$

$$
\begin{bmatrix}
(\cos(\alpha_1)\cdot\cos(\alpha_2)-\sin(\alpha_1)\cdot\sin(\alpha_2)) & (-\sin(\alpha_2)\cdot\cos(\alpha_1)-\sin(\alpha_1)\cdot\cos(\alpha_2)) & 0 & l_1\cos(\alpha_1) \\
(+\sin(\alpha_2)\cdot\cos(\alpha_1)+\sin(\alpha_1)\cdot\cos(\alpha_2)) & (\cos(\alpha_1)\cdot\cos(\alpha_2)-\sin(\alpha_1)\cdot\sin(\alpha_2)) & 0 & l_1\sin(\alpha_1) \\
0 & 0 & 1 & 0 \\
0 & 0 & 0 & 1
\end{bmatrix}.
$$

Attraverso l'utilizzo delle formule di addizione e sottrazione, la matrice ${}^0_2\mathbf{T}$ ha la seguente forma:

$$
{}^0_2\mathbf{T} =
\begin{bmatrix}
\cos(\alpha_1+\alpha_2) & -\sin(\alpha_1+\alpha_2) & 0 & l_1\cos(\alpha_1) \\
\sin(\alpha_1+\alpha_2) & \cos(\alpha_1+\alpha_2) & 0 & l_1\sin(\alpha_1) \\
0 & 0 & 1 & 0 \\
0 & 0 & 0 & 1
\end{bmatrix}
$$

moltiplicando le 4 matrici di trasformazione otteniamo la matrice globale:

$$
{}^0_4\mathbf{T}_{\text{Globale}} =
$$

$$
\begin{bmatrix}
\cos(\alpha_1+\alpha_2+\alpha_3+\alpha_4) & -\sin(\alpha_1+\alpha_2+\alpha_3+\alpha_4) & 0 & l_1\cos(\alpha_1)+l_2\cos(\alpha_1+\alpha_2)+l_3\cos(\alpha_1+\alpha_2+\alpha_3) \\
\sin(\alpha_1+\alpha_2+\alpha_3+\alpha_4) & \cos(\alpha_1+\alpha_2+\alpha_3+\alpha_4) & 0 & l_1\sin(\alpha_1)+l_2\sin(\alpha_1+\alpha_2)+l_3\sin(\alpha_1+\alpha_2+\alpha_3) \\
0 & 0 & 1 & 0 \\
0 & 0 & 0 & 1
\end{bmatrix}.
$$

Tempo [s]	0	0,25	0,50	0,75	1
X_0	$-0,6156$	$-0,6702$	$-0,4229$	$0,1696$	$0,6156$
Y_0	0	$0,142$	$0,2961$	$0,0159$	0
Z_0	0	0	0	0	0

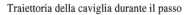

Traiettoria della caviglia durante il passo
● Coordinate Caviglia

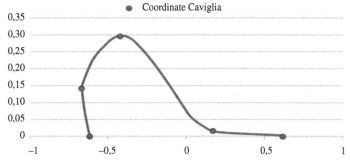

3

Le articolazioni

3.1 Gradi di libertà nella biomeccanica. Le articolazioni

Ricordando che un corpo rigido nello spazio possiede tre gradi di libertà di traslazione e tre di rotazione e nel piano due di traslazione e uno di rotazione, possiamo impostare un modello del corpo umano in base alle seguenti semplificazioni:

- ogni segmento che compone il sistema sia considerato come corpo rigido collegato ai segmenti contigui attraverso le articolazioni;
- la configurazione del corpo sia definibile attraverso un numero finito di parametri, i suoi gradi di libertà;
- le caratteristiche d'inerzia dei vari segmenti siano calcolabili ricorrendo a opportune ipotesi semplificative, quali la riconduzione a forme geometriche semplici, o misurabili sperimentalmente;
- il sistema, soggetto a forze esterne, come quelle di gravità e quelle dovute all'ambiente circostante, è controllato nel movimento e nella stabilità da un numero finito di azioni muscolari, applicate in corrispondenza di punti definiti dei vari segmenti.

Ricorderemo i principali tipi di articolazioni, ricorrendo alle definizioni della medicina, necessarie per una trattazione interdisciplinare dei problemi. Le articolazioni sono collegamenti tra capi ossei aventi forme coniugate alle estremità, tenuti insieme da tessuti connettivi. Possono essere di tipo mobile (ad esempio la spalla), semi-mobile (tra le vertebre), o fisso (tra le ossa del cranio). Si dividono in *sinartrosi e diartrosi*.

Sinartrosi

Le sinartrosi sono dispositivi giunzionali tra due capi ossei contigui. Possono essere suddivise in tre sottocategorie rispetto al tessuto connettivo che si infrappone tra gli stessi capi ossei, in *sinfibrosi*, *sincondrosi* e *sinfisi*.

Picasso B.: Fondamenti di Meccanica e Biomeccanica. Meccanica dei corpi rigidi articolati.
DOI 10.1007/978-88-470-2333-8_3, © Springer-Verlag Italia 2013

Sinfibrosi

Nelle sinfibrosi, o articolazioni fibrose, il tessuto di congiunzione è prevalentemente costituito da connettivo ricco di collagene, e in alcuni casi abbondante in fibre elastiche. Si distinguono all'interno delle articolazioni fibrose tre diverse categorie: suture, gonfosi e sindesmosi.

Suture

Le *suture* presentano tessuto connettivo denso che costituisce la membrana di sutura, o legamento di sutura, e sono presenti tra le ossa del cranio, per lo più tra ossa piatte. La membrana di sutura presenta regioni differenziate al fine di permettere l'accrescimento osseo, le superfici di sutura delle ossa che si affrontano nella sutura sono invece rivestite da un sottile strato di cellule osteogenitiche in continuità con il periostio. In alcune suture il tessuto connettivo si ossifica con il tempo, in questo caso la sutura diventa una *sinostosi*. Le *suture* possono essere, in base alla forma delle superfici che si affrontano, distinte in:

- *Seghettata*: caratterizzata da margini ossei che possiedono sporgenze e rientranze che s'incastrano tra loro.
- *Dentata*: caratterizzata da margini ossei con sporgenze più fini rispetto a quelle della sutura seghettata e che spesso si espandono verso l'estremità libera.
- *Armonica*: caratterizzata da margini ossei lisci.
- *Squamosa*: caratterizzata da margini ossei tagliati a sbieco.
- *Limbica*: caratterizzata da margini ossei tagliati a sbieco e reciprocamente seghettate.
- *Schindilesi*: caratterizzata dalla cresta di osso che si adatta al solco di un osso adiacente.

Gonfosi

Le *gonfosi*, o *articolazioni a piolo-alveolo* o *alveolodentarie*, sono un tipo di articolazioni fibrose caratteristiche per la fissazione dei denti nelle proprie cavità alveolari. La fissazione avviene grazie al collagene del peridonzio che connette il cemento del dente all'osso mandibolare o mascellare.

Sindesmosi

Le sindesmosi sono articolazioni fibrose in cui il mezzo congiungente le due ossa che vanno ad articolarsi è un legamento interosseo, una sottile corda fibrosa o una membrana aponevrotica. Esempio, l'articolazione radio-ulnare media.

Sincondrosi

Le sincondrosi sono caratterizzate dalla presenza, di un sottile strato di cartilagine che può, col tempo, essere sostituito da tessuto osseo, determinando la trasformazione della sincondrosi in sinostosi. Classici esempi di sincondrosi sono l'articolazione sterno-costale della prima costa e le varie articolazioni che si instaurano durante lo sviluppo di ossa lunghe tra epifisi e diafisi.

Sinfisi

Le sinfisi presentano un disco fibrocartilagineo di connessione, le superfici articolari delle ossa a contatto con il disco fibrocartilagineo della sinfisi sono rivestite da cartilagine ialina. Esempi sono la sinfisi pubica, l'articolazione tra i corpi delle vertebre e quella tra il manubrio e il corpo dello sterno.

Le sinartrosi non rivestono una grande importanza nell'analisi del movimento in quanto dotate in genere di scarsa mobilità.

Diartrosi

Sono dispositivi giunzionali tra due capi ossei contigui. Questo tipo di articolazione permette un certo grado di mobilità alle ossa affrontate. I capi ossei sono rivestiti da cartilagine ialina la quale svolge la funzione di elemento elastico e rivestimento a basso coefficiente d'attrito. La cartilagine consta di tre strati di collagene (profondo, intermedio e superficiale).

Le diartrosi possono, inoltre, essere armoniche, con capi ossei aventi forme complementari, e disarmoniche nel caso contrario; in tal caso le discordanze sono eliminate tramite i menischi fibrocartilaginei. Questi permettono scambi nutritivi e una maggiore sollecitazione meccanica. Esternamente la capsula articolare, un manicotto fibroso, ricopre l'intera articolazione, fissandosi ai margini della cartilagine. All'interno si trova la membrana sinoviale che può essere: semplice se ridotta a un esile strato fibroso o complessa se spessa e ricca di cellule, vasi e nervi. L'articolazione è costituita anche da legamenti a distanza o periferici. Infine la cavità articolare è lo spazio presente tra i capi ossei e la capsula articolare. È ripiena di liquido sinoviale proveniente dal plasma sanguigno, arricchita con sostanze nutritive; le funzioni del liquido sinoviale sono molteplici: riduzione del coefficiente d'attrito, ammortizzazione dei carichi dinamici, lubrificazione, con la creazione di un contatto mediato che impedisce alle superfici cartilaginee di entrare in contatto diretto, riducendo quindi l'usura di queste superfici.

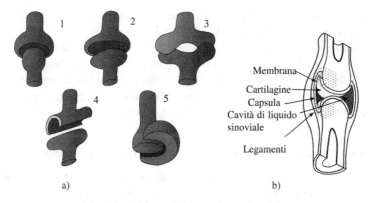

Fig. 3.1. a) Diartrosi; b) un giunto sinoviale

Con riferimento alla Fig. 3.1a, le diartrosi possono essere classificate come:

Artrosi
Le due superfici articolari sono pianeggianti e consentono solo movimenti di scivolamento dei due capi articolari, esempi, i processi articolari delle vertebre.

Enartrosi (1)
I due capi ossei sono "sferici", uno concavo e l'altro convesso e compiono movimenti angolari intorno a qualunque asse. Un esempio è l'articolazione coxo-femorale (articolazione dell'anca) che permette tre rotazioni intorno a tre assi ortogonali.

Condiloartrosi (2)
I due capi ossei sono ellissoidali uno concavo (cavità glenoidea) e l'altro convesso (condilo) e permettono un movimento angolare intorno a due assi ortogonali. Un tipico esempio è l'articolazione temporo-mandibolare.Per precisione questa è una diartrosi doppia formata da due articolazioni sovrapposte con interposto un disco completo che le separa. Sono una superiore (articolazione disco-fossa glenoide) e una inferiore (articolazione disco-condilo).

A sella (3)
I due corpi sono biassiali concavi e convessi a incastro reciproco. Si chiamano così perché le superfici articolari hanno la forma di una sella di cavallo concava longitudinalmente e convessa trasversalmente, come per esempio l'articolazione tra metacarpo e falangi. Permettono due rotazioni intorno ad assi ortogonali.

Ginglimo laterale o trocoide (4)
I due capi ossei sono cilindri, uno cavo e uno pieno, con l'asse del corpo parallelo all'asse longitudinale delle ossa. Il movimento è rotatorio, per esempio l'articolazione prossimale tra radio e ulna.

Ginglimo angolare o troclea (5)
I due corpi ossei sono cilindri con l'asse del cilindro perpendicolare all'asse del capo longitudinale delle ossa. Il movimento è angolare, ad esempio l'articolazione del gomito.

Nel linguaggio della medicina il movimento non è mai riferito al segmento mobile, ma all'articolazione, si dirà quindi flessione dell'anca e non flessione del femore o della gamba, rotazione della spalla e non dell'omero. L'allontanamento dell'arto superiore dall'asse di simmetria del corpo sul piano frontale, sarà chiamato abduzione della spalla e non del braccio. Nel corpo le ossa possono avere una disposizione in serie, in parallelo o in gruppo. Nel primo caso, in biomeccanica, si parla di una catena cinematica. È il caso degli arti inferiori e superiori.

Movimenti elementari nella biomeccanica del corpo umano

Riprendendo i concetti trattati nel Capitolo 2, se un sistema è costituito da un certo numero di sezioni vincolate due a due (catena cinematica), il numero di gradi di libertà totali è dato dalle (2.3.1) e (2.3.3). Con riferimento alle articolazioni della Fig. 3 1,

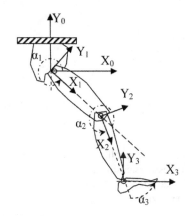

Fig. 3.2. Modello piano semplificato della gamba

un'enartrosi toglie tre gradi di libertà nel moto relativo dei due segmenti che collega, lasciandone tre, le tre rotazioni, un'articolazione a ginglimo angolare o laterale ne toglie cinque lasciando solo la possibilità di una rotazione, un'articolazione condiloidea o a sella lascia libere due rotazioni cancellando quattro gradi di libertà.

Avremo quindi:

$$NGL = 6*NB - 3*NEN - 4*NCOND - 5*NGING. \qquad (3.1.1)$$

Dove NB è il numero dei corpi, NGL quello dei gradi di libertà del sistema, NEN il numero di enartrosi, NCOND quello di articolazioni a condilo o a sella, NGING il numero di articolazioni a ginglimo. Un esempio importante di sistemi articolati spaziali è quello delle articolazioni degli arti superiori e inferiori del corpo umano e del rachide. Si tratta in genere di giunti rotoidali (l'articolazione dell'anca è, come abbiamo accennato, un giunto sferico, poiché la testa del femore, di forma sferica, si accoppia alla cavità dell'acetabolo, della stessa forma. Ambedue gli elementi sferici sono rivestiti da un materiale elastico e relativamente deformabile, la cartilagine, che ha lo scopo di attenuare le punte di sollecitazione dovute al trasferimento dei carichi dall'arto al tronco, attraverso il bacino. Se le superfici della testa del femore e dell'acetabolo a contatto strisciassero l'una sull'altra senza alcun lubrificante, si avrebbe una rapida usura delle superfici stesse, con conseguente danno funzionale nell'articolazione. Il liquido sinoviale abbassa fortemente il coefficiente d'attrito tra gli elementi a contatto e minimizza il calore prodotto per attrito.

Nel caso di moti piani, come in Fig. 3.2, la formula da applicare è la seguente:

$$NGL = 3*NB - 2*NCN. \qquad (3.1.2)$$

Dove con NCN si è indicato il numero di cerniere piane, di qualunque tipo di articolazione esse siano la semplificazione. È opportuno notare che ricondurre il funzionamento di un'articolazione a un modello geometricamente perfetto è una forte semplificazione. Nel ginocchio ad esempio l'asse della rotazione relativa della gamba rispetto al femore non è fisso ma dipendente dall'angolo di rotazione.

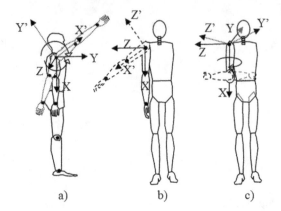

Fig. 3.3. La spalla:
a) flesso-estensione;
b) adduzione-abduzione;
c) rotazione

I tre gradi di libertà della spalla

I tre gradi di libertà della spalla sono rappresentati nella Fig. 3.3. Per la descrizione dei movimenti ci riferiamo a una terna destra, solidale all'omero con l'asse X disposto secondo il suo asse longitudinale, l'asse Z perpendicolare a X nel centro dell'articolazione e in direzione medio-laterale, l'asse Y, in direzione anteroposteriore, perpendicolare ai primi due in modo tale da formare una terna destra. Il movimento elementare di flessione-estensione, corrisponde, per il sistema di riferimento adottato a una rotazione intorno all'asse Z, il movimento di abduzione-adduzione a una rotazione intorno all'asse anteroposteriore Y, il movimento di rotazione a una rotazione intorno all'asse X.

Occorre comunque notare che esistono altre due possibilità di movimento della spalla, il sollevamento-abbassamento e l'avanzamento-arretramento che operano sulla scapola variando la posizione dell'articolazione.

I due gradi di libertà del gomito

I gradi di libertà del gomito sono la flesso-estensione e la rotazione intorno all'asse dell'avambraccio (movimento di supinazione-pronazione). Non esiste per il carattere a sella dell'articolazione la possibilità di un consistente movimento di adduzione-abduzione.

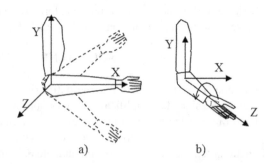

Fig. 3.4. Gradi di libertà del gomito:
a) flesso-estensione; b) rotazione

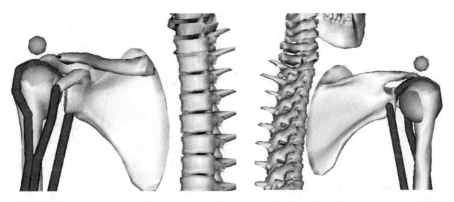

Fig. 3.5. Una vista anteriore ed una posteriore della spalla destra (riprodotto su autorizzazione di OpenSim, SIMTK)

Gradi di libertà del polso

Sono presenti la flesso-estensione o flessione palmare e dorsale, quando la mano si piega verso l'avambraccio o nel senso opposto e la adduzione-abduzione radio-ulnare secondo che la mano tenda ad andare in direzione del radio o dell'ulna. I due movimenti sono rappresentati nella Fig. 3.6a,b.

La mano è un organo costituito da gruppi di ossa disposti in serie e in parallelo. Trascuriamo la mobilità delle articolazioni tra carpo e metacarpo, a eccezione del pollice la cui articolazione tra carpo e metacarpo è una condiloartrosi con due gradi di libertà, flessione-estensione e adduzione-abduzione. Questo movimento del pollice permette l'opposizione del pollice stesso alla palma della mano nel movimento di presa. Ciascuna delle quattro articolazioni delle dita rimanenti tra metacarpo e falangi possiede due gradi di libertà, flessione-estensione del polso e adduzione-abduzione. Restano le articolazioni delle falangi una per il pollice due per le dita rimanenti con un grado di libertà ciascuno. Nel complesso la mano presenta venti gradi di libertà, l'intero braccio ventisette.

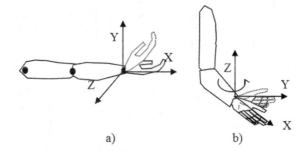

Fig. 3.6. Movimenti del polso:
a) flessione palmare e dorsale;
b) abduzione-adduzione radio
ulnare

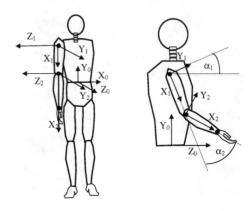

Fig. 3.7. Sistemi di riferimento spalla e gomito

Esempio 3.1. Considerando lo schema della Fig. 3.7 s'immagini di compiere una flessione della spalla di $30°$ ruotando l'omero per sollevare il braccio, seguita da una flessione del gomito ancora di $30°$. Si determini la posizione del centro del polso rispetto a un sistema inerziale posto alla base del tronco. Le coordinate dell'origine del sistema [1] rispetto a [0] sono:

$$^0\mathbf{O}_1 = \left\{ \begin{array}{c} -27 \\ 42 \\ 0 \end{array} \right\}.$$

La lunghezza dell'omero sia 34 cm, quella dell'avambraccio, 22 cm. La semplice osservazione dei sistemi di riferimento porta alle seguenti matrici di trasformazione:

$$^0_1\mathbf{T} = \begin{bmatrix} 0 & 0 & -1 & -27 \\ -c\alpha_1 & s\alpha_1 & 0 & 42 \\ s\alpha_1 & c\alpha_1 & 0 & 0 \\ 0 & 0 & 0 & 1 \end{bmatrix} \quad ^1_2\mathbf{T} = \begin{bmatrix} c\alpha_2 & -s\alpha_2 & 0 & 22 \\ s\alpha_2 & c\alpha_2 & 0 & 0 \\ 0 & 0 & 1 & 0 \\ 0 & 0 & 0 & 1 \end{bmatrix}. \qquad (3.1.3)$$

Ponendo: $c_1 = \cos\alpha_1 \quad s_1 = \sin\alpha_1 \quad c_2 = \cos\alpha_2 \quad s_2 = \sin\alpha_2$
$c_{12} = \cos(\alpha_1 + \alpha_2) \quad s_{12} = \sin(\alpha_1 + \alpha_2)$.

La matrice globale di rotazione è:

$$^0_2\mathbf{T} = {}^0_1\mathbf{T} * {}^1_2\mathbf{T} =$$

$$\begin{bmatrix} 0 & 0 & -1 & -27 \\ -c_{12} & s_{12} & 0 & -34 * c_1 + 42 \\ s_{12} & c_{12} & 0 & 34 * s_1 \\ 0 & 0 & 0 & 1 \end{bmatrix} = \begin{bmatrix} 0 & 0 & -1 & -27 \\ -0,5 & 0,87 & 0 & 12,56 \\ 0,87 & 0,5 & 0 & 17 \\ 0 & 0 & 0 & 1 \end{bmatrix}. \qquad (3.1.4)$$

Si ha quindi per la posizione del polso:

$$\mathbf{O}_P = {}^0_2\mathbf{T} * \left\{ \begin{array}{c} 22 \\ 0 \\ 0 \\ 1 \end{array} \right\} = \left\{ \begin{array}{c} -27 \\ 1,55 \\ 36,06 \\ 1 \end{array} \right\}. \qquad (3.1.5)$$

Un metodo diverso per determinare le matrici di trasformazione è di partire dal sistema di base e determinare quali trasformazioni hanno portato dal sistema [0] fisso a quello mobile [1]. Nel nostro caso nell'ordine si ha:

- una traslazione dell'origine del sistema mobile da O_0 a O_1;
- una rotazione intorno all'asse Y', di un angolo $-90°$;
- una rotazione intorno a un'asse Z' mobile di $-90°$;
- una rotazione intorno all'asse Z' mobile di α_1.

Il prodotto matriciale che rappresenta la sequenza è il seguente:

$$
{}^0_1\mathbf{T} =
\begin{bmatrix}
1 & 0 & 0 & -27 \\
0 & 1 & 0 & 42 \\
0 & 0 & 1 & 0 \\
0 & 0 & 0 & 1
\end{bmatrix}
*
\begin{bmatrix}
0 & 0 & -1 & 0 \\
0 & 1 & 0 & 0 \\
1 & 0 & 0 & 0 \\
0 & 0 & 0 & 1
\end{bmatrix}
*
\begin{bmatrix}
0 & 1 & 0 & 0 \\
-1 & 0 & 0 & 0 \\
0 & 0 & 1 & 0 \\
0 & 0 & 0 & 1
\end{bmatrix}
*
$$

$$
*
\begin{bmatrix}
c\alpha_1 & -s\alpha_1 & 0 & 0 \\
s\alpha_1 & c\alpha_1 & 0 & 0 \\
0 & 0 & 1 & 0 \\
0 & 0 & 0 & 1
\end{bmatrix}.
\tag{3.1.6}
$$

Il risultato è identico a quello trovato per ispezione.

L'ordine delle matrici dipende dal tipo di trasformazione che la singola matrice rappresenta. Considerando l'Esempio 3.1, relativo all'arto superiore, nel passare dal sistema di base a quello della spalla, quindi a quello del gomito e infine al polso non facciamo altro che aggiungere gradi di libertà alla catena cinematica. L'espressione ottenuta per la matrice globale che lega il sistema n-esimo a quello di base è.

$$
{}^0_n\mathbf{T} = {}^0_1\mathbf{T} * {}^1_2\mathbf{T} * \ldots\ldots\ldots * {}^{n-1}_n\mathbf{T}.
$$

Ricordiamo ancora che un movimento intorno ad assi mobili comporta postmoltiplicazione, intorno ad assi fissi premoltiplicazione. La matrice che rappresenta il movimento deve essere inserita nel prodotto subito dopo di quella che rappresenta il sistema di assi cui il movimento si riferisce. Si supponga ad esempio che dopo avere calcolato la matrice ${}^0_2\mathbf{T}$ tutto il corpo subisca una rotazione intorno all'asse Z_0 di $90°$. Avremo allora:

$$
{}^0_2\mathbf{T}_{Z,90}\,{}^0_2\mathbf{T} =
\begin{bmatrix}
0 & -1 & 0 & 0 \\
1 & 0 & 0 & 0 \\
0 & 0 & 1 & 0 \\
0 & 0 & 0 & 1
\end{bmatrix}
\begin{bmatrix}
0 & 0 & -1 & -27 \\
-0,5 & 0,87 & 0 & 12,56 \\
0,87 & 0,50 & 0 & 17 \\
0 & 0 & 0 & 1
\end{bmatrix}
=
$$

$$
=
\begin{bmatrix}
0,50 & -0,867 & 0 & -12,56 \\
0 & 0 & -1,00 & -27,00 \\
0,87 & 0,50 & 0 & 17 \\
0 & 0 & 0 & 1.00
\end{bmatrix}
=
\begin{bmatrix}
0 & 0 & -1 & -27 \\
-c\alpha_1 & s\alpha_1 & 0 & 42 \\
s\alpha_1 & c\alpha_1 & 0 & 0 \\
0 & 0 & & 1
\end{bmatrix}.
\tag{3.1.7}
$$

La nuova posizione del polso è quindi.

$$^0\mathbf{O}_P = \begin{bmatrix} 0,5000 & -0,8660 & 0 & -12,5551 \\ 0 & 0 & -1,0000 & -27,0000 \\ 0,87 & 0,5 & 0 & 17 \\ 0 & 0 & 0 & 1,0000 \end{bmatrix} \begin{Bmatrix} 22 \\ 0 \\ 0 \\ 1 \end{Bmatrix} = \begin{Bmatrix} -1,56 \\ -27 \\ 36,06 \\ 1 \end{Bmatrix}.$$

(3.1.8)

Il risultato dell'operazione scambia, come era prevedibile, i valori delle coordinate x e y del polso, mentre la z resta invariata. Il risultato può essere esteso a traslazioni o rotazioni di sistemi che non coincidono con l'ultimo sistema ottenuto e con quello di base. Se, dopo avere ottenuto una matrice che lega il sistema [n] al sistema [0], intendiamo compiere una rotazione di α rispetto a un asse X_i di un generico sistema [i], dovremo inserire la matrice che rappresenta la rotazione immediatamente dopo la matrice $^{i-1}_i\mathbf{T}$. Si avrebbe quindi:

$$^0_n\mathbf{T} = {}^0_1\mathbf{T}{}^1_2\mathbf{T} \ldots\ldots {}^{i-1}_i\mathbf{T}{}^i_{i+1}\mathbf{T} \ldots\ldots {}^{n-1}_n\mathbf{T} = {}^0_i\mathbf{T}{}^i_n\mathbf{T}.$$

(3.1.9)

Premoltiplicando ambedue i membri dell'equazione precedente per $^i_0\mathbf{T}$ riportiamo la terna (i) a coincidere di nuovo con gli assi fissi. A questo punto possiamo ancora premoltiplicare per la matrice $T_{X_i,\alpha}$ compiendo la rotazione rispetto all'asse X_i di (i), diventato a questo punto sistema di base. Per cancellare la rotazione $^i_0\mathbf{T}$ premoltiplichiamo ancora per $^0_i\mathbf{T}$, ottenendo:

$$^0_i\mathbf{T} * T_{X_i,\alpha} * {}^i_0\mathbf{T}{}^0_i\mathbf{T}{}^i_n\mathbf{T} = {}^0_i\mathbf{T} * T_{X_i,\alpha} * {}^i_n\mathbf{T}.$$

(3.1.10)

Che mostra come la matrice di rotazione vada inserita nella sequenza.

Traiettorie

La determinazione di traiettorie di punti rilevanti del nostro corpo, in particolare degli arti superiori o inferiori, richiede soltanto la determinazione della matrice di trasformazione che lega il sistema di riferimento fisso a quello del segmento interessato, cui appartiene il punto in esame. Si consideri ad esempio l'arto superiore e si voglia determinare la traiettoria del centro del polso per una determinata variazione degli angoli dei giunti. Con riferimento alla Fig. 3.8, abbiamo riportato il sistema fisso $X_0Y_0Z_0$ e quello mobile, $X_1Y_1Z_1$ con la stessa origine del primo, nel centro dell'articolazione della spalla, e un altro, mobile, solidale all'avambraccio, con origine nel gomito. È stata rispettata la convenzione di Denavit-Hartenberg ponendo l'asse X_1 lungo l'omero, Z_1 come asse di flessione della spalla, Z_2 lungo l'asse di flessione del gomito. Si è immaginato di far compiere alla spalla tre rotazioni intorno ai tre assi, di α per la rotazione dell'omero intorno a Z_0, β per la rotazione intorno a Y_1, γ per Z_1. A queste rotazioni ne segue una dell'angolo δ intorno all'asse Z_2, che simula la flessione del gomito. Chiaramente il sistema [1] segue l'omero durante il suo movimento. La matrice del braccio è il prodotto della matrice di passaggio dal sistema [0]

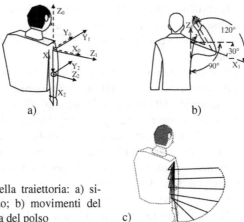

Fig. 3.8. Analisi della traiettoria: a) sistema di riferimento; b) movimenti del braccio; c) traiettoria del polso

a [1] e di quelle che rappresentano le quattro rotazioni, cioè:

$$
{}^0_2\mathbf{T} =
\begin{bmatrix}
0 & 0 & 1 & 0 \\
0 & 1 & 0 & 0 \\
-1 & 0 & 0 & 0 \\
0 & 0 & 0 & 1
\end{bmatrix}
\begin{bmatrix}
1 & 0 & 0 & 0 \\
0 & \cos\alpha & -\sin\alpha & 0 \\
0 & \sin\alpha & \cos\alpha & 0 \\
0 & 0 & 0 & 1
\end{bmatrix}
\begin{bmatrix}
\cos\beta & 0 & \cos\beta & 0 \\
0 & 1 & 0 & 0 \\
-\sin\beta & 0 & \cos\beta & 0 \\
0 & 0 & 0 & 1
\end{bmatrix} *
$$

$$
*
\begin{bmatrix}
\cos\gamma & -\sin\gamma & 0 & 0 \\
\sin\gamma & \cos\gamma & 0 & 0 \\
0 & 0 & 1 & 0 \\
0 & 0 & 0 & 1
\end{bmatrix}
\begin{bmatrix}
\cos\delta & -\sin\delta & 0 & l_1 \\
\sin\delta & \cos\delta & 0 & 0 \\
0 & 0 & 1 & 0 \\
0 & 0 & 0 & 1
\end{bmatrix}. \tag{3.1.11}
$$

Per ottenere la posizione del centro del polso corrispondente a un punto della traiettoria, è sufficiente inserire i valori degli angoli nelle matrici e svolgere le moltiplicazioni. La posizione del polso è data, rispetto al sistema di base dalla relazione:

$$
{}^0\mathbf{P}_{polso} = {}^0_2\mathbf{T}\,{}^2\mathbf{P}_{polso} =
\begin{bmatrix}
0 & 0 & 1 & 0 \\
0 & 1 & 0 & 0 \\
-1 & 0 & 0 & 0 \\
0 & 0 & 0 & 1
\end{bmatrix}
\begin{bmatrix}
1 & 0 & 0 & 0 \\
0 & \cos\alpha & -\sin\alpha & 0 \\
0 & \sin\alpha & \cos\alpha & 0 \\
0 & 0 & 0 & 1
\end{bmatrix} *
$$

$$
*
\begin{bmatrix}
\cos\beta & 0 & \cos\beta & 0 \\
0 & 1 & 0 & 0 \\
-\sin\beta & 0 & \cos\beta & 0 \\
0 & 0 & 0 & 1
\end{bmatrix}
\begin{bmatrix}
\cos\gamma & -\sin\gamma & 0 & 0 \\
\sin\gamma & \cos\gamma & 0 & 0 \\
0 & 0 & 1 & 0 \\
0 & 0 & 0 & 1
\end{bmatrix} *
$$

$$
*
\begin{bmatrix}
\cos\delta & -\sin\delta & 0 & l_1 \\
\sin\delta & \cos\delta & 0 & 0 \\
0 & 0 & 1 & 0 \\
0 & 0 & 0 & 1
\end{bmatrix}
\begin{Bmatrix}
l_{av} \\
0 \\
0 \\
1
\end{Bmatrix}. \tag{3.1.12}
$$

Nelle relazioni precedenti si sono indicate con l_1 la lunghezza dell'omero e con l_{av} la lunghezza dell'avambraccio, che rappresenta anche la posizione del centro del polso rispetto al sistema [2]. Ricordiamo ancora che la successione delle matrici nel prodotto non è indifferente ai fini del risultato. Sappiamo che sequenze diverse delle stesse rotazioni conducono a risultati diversi. Occorre quindi avere chiaro in mente quale sequenza si vuole simulare.

Poiché in generale non interessa un solo punto, ma una serie, corrispondente a tutta l'escursione del movimento, è possibile applicare due procedure distinte. La prima è basata sul calcolo della matrice del braccio in forma simbolica. Questo lavoro può essere svolto a mano oppure si può ricorrere a strumenti di calcolo simbolico, presenti in molti pacchetti di calcolo matematico, come Matlab, Mathematica etc. Sulla matrice globale ottenuta è sufficiente sostituire i valori degli angoli nei successivi istanti temporali, per ottenere i punti della traiettoria cercati. La seconda procedura è basata sulla valutazione numerica delle singole matrici prima della moltiplicazione. La scelta della prima o della seconda procedura dipende dalle condizioni e dagli strumenti disponibili. Nell'esempio riportato in appendice, si è supposto di svolgere un movimento del braccio, rappresentato, con riferimento al sistema di assi della Fig. 3.8, da un'abduzione della spalla di 90°, corrispondente ad un angolo beta pari a $-90°$ intorno a un asse orizzontale Y_1, un angolo alfa eguale a zero (nessuna rotazione dell'omero intorno al suo asse longitudinale), un angolo gamma di $-30°$ rispetto a un'asse Z_1 anch'esso mobile, mentre il gomito flette di 120°. Per trovare la traiettoria del polso si è ricorso a MATLAB, scomponendo i tre movimenti in incrementi piccoli. Il codice MATLAB è riportato nell'appendice.

I movimenti elementari dell'arto inferiore

Richiamiamo brevemente nel seguito le nozioni anatomiche e fisiologiche per poter impostare un'analisi modellistica, seppur semplificata dell'arto inferiore.

Articolazione dell'anca

L'articolazione coxofemorale assume notevole importanza, sia agli effetti statici che dinamici. La pelvi appoggia bilateralmente sulle teste femorali. il funzionamento dell'appoggio è legato al perfetto centraggio dell'articolazione, ossia a un'esatta geome-

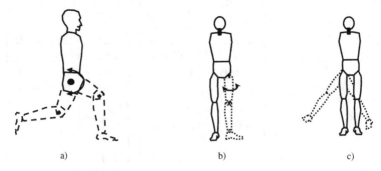

a)   b)   c)

Fig. 3.9. I movimenti dell'anca: a) flesso-estensione; b) rotazione interna-esterna; c) abduzione-adduzione

tria dei capi articolari. Come tutte le enartrosi, quella coxo-femorale è molto mobile, per quanto in misura minore rispetto alla scapolo-omerale. L'articolazione dell'anca opera, infatti, principalmente a sostegno del tronco, durante i movimenti della deambulazione. L'articolazione possiede tre gradi di libertà di rotazione, cui corrispondono i movimenti di flesso-estensione, intorno a un asse trasversale, di abduzione-adduzione intorno a un asse antero-posteriore, di rotazione interna ed esterna intorno all'asse longitudinale del femore. Ciascuno di questi movimenti è limitato anatomicamente dalle possibilità di estensione dei legamenti interessati.

Estensione e flessione

L'asse trasversale del movimento di flesso-estensione sfiora l'apice del grande trocantere e attraversa l'inserzione laterale del legamento rotondo. L'ampiezza massima dell'escursione flessoria corrisponde a circa 120°; l'estensione è assai più limitata e raggiunge un angolo massimo di circa 15°. Il movimento di estensione è arrestato dai legamenti ileo-femorale e pubo-femorale. I movimenti di flessione ed estensione possono essere compiuti sia con l'articolazione del ginocchio estesa che inflessa. La flessione dell'anca raggiunge limiti più ampi con il ginocchio flesso.

Abduzione e adduzione

Dei movimenti di abduzione e adduzione il primo è più ampio e riveste importanza maggiore. L'escursione totale di questo movimento è di circa 80° ed è massima con l'anca in lieve flessione e rotazione esterna; il legamento rotondo vale a limitare soprattutto il movimento di adduzione che non supera i 30°. La massima escursione del movimento di abduzione si ottiene con la spaccata frontale, con angoli di 90°, ottenuti dai ginnasti con adeguato allenamento.

Rotazione esterna e interna

Il movimento di rotazione si svolge intorno a un asse che passa per il centro della testa del femore, raggiungendo il punto centrale dell'epifisi inferiore, tra i condili. L'escursione totale di questo movimento, in stazione eretta, corrisponde a 50–60°; è maggiore quando l'anca è in flessione. I movimenti elementari descritti possono essere composti per realizzare un movimento di circonduzione. Dopo la spalla, l'anca è il più mobile dei giunti del nostro corpo.

Articolazione del ginocchio

Dovremmo innanzitutto ricordare che, a ginocchio esteso, l'asse del femore forma, con quello della gamba, un angolo aperto lateralmente di 175° (valgismo fisiologico del ginocchio). L'articolazione possiede due gradi di libertà cui corrispondono i movimenti elementari di flesso-estensione e rotazione. *La flesso-estensione* si svolge intorno a un asse trasversale che passa per i condili femorali. L'escursione, dall'estensione alla flessione massima, ottenuta con le sole forze muscolari, si aggira sui 120–140° ed è condizionata dalla posizione dell'anca. Se la flessione è forzata tramite l'applicazione di forze esterne, si possono guadagnare ancora circa 30°.

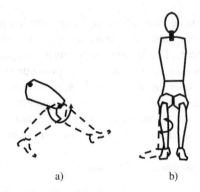

Fig. 3.10. Movimenti del ginocchio: a) flessione-
estensione; b) rotazione esterna-interna   a)   b)

Il movimento relativo dei condili femorali sul piatto tibiale durante la flessione del
ginocchio non è un moto di rotolamento puro, ma di rotolamento con strisciamento,
guidato e limitato dai legamenti crociati.

La rotazione del ginocchio, esterna e interna, avviene intorno a un asse passante
per la tibia. Il movimento è molto limitato a ginocchio esteso. Nel ginocchio in estensione i legamenti crociati si oppongono alla rotazione interna; i legamenti collaterali e i menischi, specialmente quello laterale, limitano l'extrarotazione. A ginocchio
inflesso a 90°, è possibile ottenere una rotazione interna massima di 30–35° e una
rotazione esterna massima di 40–45°.

Articolazione tibiotarsica

L'articolazione tibiotarsica ha il ruolo principale di scaricare il peso del corpo sulle
arcate plantari. Il tarso è un sistema costituito da sette ossa, astragalo, calcagno, sca-
foide, cuboide e le tre ossa cuneiformi, articolate in modo tale da formare una cavità,
rivolta verso il basso. In senso strutturale il tarso, insieme al metatarso, forma una volta a doppia curvatura. La sua struttura permette di sopportare i carichi elevati dovuti
al peso del corpo sovrastante e i sovraccarichi dinamici. La stabilità dell'equilibrio
che, in altre articolazioni, è mantenuta in primo luogo da resistenze legamentose, ne-
cessita del continuo impegno dei muscoli gastrocnemio e soleo. Nell'articolazione
sono possibili i movimenti di:

Flesso-estensione intorno a un asse trasversale
Il movimento realizza una flessione dorsale di 20° e plantare di 30°. Nell'articolazione tibioastragalica sono completamente bloccati i movimenti di altra natura essendo
l'astragalo fermato nella pinza tibio-fibulare con l'aiuto di un robusto complesso le-
gamentoso. La pinza può modicamente allargarsi o restringersi grazie all'elasticità
dell'articolazione; così essa si adatta al volume d'incastro dell'astragalo che ruota al
suo interno, durante i movimenti articolari. Eventuali violenti spostamenti passivi,
rotatori e trasversali dell'astragalo, provocano la rottura della giunzione fibroelastica
tibio-fibulare, la rottura dei legamenti collaterali, oppure la frattura dei malleoli.

Eversione-inversione con prono-supinazione e adduzione-abduzione
L'astragalo è articolato al calcagno e, anteriormente, all'osso navicolare. Non è de-

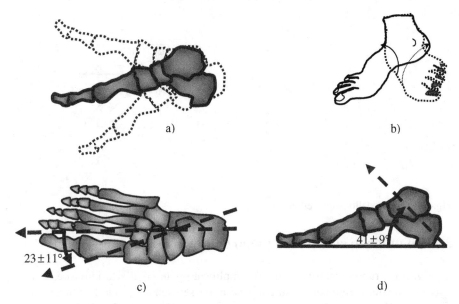

Fig. 3.11. Movimenti elementari della caviglia: a) flessione plantare e dorsale; b) eversione (con pronazione)-inversione (con supinazione); c) asse dell'articolazione subtalare (vista dall'alto); d) asse dell'articolazione subtalare (vista mediale)

finibile un unico asse intorno al quale si svolge il movimento relativo. L'inversione con adduzione, supinazione e modica flessione porta il piede a ruotare verso il piano mediale. L'eversione è accompagnata da abduzione, pronazione e modica estensione. Questi movimenti sono d'importanza capitale per una corretta deambulazione, perché permettono al piede di ruotare sotto carico trasferendo l'area di contatto dal calcagno dove avviene la fase iniziale del contatto, alla prima falange, ultima area a contatto, prima del distacco del piede. Il piede, come gli altri segmenti dell'arto inferiore, svolge compiti sia statici sia dinamici. Nella stazione eretta, il piede poggia sul suolo con tre punti scheletrici e cioè:

- un *appoggio anterointerno* che corrisponde alla testa del 10° osso metatarsale e alle sue ossa sesamoidi; un *appoggio anteroesterno* che corrisponde alla testa del 4° e 5° metatarsale;
- un *appoggio posteriore*, sulla tuberosità posteriore del calcagno.

Per quanto riguarda la deformazione della volta plantare:

- nella prima fase, d'appoggio del piede sul tallone, non si ha variazione alcuna;
- nella seconda fase, di appoggio totale, la volta si distende sotto il carico gravitazionale;
- nella terza fase, mentre si solleva il tallone e si sposta l'appoggio sull'avampiede, la volta plantare tende a diminuire la sua curvatura a causa delle forze agenti sul calcagno e l'avampiede.

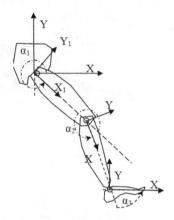

Fig. 3.12. Un modello piano dell'arto inferiore

3.2 Un modello cinematico piano dell'arto inferiore

La Fig. 3.12, rappresenta un modello semplificato piano dell'arto inferiore, in cui
i sistemi di riferimento sono stati applicati ai tre segmenti secondo la convenzione
di Denavit-Hartenberg. La figura mostra come devono essere valutati gli angoli tra
i diversi assi X, nei tre sistemi di riferimento. Si parte dall'asse di riferimento e si
ruota in senso antiorario sino a incontrare l'asse mobile. La matrice che rappresenta
i movimenti della gamba deve essere costruita in base alle esigenze del modello.
Se, ad esempio, sono presenti soltanto movimenti di flesso-estensione dell'anca, del
ginocchio e della caviglia, si potrà in prima approssimazione, considerare il modello
piano con solo tre gradi di libertà.

Un'altra osservazione riguarda la costruzione della matrice $^0_3\mathbf{T}$ che lega il sistema solidale alla caviglia e quello fisso, con origine nell'articolazione dell'anca. Se
partiamo da questa, è evidente che la mobilità dell'anca (rappresentata in questo modello semplificato con un solo grado di libertà invece dei tre canonici) porta a una
matrice di sola rotazione in quanto il sistema mobile solidale al femore ha la stessa
origine del sistema fisso. Il secondo grado di libertà, quello del ginocchio, comporta
una matrice di rototraslazione con rotazione intorno a Z_2. Analogamente il grado di
libertà nella caviglia comporta un'altra matrice di rototraslazione. Il risultato finale è
dato dal prodotto:

$$
^0_3\mathbf{T} =
\begin{bmatrix}
c\alpha_1 & -s\alpha_1 & 0 & 0 \\
s\alpha_1 & c\alpha_1 & 0 & 0 \\
0 & 0 & 1 & 0 \\
0 & 0 & 0 & 1
\end{bmatrix}
\begin{bmatrix}
c\alpha_2 & -s\alpha_2 & 0 & l_1 \\
s\alpha_2 & c\alpha_2 & 0 & 0 \\
0 & 0 & 1 & 0 \\
0 & 0 & 0 & 1
\end{bmatrix}
\begin{bmatrix}
c\alpha_3 & -s\alpha_3 & 0 & l_2 \\
s\alpha_3 & c\alpha_3 & 0 & 0 \\
0 & 0 & 1 & 0 \\
0 & 0 & 0 & 1
\end{bmatrix} =
$$

$$
=
\begin{bmatrix}
c\alpha_{123} & -s\alpha_{123} & 0 & l_1 c\alpha_1 + l_2 c\alpha_{12} \\
s\alpha_{123} & c\alpha_{123} & 0 & l_1 s\alpha_1 + l_2 s\alpha_{12} \\
0 & 0 & 1 & 0 \\
0 & 0 & 0 & 1
\end{bmatrix}.
\tag{3.2.13}
$$

Con l_1, l_2 lunghezze del femore e della tibia e $\alpha_{12} = \alpha_1 + \alpha_2$ e $\alpha_{123} = \alpha_1 + \alpha_2 + \alpha_3$
Il risultato è formalmente identico a quello ottenuto per il modello dell'arto supe-

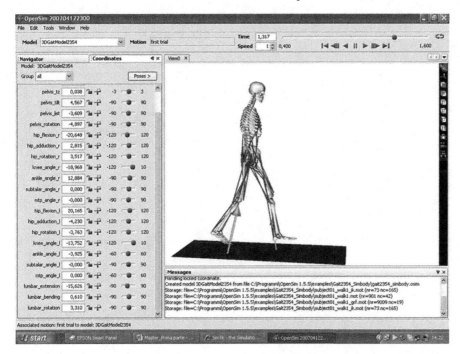

Fig. 3.13. Analisi del cammino (riprodotto su autorizzazione di OpenSim, SIMTK)

riore. È opportuno sottolineare il carattere estremamente semplificato del modello costruito.

Modelli più complessi e meglio rispondenti alla realtà anatomica e fisiologica possono essere sviluppati all'interno di ambienti di modellazione specifici per queste applicazioni. Uno di questi è OpenSim SIMTK, basato sulle leggi fondamentali della meccanica e capace di risolvere problemi di cinematica e dinamica, dirette e inverse. Nell'ambiente OpenSim, Fig. 3.13, è possibile utilizzare modelli degli arti inferiori o superiori, singoli o accoppiati, per analizzare e simulare movimenti partendo da dati sperimentali, allo scopo di valutare la correttezza della postura, le azioni muscolari e le forze scambiate col terreno. Le leggi di comportamento dei muscoli sono basate sul modello di Hill, con alcuni aggiornamenti derivanti dalle ricerche più moderne.

4

I muscoli scheletrici

I muscoli scheletrici sono gli attuatori del nostro corpo, perché generano forze che, agendo tra una sezione e l'altra dello scheletro, provocano il movimento relativo di queste. Se il corpo è in contatto col terreno o comunque con un supporto stazionario, le azioni muscolari generano reazioni "esterne" rispetto al sistema corporeo, quindi capaci di provocare effetti globali su questo. Le azioni muscolari agiscono in coppia, per cui, se un muscolo ha i tendini collegati a due segmenti scheletrici A e B, l'effetto prodotto è quello di un movimento relativo di queste sezioni, mentre dal punto di vista dell'intero sistema corporeo, le forze agenti devono essere considerate interne e con risultante nulla, quindi incapaci di provocare una variazione della quantità di moto del corpo nel suo insieme. I muscoli scheletrici sono attivi anche quando il corpo non è in movimento, per garantire la stabilità di un sistema per sua natura instabile. Lasciando al seguito la trattazione del comportamento dei muscoli scheletrici e la descrizione del classico modello di Hill, che ha dominato questo settore della biomeccanica per lungo tempo, descriveremo brevemente i muscoli scheletrici dell'arto inferiore, divisi per gruppi, secondo le funzioni svolte. Le immagini che seguono sono tratte, con poche modifiche, da OpenSim. È appena necessario osservare che, poiché quello che interessa nel nostro caso sono le forze generate, i muscoli sono rappresentati con semplici linee che collegano i punti d'inserzione. Rimandando quindi all'anatomia per una completa descrizione morfologica, richiamiamo qui i principali gruppi, divisi per funzione.

L'azione muscolare può essere attiva o passiva. La contrazione prende il nome di contrazione concentrica nel primo caso, eccentrica nel secondo. Nel primo caso il muscolo contraendosi accorcia la distanza tra i suoi estremi, nel secondo caso, pur stimolato a contrarsi, trova ai suoi capi forze maggiori che glielo impediscono. In questo caso, quello di contrazione eccentrica, il muscolo agisce come freno, in opposizione a forze maggiori di quelle generate. Nella contrazione concentrica il muscolo si accorcia effettivamente, perché le resistenze ai suoi capi sono inferiori alle forze generate, nella contrazione eccentrica il muscolo subisce un allungamento. I muscoli sono attivati e controllati da nervi volontari. La contrazione muscolare è generata da un complesso processo metabolico che porta all'emissione di stimoli elettrici, *twitch*, di frequenza variabile. A ciascuno stimolo corrisponde una contrazione. Se la fre-

Picasso B.: Fondamenti di Meccanica e Biomeccanica. Meccanica dei corpi rigidi articolati.
DOI 10.1007/978-88-470-2333-8_4, © Springer-Verlag Italia 2013

quenza degli stimoli è abbastanza alta (*attivazione tetanica*) il muscolo raggiunge il valore massimo di forza generabile. Il muscolo come attuatore può essere pensato come generatore di forza pura o di forza e spostamento. Se ai capi del muscolo è presente una coppia di forze resistenti, l'azione volontaria prevista può essere quella di raggiungere una condizione di equilibrio statico, oppure di provocare il movimento, fornendo una forza attiva superiore alla resistenza. Per esempio, se il nostro avambraccio forma un angolo di 90° con l'omero e cerchiamo di sostenere un peso restando in questa posizione, i muscoli attivi (bicipite, brachiale e brachioradiale) dovranno fornire la forza giusta per l'equilibrio. Se invece, vogliamo flettere ancora il gomito, sollevando il peso, le forze generate dovranno essere superiori. Secondo le ricerche su questo tema, il muscolo scheletrico si comporta come un dispositivo a potenza costante, cioè il prodotto della forza generata per la velocità della contrazione può essere considerato costante.

Flessione-estensione dell'anca

I flessori e gli estensori dell'anca sono riportati nella Fig. 4.1. Poiché molti muscoli cooperano nello svolgimento della stessa funzione, è importante sapere come avvenga questa cooperazione. A questo riguardo sono state formulate molte ipotesi, non sempre confortate da risultati sperimentali. Una di queste postula che il nostro corpo operi cercando di minimizzare la produzione di forza e l'energia relativa. L'ipotesi esposta è alla base di metodi matematici volti al calcolo delle forze prodotte dai singoli muscoli, cooperanti in un gruppo. Altre teorie sostengono che, più che la somma delle forze generate, il corpo tenda a minimizzare l'energia. Altre ancora che la forza massima prodotta da un muscolo generico possa esprimersi come prodotto di uno

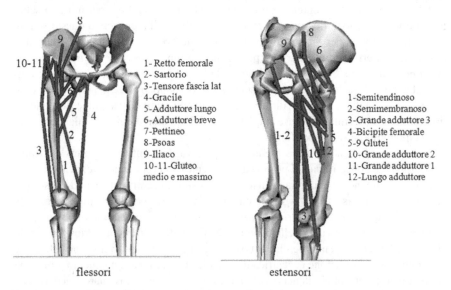

1- Retto femorale
2- Sartorio
3- Tensore fascia lat
4- Gracile
5- Adduttore lungo
6- Adduttore breve
7- Pettineo
8- Psoas
9- Iliaco
10-11- Gluteo
medio e massimo

1- Semitendinoso
2- Semimembranoso
3- Grande adduttore 3
4- Bicipite femorale
5-9 Glutei
10- Grande adduttore 2
11- Grande adduttore 1
12- Lungo adduttore

flessori   estensori

Fig. 4.1. Muscoli flessori ed estensori dell'anca (riprodotto su autorizzazione di OpenSim, SIMTK)

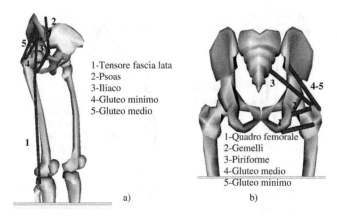

1-Tensore fascia lata
2-Psoas
3-Iliaco
4-Gluteo minimo
5-Gluteo medio

1-Quadro femorale
2-Gemelli
3-Piriforme
4-Gluteo medio
5-Gluteo minimo

a)   b)

Fig. 4.2. Rotazione interna a) ed esterna b) dell'anca (riprodotto su autorizzazione di OpenSim, SIMTK)

sforzo σ, costante per tutti i muscoli, per l'area convenzionale della sezione retta, calcolata come rapporto tra il volume del muscolo e la sua lunghezza utile (PCSA, Physiological Cross Section Area). Data la difficoltà delle misure sperimentali, rilevare il potenziale elettrico di attivazione di un singolo muscolo è un'impresa assai ardua, per la difficolta di discriminare il segnale interessato da altri provenienti dai diversi muscoli attivi insieme a quello in esame.

Rotazione dell'anca

Nelle Fig. 4.2 sono rappresentati i principali muscoli delegati alla rotazione interna (a sinistra) e rotazione esterna (a destra) dell'anca. Ricordiamo che l'articolazione coxo- femorale è costituita da un giunto sferico nel quale la testa emisferica del femore s'impegna nell'acetabolo. L'articolazione coxo-femorale è sollecitata da forze rilevanti, in quanto, in alcune condizioni come la corsa e il salto, il carico massimo tra i due membri della coppia può arrivare a valori di 5–8 volte il peso corporeo. Questo è possibile grazie alla cedevolezza della cartilagine che riveste la cavità dell'acetabolo, che si comporta come un materiale viscoelastico. Sono frequenti fenomeni di degrado dei materiali, dovuti a cause patologiche o traumatiche, che ne possono minare l'efficienza e la capacità di sopportare senza danni carichi elevati.

Flesso-estensione del ginocchio

I muscoli attivi nella flesso-estensione del ginocchio sono riportati in Fig. 4.3. Nell'estensione è evidente il ruolo di collettore di forza giocato dalla rotula, che riunisce tutti i capi del quadricipite e trasmette la forza risultante al legamento patellare. Per la flessione è da notare che sia il gastrocnemio, costituito in realtà da due muscoli identici che il sartorio e il bicipite femorale sono muscoli che superano due articolazioni. L'estensione del ginocchio nella stazione eretta richiede grande potenza muscolare in quanto è un'operazione anti-gravitazionale.

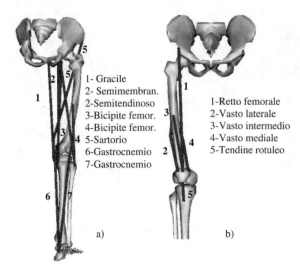

Fig. 4.3. Flessione a) ed estensione b) del ginocchio (riprodotto su autorizzazione di OpenSim, SIMTK)

Flesso-estensione della caviglia

Le immagini della Fig.4.4, mostrano i muscoli che attivano la flessione e l'estensione della caviglia. La flessione della caviglia è fondamentale per la deambulazione. La flessione plantare genera, infatti, l'azione propulsiva che spinge il corpo in avanti. Le forze elevate che si sviluppano nel tricipite della sura si scaricano sul tendine d'Achille, una delle parti più sollecitate del nostro corpo. Nel salto e nella corsa questi muscoli sono legati alla nostra potenza propulsiva.

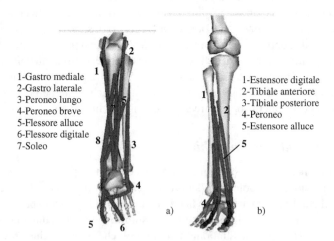

Fig. 4.4. Flessione plantare a) e dorsale b) della caviglia (riprodotto su autorizzazione di OpenSim, SIMTK)

Flesso-estensione del gomito

La flessione del gomito è governata dai muscoli bicipite, brachiale e brachioradiale. Il bicipite agisce sia nel movimento della spalla che in quello del gomito, perché il suo capo breve ha origine nelle strutture della scapola, il capo lungo ha origine dal tubercolo sopraglenoideo della scapola. I due fasci si uniscono distalmente, a circa 7 cm dall'articolazione del gomito. All'altro estremo il bicipite si inserisce nella tuberosità del radio. Il caratteristico rigonfiamento del muscolo è dovuto all'unione dei due ventri muscolari. Il muscolo brachiale origina dalla superficie anteriore della parte media e distale della diafisi dell'omero, con le fibre più prossimali che prendono origine appena sotto e attorno all'inserzione del deltoide sulla tuberosità deltoidea dell'osso. Il suo ventre muscolare è fusiforme e largo, le sue fibre si portano infero-medialmente e si inseriscono sulla superficie anteriore del processo coronoideo dell'ulna e sulla tuberosità ulnare mediante uno spesso tendine. Può essere parzialmente fuso con muscoli che gli sono vicini come il brachioradiale o il bicipite. Funge da flessore per l'articolazione del gomito.

Estensione del gomito. Il muscolo tricipite è il principale muscolo del compartimento posteriore del braccio. Il suo nome deriva dalla sua caratteristica di possedere tre origini tendinee. Il capo mediale è il più esteso ed origina dalla parte media e distale della superficie posteriore della diafisi dell'omero, il capo laterale origina dal setto intermuscolare laterale e da una cresta ossea posta sulla superficie posteriore della parte prossimale della diafisi dell'omero, mentre il capo lungo origina dalla parte superiore del margine mediale della scapola, appena sotto il tubercolo infraglenoideo. Le fibre del capo mediale e laterale scendono inferiormente, quelle del capo lungo infero-lateralmente. Tutte si fondono in unico e spesso ventre muscolare che scende inferiormente e le cui fibre nella porzione distale dell'omero si portano medialmente a formare un robusto tendine che si inserisce sull'olecrano dell'ulna.

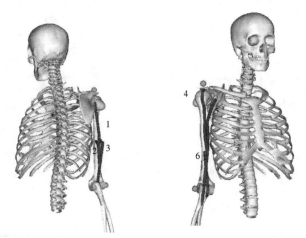

Fig. 4.5. Flessione ed estensione del gomito (riprodotto su autorizzazione di OpenSim, SIM-TK): 1) tricipite lungo; 2) tricipite mediale; 3) tricipite laterale; 4) bicipite lungo; 5) bicipite corto; 6) brachiale

4.1 Struttura e modelli di comportamento del muscolo scheletrico

L'ispezione a occhio nudo e quella microscopica portano a individuare le strutture anatomiche che compongono un muscolo scheletrico. Il microscopio elettronico ha una risoluzione teorica di 0,002 nm, in pratica 0,2 nm. Ciò che vediamo incrementando gradualmente la risoluzione è mostrato nella Fig. 4.6. L'unità di base del muscolo è la fibra muscolare, che è una singola cellula, polinucleata. Le fibre sono raggruppate in *fascicoli* di varie dimensioni all'interno del muscolo. Lo spazio lasciato libero tra una fibra e l'altra, all'interno di un fascicolo, è occupato da tessuto connettivo. Ogni fascicolo è, a sua volta, fasciato da un involucro di tessuto connettivo più resistente. L'intero muscolo è circondato da un involucro di tessuto connettivo ancora più robusto. Le fibre muscolari hanno diametri che variano tra 10 e 60 nm e lunghezze da qualche mm a diversi cm. Nei muscoli lunghi si possono raggiungere lunghezze di 30 cm. Le fibre muscolari vanno da un capo all'altro del muscolo, o ne attraversano solo parte, terminando in tessuto connettivo o tendineo. Il nucleo appiattito della fibra muscolare si trova immediatamente sotto la membrana cellulare. Il citoplasma si divide in senso longitudinale in fili o *miofibrille*, di circa 1 μm di diametro. All'inda-

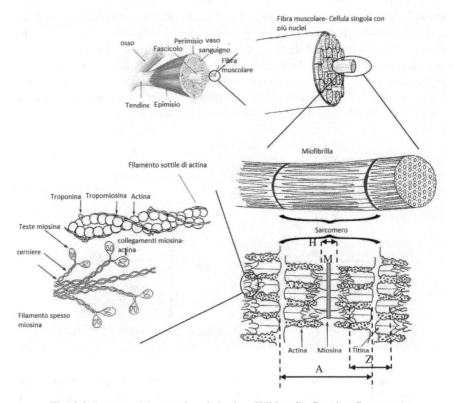

Fig. 4.6. Struttura del muscolo scheletrico (Wikimedia Creative Commons)

gine microscopica, in luce polarizzata, con l'uso di coloranti, appaiono striate (da questo il nome di tessuto muscolare *striato*). Alcune zone si colorano debolmente e ruotano il piano di polarizzazione in misura modesta. Sono le bande isotrope, bande I. Altre, alternate rispetto alle prime, si colorano intensamente e ruotano fortemente il piano di polarizzazione. Sono le bande anisotrope, o bande A. Le bande isotrope sono bisecate da una linea sottile, che assume anch'essa una colorazione. Si tratta delle bande Z. Le bande isotrope sono anch'esse attraversate da una linea debolmente colorata, la banda H. Le zone descritte sono illustrate nella Fig. 4.6. Se il muscolo si contrae fortemente le bande I e H si assottigliano sino ad estinguersi, mentre la banda A resta inalterata. La parte inferiore della Fig. 4.6 mostra la struttura delle *miofibrille*. Ciascuna di esse è composta da *miofilamenti*, divisi trasversalmente dalle bande Z, formando sezioni ripetute identicamente, chiamate *sarcomeri*. I sarcomeri hanno lunghezze variabili intorno ad un valore medio di 2,5 μm, secondo lo stato di contrazione del muscolo. All'interno del sarcomero si distinguono due tipi di filamenti molecolari, uno più sottile, l'*actina*, con un diametro di circa 5 nm e l'altro più spesso *miosina*, con un diametro di circa 12 nm. I filamenti di *actina* sono collegati a un'estremità alle bande Z, sono liberi all'altra, sovrapponendosi parzialmente a quelli di *actina*. La disposizione dei filamenti è mostrata nella parte inferiore della Fig. 4.6. La banda A corrisponde ai filamenti di miosina, la banda I corrisponde ai filamenti di actina che non sono sovrapposti con quelli di miosina. La banda H corrisponde alla zona media della banda A, quella in cui i filamenti di actina non sono penetrati. Un'altra linea, la banda M, giace trasversalmente a metà della banda H. Un indagine accurata mostra che essa consiste in fasci di finissimi fili che collegano filamenti adiacenti di miosina.

4.2 Il meccanismo contrattile

Il meccanismo di contrazione dei sarcomeri non è ancora completamente chiarito. Il modello più accreditato della contrazione muscolare è quello della *cross-bridge theory*, la quale ipotizza la formazione di ponti trasversali ATP-dipendenti tra le teste della miosina e corrispondenti siti dell'actina, con il conseguente scorrimento relativo dei due filamenti.

I muscoli scheletrici sono attivati da motoneuroni afferenti al sistema nervoso volontario. Artificialmente un muscolo può essere stimolato con impulsi elettrici o chimici e la singola stimolazione produce un evento contrattivo, *twitch*, della durata di circa 150 ms. La stimolazione elettrica fa scattare il rilascio di ioni calcio dalle sacche del reticolo sarcoplasmatico, che migrano all'interno della cellula e attivano i legami incrociati tra le teste della miosina e i siti specifici dell'actina. Sperimentalmente si osserva che l'ampiezza e il tipo di forza contrattile sviluppata dipendono dalla frequenza della stimolazione. Una serie di stimolazioni ripetute, con frequenza inferiore a 6 Hz, produce contrazioni separate e distinguibili, con uguale forza massima. Al crescere della frequenza nascono effetti additivi e i twitch tendono a fondersi. Il valore della forza generata a regime tende ad un limite, legato alla frequenza di stimolazione. Per frequenze superiori a 60 Hz si ha saturazione (regime tetanico). Al

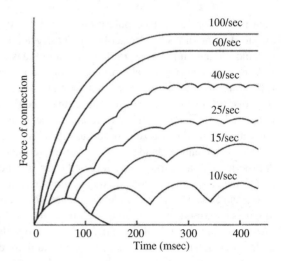

Fig. 4.7. Effetto della frequenza di stimolazione sulla forza generata [28]

disopra di 100 Hz, un ulteriore aumento della frequenza ha un effetto trascurabile sul valore della forza generata. È interessante notare come la frequenza di stimolazione corrispondente al regime tetanico, sia molto vicina alla frequenza elettrica di rete negli usi domestici. I dati presentati nella Fig. 4.7, provenienti dagli esperimenti di A.V. Hill, sono stati ottenuti in condizioni isometriche, cioè con il muscolo vincolato a lunghezza costante.

4.3 Proprietà statiche e dinamiche

I parametri rilevanti per la descrizione del comportamento meccanico sono forza, lunghezza e spostamento. Nella realtà fisica sono presenti innumerevoli situazioni con diversi valori di forza esterna, condizioni di vincolo, esigenze cinematiche. Nei suoi esperimenti Hill definì alcune trasformazioni tipiche:

- *Isometrica* (Fig. 4.8a). Si ottiene fissando le estremità del complesso muscolo tendineo.
- *Isotonica* (Fig. 4.8b). Uno dei capi del muscolo-tendine è fisso, all'altro è applicata una forza costante, ad esempio un peso.
- *Contrazione libera* (Fig. 4.8c). Uno degli estremi è fisso, l'altro è libero e privo di carichi.

Rilascio rapido, *quick release*. Si tratta di una trasformazione ottenuta combinando le prime due. Il muscolo è prima portato all'eccitazione tetanica in condizioni isometriche con un'opportuna stimolazione, quindi è rilasciato uno degli estremi, al quale è applicato un carico costante.

Agli effetti meccanici il muscolo è un attuatore capace di generare forza ai suoi estremi, contraendosi in opposizione a una forza esterna. In un approccio modellistico si può pensare che il muscolo sia costituito dalla parte contrattile vera e propria, il

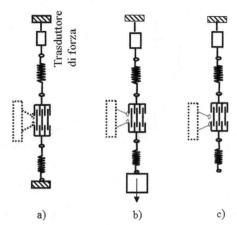

Fig. 4.8. Il muscolo come composizione della parte contrattile e di quella tendinea: a) contrazione isometrica; b) isotonica; c) contrazione libera

a)   b)   c)

fascio muscolare, costituito da un grande numero di sarcomeri in serie e in parallelo e la parte tendinea, posta in serie alla prima, che può essere considerata una molla non lineare. I tessuti tendinei e i legamenti manifestano, infatti, sottoposti a prove di trazione, un marcato comportamento non lineare. Nel caso in cui una delle estremità sia libera, il muscolo non può generare alcuna forza, ma si porta all'accorciamento limite, con la massima velocità. Se invece il muscolo parte da una condizione di riposo ed è quindi eccitato, mentre ai suoi estremi è applicata una resistenza, esso si contrae mentre la parte tendinea si estende. L'andamento complessivo della lunghezza del complesso muscolo-tendineo dipende dal carico applicato e dalla legge di eccitazione. Negli esperimenti di Hill, i risultati di una serie di contrazioni isometriche mostrarono che la forza tetanica sviluppata dipendeva dalla lunghezza con una legge approssimativamente parabolica. La Fig. 4.9 rappresenta quest'andamento riferito a un singolo sarcomero. La lunghezza sulle ascisse è riportata sia in termini assoluti che relativi, mentre in ordinate abbiamo il rapporto tra la forza generata e quella massima, in percentuale. Si può osservare che la lunghezza massima del muscolo giunge a circa 1,8 volte il valore a riposo, quella minima a 0.6.

Alla luce della teoria dei filamenti scorrevoli si riesce a dare una giustificazione qualitativa della forma della curva in Fig. 4.9. Se assumiamo che la forza generata durante la contrazione sia proporzionale al numero delle teste dei filamenti di actina e miosina che possono interagire, è evidente che, in mancanza di sovrapposizione, la forza generata è nulla (situazione D in Fig. 4.9). Quando nasce una sovrapposizione dei filamenti per scorrimento relativo, la forza generata aumenta. Questo incremento ha termine quando la sovrapposizione è completa (situazioni B e C), per giungere a un massimo di forza, nella regione comunemente chiamata *plateau region*. Se il muscolo continua a contrarsi, la forza riprende a diminuire, per annullarsi completamente (situazione A) quando i due filamenti contigui di actina cominciano a sovrapporsi. Il diagramma presentato si riferisce a condizioni di eccitazione tetanica, riporta quindi per ogni valore della lunghezza del sarcomero la forza massima che il muscolo può produrre. Se consideriamo la regione del diagramma di Fig. 4.10 a destra del massimo, vediamo che per far allungare il muscolo oltre la zona C è necessario vincere non

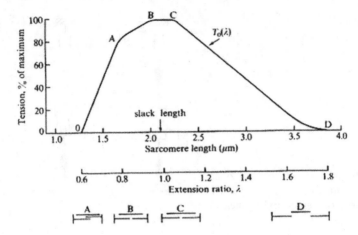

Fig. 4.9. Relazione statica forza-lunghezza per il sarcomero (riprodotto su autorizzazione di [39])

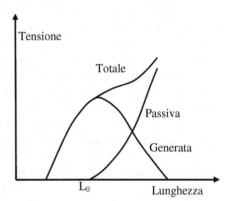

Fig. 4.10. Caratteristica sperimentale di un muscolo in contrazione isometrica per varie lunghezze iniziali

solo la *forza attiva* che il muscolo genera, ma anche la forza passiva dovuta alla rigidezza del muscolo stesso. La caratteristica passiva può essere determinata sperimentalmente mediante una prova di trazione su un muscolo non stimolato elettricamente.

4.4 La relazione forza-velocità di contrazione

Nei suoi esperimenti di *quick release,* compiuti facendo seguire a un'eccitazione tetanica in condizioni isometriche una contrazione isotonica, Hill misurò la velocità dell'estremo muscolare libero per vari valori della forza esterna applicata. I risultati sono mostrati nella Fig. 4.11. L'andamento della curva che interpola i dati sperimentali è di tipo iperbolico, in altre parole la velocità di accorciamento è inversamente proporzionale al carico applicato:

$$S * v = \text{cost.} \qquad (4.4.1)$$

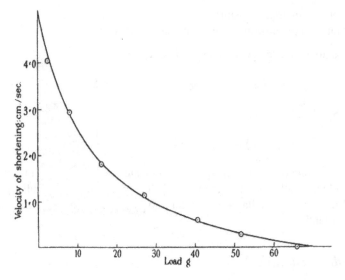

Fig. 4.11. Andamento sperimentale forza-velocità (riprodotto su autorizzazione di [51])

Poiché il prodotto della forza per la velocità rappresenta la potenza, la relazione precedente dice che la potenza prodotta dal muscolo è costante. Una grande velocità di accorciamento si può ottenere soltanto con piccole forze, mentre forze elevate sono accompagnate da piccole velocità. Questo è in contrasto con il comportamento passivo di un materiale viscoelastico, per il quale alte velocità di deformazione sono accompagnate da sforzi elevati e viceversa. Sono degni di nota i punti in cui la curva incontra i due assi. L'intersezione con l'asse delle ascisse rappresenta la velocità massima di contrazione del muscolo libero. L'intersezione con l'asse delle ordinate il massimo valore di forza che il muscolo può generare in condizioni isometriche. Lo sviluppo di potenza meccanica è legato, come in tutte le "macchine" al concetto di rendimento, inteso come rapporto tra il lavoro esterno ottenuto e l'energia immessa nel sistema a livello metabolico. Le accurate valutazioni sperimentali di Hill e la misure dell'energia meccanica e termica coinvolta nella contrazione muscolare, hanno permesso di giungere all'espressione di una legge analitica forza-velocità di contrazione.

4.5 L'equazione di Hill per il muscolo tetanico

I risultati esposti nel paragrafo precedente possono essere descritti con la seguente equazione, ricavata da A.V. Hill nel 1938:

$$(S + a) * (v + b) = (S_0 + a) * b, \qquad (4.5.1)$$

S: tensione sviluppata dal muscolo;
v: velocità di contrazione;

S_0:   tensione isometrica massima;

a, b: costanti con dimensioni rispettivamente di forza e velocità.

Se nell'equazione precedente si pone $v = 0$ si ottiene:

$$(S + a) * b = (S_0 + a) * b \qquad S = S_0. \tag{4.5.2}$$

Se si pone $S = 0$ si ha invece:

$$a * (v + b) = (S_0 + a) * b \qquad v = \frac{S_0 * b}{a} = v_0. \tag{4.5.3}$$

Poiché S_0 e v_0 sono determinabili sperimentalmente come la massima tensione isometrica a velocità nulla e la massima velocità di contrazione a forza nulla, possiamo ottenere il rapporto a/b dalla (4.5.3). Vedremo in seguito come giungere al valore delle due costanti.

Forma adimensionale

L'equazione di Hill può essere posta in termini adimensionali, ricavando v:

$$v = b \frac{S_0 - S}{S + a}. \tag{4.5.4}$$

Ricordando l'equazione:

$$v_0 = b \frac{S_0}{a}$$

si possono ottenere i seguenti rapporti adimensionali

$$\frac{v}{v_0} = \frac{1 - \frac{S}{S_0}}{1 + c\frac{S}{S_0}}; \qquad \frac{S}{S_0} = \frac{1 - \frac{v}{v_0}}{1 + c\frac{v}{v_0}}. \tag{4.5.5}$$

Dove:

$$c = \frac{S_0}{a}. \tag{4.5.6}$$

Grazie a questa forma le costanti da determinare diventano P_0, v_0 e c.

L'equazione di Hill nella forma (4.5.1) contiene tre costanti indipendenti, a, b, S_0. Nella forma adimensionale (4.5.5) le costanti sono S_0, v_0, c. Queste costanti dipendono da numerosi fattori, come la lunghezza iniziale del muscolo e altri parametri chimico-fisici. La massima tensione isometrica S_0 è legata a L_0 da una legge approssimativamente parabolica, si veda la Fig. 4.9. Per valori di L_0 pari a metà della lunghezza del sarcomero a riposo la tensione si annulla. Questo accade anche quando L_0 supera 1,5 volte la lunghezza a riposo. La massima velocità di accorciamento v_0 si può, con ragionevole approssimazione, ritenere indipendente da L_0. La costante c risulta anch'essa non dipendente da L_0. Quindi si può ritenere in via approssimata che a sia proporzionale ad S_0, secondo la (4.5.6), mentre b è uguale a v_0/c. I valori di c per il muscolo scheletrico variano nel campo $1,2 \div 1,4$. Ricavato quindi S_0 sulla base di L_0 e v_0 da dati sperimentali o valutazioni su dati esistenti in letteratura, sarà possibile ottenere le costanti che appaiono nelle due forme dell'equazione di Hill.

Giustificazione energetica dell'equazione di Hill

È interessante esaminare la derivazione dell'equazione di Hill. Egli partì dal bilancio energetico (in termini di quantità di calore nell'unità di tempo) nella contrazione muscolare:

$$E = A + H + W. \qquad (4.5.7)$$

In cui i diversi termini indicano:

E: l'energia prodotta nell'unità di tempo;
A: la somma dei calori che non sono legati a spostamento (quindi tutti esclusi gli ultimi due);
W: la potenza meccanica prodotta, uguale a $S * v$;
H: il calore supplementare di accorciamento (o allungamento).

In condizioni isometriche si ha ovviamente $E = A$. Quando il muscolo si contrae, si produce un'ulteriore reazione chimica, a cui corrisponde un addizionale produzione d'energia, uguale alla somma del calore di accorciamento e del lavoro svolto, $H + W$. Con la misura di E in contrazione e di A in condizioni isometriche, Hill ottenne il termine $H + W$, mostrando che:

$$H + W = b * (S_0 - S) \qquad (4.5.8)$$

dove S_0 è la massima tensione sviluppata (in condizioni isometriche). Un ulteriore passo fu quello di assumere il calore di accorciamento proporzionale alla velocità secondo la legge:

$$H = a * v. \qquad (4.5.9)$$

Combinando i risultati precedenti si ha:

$$H + W = b * (S_0 - S) = a * v + S * v = (S + a) * v. \qquad (4.5.10)$$

Considerando l'ultima eguaglianza, se si somma ab al primo e secondo termine, con semplici passaggi si ottiene l'equazione di Hill (4.5.1).

4.5.1 Il modello di Hill a tre elementi

Osservazioni sulla struttura muscolare portano ad assumere che il sistema muscolo tendineo sia costituito da una parte contrattile in serie con tendini e tessuti connettivi. In un approccio modellistico, si può pensare quindi a un attuatore collegato in serie con un elemento elastico non lineare, che riproduca, nel miglior modo possibile la risposta elastica istantanea della parte tendinea. Se si vuol tener conto anche del fatto che le fasce muscolari sono avvolte da tessuti connettivi di contenimento, con comportamento viscoelastico, si può pensare di aggiungere un elemento elastico o viscoelastico in parallelo per modellare questi effetti. Queste considerazioni portarono al modello rappresentato nella Fig. 4.12. Nel modello di Hill l'elemento contrattile era un generatore di forza istantanea, nel linguaggio dell'analisi dei sistemi, uno *step*. Sperimentalmente si è osservato che, per quanto rapida, la generazione di forza è legata a una costante temporale non nulla, per cui alla parte contrattile è stato aggiunto un elemento viscoso in parallelo.

Per ricavare le equazioni del modello di Hill a tre elementi, si parta dall'ipotesi che se l'elemento contrattile non è attivato, la legge sforzo-deformazione del muscolo a riposo rappresenta la legge costitutiva dell'elemento elastico in parallelo. In un muscolo attivato invece, la differenza tra le caratteristiche del muscolo completo e dell'elemento in parallelo rappresenta la legge costitutiva del complesso elemento contrattile-elemento in serie. Facciamo l'ipotesi che l'elemento in serie sia semplicemente elastico. Riferiamo la nostra analisi al semplice sarcomero, nel quale il filamento di miosina si sovrappone parzialmente a quelli di actina, vedi Fig. 4.13 nella quale:

$L = L_0 + \delta L$: lunghezza totale del sarcomero, con L_0 la lunghezza a riposo;
H: larghezza della banda H, vedi il paragrafo sulla struttura del muscolo;
I: larghezza della banda I;
Δ: sovrapposizione tra il filamento di miosina e quelli di actina;
η: lunghezza dell'elemento elastico in serie, nulla se il muscolo è a riposo.

Osservando la figura abbiamo per la sovrapposizione dei filamenti:

$$\Delta = M - H = 2C - I. \tag{4.5.11}$$

E per la lunghezza del sarcomero:

$$L = M + I = M + 2C - \Delta + \eta. \tag{4.5.12}$$

Derivando rispetto al tempo l'ultima equazione si ottiene:

$$\frac{dL}{dt} = -\frac{d\Delta}{dt} + \frac{d\eta}{dt}. \tag{4.5.13}$$

Lo sforzo nell'elemento parallelo PE sarà una funzione nota della deformazione $\varepsilon = \frac{L-L_0}{L_0}$. Poiché nell'espressione precedente L_0 è una costante potremo scrivere che il contributo di forza dovuto all'elemento in parallelo sarà una funzione della lunghezza del sarcomero più quella dell'elemento in serie, cioè di L. Avremo quindi:

$$S_P = S_P(L). \tag{4.5.14}$$

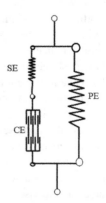

Fig. 4.12. Il muscolo come insieme di tre elementi, uno contrattile e due elastici

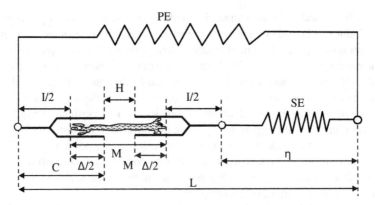

Fig. 4.13. I parametri del modello di Hill a tre elementi

Il contributo di forza dovuto al sarcomero e all'elemento in serie sarà invece funzione della lunghezza di questi due elementi, si avrà quindi:

$$S_s = S_s(\eta, \Delta). \tag{4.5.15}$$

La forza complessiva dovuta al muscolo, o meglio alla componente modulare del muscolo che stiamo considerando sarà

$$S = S_P + S_s = S_P(L) + S_s(\eta, \Delta). \tag{4.5.16}$$

In cui, per l'ipotesi fatta in precedenza si ammette che sia $S_s = f_2(\eta, \Delta) = 0$ per $\eta = 0$, si considera cioè che se il muscolo è a riposo anche l'elemento elastico in serie che ne condivide la forza non sarà deformato e la forza sarà nulla. Se le forze sono variabili nel tempo avremo in termini differenziali:

$$\frac{dS}{dt} = \frac{dS_P}{dL}\frac{dL}{dt} + \left.\frac{dS_s}{d\eta}\right|_\Delta \frac{d\eta}{dt} + \left.\frac{dS_s}{d\Delta}\right|_\eta \frac{d\Delta}{dt}. \tag{4.5.17}$$

Tenendo conto della (4.5.13) si ha:

$$\frac{dS}{dt} = \frac{dS_P}{dL}\frac{dL}{dt} + \left.\left|\frac{\partial S_s}{\partial \eta}\right|\right._\Delta \left(\frac{dL}{dt} + \frac{d\Delta}{dt}\right) + \left.\left|\frac{\partial S_s}{\partial \Delta}\right|\right._\eta \frac{d\Delta}{dt} =$$
$$= \left[\frac{dS_P}{dL} + \left.\left|\frac{\partial S_s}{\partial \eta}\right|\right._\Delta\right]\frac{dL}{dt} + \left[\left.\left|\frac{\partial S_s}{\partial \Delta}\right|\right._\Delta + \left.\left|\frac{\partial S_s}{\partial \Delta}\right|\right._\eta\right]\frac{d\Delta}{dt}. \tag{4.5.18}$$

Nei due casi di contrazione isometrica e isotonica si ha:

Contrazione isometrica: $L = \text{cost}$ e $\frac{dL}{dt} = 0$

$$\frac{dS}{dt} = \left[\left.\left|\frac{\partial S_s}{\partial \Delta}\right|\right._\Delta + \left.\left|\frac{\partial S_s}{\partial \Delta}\right|\right._\eta\right]\frac{d\Delta}{dt}. \tag{4.5.19}$$

Contrazione isotonica: $S = \text{cost}$ e $\frac{dS}{dt} = 0$

$$\left[\frac{dS_P}{dL} + \left.\left|\frac{\partial S_s}{\partial \eta}\right|\right._\Delta\right]\frac{dL}{dt} + \left[\left.\left|\frac{\partial S_s}{\partial \Delta}\right|\right._\Delta + \left.\left|\frac{\partial S_s}{\partial \Delta}\right|\right._\eta\right]\frac{d\Delta}{dt} = 0. \tag{4.5.20}$$

Dal 1938, il modello a tre elementi di Hill ha dominato la scena per oltre sessanta anni, durante i quali si sono avute numerose correzioni e aggiunte: ad esempio gli elementi serie e parallelo sono diventati viscoelastici ed è stata implementata una funzione per rappresentare il livello di attivazione del sarcomero. Nonostante ciò, esso è andato incontro a molte critiche, che lo hanno gradualmente portato al declino: tra queste le più importanti sono che, la disposizione degli elementi non è univoca, la divisione delle forze tra i tre elementi impone ipotesi non verificabili e infine, che i sarcomeri non sono tutti uguali. Ciò è causa del fallimento di molti modelli matematici, perché essi, partendo dal sarcomero, sono estesi al comportamento dell'intero muscolo, senza tener conto dei particolari e distinti contributi di altre strutture biologiche, del fatto che gli aggregati di fibre non sono unidirezionali e che il reclutamento può non essere né uniforme, né contemporaneo.

Nel tempo, con l'avvento di altre scoperte, sono stati proposti altri modelli, più sofisticati e attinenti al comportamento reale del muscolo, ma sempre basati sulla teoria dei *cross bridges*. Tra questi meritano di essere menzionati quello di Huxley (1957 e 1974) e Huxley-Simmons (1971). Altri invece hanno messo in discussione la *cross-bridge theory*, proponendo di indirizzare l'attenzione su altri fenomeni legati alla contrazione muscolare, come il ruolo dell'acqua. Sono stati proposti i modelli di Noble e Pollack (1977) e di Pollack (1991). Il dibattito è in ogni caso ancor oggi molto acceso.

L'esperimento di "Quick release"

L'esperimento è composto dalle seguenti operazioni:

- per mezzo di un sistema di fissaggio si porti la lunghezza del muscolo al valore L_1. Il muscolo avrà ambedue le estremità collegate agli afferraggi e non potrà variare la sua lunghezza. In questa fase iniziale il muscolo non è stimolato;
- si ecciti con impulsi elettrici ripetuti il muscolo sin quando la tensione sviluppata non raggiunga il valore S_1;
- si liberi rapidamente una delle estremità del muscolo, cui è applicato un peso tale da portare la tensione al valore S_2 inferiore a S_1.

L'ipotesi alla base dell'esperimento è che la sovrapposizione Δ tra i filamenti di actina e miosina non subisca alcuna variazione nel brevissimo intervallo di tempo che intercorre tra il primo e il secondo stato, cioè si assume $\Delta =$ cost. In queste condizioni abbiamo:

Nel primo stato isometrico:

$$S_1 = S_P(L_1) + S_s(\eta_1, \Delta_1). \tag{4.5.21}$$

Nel secondo isotonico:

$$S_2 = S_P(L_2) + S_s(\eta_2, \Delta_1). \tag{4.5.22}$$

Sottraendo le due equazioni precedenti si ha:

$$S_1 - S_2 = S_P(L_1) - S_P(L_2) + S_s(\eta_1, \Delta_1) - S_s(\eta_2, \Delta_1). \tag{4.5.23}$$

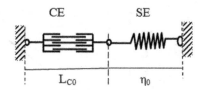

Fig. 4.14. Il modello con due elementi

Notiamo ora che se la sovrapposizione actina-miosina resta costante la variazione di lunghezza del muscolo è dovuta soltanto all'elemento elastico in serie, per cui si ha:

$$L_1 - L_2 = \eta_1 - \eta_2. \tag{4.5.24}$$

Le ultime due equazioni ci permettono di ricavare la differenza $S_s(\eta_1, \Delta_1) - S_s(\eta_2, \Delta_1)$ in funzione di $\eta_1 - \eta_2$ quando vengano misurate le grandezze L_1, L_2, S_1, S_2, $S_P(L_1)$, $S_P(L_2)$. Per determinare l'andamento di $S_s(\eta_1, \Delta_1)$ come funzione di η_1 quando lo stato iniziale venga fatto variare opportunamente, è necessario determinare la lunghezza L_2 del muscolo per cui η_2 e $S_s(\eta_2, \Delta_1)$ sono nulli. Questo può essere fatto per tentativi, sino al momento in cui viene trovato un valore S_2^* di S_2 corrispondente a un valore L_2^* di L_2 per cui $S_2^* = S_P(L_2^*)$. Per la (4.5.16) questo comporta che $S_s(\eta_2, \Delta_1) = 0$ e per le ipotesi fatte $\eta_2^* = 0$. Per le (4.5.23) (4.5.24) si ha allora:

$$\eta_1 = L_1 - L_2^*; \qquad S_s(\eta_1, \Delta_1) = S_1 - S_P(L_1). \tag{4.5.25}$$

Si può in questo modo determinare l'andamento di $S_s(\eta_1, \Delta_1)$ in funzione di η_1.

Esempio 4.1. Come esempio di applicazione del modello di Hill si voglia simulare il comportamento isometrico del bicipite umano. Partiamo dal modello a due elementi della Fig. 4.14, semplificato con l'eliminazione dell'elemento elastico in parallelo. Il motivo è che, se supponiamo di partire dalla posizione di riposo, l'effetto dell'elemento elastico in parallelo è trascurabile. Assumiamo i seguenti dati:

- lunghezza dell'elemento contrattile a riposo $L_{C0} = 0{,}2$ m;
- lunghezza complessiva dei tendini a riposo $\eta_0 = 0{,}1$ m;
- forza massima statica isometrica per $L_C = L_{C0} S_0 = 1100$ N;
- andamento della forza S_0 in funzione di L_C parabolico con $S_0 = 0$ per $L_C = 0{,}2 * 0{,}6 = 0{,}12$ m e $L_C = 0{,}2 * 1{,}6 = 0{,}32$ m, e $S_0 = 1100$ N per $L_C = 0{,}2$ in base al diagramma della Fig. 4.10;
- caratteristica forza deformazione dell'elemento elastico in serie data dalla legge:

$$S = K(e^{\Delta\eta} - 1) \quad \text{con} \quad K = 109450; \tag{4.5.26}$$

si tratta di una legge esponenziale con rigidezza crescente con la deformazione;
- variazione di lunghezza dell'elemento contrattile Δ;
- variazione di lunghezza dell'elemento in serie $\Delta\eta$.

Soluzione. Considerando che la lunghezza L complessiva del sistema muscolo tendineo deve essere costante perché stiamo simulando una contrazione isometrica, si

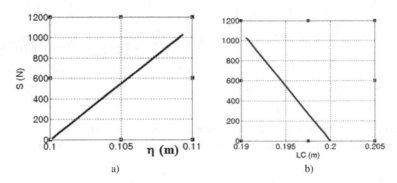

a)   b)

Fig. 4.15. a) Diagramma Forza-lunghezza elemento in serie; b) diagramma Forza-lunghezza elemento contrattile

avrà.

$$L = L_{C0} - \Delta + \eta_0 + \Delta\eta = L_{C0} + \eta_0$$
$$\Delta\eta = L - \eta_0 + \Delta. \qquad (4.5.27)$$

La procedura impiega l'ambiente Simulink. Considerando una serie di piccoli intervalli temporali tali da poter considerare lineare l'andamento delle funzioni descritte si parte con $\Delta = 0$ e utilizzando la relazione (4.5.5), modificata inserendo al posto dell'unità al numeratore una funzione di attivazione variabile tra zero e uno. Nel nostro caso abbiamo supposto di simulare la funzione di attivazione f(t) con una rampa della durata di 100 ms. La relazione (4.5.28) viene utilizzata per calcolare il valore della velocità di contrazione, la quale risulta pari al primo passo a v_0, velocità di

$$\frac{v}{v_0} = \frac{f(t) - \dfrac{S}{S_0}}{1 + c\dfrac{S}{S_0}} \qquad (4.5.28)$$

contrazione senza carico, assunta pari a 1 m/s. Integrando il valore di v_0 si ottiene Δ che viene quindi usato nel secondo passo e in quelli successivi per calcolare $\Delta\eta$. Per mezzo di questo valore si ottiene la forza S di reazione dell'elemento elastico dalla (4.5.26) e il processo continua recursivamente. È opportuno notare che a ogni passo cambia la lunghezza L_C dell'elemento contrattile e quindi cambia il valore di S_0 che dovrà essere calcolato impiegando la legge parabolica menzionata in precedenza. Si tratta di una legge della forma generale:

$$S_0 = a_0 + a_1 * L_C + a_2 * L_C^2. \qquad (4.5.29)$$

Nella quale i coefficienti dovranno essere calcolati mediante i valori conosciuti della forza e della lunghezza L_C nel punto di ascissa L_{C0} e negli altri due punti di ascissa rispettivamente $L_{C0} * 0,6$ e $L_{C0} * 1,6$. La Fig. 4.15a riporta il grafico della forza nell'elemento in serie in funzione del suo allungamento, la Fig. 4.15b il grafico Forza-lunghezza dell'elemento contrattile. Chiaramente mentre l'elemento in serie aumenta

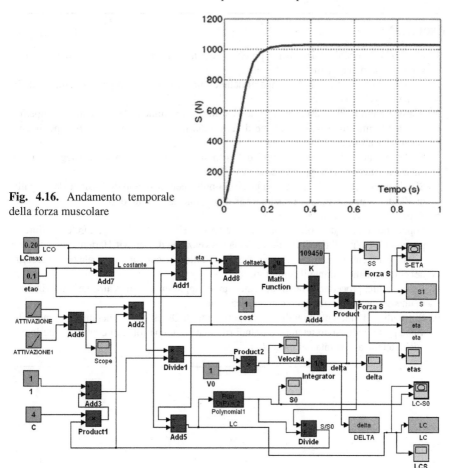

Fig. 4.16. Andamento temporale della forza muscolare

Fig. 4.17. Simulazione di una contrazione isometrica del muscolo bicipite

la sua lunghezza, trattandosi di condizioni isometriche, l'elemento contrattile riduce la sua lunghezza della stessa quantità. A regime tetanico l'allungamento della parte tendinea è pari a circa 0,01 m. È anche interessante osservare il transitorio nel raggiungimento delle condizioni tetaniche, riportato nel grafico di Fig. 4.16. La forza generata dal muscolo ha una rapida salita per raggiungere il regime tetanico dopo circa 0,2 s. Ricordiamo che il transitorio di attivazione era costituito da una rampa di durata pari a 100 ms. La Fig. 4.17 mostra il diagramma a blocchi in ambiente Simulink della simulazione effettuata.

Esercizi

1. Si eseguano alcuni schizzi per rappresentare i movimenti delle articolazioni dell'arto superiore, con la nomenclatura medica.
2. Se individuino i valori approssimativi delle escursioni max e min per i movimenti della spalla del gomito e del polso.
3. Considerando i valori estremi precedenti si tracci il volume di lavoro dell'arto superiore con riferimento al polso (volume descritto dal polso) per tutti i possibili movimenti permessi dall'articolazione.
4. Si descrivano tutte le articolazioni dell'arto superiore descrivendo la categoria a cui ciascuna articolazione appartiene.
5. Si calcoli la matrice di trasformazione spalla-polso per un angolo di flessione della spalla di 30° di abduzione di 45°, rotazione 15° e flessione del gomito di 60°.
6. Si inverta la matrice calcolata in precedenza.
7. Sopra uno schizzo del corpo umano con le articolazioni dell'arto superiore e inferiore si pongano i sistemi di riferimento usando la convenzione di Denavit-Hartenberg.
8. Si eseguano considerazioni geometriche per stabilire l'escursione verticale del baricentro del corpo umano durante il cammino.
9. Si scriva una procedura Matlab per calcolare e rappresentare graficamente il movimento di un sistema articolato piano con due segmenti.
10. Si simuli nell'ambiente Simulink un esperimento di Quick-release nel quale un muscolo viene portato allo stato tetanico e quindi rilasciato con una forza di contrasto inferiore a quella tetanica generata dal muscolo.

5

Elementi di cinematica

La *cinematica* è quel ramo della fisica che si occupa di descrivere quantitativamente il moto dei corpi, indipendentemente dalle forze che l'hanno generato. In ciò differisce dalla dinamica che studia l'effetto delle forze sul movimento. In generale lo stato di moto istantaneo di un corpo è riconducibile a un moto roto-traslatorio, composto da una traslazione secondo un certo asse e da una rotazione intorno a questo. Esistono però dei casi in cui sono poco importanti o trascurabili gli effetti della rotazione rispetto a quelli della traslazione. In questi casi si ottiene una notevole semplificazione, senza perdere molto dell'analisi, ricorrendo al concetto di punto materiale, una massa puntiforme eguale a quella del corpo in esame, posta nel suo baricentro. Considerare un corpo come punto materiale comporta una semplificazione nella descrizione della sua posizione nello spazio. Infatti, sono sufficienti, tre coordinate invece delle sei canoniche per un corpo esteso. L'origine dei tempi non influenza le leggi della cinematica, come la posizione e l'orientamento del sistema di riferimento impiegato. Lo spazio in cui i problemi cinematici sono studiati è omogeneo e isotropo. Questo comporta che le leggi cinematiche siano invarianti rispetto alle traslazioni, spaziali e temporali e anche rispetto alle rotazioni.

5.1 Cinematica del punto materiale

La posizione di un punto materiale nello spazio è completamente definita da un vettore $\mathbf{r}$, o dalla matrice colonna che rappresenta le sue componenti, coordinate Cartesiane del punto $\mathbf{P}$:

$$\mathbf{OP} = \mathbf{r} = r\boldsymbol{\tau} = x\mathbf{i} + y\mathbf{j} + z\mathbf{k}. \tag{5.1.1}$$

Le espressioni della velocità e dell'accelerazione del punto si ottengono derivando il vettore che rappresenta la sua posizione, ricordando che, essendo il sistema di riferimento assunto da considerare fisso, le derivate dei versori $\mathbf{j}, \mathbf{j}, \mathbf{k}$, sono nulle

$$\mathbf{v}_P = \frac{\mathrm{d}}{\mathrm{d}t}(x\mathbf{i} + y\mathbf{j} + z\mathbf{k}) = (\dot{x}\mathbf{i} + \dot{y}\mathbf{j} + \dot{z}\mathbf{k})$$

$$\mathbf{a}_P = \frac{\mathrm{d}^2}{\mathrm{d}t^2}(x\mathbf{i} + y\mathbf{j} + z\mathbf{k}) = (\ddot{x}\mathbf{i} + \ddot{y}\mathbf{j} + \ddot{z}\mathbf{k}). \tag{5.1.2}$$

Picasso B.: Fondamenti di Meccanica e Biomeccanica. Meccanica dei corpi rigidi articolati.
DOI 10.1007/978-88-470-2333-8_5, © Springer-Verlag Italia 2013

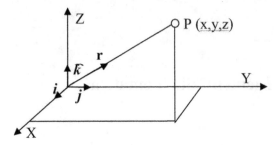

Fig. 5.1. Posizione di un punto materiale

5.2 Moto rettilineo

La trattazione può essere scalare, perché la posizione del punto su una traiettoria rettilinea è definita da un solo parametro scalare, ad esempio l'ascissa x, con l'asse X diretto come la traiettoria del moto. Per la velocità e accelerazione di P abbiamo allora le semplici espressioni:

$$OP = x_P$$
$$v_P = \dot{x}_P$$
$$a_P = \ddot{x}_P. \qquad (5.2.1)$$

Esempi di moto rettilineo sono:

- *moto rettilineo uniforme*, nel quale l'accelerazione è nulla e la velocità costante;
- *moto rettilineo uniformemente accelerato*, nel quale la velocità varia linearmente col tempo, mentre l'accelerazione è costante. Per questo tipo di moto si ha, con successive integrazioni:

$$a_P = a = \cos t \qquad v_P = \int_0^t a * dt = a * t + v_0$$

$$x_P = \int_0^t v_P * dt = \frac{1}{2} a * t^2 + v_0 * t + x_0. \qquad (5.2.2)$$

Nelle espressioni precedenti x_0 e v_0 rappresentano rispettivamente lo spazio percorso per $t = 0$ e la velocità iniziale del punto materiale.

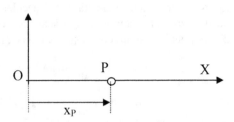

Fig. 5.2. Moto rettilineo di un punto

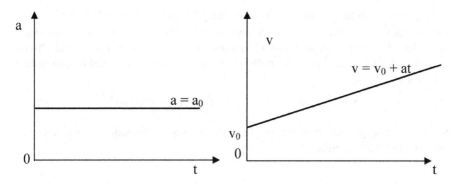

Fig. 5.3. Andamento dell'accelerazione e della velocità in funzione del tempo in un moto uniformemente accelerato

Esempio 5.1. Uno scattista raggiunge la sua massima velocità v_{max} in 2,5 s dalla partenza, con accelerazione costante. In seguito mantiene la velocità costante e termina i 100 m in un tempo totale di 10,4 s. Determinare la velocità massima v_{max}.

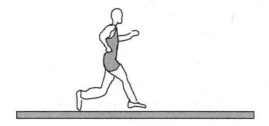

Le relazioni necessarie per risolvere il problema sono quelle esposte in precedenza. Si ha:

$$v_{max} = a * 2,5$$

$$s = \frac{1}{2} a * 2,5^2 + v_{max}(10,4 - 2,5) = 100. \qquad (5.2.3)$$

Le due equazioni scritte, che esprimono la velocità massima raggiunta dallo scattista e lo spazio percorso, contengono le due incognite v_{max} e a. Queste portano al risultato $v_{max} = 10,93$ m/s. Se nelle relazioni (5.2.2) vogliamo che compaiano soltanto la velocità, il tempo e lo spazio, possiamo sostituire nella terza equazione la seconda ottenendo:

$$x_p = x_0 + \frac{1}{2}(v_p + v_0) * t. \qquad (5.2.4)$$

Analogamente si può ottenere un'espressione che leghi accelerazione, velocità e spazio, eliminando il tempo dalle due ultime equazioni (5.2.2). Si ottiene cosi:

$$v_p^2 = v_0^2 + 2a_0(x_p - x_0). \qquad (5.2.5)$$

Esempio 5.2 (Moto rettilineo non uniforme). Un atleta corre i 100 m in 10,6 s. Lungo il percorso, ogni 10 m un cronometrista misura il tempo parziale al passaggio dell'atleta. Riportando su un grafico le distanze percorse e i tempi relativi si ottiene il grafico della Fig. 5.4, che interpolato con una curva algebrica del quarto ordine conduce alla legge:

$$X = -0,3806t + 2,1673t^2 - 0,1676t^3 + 0,0048t^4.$$

Si trovino le leggi corrispondenti per la velocità e l'accelerazione. Si trovi anche la velocità dell'atleta a metà gara, dopo 5 s.

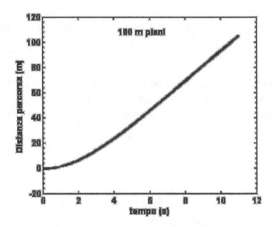

Fig. 5.4. Diagramma spazio-tempo

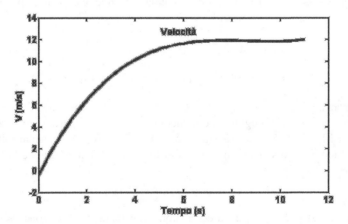

Fig. 5.5. Diagramma velocità-tempo

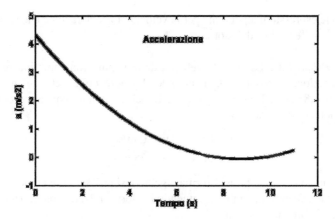

Fig. 5.6. Diagramma accelerazione-tempo

Soluzione. La legge di velocità rispetto al tempo si trova per semplice derivazione della legge di spostamento, si ha quindi:

$$\dot{X} = -0,3806 + 4,3347t - 0,5029t^2 + 0,0192t^3$$
$$\ddot{X} = 4,3347 - 1,0058t + 0,0576t^2. \qquad (5.2.6)$$

I diagrammi riportati mostrano che l'atleta raggiunge una velocità massima di circa 12 m/s, corrispondente a circa 43 km/h. L'accelerazione ha un andamento decrescente, per annullarsi completamente dopo 8 s. La velocità a metà gara, dopo 5 s di corsa è fornita dalla prima delle relazioni (5.2.6) e risulta pari a 11.12 m/s.

Esempio 5.3. I dati del tachimetro di una vettura da turismo vengono registrati, per determinare le prestazioni, durante un intervallo di tempo di 3 minuti. I dati di velocità ottenuti sono riportati nel diagramma seguente con un andamento trapezoidale, tale che: Nella prima fase di accelerazione la velocità della vettura varia linearmente da 0 a 90 km/h in 30 s. Nella seconda fase la velocità si mantiene costante a 90 km/h per 90 s. Nella terza e ultima fase di frenatura la velocità decresce da 90 a 0 km/h in 60 s.

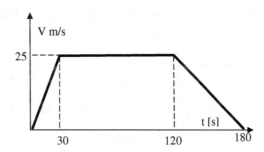

Fig. 5.7. Legge del moto per una vettura

Si ricavino le espressioni algebriche per la velocità, l'accelerazione e lo spostamento della vettura nelle tre fasi del moto.

Soluzione. Prima fase. Essendo la velocità della vettura funzione lineare del tempo l'accelerazione è costante. Convertendo il valore delle velocità in m/s si ha $a = 25/30 = 0,83$ m/s^2. L'espressione della velocità è quindi l'equazione di una retta, due punti della quale sono:

$$t = 0 \text{ s} \qquad v = 0 \text{ m/s}$$
$$t = 30 \text{ s} \qquad v = 25 \text{ m/s.}$$

Poiché l'equazione di una retta in forma algebrica si può scrivere come $v = c_1 t + c_2$ con c_1 e c_2 coefficienti incogniti, sostituendo i valori v, t dei due punti per cui la retta deve passare si ottiene il sistema:

$$0 = c_1 * 0 + c_2$$
$$25 = c_1 * 30 + c_2$$

da cui si ricava $c_1 = 25/30 = 0,83 = a$, $c_2 = 0$, $v = 0,83t$.

Quindi l'accelerazione nel primo tratto è pari a 0,83 m/s^2; l'espressione dello spostamento è quadratica. Si ottiene, ricordando che nel moto uniformemente accelerato è:

$$x = x_0 + v_0 t + \frac{1}{2} a t^2 \quad \text{con} \quad x_0 = v_0 = 0$$

si ha allora: $x = 0,5 * 0,83t^2 = 0,42t^2$.

Seconda fase. L'accelerazione è nulla nel tratto centrale del diagramma, la velocità ha un andamento costante in funzione del tempo, lo spostamento, lineare.

Terza fase. Ancora una volta la velocità varia linearmente da 25 a 0 m/s in 60 s. Potremo ancora utilizzare l'espressione $v = c_1 t + c_2$, tenendo presente che la retta passa per i due punti

$$t = 120 \text{ s} \qquad v = 25 \text{ m/s}$$
$$t = 180 \text{ s} \qquad v = 0 \text{ m/s.}$$

Imponendo il passaggio della retta per i due punti si ottiene:

$$25 = c_1 * 120 + c_2$$
$$0 = c_1 * 180 + c_2.$$

Sottraendo la seconda equazione dalla prima si ha:

$$25 = -c_1 * 60; \qquad c_1 = a = -0,42 \text{m/s}^2 \qquad c_2 = 0,42 * 180 = 75,6 \text{ m/s}$$

la legge di variazione di velocità è $v = 75,6 - 0,42t$; la legge di variazione dello spostamento nella terza fase si ottiene integrando l'espressione della velocità:

$$x = \int_{t=120}^{t} (75,6 - 0,42t)dt = 75,6(t - 120) - 0,21t^2 + 0,21 * 120^2$$
$$= -6048 + 75,6t - 0,21t^2.$$

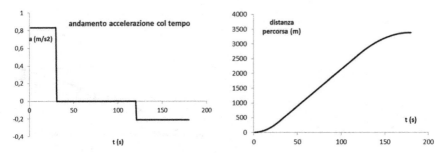

Fig. 5.8. Andamento dell'accelerazione e della velocità col tempo

Per $t = 180$ la distanza percorsa nella fase tre è 756 m. La distanza totale sarà:

$$x_t = 0,42 * 30^2 + 25 * 90 + 756 = 3384 \text{ m}.$$

È interessante osservare il grafico di accelerazione e spostamento del veicolo durante tutte le fasi del moto. Il grafico di accelerazione mostra che questa quantità è diversa da zero, costante e positiva nella prima fase, ancora costante, a negativa nella terza fase, nulla nella seconda. Il grafico di spostamento presenta una prima fase parabolica che si raccorda a un secondo tratto lineare, per terminare con un terzo tratto ancora parabolico.

Un caso importante di moto uniformemente accelerato si ha nella caduta dei gravi. Se trascuriamo la resistenza dell'aria, l'accelerazione di un corpo che cade liberamente è pari a quella di gravità. Il calcolo della velocità e dello spostamento del corpo in ogni istante può quindi essere svolto con la (5.2.2). Sono tuttavia frequenti casi di moti in cui le forze applicate al corpo dipendono dalla sua velocità, come nel caso della resistenza opposta dall'aria all'avanzamento di un veicolo. Il caso della caduta per gravità di un corpo immerso in aria, trattato nel capitolo sulla dinamica, rappresenta un tipico moto nel quale l'accelerazione dipende dal quadrato della velocità di traslazione.

Esempio 5.4. Lo sciatore nella Fig. 5.9 possiede un'accelerazione costante pari a 2 m/s^2 e una velocità iniziale di 10 m/s nel punto 0. Si calcoli la velocità nel punto 1 distante 100 m dal punto 0 e il tempo impiegato per compiere il tratto 0-1.

Soluzione. Si tratta ancora una volta di un moto uniformemente accelerato, nel quale la legge del moto è del tipo:

$$x = x_0 + v_0 t + \tfrac{1}{2} a t^2 \quad \text{con} \quad x_0 = 0$$
$$v_0 = 10 \text{ m/s} \qquad a = 2 \text{ m/s}^2$$

si ha allora

$$x = 10t + t^2 = 100$$
$$t^2 + 10t - 100 = 0.$$

L'ultima relazione è un'equazione di secondo grado che fornisce per t una radice negativa, priva di senso nel nostro caso, e una radice positiva, pari a 6,18 s. Sostituendo questo valore nell'espressione della velocità si ottiene $v_1 = 22,36 \text{ m/s}$.

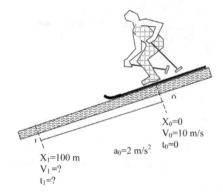

$X_0=0$
$V_0=10$ m/s
$a_0=2$ m/s^2 $t_0=0$
$X_1=100$ m
$V_1=?$
$t_1=?$

Fig. 5.9. Moto di uno sciatore sul pendio

5.3 Moto circolare

Il moto circolare di un punto materiale può essere studiato rispetto a un riferimento fisso XYZ con versori $\mathbf{i}, \mathbf{j}, \mathbf{k}$ (se supponiamo che la traiettoria sia contenuta nel piano XY la coordinata z è superflua), o a uno mobile ξ, η, ζ con versori $\boldsymbol{\lambda}, \boldsymbol{\mu}, \boldsymbol{\nu}$ che accompagna il punto materiale durante il suo movimento. $\boldsymbol{\lambda}$ è orientato secondo il raggio della traiettoria, dal centro verso la periferia, $\boldsymbol{\mu}$ tangente alla traiettoria e orientato in modo da percorrere la circonferenza con senso di rotazione antiorario, $\boldsymbol{\nu}$ perpendicolare al piano del moto e orientato in modo da formare una terna destra con i primi due, cioè uscente verso l'osservatore. Velocità e accelerazione del punto P potranno esprimersi ancora una volta usando le coordinate globali o locali. Nel primo caso si ha:

$$\mathbf{r}_P = r\cos\vartheta\,\mathbf{i} + r\sin\vartheta\,\mathbf{j}$$

$$\mathbf{v}_P = \dot{x}\mathbf{i} + \dot{y}\mathbf{j} = -r\sin\vartheta\frac{d\vartheta}{dt} * \mathbf{i} + r\cos\vartheta\frac{d\vartheta}{dt} * \mathbf{j} = -r\sin\vartheta\omega * \mathbf{i} + r\cos\vartheta\omega * \mathbf{j}$$

$$\mathbf{a}_P = (-\dot{\omega}r\sin\vartheta - \omega^2 r\cos\vartheta) * \mathbf{i} + (\dot{\omega}r\cos\vartheta - \omega^2 r\sin\vartheta) * \mathbf{j}$$

$$\text{essendo} \quad \omega = \frac{d\vartheta}{dt}. \tag{5.3.1}$$

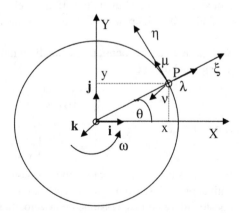

Fig. 5.10. Moto circolare

Rispetto al sistema locale si ha invece:

$$\mathbf{v}_P = \frac{d\mathbf{r}}{dt} = \frac{d(r\boldsymbol{\lambda})}{dt} = \dot{r}\boldsymbol{\lambda} + r\frac{d\boldsymbol{\lambda}}{dt} = r\omega\boldsymbol{\nu} \times \boldsymbol{\lambda} = \omega r\boldsymbol{\mu}$$

$$\mathbf{a}_P = \dot{\omega} r\boldsymbol{\mu} + \omega r(\boldsymbol{\omega} \times \boldsymbol{\mu}) = \dot{\omega} r\boldsymbol{\mu} - \omega^2 r\boldsymbol{\lambda}. \tag{5.3.2}$$

L'accelerazione di P è la somma di due parti, la prima tangenziale, la seconda centripeta. Quest'ultima è presente anche quando la velocità angolare del punto è costante.
Ricordando che:

$$\dot{x} = r\sin\vartheta * \frac{d\vartheta}{dt} = -\omega r\sin\vartheta \qquad \dot{y} = r\cos\vartheta * \frac{d\vartheta}{dt} = -\omega r\cos\vartheta$$

si ha

$$\mathbf{v}_P = \dot{x}\mathbf{i} + \dot{y}\mathbf{j} = \left\{\begin{matrix} \dot{x} \\ \dot{y} \end{matrix}\right\} = \left\{\begin{matrix} -\omega r\sin\vartheta \\ \omega r\cos\vartheta \end{matrix}\right\} \qquad \mathbf{a}_P = \ddot{x}\mathbf{i} + \ddot{y}\mathbf{j} = \left\{\begin{matrix} -\dot{\omega} r\sin\vartheta - \omega^2 r\cos\vartheta \\ \dot{\omega} r\cos\vartheta + \omega^2 r\sin\vartheta \end{matrix}\right\}.$$

Si possono anche ottenere i valori precedenti delle componenti di velocità e accelerazione rispetto ad assi fissi, partendo da quelle rispetto ad assi mobili e utilizzando la matrice di rotazione che lega i due sistemi:

$$_{\varsigma,\eta,\zeta}^{X,Y,Z}\mathbf{R} = \begin{bmatrix} c\vartheta & -s\vartheta & 0 \\ s\vartheta & c\vartheta & 0 \\ 0 & 0 & 1 \end{bmatrix}$$

$$^{XYZ}\mathbf{v}_P = \begin{bmatrix} c\vartheta & -s\vartheta & 0 \\ s\vartheta & c\vartheta & 0 \\ 0 & 0 & 1 \end{bmatrix} \left\{\begin{matrix} 0 \\ \omega r \\ 0 \end{matrix}\right\} = \left\{\begin{matrix} -\omega r\sin\vartheta \\ \omega r\cos\vartheta \\ 0 \end{matrix}\right\}$$

$$^{XYZ}\mathbf{a}_P = \begin{bmatrix} c\vartheta & -s\vartheta & 0 \\ s\vartheta & c\vartheta & ,0 \\ 0 & 0 & 1 \end{bmatrix} \left\{\begin{matrix} -\omega^2 r \\ \dot{\omega} r \\ 0 \end{matrix}\right\} = \left\{\begin{matrix} -\dot{\omega} r\sin\vartheta - \omega^2 r\cos\vartheta \\ \dot{\omega} r\cos\vartheta + \omega^2 r\sin\vartheta \\ 0 \end{matrix}\right\}. \tag{5.3.3}$$

Esempio 5.5 (Voli suborbitali). Nell'addestramento ai voli spaziali si svolgono prove che tendono ad abituare l'astronauta alla vita nello spazio, in assenza di gravità. Per simulare questa condizione si ricorre a piscine, dove gli astronauti s'immergono svolgendo una serie di operazioni, per verificare e migliorare la capacità di lavoro in assenza di peso. Un'alternativa è quella dei voli suborbitali, nei quali un aeroplano, opportunamente equipaggiato, vola secondo traiettorie tali che l'accelerazione indotta dalla traiettoria di volo dia luogo a un campo di forze centrifughe che compensano, con una certa approssimazione, quelle gravitazionali. Ammettendo che la traiettoria sia un arco di circonferenza, cerchiamo di valutare il raggio necessario per ottenere un'accelerazione eguale a quella di gravità.

Con riferimento alla Fig. 5.11, se il velivolo percorre una traiettoria circolare di raggio R, l'aereo e i suoi occupanti saranno soggetti a un'accelerazione centripeta pari a $-\omega^2 R\boldsymbol{\lambda}$, diretta come $\boldsymbol{\lambda}$ e con verso contrario. La forza d'inerzia corrispondente sarà

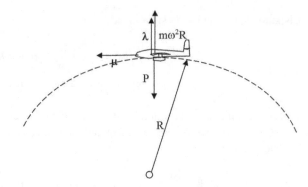

Fig. 5.11. Voli suborbitali

quindi mω^2Rλ, diretta nel senso positivo di **l**. Supponendo che l'aereo percorra la sua traiettoria con una velocità costante di 800 km/h, corrispondente a 222 m/s, il raggio della traiettoria necessario per ottenere un'accelerazione pari a g risulta:

$$R = \frac{g}{\omega^2} = \frac{v^2}{g} = \frac{222^2}{9{,}81} = 5023 \text{ m.}$$

Raggi inferiori daranno luogo ad accelerazioni superiori a quella di gravità, che proietteranno i passeggeri del velivolo verso il soffitto. La condizione di assenza di peso si può avere solo per periodi piuttosto brevi, circa 20 s. Impiegando lo stesso artificio si possono realizzare *campi di gravità artificiale*, ad esempio nelle stazioni spaziali orbitanti abitate dall'uomo. L'assenza assoluta di gravità protratta nel tempo

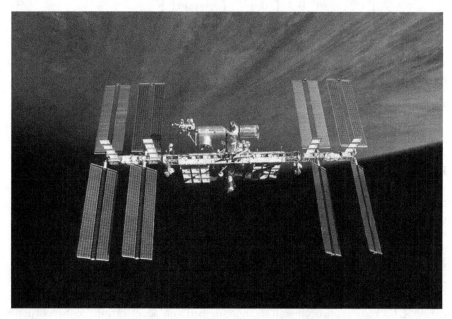

Fig. 5.12. La stazione spaziale europea (NASA)

induce nell'organismo vere e proprie patologie. È anche causa di problemi tecnici perché obbliga a vincolare tutti gli oggetti e i sistemi presenti nella stazione orbitante. La gravità artificiale può essere indotta con una rotazione relativamente lenta della stazione intorno al proprio asse, rotazione che, per la mancanza di resistenze di qualunque tipo, non richiede un dispendio energetico se non nella fase iniziale, di accelerazione. La Fig. 5 12, mostra la stazione spaziale internazionale ISS sviluppata congiuntamente dalla NASA insieme alle Agenzie Spaziali Europea ESA, Russa, Giapponese e Canadese. Al momento in cui scriviamo, la stazione ospita un equipaggio di tre persone. La Fig. 5.12 si riferisce alla situazione dopo l'ultima missione per l'aggiunta del modulo Columbus, nel 2008. Per realizzare un campo di gravità artificiale di 0,1 g a 30 m dall'asse di rotazione è necessaria una velocità angolare di:

$$\omega = \sqrt{\frac{0{,}1 * 9{,}81}{30}} = 0{,}18 \text{ rad/s}.$$

Cioè una rotazione completa ogni 34 ore.

Esempio 5.6. Un'auto percorre a velocità v costante una strada che forma un dosso con raggio di curvatura pari a 10 m. Calcolare il valore della velocità per cui la vettura perde completamente aderenza col terreno.

Soluzione. L'accelerazione della vettura alla sommità del dosso è quella di un punto materiale che percorre una traiettoria curva con velocità costante. L'unica componente di accelerazione presente è quella centripeta, diretta dall'auto verso il centro di curvatura del dosso, $\mathbf{a_P} = -\frac{v^2}{R}\mu$. Se $|\mathbf{a_P}| = \frac{v^2}{R} = g$ la forza centrifuga $-m\mathbf{a_P} = mg\mu$ sarà un vettore eguale e di segno contrario alla forza peso del veicolo che tenderà quindi a perdere aderenza col terreno. In modulo $|v| = \sqrt{|g|R} = 35{,}65$ km/h.

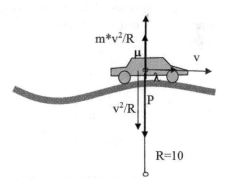

Fig. 5.13. Veicolo che percorre un dosso

5.4 Moti balistici piani

A questa categoria appartengono i moti balistici di corpi, lanciati da terra con una velocità iniziale, con traiettorie giacenti in un piano verticale. L'unica forza agente sul corpo, se trascuriamo la resistenza dell'aria, è la forza di gravità che imprime al

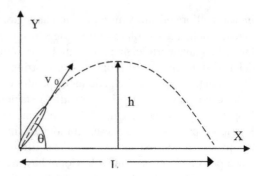

Fig. 5.14. Il moto balistico

corpo una traiettoria "balistica", rappresentata da una curva parabolica. Per analizzare il moto, osserviamo che, lungo X si ha un moto uniforme, per l'assenza di forze in quella direzione, lungo Y il moto è uniformemente accelerato, per la presenza della forza gravitazionale. I moti del corpo secondo X e Y sono indipendenti e possono essere studiati separatamente.

Consideriamo ad esempio un corpo balistico, per noi assimilato a un punto materiale, lanciato da terra con velocità v_0, Fig. 5.14. Se studiamo il moto considerando separatamente le componenti x e y delle velocità, si ha, secondo le (5.2.2):

$$v_x = v_0 \cos \vartheta; \qquad\qquad v_y = v_0 \sin \vartheta - gt$$
$$a_x = 0 \qquad\qquad\qquad a_y = -g$$
$$x = v_x t = v_0 \cos \vartheta * t \qquad y = v_0 \sin \vartheta * t - \frac{1}{2}gt^2. \qquad (5.4.1)$$

Lo spostamento nella direzione X è rappresentato da una legge lineare col tempo, quello nella direzione Y da una legge parabolica. Considerando che la parabola incontra l'asse X in due punti, per cui si ha y = 0, dall'espressione di y nella (5.4.1) si ottiene:

$$v_0 \sin \vartheta * t - \frac{1}{2}gt^2 = 0 \quad \text{da cui} \quad t_1 = 0 \;\; t_2 = \frac{2v_0 \sin \vartheta}{g}$$
$$t_{1/2} = \frac{v_0 \sin \vartheta}{g}$$
$$h = v_0 \sin \vartheta * \frac{v_0 \sin \vartheta}{g} - \frac{1}{2}g\frac{v_0^2 \sin^2 \vartheta}{g^2} = \frac{1}{2}\frac{v_0^2 \sin^2 \vartheta}{g}$$
$$L = v_0 \cos \vartheta * t_2 = v_0 \cos \vartheta * \frac{2v_0 \sin \vartheta}{g} = \frac{v_0^2 \sin 2\vartheta}{g}$$

L è max per $\vartheta = 45°$. $\qquad\qquad\qquad\qquad\qquad\qquad (5.4.2)$

Le due radici dell'equazione di secondo grado ottenuta ponendo y = 0 corrispondono ai tempi in cui il corpo è sull'asse X, all'inizio del moto e al successivo contatto col terreno. La traiettoria parabolica è simmetrica, per cui il tempo a metà percorso permette di calcolare il valore h di massima elevazione, sostituendo questo tempo nell'espressione di y. Derivando l'espressione di h rispetto a ϑ è facile vedere che, l'angolo che rende massima la gittata, in assenza della resistenza dell'aria, è uguale a 45°. Altrettanto facile è, eliminando il tempo dalle due espressioni dello spazio percorso secondo X e Y, vedere che la traiettoria ha forma parabolica. Utilizzando le (5.4.1):

$$t = \frac{x}{v_0 \cos \vartheta}$$

$$y = v_0 \sin \vartheta * \frac{x}{v_0 \cos \vartheta} - \frac{1}{2} g \left(\frac{x}{v_0 \cos \vartheta} \right)^2$$

$$y = \tan \vartheta x - \frac{1}{2} g \left(\frac{1}{v_0 \cos \vartheta} \right)^2 x^2. \tag{5.4.3}$$

Dividendo membro a membro le espressioni di h ed L e esprimendo v_0 in funzione di h e di ϑ nelle (5.4.2) si ottengono relazioni utili per le applicazioni.

$$\vartheta = \text{atan} \left(\frac{4h}{L} \right); \qquad v_0 = \frac{\sqrt{2gh}}{\sin \vartheta}. \tag{5.4.4}$$

Tutte le relazioni ottenute sino ad ora presuppongono che il punto di partenza e quello di arrivo del corpo, siano alla stessa quota y.

Con relazioni analoghe si può trattare qualunque problema balistico elementare, con condizioni iniziali diverse da quelle esaminate in precedenza (ad esempio un corpo balistico può essere lanciato da una certa quota invece che dal suolo). Non cambiano, in ogni caso, le ipotesi di base, sulla non considerazione della resistenza dell'aria e altri effetti. Se si dovesse tener conto di tutti i fattori che influenzano il volo del corpo, come resistenza dell'aria, effetti giroscopici, variazione della densità dell'aria con la quota etc. la soluzione delle equazioni del moto sarebbe assai più complicata.

I lanci nello sport

Le discipline di lancio, peso, disco, giavellotto, martello, salto in alto e in lungo, sono basate sulla ricerca della massima prestazione. Le tecniche sono profondamente diverse, nelle varie discipline. Non è compito di questo testo trattarle in dettaglio, si rimanda ai testi specialistici di biomeccanica dello sport. È comunque necessario comprendere quali sono le variabili che influiscono sulla prestazione per comprendere le azioni per migliorarla. Trattiamo il problema nel modo più generale, supponendo che l'atleta abbandoni l'attrezzo in un punto dello spazio che assumeremo come origine delle coordinate.

Cominciamo dal calcio, sport nel quale esistono modi molto elaborati di colpire la palla, che influenzano la traiettoria e la gittata. Ci riferiamo a tutti i possibili calci a "effetto" che causano il nascere di forze di portanza, con deviazione della traiettoria dal piano. Analizziamo il moto del pallone, considerato come punto materiale. Supponiamo che la quota di arrivo e di partenza siano identiche. In questo caso valgono le (5.4.1) e (5.4.2). La gittata dipende quindi, secondo l'ultima equazione in (5.4.2) dal quadrato della velocità iniziale e dall'angolo ϑ. Ovviamente la velocità iniziale

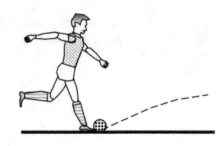

Fig. 5.15. Il calcio

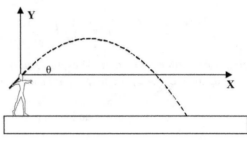

Fig. 5.16. Il giavellotto

dipende dalla forza con cui il pallone è percosso, l'angolo ϑ dalla posizione del piede rispetto al pallone. Nei lanci lunghi la palla ha una traiettoria abbastanza alta in quanto la prima delle (5.4.4) mostra che $h = \frac{L}{4}\tan\vartheta$, quindi per $\tan\vartheta = 1$ la quota massima raggiunta è un quarto della gittata. Nel lancio lungo i giocatori sul campo non possono interferire con la traiettoria se non alla fine di questa. Nel tiro teso, è necessario imprimere alla palla la massima energia cinetica possibile in direzione orizzontale. In questo caso l'angolo ϑ si riduce a valori molto bassi e la curvatura della traiettoria è appena visibile.

Quando invece il punto di arrivo non è alla stessa quota del punto di partenza, come nel caso del lancio del giavellotto, inserendo la quota y_a del punto di arrivo nelle equazioni (5.4.1) si ottiene:

$$v_{0x} = v_0\cos\vartheta; \qquad v_{0y} = v_0\sin\vartheta$$

$$\frac{1}{2}gt^2 - v_{0y}t + y_a = 0$$

da cui

$$t_{1,2} = \frac{v_{0y} \pm \sqrt{v_{0y}^2 - 2gy_a}}{g}$$

$$L_{1,2} = v_{0x} * t_{1,2} = \frac{v_{0x} * v_{0y} \pm \sqrt{v_{0x}^2 * v_{0y}^2 - v_{0x}^2 * 2gy_a}}{g} =$$

$$= \frac{v_0^2 * \sin(\vartheta) * \cos(\vartheta) \pm \sqrt{v_0^4 * \sin^2(\vartheta)\cos^2(\vartheta) - v_0^2\cos^2(\vartheta) * 2gy_a}}{g}$$

$$(5.4.5)$$

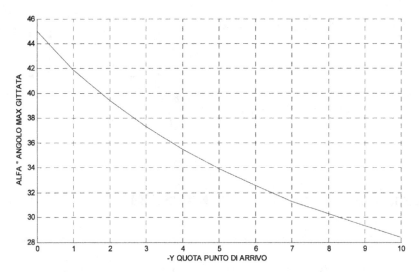

Fig. 5.17. Valore dell'angolo di lancio di gittata massima in funzione della quota (cambiata di segno) del punto di arrivo

Poiché non ha senso considerare valori negativi del tempo, nella seconda e quarta equazione si considera soltanto la radice positiva. La gittata massima corrispondente a una certa velocità v_0 non si ottiene più con angoli di 45°. Il diagramma della Fig. 5.17 mostra i valori dell'angolo di gittata massima, corrispondenti a diversi valori di y_a, riportati, per comodità, nel disegno con i segni cambiati. L'angolo di massima gittata decresce all'aumentare in valore assoluto della quota y. Nel caso del lancio del giavellotto per cui $y_a = -2m$ l'angolo di gittata massima è circa 39,5°.

Si considera ora un altro caso importante. Si voglia lanciare un oggetto in modo tale che atterri in un punto, le cui coordinate rispetto all'origine, posta nel punto iniziale della traiettoria, siano x, y. Le variabili su cui si può operare sono la velocità iniziale e l'angolo di lancio. Si tenga presente che se questi parametri non sono valutati accuratamente, la palla ricade prima del punto di atterraggio, o lo supera e ricade sul terreno. La velocità iniziale deve essere almeno tale da permettere che l'apice della traiettoria sia più alto della quota y del canestro, ma non molto più alto, per non generare velocità di ricaduta troppo alte sul piano di atterraggio. Per il bilancio di energia cinetica e potenziale si ricordi che nel punto di partenza l'energia cinetica dovuta alla componente verticale è $\frac{1}{2}mv_{0y}^2 = mgh$, se ammettiamo che il moto sia conservativo. Ammettendo a titolo esemplificativo di porre $\frac{v_{0y}^2}{2g} = h = 1,1 * y_a$ che corrisponde al fatto che l'apice della parabola superi la quota y_a del 10% si ha:

$$V_{0y}^2 = 2,2gy_a \quad e \quad y_a = V_{0y}t - \frac{1}{2}gt^2 \quad da\ cui \quad \frac{1}{2}gt^2 - t + y_a = 0. \qquad (5.4.6)$$

Risolvendo l'equazione di secondo grado e considerando soltanto il valore più grande di t perché corrispondente al secondo passaggio della palla sul livello di altezza y_a,

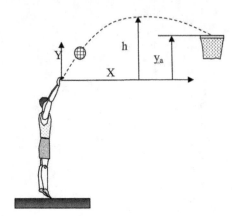

Fig. 5.18. Il lancio nel basket

si ha:

$$t = \frac{V_{0y} + \sqrt{V_{0y}^2 - 2g * y}}{g} = \frac{V_{0y} + \sqrt{0,2 * V_{0y}^2}}{g} = 1,45 \frac{V_{0y}}{g}. \qquad (5.4.7)$$

Trovato il tempo t si otterrà:

$$V_{0x} = \frac{x}{t} \quad \tan \vartheta = \frac{V_{0y}}{V_{0x}}. \qquad (5.4.8)$$

Nel caso in cui la quota y_a sia di 2 m e la distanza x di 1 m si ha:

$$V_{0y}^2 = 2,2 * 9,81 * 2 = 43,16 \text{ m}^2/\text{s}^2 \quad e \quad V_{0y}^2 = 6,57 \text{ m/s}$$

$$t = 1,45 \frac{6,57}{g} = 0,97 \text{ s} \quad V_{0x} = \frac{1}{0,97} = 1,03 \text{ m/s}$$

$$\tan \vartheta = \frac{6,57}{1,03} = 6,38 \quad \vartheta = 81,09°.$$

Il salto in lungo

Cerchiamo di analizzare i principali parametri che influiscono sulla lunghezza del salto. Si tratta, anche in questo caso, di un moto balistico, nel quale la massa del

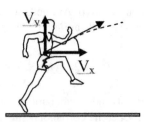

Fig. 5.19. Il Il salto in lungo

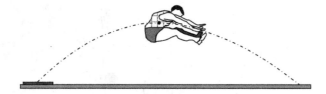

Fig. 5.20. Una tecnica di salto in lungo

corpo dell'atleta può essere considerata come un punto materiale. La lunghezza del salto dipende dalla combinazione della componente orizzontale della velocità, risultante dalla rincorsa, e di quella verticale, dovuta all'azione di elevazione e stacco al contatto con la pedana. Un fattore fondamentale per ottenere una buona prestazione è un'elevata velocità della rincorsa. La componente verticale viene ottenuta da un movimento complesso della gamba di battuta, costituito da un'estensione rapida dell'anca, dall'estensione del ginocchio e dalla flessione plantare della caviglia. Questi movimenti generano una forza diretta verso l'alto, cui corrisponde una componente verticale di accelerazione. L'angolo ottimale della velocità risultante si aggira intorno a 40°, perché la quota di arrivo e quella di partenza del baricentro non sono eguali. Le forze muscolari non riescono a raggiungere valori sufficienti per ottenere quest'angolo. I valori comunemente ottenuti non superano 22°. Nella pratica sportiva la componente orizzontale della velocità è intorno ai 9 m/s per un atleta di medie prestazioni, corrispondente al tempo di 11 s nei 100 m di corsa. Se si osserva la direzione della forza esercitata dal suolo sul piede dell'atleta al momento dello stacco, si nota che questa produce un moto di elevazione del corpo, ma anche una rotazione nel senso piedi-testa, oraria dal nostro punto di osservazione. Questa rotazione deve essere contrastata, poiché tende a portare i piedi al disotto o dietro la verticale del baricentro, peggiorando notevolmente la qualità del salto. Le diverse tecniche si differenziano per il contrasto che esercitano alla rotazione testa-piedi. Nella Fig. 5.20, l'atleta dopo lo stacco piega il corpo con le braccia e le gambe distese in avanti. In questo modo riduce al minimo la resistenza dell'aria durante il volo. Lo svantaggio principale di questa tecnica è che si riduce il momento d'inerzia del corpo, che non può contrastare la tendenza alla rotazione testa-piedi. Questa tecnica è adottata da molti saltatori. In altre tecniche il saltatore, dopo lo stacco, solleva le braccia e porta avanti la gamba tesa, per ruotarla poi violentemente all'indietro, portando la gamba

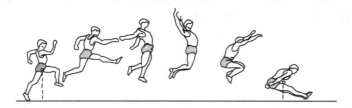

Fig. 5.21. Una tecnica alternativa nel salto in lungo

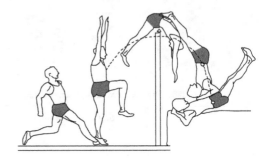

Fig. 5.22. Una tecnica nel salto in alto

di battuta piegata in avanti. Poiché non sono presenti forze esterne, il momento della quantità di moto deve mantenersi costante. Il momento della quantità di moto della gamba tesa è maggiore di quello della gamba piegata, deve nascere una rotazione antioraria, con riferimento al nostro punto di vista, che contrasta la rotazione oraria di cui si è parlato. Nel caso di grandi campioni, al movimento descritto si aggiunge un altro passo in aria, che contribuisce ulteriormente a contrastare la rotazione oraria del saltatore.

Il salto in alto

Senza entrare in un'articolata discussione sulle tecniche per il salto in alto, osserviamo che la traiettoria del baricentro del corpo, in corrispondenza del quale si trova il punto materiale che lo rappresenta, non può più essere cambiata una volta che il saltatore si è staccato da terra. Si tratta infatti di un sistema isolato. Qualunque movimento dei segmenti corporei durante il volo potrà soltanto cambiare la posizione relativa del baricentro rispetto al corpo. Nel salto in alto la rincorsa ha importanza soltanto per la preparazione al moto al distacco da terra, con una componente di velocità verticale più alta possibile e con un angolo rispetto all'orizzontale più elevato possibile. Si ricordi a questo proposito la terza equazione nelle (5.4.2). Con riferimento alla tecnica ventrale, rappresentata nella Fig. 5.21, il penultimo passo, prima dello stacco, deve essere compiuto con il baricentro nella posizione più bassa possibile. A questo segue l'estensione dell'anca, del ginocchio e la flessione plantare della caviglia. La flessione del tronco durante il passaggio dell'asticella porterà il baricentro fuori dal corpo. Osservando la figura si può notare che il saltatore supera l'asticella, mentre la traiettoria del baricentro passa al disotto di questa. La gamba avanzata è lanciata energicamente verso l'alto. Alla quantità di moto della gamba deve corrispondere un impulso corrispondente da parte del terreno, che incrementa quello generato attraverso l'estensione del ginocchio, della caviglia e dell'anca.

Esercizi

1. Ammettendo che nel salto in lungo il movimento dell'atleta sia rappresentato dalla traiettoria del suo baricentro, s'immagini che un atleta compia un salto di 8 m restando in aria per 1 s. Si calcoli la velocità e l'angolo della traiettoria al distacco da terra e la massima altezza raggiunta dal baricentro.

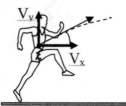

2. Con l'usuale ipotesi che il moto dell'atleta sia rappresentato da quello del suo baricentro, si consideri un saltatore in lungo la cui prestazione sia di 8,65 m con un'elevazione massima di 1,35 m. Qual è la velocità al distacco? Discutere come l'atleta può migliorare le sue prestazioni.

3. Durante l'allenamento un lanciatore di peso lancia a una distanza di 9 m. Al momento del distacco l'attrezzo dista 1,9 m da terra e l'angolo di rilascio è pari a 27°. Si calcoli la velocità al rilascio dell'attrezzo, quella all'atterraggio e il tempo totale di volo.

4. Un tuffatore salta da una piattaforma a un'altezza, riferita al baricentro, di 10,5 m e arriva in acqua a una distanza orizzontale dalla base della piattaforma di 5 m. Se il tempo totale di permanenza in aria è di 2,5 s, si calcoli la velocità all'inizio del salto e l'angolo relativo.

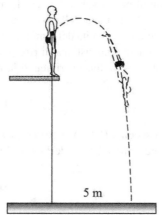

5 m

5. Un saltatore sugli sci lascia la pedana con una velocità orizzontale pari a v_0 e atterra su una pista inclinata di 45° sull'orizzonte. Se lo sciatore tocca la pista a una distanza L di 50 m dalla base della rampa, si determini la velocità al distacco, quella all'atterraggio, e il tempo totale di volo.

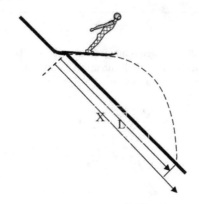

5.5 Moto relativo

Si considerino due sistemi di riferimento con l'origine comune, il primo [A] fisso, il secondo [B] mobile. Si consideri anche un punto **P**, mobile rispetto ad ambedue i riferimenti. Il passaggio dal sistema di riferimento [B] a [A] è, come di consueto, effettuato attraverso la matrice di rotazione $^A_B\mathbf{R}$. Si ha:

$$^A\mathbf{r}_P = {^A_B}\mathbf{R}\,^B\mathbf{r}_P. \tag{5.5.1}$$

Prima di ottenere le espressioni per la velocità e accelerazione di P rispetto ai due sistemi, occorre ricordare che la derivata della posizione di un punto riferita a un sistema di coordinate rappresenta la velocità del punto relativa a quel sistema. Questo implica che se un punto è solidale a un sistema di riferimento, la derivata della sua posizione rispetto a quel sistema è nulla. Esprimendo la posizione di **P** rispetto ad [A] e [B] otteniamo:

$$^A\mathbf{r}_P = {^A}x_P\,\mathbf{i}_A + {^A}y_P\,\mathbf{j}_A + {^A}z_P\,\mathbf{k}_A \qquad ^B\mathbf{r}_P = {^B}x_P\,\mathbf{i}_B + {^B}y_P\,\mathbf{j}_B + {^B}z_P\,\mathbf{k}_B. \tag{5.5.2}$$

Se deriviamo $^B\mathbf{r}_P$ rispetto al sistema [B], i versori $\mathbf{i}_B, \mathbf{j}_B, \mathbf{k}_B$ dovranno essere considerati immutabili in direzione e modulo. Se deriviamo lo stesso vettore rispetto al

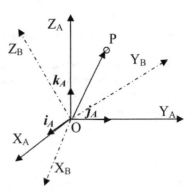

Fig. 5.23. Rotazione relative di due sistemi con l'origine in comune

sistema [A] i versori $\mathbf{i}_B, \mathbf{j}_B, \mathbf{k}_B$ dovranno essere considerati mobili rispetto ad [A]. Utilizzando due indici, uno per indicare il sistema rispetto cui si deriva, l'altro quello di riferimento del vettore che si deriva si ha:

$$^B\mathbf{v}_P = \frac{^Bd}{dt}{}^B\mathbf{r}_P = \frac{^Bd}{dt}(^Bx_P\,\mathbf{i}_B + {}^By_P\,\mathbf{j}_B + {}^Bz_P\,\mathbf{k}_B) = (^B\dot{x}_P\,\mathbf{i}_B + {}^B\dot{y}_P\,\mathbf{j}_B + {}^B\dot{z}_P\,\mathbf{k}_B) = {}^B\mathbf{v}_{P,R}$$

$$^B\mathbf{a}_P = \frac{^Bd}{dt}{}^B\mathbf{v}_P = (^B\ddot{x}_P\,\mathbf{i}_B + {}^B\ddot{y}_P\,\mathbf{j}_B + {}^B\ddot{z}_P\,\mathbf{k}_B) = {}^B\mathbf{a}_{P,R}. \tag{5.5.3}$$

Se ora deriviamo lo stesso vettore $^B\mathbf{r}_P$ rispetto al sistema A, otteniamo:

$$\frac{^Ad}{dt}{}^B\mathbf{r}_P = \frac{^Ad}{dt}(^Bx_P\,\mathbf{i}_B + {}^By_P\,\mathbf{j}_B + {}^Bz_P\,\mathbf{k}_B) = (^B\dot{x}_P\,\mathbf{i}_B + {}^B\dot{y}_P\,\mathbf{j}_B + {}^B\dot{z}_P\,\mathbf{k}_B) +$$

$$+ (^Bx_P * (\boldsymbol{\omega} \times \mathbf{i}_B)) + (^By_P * (\boldsymbol{\omega} \times \mathbf{j}_B)) + (^Bz_P * (\boldsymbol{\omega} \times \mathbf{k}_B)) =$$

$$= {}^B\dot{\mathbf{r}}_P + \boldsymbol{\omega} \times {}^B\mathbf{r}_P = {}^B\mathbf{v}_{P,R} + {}^B\mathbf{v}_{P,T}. \tag{5.5.4}$$

Il risultato precedente dice che la derivata rispetto al sistema [A] del vettore $^B\mathbf{r}_P$ è la somma della velocità di **P** relativa a [B] e di un termine, *velocità di trascinamento*, dovuto alla rotazione del sistema di riferimento [B] rispetto al sistema [A]. Occorre osservare che la velocità *assoluta* del punto **P** ottenuta è ancora espressa rispetto al sistema di riferimento [B]. Nel seguito eviteremo, per aggirare la complicazione del doppio indice, di derivare rispetto a un sistema differente da quello di riferimento del vettore. Nel caso precedente per ottenere la velocità di P rispetto al sistema [A] dovremo utilizzare la matrice $^A_B\mathbf{R}$, ottenendo infine:

$$^A\mathbf{v}_P = {}^A_B\mathbf{R}{}^B\dot{\mathbf{r}}_P + \boldsymbol{\omega} \times {}^A_B\mathbf{R}{}^B\mathbf{r}_P = {}^A_B\mathbf{R}{}^B\mathbf{v}_{P,R} + \boldsymbol{\omega} \times {}^A_B\mathbf{R}{}^B\mathbf{r}_P = {}^A_B\mathbf{R}{}^B\mathbf{v}_{P,R} + \boldsymbol{\omega} \times {}^A\mathbf{r}_P. \tag{5.5.5}$$

Il risultato precedente si può ottenere anche per altra via, utilizzando le matrici di rotazione. Si ha, infatti:

$$^A\mathbf{r}_P = {}^A_B\mathbf{R}{}^B\mathbf{r}_P$$

$$^A\mathbf{v}_P = \frac{^Ad}{dt}(^A_B\mathbf{R}{}^B\mathbf{r}_P) = {}^A_B\dot{\mathbf{R}}{}^B\mathbf{r}_P + {}^A_B\mathbf{R}{}^B\dot{\mathbf{r}}_P = {}^A_B\dot{\mathbf{R}}{}^A_B\mathbf{R}^{TA}\mathbf{r}_P + {}^A_B\mathbf{R}{}^B\dot{\mathbf{r}}_P. \tag{5.5.6}$$

Dall'espressione precedente si deduce che velocità di trascinamento e relativa sono rispettivamente date da:

$$^A\mathbf{v}_{P,T} = {}^A_B\dot{\mathbf{R}}{}^A_B\mathbf{R}^{TA}\mathbf{r}_P \qquad ^A\mathbf{v}_{P,R} = {}^A_B\mathbf{R}{}^B\dot{\mathbf{r}}_P. \tag{5.5.7}$$

Ricordando che:

$$^A_B\mathbf{R}{}^A_B\mathbf{R}^T = \mathbf{I}$$

derivando si ha:

$$^A_B\dot{\mathbf{R}}{}^A_B\mathbf{R}^T + {}^A_B\mathbf{R}{}^A_B\dot{\mathbf{R}}^T = {}^A_B\dot{\mathbf{R}}{}^A_B\mathbf{R}^T + (^A_B\dot{\mathbf{R}}{}^A_B\mathbf{R}^T)^T = 0$$

indicando con $\mathbf{S}$ la matrice $^A_B\dot{\mathbf{R}}{}^A_B\mathbf{R}^T$ si ha:

$$\mathbf{S} + \mathbf{S}^T = 0. \tag{5.5.8}$$

La matrice $\mathbf{S}$ è quindi antisimmetrica della forma:

$$\mathbf{S} = \begin{bmatrix} 0 & -\Omega_z & \Omega_y \\ \Omega_z & 0 & -\Omega_x \\ -\Omega_y & \Omega_x & 0 \end{bmatrix}. \tag{5.5.9}$$

Tornando all'espressione della velocità del punto P poichè si ha:

$$\mathbf{S}^A\mathbf{r}_P = \begin{bmatrix} 0 & -\Omega_z & \Omega_y \\ \Omega_z & 0 & -\Omega_x \\ -\Omega_y & \Omega_x & 0 \end{bmatrix} \begin{Bmatrix} {}^A x_P \\ {}^A y_P \\ {}^A z_P \end{Bmatrix} = \begin{Bmatrix} \Omega_y {}^A z_P - \Omega_z {}^A y_P \\ \Omega_z {}^A x_P - \Omega_x {}^A z_P \\ \Omega_x {}^A y_P - \Omega_y {}^A x_P \end{Bmatrix} =$$

$$= \begin{Bmatrix} \Omega_x \\ \Omega_x \\ \Omega_x \end{Bmatrix} \times \begin{Bmatrix} {}^A x_P \\ {}^A y_P \\ {}^A z_P \end{Bmatrix} = \boldsymbol{\omega} \times {}^A\mathbf{r}_P \quad \text{si ottiene quindi}$$

$$^A\mathbf{v}_P = \mathbf{S}^A\mathbf{r}_P + {}^A_B\mathbf{R}^B\dot{\mathbf{r}}_P = \boldsymbol{\omega} \times {}^A\mathbf{r}_P + {}^A_B\mathbf{R}^B\mathbf{v}_P. \tag{5.5.10}$$

Com'è stato detto il primo termine prende il nome di velocità di trascinamento, quella cioè che il punto P avrebbe se fosse solidale al sistema B e trascinato da questo nel suo moto rispetto al sistema A. Il secondo termine è la velocità di P rispetto al sistema mobile. Ricordando le regole di derivazione dei vettori si può facilmente ricavare l'accelerazione:

$$^A\mathbf{a}_P = \dot{\boldsymbol{\omega}} \times {}^A\mathbf{r}_P + \boldsymbol{\omega} \times (\boldsymbol{\omega} \times {}^A\mathbf{r}_P) + \boldsymbol{\omega} \times {}^A\dot{\mathbf{r}}_P + {}^A_B\dot{\mathbf{R}}^B\mathbf{v}_P + {}^A_B\mathbf{R}^B\mathbf{a}_P$$

$$= \dot{\boldsymbol{\omega}} \times {}^A\mathbf{r}_P + \boldsymbol{\omega} \times (\boldsymbol{\omega} \times {}^A\mathbf{r}_P) + \boldsymbol{\omega} \times {}^A\mathbf{v}_P + {}^A_B\dot{\mathbf{R}}^A_B\mathbf{R}^{TA}\mathbf{v}_P + {}^A_B\mathbf{R}^B\mathbf{a}_P$$

$$= \dot{\boldsymbol{\omega}} \times {}^A\mathbf{r}_P + \boldsymbol{\omega} \times (\boldsymbol{\omega} \times {}^A\mathbf{r}_P) + \boldsymbol{\omega} \times {}^A\mathbf{v}_P + \boldsymbol{\omega} \times {}^A\mathbf{v}_P + {}^A_B\mathbf{R}^B\mathbf{a}_P$$

$$= \{\dot{\boldsymbol{\omega}} \times {}^A\mathbf{r}_P + \boldsymbol{\omega} \times (\boldsymbol{\omega} \times {}^A\mathbf{r}_P)\} + \{{}^A_B\mathbf{R}^B\mathbf{a}_P\} + \{2 * (\boldsymbol{\omega} \times {}^A\mathbf{v}_P)\}$$

$$= \mathbf{a}_{P,T} + \mathbf{a}_{P,R} + \mathbf{a}_{P,C}. \tag{5.5.11}$$

Il primo termine dell'ultima equazione rappresenta l'accelerazione di trascinamento, costituita dalla somma dell'accelerazione centripeta e di quella tangenziale. Il secondo rappresenta l'accelerazione relativa del punto P rispetto al sistema mobile. L'ultimo termine è l'accelerazione di Coriolis, la cui esistenza è giustificata nel seguito. Nel caso in cui il sistema mobile abbia, rispetto a quello fisso, un moto di traslazione oltre che di rotazione, occorre aggiungere nelle espressioni precedenti la velocità e l'accelerazione dell'origine del sistema mobile rispetto al fisso. Nella Fig. 5.24 sono presenti per chiarezza tre sistemi di riferimento. Il primo [0] è fisso, il secondo [A] traslato rispetto al sistema fisso, il terzo [B] traslato e ruotato rispetto ad [A], con cui ha l'origine in comune. Si otterrà quindi:

$$^0\mathbf{v}_P = \{\mathbf{v}_{O_B} + \boldsymbol{\omega} \times {}^A\mathbf{r}_P\}_T + \{{}^A_B\mathbf{R}^B\mathbf{v}_P\}_R \tag{5.5.12}$$

$$^0\mathbf{a}_P = \{\mathbf{a}_{O_B} + \dot{\boldsymbol{\omega}} \times {}^A\mathbf{r}_P + \boldsymbol{\omega} \times (\boldsymbol{\omega} \times {}^A\mathbf{r}_P)\}_T + \{{}^A_B\mathbf{R}^B\mathbf{a}_P\}_R + \{2 * (\boldsymbol{\omega} \times {}^A\mathbf{v}_P)\}_C.$$

Nelle relazioni precedenti gli indici posti a destra delle parentesi indicano rispettivamente i termini di trascinamento, relativi e di Coriolis. Per spiegare con un esempio l'accelerazione di Coriolis, s'immagini che un osservatore fisso veda una piattaforma

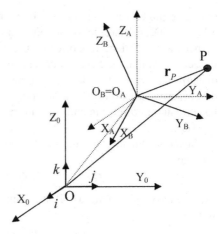

Fig. 5.24. Sistemi traslati e ruotati

ruotare intorno al suo asse. Sulla piattaforma, Fig. 5.25, è posto un dischetto circolare
che viene lanciato radialmente verso la periferia. Si ammetta che tra il dischetto e la
piattaforma non esista alcuna azione di attrito e trascinamento. Quando il dischetto
raggiunge la periferia, l'osservatore fisso lo ha visto percorrere una traiettoria rettilinea, mentre la piattaforma ha ruotato di un certo angolo. Per un osservatore a bordo
del disco rotante, la traiettoria del dischetto è curva perché il disco ruota mentre il dischetto si muove radialmente. L'osservatore non potrà che giustificare lo scostamento
dalla traiettoria radiale di un oggetto cui non è applicata alcuna forza, se non con la
presenza di un'accelerazione e quindi di una forza fittizia tangenziale, tanto maggio-

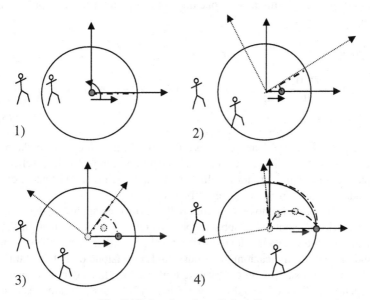

Fig. 5.25. Accelerazione di Coriolis

re quanto più elevate sono la velocità relativa del dischetto rispetto alla piattaforma
e la velocità angolare del disco. Vediamo ora di trovare un'espressione quantitativa per l'accelerazione di Coriolis, utilizzando l'esempio precedente. Considerando
la seconda immagine nella sequenza, supponiamo che il dischetto sia giunto a una
distanza dal centro data dalla relazione $r_1 = vt_1$, nel tempo t_1 trascorso dall'inizio
dell'esperimento. Nello stesso tempo, in corrispondenza del raggio r_1, il dischetto
ha compiuto uno spostamento circonferenziale dovuto alla rotazione del disco pari a
$c_1 = \omega r_1 * t_1 = \omega v_1 t_1^2$.

Successivamente, al tempo t_2 lo spostamento radiale e quello circonferenziale
saranno:

$$r_2 = vt_2 \qquad c_2 = \omega r_2 * t_2 = \omega v_2 * t_2^2.$$

Ricordando che in un moto uniformemente accelerato lo spazio percorso ha l'espressione

$$c = \frac{1}{2}at^2 = \omega vt^2 \quad \text{si deduce che} \quad a = 2\omega v.$$

Il moto circonferenziale del dischetto è quindi un moto accelerato con il modulo del-
l'accelerazione pari a $a = 2\omega v$, essendo ω la velocità di rotazione del disco e v la
velocità radiale relativa del dischetto. L'accelerazione di Coriolis è diretta circonfe-
renzialmente, in senso opposto a quello di rotazione del disco e varia linearmente col
raggio. Una dimostrazione vettoriale dell'esistenza dell'accelerazione di Coriolis si
può proporre ricordando che nell'esperimento presentato, la posizione del dischetto,
rispetto al sistema fisso è un vettore diretto come l'asse X e il versore $\mathbf{i}$. La sua espressione è quindi $\mathbf{r} = r\mathbf{i}$. Per lo studio del moto è del tutto equivalente che consideriamo
il sistema solidale al disco rotante con velocità angolare ω rispetto al sistema fisso,
o quest'ultimo rotante con velocità angolare $-\omega$ rispetto al sistema (prima) mobile.
Derivando l'espressione della posizione due volte rispetto al sistema (prima) mobile
si ottiene:

$$\mathbf{v} = \frac{d(r\mathbf{i})}{dt} = \frac{dr}{dt}\mathbf{i} - \omega \times r\mathbf{i}$$

$$\mathbf{a} = \frac{\partial^2(r\mathbf{i})}{\partial t^2} - \frac{dr}{dt}(\omega \times \mathbf{i}) - \frac{d\omega}{dt} \times r\mathbf{i} - \omega \times (-\omega \times r\mathbf{i}) - \omega \times \frac{dr}{dt}\mathbf{i}$$

$$= -2\omega \times \frac{dr}{dt}\mathbf{i} - \omega \times (-\omega \times r\mathbf{i}). \tag{5.5.13}$$

Il lettore attento riconoscerà nel primo termine dell'ultima espressione nella (5.5.13),
l'accelerazione di Coriolis, nel secondo l'accelerazione centripeta del dischetto, prodotta quest'ultima dalla curvatura della traiettoria e anch'essa "virtuale", cioè non
corrispondente a forze realmente presenti nel sistema.

Le forze di Coriolis sono responsabili della deviazione apparente dei venti dalla
direzione teorica tangente alle isobare, come vorrebbe l'aerodinamica. In Fig. 5.26
precedente è rappresentata la rotta reale rispetto alla terra di un aereo che vola da nord
verso sud secondo le indicazioni della bussola. La rotazione della terra farà in modo che la traiettoria sia, per un osservatore terrestre, una linea curva inclinata verso
ovest rispetto alla linea di volo desiderata. Chiaramente un osservatore esterno, non
basato sulla terra, vedrebbe la traiettoria dell'aereo seguire una linea meridiana. Le

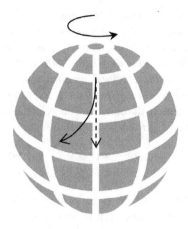

Fig. 5.26. Deviazione del venti per l'accelerazione
di Coriolis

accelerazioni di Coriolis sono quindi accelerazioni apparenti introdotte per giustificare il comportamento del corpo mobile rispetto a un sistema di riferimento rotante o comunque in moto accelerato.

Esempio 5.7. Il sistema articolato in Fig. 5.27 è costituito da due aste unite mediante un giunto rotoidale in A, mentre in O un altro giunto rotoidale collega la prima asta al telaio. Sono dati le lunghezze l_1,l_2 delle aste, gli angoli ω_1, ω_2 e le velocità angolari delle due aste, tenendo presente che la velocità angolare $\omega_2 = \frac{d\omega_2}{dt}$ è quella della seconda asta rispetto alla prima.

La velocità angolare della seconda asta rispetto al sistema fisso è, infatti, data dalla somma $\omega_1 + \omega_2$. Si vogliano determinare velocità e accelerazione del punto B. Ricordando quanto detto a proposito della derivazione di vettori variabili, si ha:

$$\mathbf{v}_B = \frac{d\mathbf{r}_A}{dt} + \frac{d\mathbf{r}_{AB}}{dt} = \mathbf{v}_A + \mathbf{v}_{AB} = \boldsymbol{\omega}_1 \times \mathbf{r}_A + (\boldsymbol{\omega}_1 + \boldsymbol{\omega}_2) \times \mathbf{r}_{AB}$$

$$\mathbf{a}_B = \frac{d\mathbf{v}_A}{dt} + \frac{d\mathbf{v}_{AB}}{dt} = \mathbf{a}_A + \mathbf{a}_{AB} =$$

$$= \mathbf{a}_A + (\boldsymbol{\omega}_1 + \boldsymbol{\omega}_2) \times ((\boldsymbol{\omega}_1 + \boldsymbol{\omega}_2) \times \mathbf{r}_{AB}) + (\dot{\boldsymbol{\omega}}_1 + \dot{\boldsymbol{\omega}}_2) \times \mathbf{r}_{AB}. \qquad (5.5.14)$$

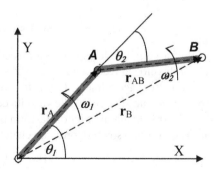

Fig. 5.27. Accelerazione di Coriolis in un sistema articolato

Per commentare le espressioni precedenti si può osservare che il punto A si muove di moto circolare intorno a o con velocità $\boldsymbol{\omega}_1 \times \mathbf{r}_A$ mentre il punto B ruota intorno ad A con velocità angolare $\boldsymbol{\omega}_1 + \boldsymbol{\omega}_2$. Possiamo quindi dire, secondo il teorema di Rivals, che *la velocità di una punto B appartenente a un corpo rigido in moto generale è pari alla velocità di un altro punto A del corpo sommata con la velocità di B nel moto relativo di B rispetto ad A*. Nel nostro caso il moto relativo di B rispetto a A è proprio un moto di rotazione con velocità $\boldsymbol{\omega}_1 + \boldsymbol{\omega}_2$. L'espressione della velocità del punto B può essere elaborata come segue:

$$\mathbf{v}_B = \boldsymbol{\omega}_1 \times \mathbf{r}_A + (\boldsymbol{\omega}_1 + \boldsymbol{\omega}_2) \times \mathbf{r}_{AB} = \boldsymbol{\omega}_1 \times (\mathbf{r}_A + \mathbf{r}_{AB}) + \boldsymbol{\omega}_2 \times \mathbf{r}_{AB}$$

$$= \boldsymbol{\omega}_1 \times \mathbf{r}_B + \boldsymbol{\omega}_2 \times \mathbf{r}_{AB} = \mathbf{v}_{t,B} + \mathbf{v}_{r,B}. \tag{5.5.15}$$

La velocità di B può quindi anche essere pensata come somma di due termini, il primo, velocità di trascinamento, rappresenta la velocità che il punto B avrebbe se l'asta AB fosse solidale all'asta OA e lo snodo in A non esistesse, il secondo termine è dovuto alla velocità relativa dell'asta AB o del sistema mobile a essa solidale rispetto all'asta OA.

Esiste anche una terza possibilità per calcolare la velocità e l'accelerazione del punto B, derivando direttamente le componenti del vettore $\mathbf{r}_B$. Abbiamo in questo caso:

$$\mathbf{r}_B = \left\{ \begin{array}{c} l_1 \cos(\vartheta_1) + l_2 \cos(\vartheta_1 + \vartheta_2) \\ l_1 \sin(\vartheta_1) + l_2 \sin(\vartheta_1 + \vartheta_2) \\ 0 \end{array} \right\}$$

$$\mathbf{v}_B = \frac{d\mathbf{r}_B}{dt} = \left\{ \begin{array}{c} -l_1 \sin(\vartheta_1)\omega_1 - l_2 \sin(\vartheta_1 + \vartheta_2)(\omega_1 + \omega_2) \\ l_1 \cos(\vartheta_1)\omega_1 + l_2 \cos(\vartheta_1 + \vartheta_2)(\omega_1 + \omega_2) \\ 0 \end{array} \right\} =$$

$$= \boldsymbol{\omega}_1 \times \mathbf{r}_A + (\boldsymbol{\omega}_1 + \boldsymbol{\omega}_2) \times \mathbf{r}_{AB}$$

$$\mathbf{a}_B = \frac{d^2\mathbf{r}_B}{dt^2} \left\{ \begin{array}{c} -l_1 \cos(\vartheta_1) * \omega_1^2 - l_1 \sin(\vartheta_1) * \dot{\omega}_1 - l_2 * \\ * \cos(\vartheta_1 + \vartheta_2)(\omega_1 + \omega_2)^2 - l_2 \sin(\vartheta_1 + \vartheta_2)(\dot{\omega}_1 + \dot{\omega}_2) \\ -l_1 \sin(\vartheta_1) * \omega_1^2 - l_1 \cos(\vartheta_1) * \dot{\omega}_1 - l_2 * \\ * \sin(\vartheta_1 + \vartheta_2)(\omega_1 + \omega_2)^2 - l_2 * \cos(\vartheta_1 + \vartheta_2)(\dot{\omega}_1 + \dot{\omega}_2) \\ 0 \end{array} \right\} =$$

$$= \mathbf{a}_A + (\boldsymbol{\omega}_1 + \boldsymbol{\omega}_2) \times ((\boldsymbol{\omega}_1 + \boldsymbol{\omega}_2) \times \mathbf{r}_{AB}) + (\dot{\boldsymbol{\omega}}_1 + \dot{\boldsymbol{\omega}}_2) \times \mathbf{r}_{AB}. \tag{5.5.16}$$

Sono cosi verificate le espressioni precedenti. Il teorema di Rivals si presta bene a calcoli di velocità e accelerazione in sistemi articolati, perché le procedure relative possono essere agevolmente trascritte in un programma per l'elaboratore. Un approccio più generale al calcolo delle velocità dei punti di un sistema costituito da più corpi si ha ricorrendo alle matrici di trasformazione omogee. Utilizzando l'esempio delle due aste riportato sopra ricordiamo che:

$$^0\mathbf{r}_B = {}^0_2\mathbf{T} * {}^2\mathbf{r}_B. \tag{5.5.17}$$

La relazione precedente mostra che la posizione del punto B rispetto al sistema di base è il prodotto di una matrice di trasformazione ^0_2T dipendente dagli angoli ϑ_1, ϑ_2 variabili nel tempo e di un vettore ^2r_B che, essendo il punto B solidale al sistema di riferimento 2, non varia nel tempo. Si ha allora semplicemente:

$$v_B = \frac{\partial}{\partial t}(^0_2T) * {}^2r_B$$

$$a_B = \frac{\partial^2}{\partial t^2}(^0_2T) * {}^2r_B. \tag{5.5.18}$$

Nel caso in esame abbiamo:

$$\begin{Bmatrix} {}^0r_x \\ {}^0r_y \\ 0 \\ 1 \end{Bmatrix} = {}^0_1T * {}^0_1T \begin{Bmatrix} {}^2r_x \\ {}^2r_y \\ 0 \\ 1 \end{Bmatrix} = \begin{bmatrix} c\vartheta_1 & -s\vartheta_1 & 0 & 0 \\ s\vartheta_1 & c\vartheta_1 & 0 & 0 \\ 0 & 0 & 1 & 0 \\ 0 & 0 & 0 & 1 \end{bmatrix} \begin{bmatrix} c\vartheta_2 & -s\vartheta_2 & 0 & l_1 \\ s\vartheta_2 & c\vartheta_2 & 0 & 0 \\ 0 & 0 & 1 & 0 \\ 0 & 0 & 0 & 1 \end{bmatrix} \begin{Bmatrix} {}^2r_x \\ {}^2r_y \\ 0 \\ 1 \end{Bmatrix}$$

$$= \begin{bmatrix} c\vartheta_{12} & -s\vartheta_{12} & 0 & l_1c\vartheta_1 \\ s\vartheta_{12} & c\vartheta_{12} & 0 & l_1s\vartheta_1 \\ 0 & 0 & 1 & 0 \\ 0 & 0 & 0 & 1 \end{bmatrix} \begin{Bmatrix} l_2 \\ 0 \\ 0 \\ 1 \end{Bmatrix}. \tag{5.5.19}$$

Da cui derivando:

$$^0v_B = \begin{bmatrix} -s\vartheta_{12}\omega_{12} & -c\vartheta_{12}\omega_{12} & 0 & -l_1s\vartheta_1\omega_1 \\ -c\vartheta_{12}\omega_{12} & -s\vartheta_{12}\omega_{12} & 0 & l_1c\vartheta_1\omega_1 \\ 0 & 0 & 1 & 0 \\ 0 & 0 & 0 & 1 \end{bmatrix} \begin{Bmatrix} l_2 \\ 0 \\ 0 \\ 1 \end{Bmatrix} =$$

$$= \begin{Bmatrix} -l_1s\vartheta_1\omega_1 - s\vartheta_{12}\omega_{12}l_2 \\ -l_1s\vartheta_1\omega_1 - c\vartheta_{12}\omega_{12}l_2 \\ 0 \\ 1 \end{Bmatrix}$$

$$^0a_B = \begin{bmatrix} -c\vartheta_{12}\omega_{12}^2 - s\vartheta_{12}\dot{\omega}_{12} & -s\vartheta_{12}\omega_{12}^2 - c\vartheta_{12}\dot{\omega}_{12} & 0 & -l_1c\vartheta_1\omega_1^2 - l_1s\vartheta_1\dot{\omega}_1 \\ -s\vartheta_{12}\omega_{12}^2 - c\vartheta_{12}\dot{\omega}_{12} & -c\vartheta_{12}\omega_{12}^2 - s\vartheta_{12}\dot{\omega}_{12} & 0 & -l_1s\vartheta_1\omega_1^2 - l_1c\vartheta_1\dot{\omega}_1 \\ 0 & 0 & 1 & 0 \\ 0 & 0 & 0 & 1 \end{bmatrix} \begin{Bmatrix} l_2 \\ 0 \\ 0 \\ 1 \end{Bmatrix} =$$

$$= \begin{Bmatrix} -l_1(c\vartheta_1\omega_1^2 + s\vartheta_1\dot{\omega}_1) - l_2(c\vartheta_{12}\omega_{12}^2 + s\vartheta_{12}\dot{\omega}_{12}) \\ -l_1(s\vartheta_1\omega_1^2 + c\vartheta_1\dot{\omega}_1) - l_2(s\vartheta_{12}\omega_{12}^2 + c\vartheta_{12}\dot{\omega}_{12}) \\ 0 \\ 1 \end{Bmatrix} \tag{5.5.20}$$

con $\vartheta_{12} = \vartheta_1 + \vartheta_2 \quad \omega_{12} = \omega_1 + \omega_2$.

È immediato verificare che le espressioni ottenute sono identiche a quelle ricavate col teorema di Rivals o con le leggi del moto relativo. Nel caso rappresentato non è presente l'accelerazione di Coriolis perché il punto B è solidale al sistema di riferimento mobile.

Esempio 5.8. Una barca a vela si muove nella direzione indicata, di bolina, contro un vento da nord, con uno strumento di bordo che indica una velocità della barca di

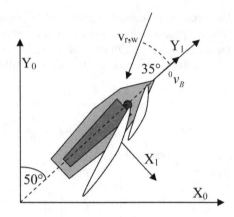

Fig. 5.28. Moto relativo

6,5 nodi. Un indicatore di direzione del vento (un piccolo nastro appeso a una sartia) mostra che la direzione del vento apparente forma un'angolo di $(180° + 35°)$ con l'asse della barca. Qual è il modulo della velocità assoluta del vento?
Risposta. $v_w = 19{,}23$ nodi.

Si tratta di un problema la cui soluzione è basata sull'espressione della velocità nel moto relativo, prima presentata. Assumendo un sistema di assi fisso e uno solidale alla barca, come in Fig. 5.28, si ha:

$$^0_w\mathbf{v} = {}^0_1\mathbf{R}\,{}^1\mathbf{v_w} + {}^0\mathbf{v_B}.$$

L'espressione precedente mostra che la velocità del vento è data dalla somma vettoriale della velocità del vento rispetto alla barca, riportata al sistema X_0, Y_0, e della velocità della barca, espressa sempre rispetto al sistema fisso. Si ha quindi:

$$\left\{\begin{matrix} 0 \\ ^0v_{w,Y} \\ 0 \end{matrix}\right\} = \begin{bmatrix} \cos(-50) & -\sin(-50) & 0 \\ \sin(-50) & \cos(-50) & 0 \\ 0 & 0 & 1 \end{bmatrix} \left\{\begin{matrix} ^1v_w\sin(35) \\ -^1v_w\cos(35) \\ 0 \end{matrix}\right\} + \left\{\begin{matrix} 6{,}5*\sin(50) \\ 6{,}5*\cos(50) \\ 0 \end{matrix}\right\}.$$

La relazione vettoriale scritta sopra porta a due relazioni scalari utili (la terza è un'identità), nelle due incognite $v_w, {}^0v_{w,Y}$. Svolti i semplici calcoli, si trova:

$$^1v_w = 19{,}23 \text{ nodi} \quad ^0v_{w,Y} = -14{,}4 \text{ nodi}.$$

Il nodo (in inglese "knot") è una misura di velocità usata nella navigazione. Esso equivale a 1,851 km/h. In tutti gli esempi presentati il corpo in esame è stato considerato come un punto materiale, identificando cioè il corpo con il suo baricentro.

5.6 Cinematica del corpo rigido

Abbiamo visto che, nella cinematica del punto, il corpo in esame è assimilato a un corpo puntiforme, posto in corrispondenza del baricentro e di massa eguale a quella

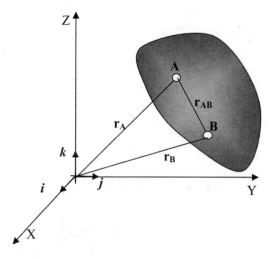

Fig. 5.29. Moto di un corpo rigido

reale. Quest' operazione non produce un sistema dinamicamente equivalente, perché due sistemi equivalenti devono avere lo stesso baricentro, la stessa massa e la stessa matrice d'inerzia rispetto al baricentro. In molti casi la semplificazione dell'analisi compensa le approssimazioni introdotte. Se si vuole considerare un corpo rigido nella sua capacità di traslare e ruotare, si parte dalla considerazione che la posizione di un corpo rigido nello spazio è definita da 6 parametri. Se definiamo posizione e orientamento del corpo mediante un sistema Cartesiano a esso solidale, i 6 parametri possono essere le coordinate dell'origine e tre angoli (ad esempio gli angoli di Eulero). Considerando due punti generici A,B appartenenti al corpo, possiamo stabilire facilmente le relazioni tra velocità e accelerazione. Con riferimento alla Fig. 5.29, si ha:

$$\mathbf{r_B} = \mathbf{r_A} + \mathbf{r_{AB}} \tag{5.6.1}$$

$$\mathbf{v_B} = \frac{d\mathbf{r_A}}{dt} + \frac{d\mathbf{r_{AB}}}{dt} = \mathbf{v_A} + \boldsymbol{\omega} \times \mathbf{r_{AB}} \tag{5.6.2}$$

$$\mathbf{a_B} = \frac{d\mathbf{v_A}}{dt} + \frac{d\mathbf{v_{AB}}}{dt} = \mathbf{a_A} + \boldsymbol{\omega} \times (\boldsymbol{\omega} \times \mathbf{r_{AB}}) + \dot{\boldsymbol{\omega}} \times \mathbf{r_{AB}}.$$

Le relazioni precedenti indicano, in armonia con la legge di Rivals, che la velocità e l'accelerazione di B si ottengono sommando alla velocità e all'accelerazione di A le componenti di velocità e accelerazione nel moto relativo (di rotazione) di B rispetto ad A. Ricordiamo che la distanza $\mathbf{r_{AB}}$ è costante in quanto rappresenta la distanza tra due punti di un corpo rigido.

Esempio 5.9. Una clava è lanciata da un giocoliere in modo tale che la velocità angolare sia di 1,5 rad/s e la velocità del punto A di 3 m/s con inclinazione di 30°, come in Fig. 5.30. Determinare la velocità e l'accelerazione del punto B, essendo la distanza AB pari a 0,30 m. Assunto un sistema di coordinate Cartesiane come in Fig. 5.30 si osservi che l'accelerazione di B è soltanto centripeta perché si ha $\boldsymbol{\omega} = \text{cost}$

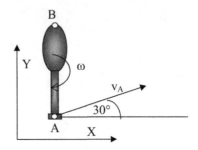

Fig. 5.30. Moto di un corpo rigido

e $\mathbf{v}_A = \text{cost}$. Essa è diretta da B verso A.

$$\mathbf{v}_B = \mathbf{v}_A + \boldsymbol{\omega} \times \mathbf{AB} = \begin{Bmatrix} 2,6 \\ 1,5 \\ 0 \end{Bmatrix} + \begin{Bmatrix} 0 \\ 0 \\ -1,5 \end{Bmatrix} \times \begin{Bmatrix} 0 \\ 0,3 \\ 0 \end{Bmatrix} = \begin{Bmatrix} 3,9 \\ 1,5 \\ 0 \end{Bmatrix}$$

$$\mathbf{a}_B = \mathbf{a}_A + \dot{\boldsymbol{\omega}} \times \mathbf{AB} + \boldsymbol{\omega} \times (\boldsymbol{\omega} \times \mathbf{AB}) =$$

$$= \begin{Bmatrix} 0 \\ 0 \\ 0 \end{Bmatrix} + \begin{Bmatrix} 0 \\ 0 \\ -1,5 \end{Bmatrix} \times \left(\begin{Bmatrix} 0 \\ 0 \\ -1,5 \end{Bmatrix} = \begin{Bmatrix} 0 \\ 0,3 \\ 0 \end{Bmatrix} \right) = \begin{Bmatrix} 0 \\ -0,675 \\ 0 \end{Bmatrix}.$$

5.7 Moti rigidi piani

Un moto viene definito *rigido piano*, quando, considerato un piano solidale al corpo, con giacitura iniziale g, questo si mantiene durante il moto costantemente sovrapposto a un piano fisso anch'esso di giacitura g; ovvero tutti i punti appartenenti al corpo rigido seguono le stesse leggi temporali di moto su piani paralleli.

Moto di puro rotolamento

Un moto di puro rotolamento è caratterizzato dal fatto che il punto di contatto tra ruota e guida si comporta, per un intervallo di tempo infinitesimo, come se il disco ruotasse intorno a esso. Il punto intorno al quale, nell'intervallo infinitesimo considerato, avviene la rotazione, prende il nome di centro della rotazione istantanea. Il centro istantaneo ha comunque un'accelerazione non nulla. Nel piano del moto è, tuttavia, sempre presente un punto, variabile da istante a istante, per il quale l'accelerazione è nulla. Questo punto prende il nome di polo delle accelerazioni. Ricordando il teorema di Rivals:

In un corpo rigido la velocità di un qualunque punto B è eguale a quella di un altro punto A, sommata vettorialmente alla velocità di B nel moto relativo di B rispetto ad A.

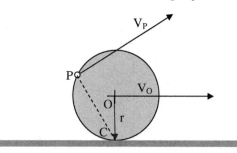

Fig. 5.31. Rotolamento di un disco su un piano

Applicando il teorema di Rivals ai punti O e C del disco, rispettivamente centro e punto di contatto, si ha:

$$\mathbf{v}_O = \mathbf{v}_C + \boldsymbol{\omega} \times \mathbf{CO} = \boldsymbol{\omega} \times \mathbf{CO}. \tag{5.7.1}$$

Partendo dal modulo della velocità del centro del disco è possibile ricavare il modulo della velocità angolare $\boldsymbol{\omega}$

$$\boldsymbol{\omega} = \mathbf{v}_0/\mathbf{r}.$$

La velocità di un qualunque punto del disco è:

$$\mathbf{v}_P = \boldsymbol{\omega} \times \mathbf{CP} \tag{5.7.2}$$

da quanto precede, si può dedurre che la velocità di un punto generico del disco è diretta normalmente alla congiungente il centro d'istantanea rotazione col punto considerato. Le accelerazioni dei punti del disco possono essere ricavate impiegando il teorema di Rivals. Nel caso in cui siano conosciute velocità e accelerazione del centro O, si ha:

$$\mathbf{v}_P = \mathbf{v}_O + \boldsymbol{\omega} \times \mathbf{OP}$$
$$\mathbf{a}_P = \mathbf{a}_O + \dot{\boldsymbol{\omega}} \times \mathbf{OP} + \boldsymbol{\omega} \times (\boldsymbol{\omega} \times \mathbf{OP}). \tag{5.7.3}$$

L'accelerazione del centro istantaneo C risulta:

$$\mathbf{a}_C = \mathbf{a}_O + \dot{\boldsymbol{\omega}} \times \mathbf{OC} + \boldsymbol{\omega} \times (\boldsymbol{\omega} \times \mathbf{OC}) \tag{5.7.4}$$

nel caso in cui il centro O del disco abbia velocità costante, l'accelerazione angolare è nulla e l'accelerazione di C è rappresentata dal vettore $\boldsymbol{\omega} \times \boldsymbol{\omega} \times \mathbf{OC}$, diretto come OC, con verso da C verso O.

Moto di rotolamento con strisciamento

Nel caso in cui si abbia strisciamento sulla guida, il punto di contatto non è più centro di istantanea rotazione.

Se si conoscono le velocità del centro del disco e del punto **K** che nell'istante considerato è a contatto con la guida, sarà facile trovare la posizione del centro istantaneo. Ricaviamo la velocità angolare $\boldsymbol{\omega}$ dalla relazione:

$$\mathbf{v}_O = \mathbf{v}_K + \boldsymbol{\omega} \times \mathbf{KO}. \tag{5.7.5}$$

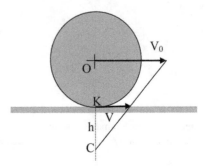

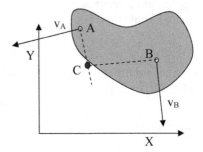

Fig. 5.32. Moto di rotolamento con strisciamento

Fig. 5.33. Ricerca del centro istantaneo nel moto piano. Costruzione grafica

Dove la velocità angolare è l'unica incognita. Si può facilmente trovare la distanza lungo la verticale di C dal punto di contatto, ricordando che $\mathbf{v}_C$ è nullo, attraverso la relazione:

$$\mathbf{v}_K = \mathbf{v}_C + \boldsymbol{\omega} \times \mathbf{CK}. \tag{5.7.6}$$

Si tenga presente che il verso della velocità $\mathbf{v}_K$ può essere opposto a quello della velocità del centro del disco, come capita ad esempio in una ruota motrice che slitta sul terreno, per un eccesso della coppia applicata alla ruota. Il centro della rotazione istantanea può anche essere trovato con la semplice costruzione grafica indicata in Fig. 5.33. Questa è basata sulla proprietà che, in un intervallo infinitesimo il corpo si comporta come se fosse incernierato in C, quindi i vettori velocità di tutti i punti del corpo hanno una direzione perpendicolare alle congiungenti i punti col centro istantaneo. Prendendo due punti A,B per cui i vettori velocità siano noti in modulo e direzione e tracciando due linee rette normali alle rispettive velocità, si ottiene il centro istantaneo come intersezione delle due linee costruite.

5.8 Moto piano generico

Quando le velocità di tutti i punti di un corpo sono parallele a un piano, la sezione del corpo con il piano del moto si muove restando su questo. Nel moto piano è sufficiente conoscere le velocità di due punti per ottenere la posizione del centro d'istantanea rotazione, e quindi le velocità di tutti gli altri punti. Il processo può essere grafico o analitico. Per via grafica si tracciano le normali alla direzione delle velocità in due punti in cui questa è conosciuta. L'intersezione delle normali tracciate rappresenta la posizione del centro d'istantanea rotazione. Per via analitica si può scrivere:

$$\mathbf{v}_C = \mathbf{v}_A + \boldsymbol{\omega} \times \mathbf{AC} = 0$$
$$\mathbf{v}_C = \mathbf{v}_B + \boldsymbol{\omega} \times \mathbf{BC} = 0. \qquad (5.8.7)$$

Le due relazioni vettoriali precedenti corrispondono a quattro scalari (due delle equazioni, quelle concernenti le componenti sull'asse z, sono delle identità) con tre incognite, le due coordinate del centro istantaneo e la componente sull'asse Z della velocità angolare $\boldsymbol{\omega}$. In Nel moto piano, il vettore della velocità angolare è sempre perpendicolare al piano del moto.

Esempio 5.10. L'asta AB può muoversi con gli estremi vincolati a scorrere su due guide, orientate rispettivamente come gli assi X ed Y. Siano date le velocità degli estremi A e B dell'asta. Graficamente la posizione del centro istantaneo per la configurazione del sistema rappresentata in Fig. 5.34, si ottiene tracciando le normali alle velocità dei punti A e B a partire dai punti stessi. Analiticamente si applicheranno le relazioni viste in precedenza:

$$\begin{Bmatrix} 0 \\ 0 \\ 0 \end{Bmatrix} = \begin{Bmatrix} v_A \\ 0 \\ 0 \end{Bmatrix} + \begin{Bmatrix} 0 \\ 0 \\ \omega \end{Bmatrix} \times \begin{Bmatrix} x_C - x_A \\ y_C - 0 \\ 0 \end{Bmatrix} ;$$

$$\begin{Bmatrix} 0 \\ 0 \\ 0 \end{Bmatrix} = \begin{Bmatrix} 0 \\ v_B \\ 0 \end{Bmatrix} + \begin{Bmatrix} 0 \\ 0 \\ \omega \end{Bmatrix} \times \begin{Bmatrix} x_C - 0 \\ y_C - y_B \\ 0 \end{Bmatrix} .$$

Le due relazioni precedenti danno, in conclusione:

$$v_A - \omega y_C = 0$$
$$0 = x_C - x_A$$
$$0 = -\omega(y_C - y_B)$$
$$0 = v_B + \omega x_C$$

da cui si ricava

$$x_C = x_A$$
$$y_C = y_B$$
$$\omega = \frac{v_A}{y_B} = -\frac{v_B}{x_C}.$$

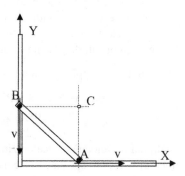

Fig. 5.34. Ricerca grafica del centro istantaneo per un'asta vincolata su due guide

5.9 Analisi di un sistema articolato

Come è stato accennato in precedenza, i sistemi articolati sono insiemi di corpi rigidi interconnessi mediante giunti piani o spaziali. I nostri arti superiori ed inferiori sono esempi di sistemi articolati nei quali i vari segmenti, assimilati a corpi rigidi, sono vincolati due a due con vincoli di vario tipo.

Un esempio importante per il vasto campo di applicazione è il quadrilatero articolato piano, un sistema costituito da quattro corpi, in genere di forma allungata, collegati con giunti rotoidali. Negli esempi che considereremo una delle aste è ferma e svolge la funzione di base fissa, il telaio. Nelle rappresentazioni grafiche in genere il telaio si confonde con lo sfondo del disegno e non viene quindi rappresentato. Il quadrilatero articolato è composto da quattro corpi vincolati, con un incastro applicato al telaio, e tre cerniere che collegano gli altri elementi due a due. Applicando la (2.3.1) si trova che il numero dei gradi di libertà del quadrilatero è pari ad uno. I corpi collegati al telaio si chiamano in meccanica manovelle, il corpo opposto biella.

Sia completamente definita la geometria del sistema, in questo caso un quadrilatero articolato con un solo grado di libertà. Siano date la velocità e l'accelerazione angolare della prima asta OA. Partendo dal punto fisso O e analizzando la prima asta si ha:

$$\mathbf{v}_A = \boldsymbol{\omega}_1 \times \mathbf{OA}$$
$$\mathbf{a}_A = \dot{\boldsymbol{\omega}}_1 \times \mathbf{OA} + \boldsymbol{\omega}_1 \times (\boldsymbol{\omega}_1 \times \mathbf{OA}). \qquad (5.9.1)$$

Il calcolo analitico delle componenti della velocità e dell'accelerazione di A è elementare, ricordando che i vettori velocità angolare e accelerazione angolare sono diretti come l'asse z ed hanno quindi una sola componente, e che le componenti del vettore OA sono ricavabili dalla geometria nota del meccanismo. È interessante una procedura di calcolo grafico della velocità e dell'accelerazione più rapida e diretta, usando le seguenti proprietà.

- La velocità di A è un vettore normale a OA, di modulo $\omega_1 * OA$. Nel caso si vogliano usare costruzioni grafiche, è necessario riportare i vettori sul disegno in scala opportuna. Possono in ogni caso impiegarsi scale diverse per le lunghezze, per le velocità e per le accelerazioni.
- L'accelerazione di A è la somma di due vettori il primo di modulo $\dot{\omega}_1 * OA$, perpendicolare a OA, con verso derivato dalla regola delle tre dita della mano destra (pollice secondo $\dot{\omega}_1$, indice secondo OA, medio secondo la componente cercata dell'accelerazione), il secondo diretto come OA, da A verso O e modulo $\omega_1^2 * OA$. Le componenti di velocità e accelerazione di A sono mostrate in Fig. 5.35.

Per il punto B si applicheranno le relazioni già viste:

$$\mathbf{v}_B = \mathbf{v}_A + \boldsymbol{\omega}_2 \times \mathbf{AB}$$
$$\mathbf{a}_B = \frac{d\mathbf{v}_A}{dt} + \frac{d\mathbf{v}_{AB}}{dt} = \mathbf{a}_A + \boldsymbol{\omega}_2 \times (\boldsymbol{\omega}_2 \times \mathbf{AB}) + \dot{\boldsymbol{\omega}}_2 \times \mathbf{AB}. \qquad (5.9.2)$$

I poligoni di velocità e accelerazione sono mostrati in Fig. 5.35. Quello d'accelerazione di B è stato spostato per chiarezza, conservando i rapporti e le grandezze dei

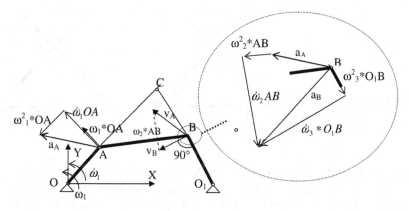

Fig. 5.35. Il quadrilatero articolato

vettori. Nella costruzione è anche rappresentato il centro d'istantanea rotazione della biella, la cui posizione è utile per la determinazione rapida della velocità angolare ω_2. Infatti, il poligono delle velocità per B non può essere costruito, senza conoscere ω_2. Utilizzando la proprietà secondo la quale il modulo della velocità di A è uguale al prodotto $\omega_2 * CA$, si ottiene immediatamente ω_2. Per la costruzione del poligono d'accelerazione di B è necessario conoscere ω_3. Per questo è sufficiente considerare che la velocità v_B, prima determinata, è in modulo uguale a $\omega_3 * O_1 B$. Si sommeranno quindi in serie i vettori a_A, $\omega_2^2 * AB$ e quindi si traccerà una linea indefinita normale ad AB (linea d'azione di $\dot{\omega}_2 \times AB$). Per chiudere il poligono è necessario ripartire da B, tracciare il vettore $\omega_3^2 * O_1 B$ nel verso da B verso O_1 e tracciare una linea indefinita perpendicolare a questo, che rappresenta la linea d'azione della $\dot{\omega}_3 O_1 B$. L'intersezione delle linee indefinite prima tracciate fornisce la punta del vettore a_B. La Fig. 5.36, mostra i legamenti crociati anteriore e posteriore nell'articolazione del ginocchio. Se immaginiamo che la tibia costituisca il telaio e il condilo femorale, la biella, Il sistema si comporta approssimativamente come un quadrilatero articolato in cui i due bilancieri siano incrociati. È interessante notare che, se il condilo femorale

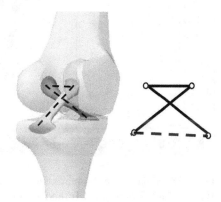

Fig. 5.36. I legamenti crociati nel ginocchio formano un quadrilatero articolato

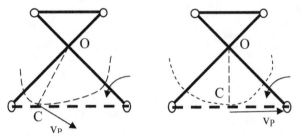

Fig. 5.37. Costruzione del profilo cinematico del condilo

rappresenta la biella del quadrilatero e i due legamenti crociati le manovelle, il profilo del condilo deve essere tale da non interferire con quello del piatto tibiale durante il movimento. In questo caso il movimento sarebbe possibile soltanto grazie alla deformabilità dei legamenti. È facile dimostrare, Fig. 5.38, che per un corretto movimento dell'articolazione il profilo del condilo femorale deve essere tale che, per ogni angolo di flessione del ginocchio, il punto di contatto tra la superficie del condilo e quella del piatto tibiale deve trovarsi sulla normale al profilo del piatto tibiale mandata dal centro della rotazione istantanea il quale a sua volta si trova nell'intersezione dei due legamenti. Se infatti cosi non fosse, la velocità del punto di contatto non sarebbe parallela alla superficie del piatto tibiale con interferenza dei due elementi a contatto. La Fig. 5.38 mostra una simulazione svolta in ambiente Working Model (Simulation Technologies Inc.) sul modello di un arto inferiore. Il modello include i principali muscoli flessori ed estensori dell'anca e del ginocchio, la coppia cinematica condilo femorale-piatto tibiale, i due legamenti crociati. L'attivazione dei muscoli segue il classico paradigma di Hill.

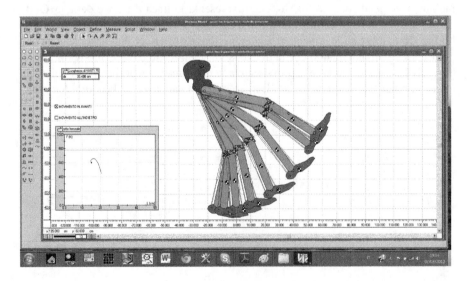

Fig. 5.38. Simulazione del movimento dell'arto inferiore (riprodotto su autorizzazione di Working Model, Simulation Technology Inc.)

5.10 Un sistema articolato con due segmenti

Trattiamo ora un sistema articolato piano costituito da due corpi collegati con un giunto rotoidale. Il primo corpo è collegato al telaio con un secondo giunto rotoidale. Il sistema è un modello iper-semplificato delle prime due sezioni della gamba. Utilizzeremo per l'analisi le matrici di rototraslazione. La scelta dei sistemi di riferimento fissi e mobili sarà compiuta secondo la procedura di Denavit-Hartenberg. Di seguito la procedura adottata:

- si scelgano terne destre con l'asse z disposto secondo l'asse di rotazione dei singoli giunti rotoidali;
- l'asse X sia disposto secondo l'asse dell'elemento, con il verso dal nodo di indice minore a quello di indice maggiore;
- l'asse Y formerà una terna destra con i primi due.

Indicheremo le lunghezze dei due elementi con a_1, a_2 rispettivamente, gli angoli di rotazione tra un sistema e quello precedente saranno gli angoli formati dai rispettivi assi X. Quindi α_1 sarà l'angolo formato da X_1 con X_0, α_2 l'angolo tra X_2 e X_1. Il verso positivo degli angoli sarà antiorario. Richiamando i risultati già ottenuti a proposito delle matrici di rotazione-spostamento, si ottiene facilmente che la posizione del punto 3 rispetto al sistema fisso è data da:

$$
{}^{0}\mathbf{P}_3 =
\begin{bmatrix}
c\alpha_1 & -s\alpha_1 & 0 & 0 \\
s\alpha_1 & c\alpha_1 & 0 & 0 \\
0 & 0 & 1 & 0 \\
0 & 0 & 0 & 1
\end{bmatrix}
\begin{bmatrix}
c\alpha_2 & -s\alpha_2 & 0 & a_1 \\
s\alpha_2 & c\alpha_2 & 0 & 0 \\
0 & 0 & 1 & 0 \\
0 & 0 & 0 & 1
\end{bmatrix}
\begin{Bmatrix}
a_2 \\
0 \\
0 \\
1
\end{Bmatrix} =
$$

$$
=
\begin{bmatrix}
c\alpha_{12} & -s\alpha_{12} & 0 & a_1 c\alpha_1 \\
s\alpha_{12} & c\alpha_{12} & 0 & a_1 s\alpha_1 \\
0 & 0 & 1 & 0 \\
0 & 0 & 0 & 1
\end{bmatrix}
\begin{Bmatrix}
a_2 \\
0 \\
0 \\
1
\end{Bmatrix} =
\begin{Bmatrix}
c\alpha_{12} a_2 + a_1 c\alpha_1 \\
s\alpha_{12} a_2 + a_1 s\alpha_1 \\
0 \\
1
\end{Bmatrix}. \qquad (5.10.1)
$$

In cui si è posto $\alpha_{12} = \alpha_1 + \alpha_2$. Ricordando che $\mathbf{P}_3$ rappresenta il vettore posizione del punto 3 rispetto al sistema fisso e ricordando le regole di derivazione dei prodotti,

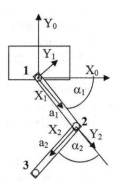

Fig. 5.39. Un sistema di due aste articolate

la velocità del punto P_3 rispetto al sistema fisso si ottiene derivando l'espressione:

$$^0P_3 = {}^0_2T\,{}^2P_3 = \begin{bmatrix} c\alpha_{12} & -s\alpha_{12} & 0 & a_1c\alpha_1 \\ s\alpha_{12} & c\alpha_{12} & 0 & a_1s\alpha_1 \\ 0 & 0 & 1 & 0 \\ 0 & 0 & 0 & 1 \end{bmatrix} \begin{Bmatrix} a_2 \\ 0 \\ 0 \\ 1 \end{Bmatrix} = \begin{Bmatrix} c\alpha_{12}a_2 + a_1c\alpha_1 \\ s\alpha_{12}a_2 + a_1s\alpha_1 \\ 0 \\ 1 \end{Bmatrix}.$$

(5.10.2)

Non è più necessario, nella trattazione delle velocità, ricorrere alle usuali matrici 4×4, essendo sufficienti per le relazioni tra velocità, matrici d'ordine 3. Si ottiene quindi:

$$^0v_3 = \begin{Bmatrix} -a_1s\alpha_1\dot{\alpha}_1 - a_2s\alpha_{12}(\dot{\alpha}_1+\dot{\alpha}_2) \\ a_1c\alpha_1\dot{\alpha}_1 + a_2c\alpha_{12}(\dot{\alpha}_1+\dot{\alpha}_2) \\ 0 \end{Bmatrix} =$$
$$= \begin{bmatrix} -a_1s\alpha_1 - a_2s\alpha_{12} & -a_2s\alpha_{12} & 0 \\ a_1c\alpha_1 + a_2c\alpha_{12} & a_2c\alpha_{12} & 0 \\ 0 & 0 & 0 \end{bmatrix} \begin{Bmatrix} \dot{\alpha}_1 \\ \dot{\alpha}_2 \\ 0 \end{Bmatrix} = J(\alpha_i) \begin{Bmatrix} \dot{\alpha}_1 \\ \dot{\alpha}_2 \\ 0 \end{Bmatrix}. \qquad (5.10.3)$$

L'importante risultato espresso dall'ultima relazione mostra che la velocità può essere espressa come prodotto di una matrice dipendente dagli angoli α, quindi dalla configurazione del sistema, e da un vettore di derivate degli stessi angoli. La matrice prende il nome di **Jacobiano**. Lo Jacobiano varia, ovviamente, con la configurazione. La sua utilità è nel fatto che, assumendo una legge temporale di variazione degli angoli α, in corrispondenza di una certa configurazione, si ottiene per semplice moltiplicazione la corrispondente velocità v_3, in corrispondenza del punto3. Si assuma ad esempio, in conformità a un'osservazione sperimentale del moto di deambulazione lenta, una legge di variazione degli angoli data dalle relazioni:

$$\alpha_1 = \alpha_{10} + \Delta\alpha_1 \sin(\omega t)$$
$$\alpha_2 = \Delta\alpha_2 \sin(2\omega t - \pi). \qquad (5.10.4)$$

Le leggi assunte si riferiscono al moto di avanzamento della gamba nella seguente successione Fig. 5.40:

- slancio iniziale del ginocchio e della coscia che ruota nel senso positivo delle rotazioni, quello antiorario, partendo però da un angolo di partenza negativo;
- la tibia ruota nel senso negativo delle rotazioni, rispetto al femore. Questo è dovuto al fatto che l'azione del muscolo flessore del ginocchio, rappresentato in Fig. 5.40 come una molla tratteggiata, fa ruotare i due elementi che collega in senso opposto;
- continua la rotazione del femore mentre il ginocchio è esteso, generando una rotazione positiva della tibia;
- femore e tibia terminano il ciclo di movimento, allineati.

Quello analizzato è solo un quarto del ciclo completo di deambulazione. A noi servirà semplicemente, per analizzare la legge di variazione della velocità della caviglia, il

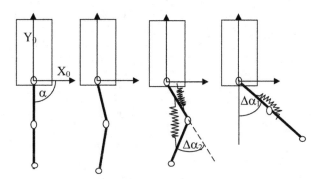

Fig. 5.40. Un modello semplice della gamba

punto indicato come nodo 3 nella trattazione precedente. Riprendendo quindi la legge di variazione degli angoli α e derivando si ha:

$$\dot{\alpha}_1 = \omega \Delta \alpha_1 \cos(\omega t)$$
$$\dot{\alpha}_2 = \omega \Delta \alpha_2 \cos(2\omega t - \pi). \tag{5.10.5}$$

Utilizzando ancora lo Jacobiano, ricavato in precedenza, si ha:

$$^0\mathbf{v}_3 = \begin{bmatrix} -a_1 c\alpha_1 - a_2 s\alpha_{12} & -a_2 s\alpha_{12} & 0 \\ a_1 s\alpha_1 + a_2 c\alpha_{12} & a_2 c\alpha_{12} & 0 \\ 0 & 0 & 0 \end{bmatrix} \begin{Bmatrix} \omega \Delta \alpha_1 \cos(\omega t) \\ \omega \Delta \alpha_2 \cos(2\omega t - \pi) \\ 0 \end{Bmatrix}. \tag{5.10.6}$$

Per giungere a una valutazione numerica della legge di velocità della caviglia si supponga che il movimento corrispondente alla parte di ciclo analizzata sia compiuto in un secondo. La pulsazione ω è quindi eguale a 6,28 rad/s. Si assumono inoltre i dati seguenti:

$$\alpha_{10} = -90°; \quad \alpha_{20} = 0; \quad \Delta \alpha_1 = \Delta \alpha_2 = 30°; \quad a_1 = a_2 = 0,45 \text{ m}.$$

I valori di $\mathbf{v}_3$ in funzione del tempo sono stati calcolati usando l'ambiente Matlab. L'andamento della velocità della caviglia è riportato nella Fig. 5.41. vx3 rappresenta la componente orizzontale della velocità, vy3 la componente verticale. Quest'ultima inizia con valori discreti, a causa del movimento di trascinamento della tibia da parte del femore, scende poi a zero per il moto retrogrado del secondo elemento, per riguadagnare valori positivi nell'ultima parte del ciclo. Si tenga presente che il tempo di 1 s, che rappresenta l'estensione delle ascisse, corrisponde a un intero ciclo d'oscillazione per la tibia, a un quarto di ciclo per il femore. L'analisi cinematica qui svolta parte dalla conoscenza della legge d'oscillazione dei due elementi del sistema, cui segue il calcolo dello Jacobiano, e infine quello della velocità del punto 3. Un altro procedimento di calcolo per sistemi articolati piani è applicabile quando esiste almeno un punto in cui è noto il valore della velocità e dell'accelerazione, ad esempio un punto fisso. Mostreremo questo procedimento di calcolo applicato alla determinazione della velocità e dell'accelerazione in qualunque punto di un sistema articolato piano, quando sono date la configurazione del sistema e le velocità angolari nei suoi

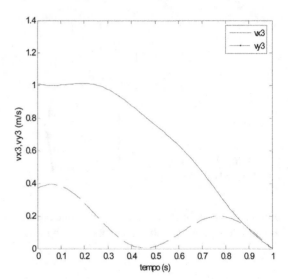

Fig. 5.41. Andamento della velocità della caviglia col tempo durante il cammino: vx3 componente orizzontale, vy3 componente verticale

giunti. Si consideri allora lo stesso sistema articolato considerato in precedenza, e si applichi il teorema di Rivals, partendo dal primo elemento, nel quale è presente un punto fisso, e passando in seguito al secondo elemento, ottenendo:

$$\mathbf{v}_1 = 0$$
$$\mathbf{v}_2 = \mathbf{v}_1 + \dot{\boldsymbol{\alpha}}_1 \times \mathbf{P}_2$$
$$\mathbf{v}_3 = \mathbf{v}_2 + (\dot{\boldsymbol{\alpha}}_1 + \dot{\boldsymbol{\alpha}}_2) \times (\mathbf{P}_3 - \mathbf{P}_2). \tag{5.10.7}$$

Sostituendo i vettori espressi secondo le componenti, si ha:

$$\begin{Bmatrix} v_{2x} \\ v_{2y} \\ 0 \end{Bmatrix} = 0 + \begin{Bmatrix} 0 \\ 0 \\ \dot{\alpha}_1 \end{Bmatrix} \times \begin{Bmatrix} a_1 c\alpha_1 \\ a_1 s\alpha_1 \\ 0 \end{Bmatrix} = \begin{Bmatrix} -a_1 s\alpha_1 \dot{\alpha}_1 \\ a_1 c\alpha_1 \dot{\alpha}_1 \\ 0 \end{Bmatrix}$$

$$\begin{Bmatrix} v_{3x} \\ v_{3y} \\ 0 \end{Bmatrix} = \begin{Bmatrix} -a_1 s\alpha_1 \dot{\alpha}_1 \\ a_1 c\alpha_1 \dot{\alpha}_1 \\ 0 \end{Bmatrix} + \begin{Bmatrix} 0 \\ 0 \\ (\dot{\alpha}_1 + \dot{\alpha}_2) \end{Bmatrix} \times \begin{Bmatrix} a_2 c(\alpha_1 + \alpha_2) \\ a_2 s(\alpha_1 + \alpha_2) \\ 0 \end{Bmatrix} =$$
$$= \begin{Bmatrix} -a_1 s\alpha_1 \dot{\alpha}_1 - a_2 s(\alpha_1 + \alpha_2)(\dot{\alpha}_1 + \dot{\alpha}_2) \\ a_1 c\alpha_1 \dot{\alpha}_1 + a_2 c(\alpha_1 + \alpha_2)(\dot{\alpha}_1 + \dot{\alpha}_2) \\ 0 \end{Bmatrix}. \tag{5.10.8}$$

Un semplice esame permetterà di verificare che l'espressione della velocità del punto 3 è identica a quella ottenuta per altra via. Si ricordi che $\alpha_{12} = \alpha_1 + \alpha_2$. La procedura illustrata è applicabile, anche se non si è alla presenza di un punto fisso, a condizione che nel punto da cui la procedura ha inizio la velocità sia, in ogni caso, nota.

5.11 Analisi della deambulazione

Presentiamo alcuni elementi fondamentali per l'analisi della deambulazione, cercando di capire la natura dei problemi connessi e gli strumenti più adatti per risolverli. Cominciamo dalla Fig. 5.42 che ne descrive le fasi. La fase a) inizia con il caricamento della gamba destra, ottenuto con lo spostamento del tronco in avanti e con la forza orizzontale propulsiva sul piede sinistro. L'estensione del ginocchio è ottenuta attraverso l'azione del quadricipite femorale, evidenziato in figura. Nella fase intermedia b) avviene una rotazione di tutto il corpo intorno alla gamba destra tesa, mentre la sinistra s'inflette e il piede sinistro si stacca da terra. In questa fase il corpo è soggetto a una caduta in avanti, simile a quella di un bastone, inizialmente tenuto in equilibrio verticale e lasciato poi ruotare intorno al suo punto di appoggio sul terreno. È anche possibile osservare che il baricentro del corpo subisce un innalzamento nella fase intermedia, e un abbassamento in quelle iniziale e finale. Quest'abbassamento è contrastato nelle fasi a e c dal sollevamento del piede intorno al suo punto avanzato di rotazione. Un calcolo dell'abbassamento del baricentro tra una posizione con gambe allargate a compasso e piedi completamente poggiati e la posizione diritta con gambe unite in posizione verticale, porterebbe a valori dell'abbassamento intorno a 12 cm, se non intervenissero meccanismi correttivi, come quelli prodotti dalla rotazione della caviglia, che riducono a circa 2,4 cm il valore precedente. Questo dato permette di impostare un calcolo di massima dell'energia spesa nella deambulazione, ricordando che il lavoro è dato dal prodotto scalare della forza per lo spostamento del suo punto di applicazione. In questo caso la forza capace di produrre lavoro è soltanto la forza peso, oltre ai momenti che agiscono in corrispondenza dei giunti. Ricordiamo che, anche se questi momenti sono presenti come coppie equilibrate sul giunto, essi compiono lavoro a causa della rotazione relativa dei due segmenti che insistono su di esso. Calcolare questo lavoro richiede l'impiego di algoritmi di dinamica inversa, nei quali, partendo dalla conoscenza delle reazioni sul terreno e delle leggi di movimento, si calcolano i momenti dovuti alle forze muscolari in corrispondenza dei giunti. Ci limiteremo pertanto a considerare il lavoro perduto per il ciclo d'innalzamento-abbassamento del baricentro, in corrispondenza di ogni passo. Partiamo dall'ipotesi che l'energia potenziale acquistata durante la fase di innalzamento del baricentro non venga restituita durante la

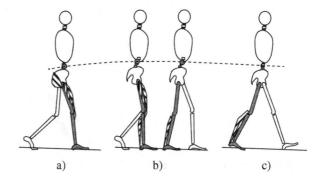

Fig. 5.42. Fasi del cammino per la gamba d'appoggio: a) carico; b) supporto intermedio; c) suppporte finale

a)   b)   c)

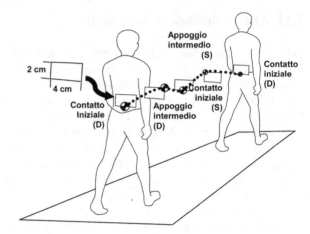

Fig. 5.43. Spostamento
del baricentro nel piano
frontale

fase successiva di abbassamento. Questa ipotesi è giustificata dalla presenza di fenomeni dissipativi che agiscono nella fase di contatto del piede avanzato sul terreno.
Oltre che nel piano verticale il baricentro si sposta nel piano orizzontale, perché passando dal sostegno sulle due gambe a quello su una gamba sola, il corpo si sposta
lateralmente, in modo tale da portare il baricentro sulla verticale del piede di appoggio, vedi Fig. 5.43. Se in prima approssimazione consideriamo l'abbassamento pari
a 2 cm, il lavoro compiuto da un corpo di massa pari a 75 kg è, per ogni passo, eguale a $75 * 9,81 * 0,02 = 14,7$ J. Assumendo che in un'ora, con andatura di passeggio,
si compiano 5000 passi di ampiezza 0,75 m, ne consegue che il lavoro speso in un
ora è pari a $14,7 * 5000 = 35000$ Ws $= 9,722$ Wh. Si tratta di un'energia molto ridotta, corrispondente a una potenza continuativa di 10 W. Per tener conto anche del
sollevamento del baricentro della gamba, possiamo impostare un semplice calcolo,
utilizzando i dati forniti nel capitolo sulle forze (tabella sulle dimensioni degli arti superiori e inferiori). Con riferimento alla Fig. 5.45, otteniamo i seguenti dati di partenza: $h_3 = 0,755$ m $h_2 = 0,33$ m $h_1 = 0,05$ m. Assumiamo inoltre $\vartheta_1 = 45°$, $\vartheta_2 = 90°$.
Per il peso delle varie sezioni assumiamo, sempre con riferimento ai dati precedenti,

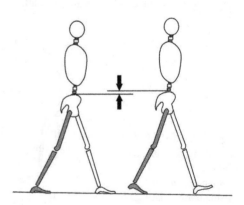

Fig. 5.44. Escursione del baricentro

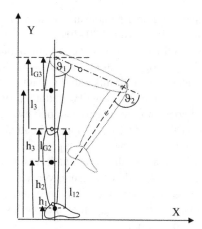

Fig. 5.45. Energia persa nel sollevamento della gamba

coscia 65 N, gamba 30 N, piede 10 N. Il lavoro compiuto per il sollevamento dei baricentri delle varie sezioni è quindi:

$$\Delta h_3 = l_{G3}(1 - \cos \vartheta_1)$$
$$\Delta h_2 = l_3(1 - \cos \vartheta_1) + l_{G2}(1 - \cos(\vartheta_2 - \vartheta_1))$$
$$\Delta h_1 = l_3(1 - \cos \vartheta_1) + l_{12}(1 - \cos(\vartheta_2 - \vartheta_1)).$$

I semplici calcoli numerici portano a:

$$\Delta h_3 = 0{,}06 \text{ m}$$
$$\Delta h_2 = 0{,}107 \text{ m}$$
$$\Delta h_1 = 0{,}20 \text{ m}$$
$$\Delta L = -\Delta U = -(m_3 g * \Delta h_3 + m_2 g \Delta h_2 + m_1 g \Delta h_1) =$$
$$= -(65 * 0{,}06 + 30 * 0{,}107 + 10 * 0{,}2) = -9{,}11 \text{ J}.$$

Poiché si ha un sollevamento a ogni passo, il lavoro speso per 5000 passi compiuti in un ora risulta $L = 5000 * 9{,}11/3600 = 12{,}65$ Wh. Sommando questo lavoro a quello, già calcolato per il sollevamento del baricentro dell'intero corpo si ottiene $L_{12} = L_1 + L_2 = 12{,}65 + 9{,}72 = 22{,}37$ Wh. Nel calcolo precedente abbiamo supposto che, come è legittimo considerare, il lavoro di sollevamento del baricentro del corpo e delle gambe non venga in alcun modo recuperato. Pur dovendo considerare del tutto qualitativo il calcolo fatto, salta agli occhi la ridotta entità del lavoro meccanico compiuto durante la deambulazione. Tuttavia occorre considerare che il lavoro meccanico calcolato non tiene conto dell'energia perduta per attrito nella rotazione dei giunti (ginocchio, caviglia, spalla, gomito), energia il cui calcolo, anche di prima approssimazione, si presenta assai arduo. Inoltre, il rendimento energetico complessivo del sistema di locomozione dell'uomo è assai basso, l'azione muscolare è da considerarsi un processo a basso rendimento. Studi compiuti a questo riguardo, hanno mostrato che il rendimento complessivo, cioè il rapporto tra lavoro meccanico svolto ed energia consumata nei processi metabolici connessi al lavoro muscolare, ha valori intorno al 20–30%.

Sul lato sperimentale la valutazione dell'energia spesa per la deambulazione ha formato oggetto di molta attenzione tra i ricercatori. L'approccio seguito è stato in genere quello di misurare la quantità di CO_2 prodotta durante l'attività a regime, in eccesso rispetto a quella prodotta a riposo. Dalla quantità di CO_2 espirata, si passa al consumo d'ossigeno, che può essere messo in relazione con l'energia metabolica consumata. In termini approssimati si può ritenere che, per una tipica dieta composta di grassi, carboidrati e proteine, a un litro di ossigeno consumato corrispondano 4,82 Kcal. Studi sperimentali, condotti con la spirometria su diversi tipi di marcia e su soggetti diversi, hanno verificato che un adulto in marcia lenta consuma 15 ml d'ossigeno per kg di peso corporeo al minuto. Ritornando al nostro marciatore, di massa pari a 75 kg, otteniamo che il suo consumo di ossigeno, per un'ora di marcia, sarebbe pari a:

$$\text{Vol } O_2 = 0,015 * 75 * 60 = 67,5 \text{ dm}^3$$

corrispondente a

$$4,82 * 67,5 = 325,35 \text{ Kcal} = 0,38 \text{ kWh} = 380 \text{ Wh}. \qquad (5.11.1)$$

Nella formula precedente 4,82 rappresenta la quantità di calore totale ottenuta dalla combustione di un dm^3 di ossigeno. Il valore dell'energia metabolica richiesta per la marcia è quindi assai più alto del lavoro meccanico compiuto, pur prendendo in considerazione tutti i movimenti che hanno luogo negli organi del nostro corpo, movimenti delle braccia, tronco etc. In conclusione, un modello puramente "macchinistico" dell'attività muscolare non permette di prevedere con buona approssimazione l'energia consumata. Si tenga presente ad esempio che, se si sostiene un peso con un braccio immobile, non si compie alcun lavoro meccanico, mentre i muscoli deputati all'operazione richiedono energia metabolica per restare in contrazione. L'esempio e i dati riportati mostrano che non esiste ancora un modello affidabile che descriva accuratamente, in termini di forze e spesa energetica, il modo di funzionare dei muscoli.

Il ciclo del cammino

Il ciclo del cammino è definito come la successione di movimenti che parte dall'appoggio del tallone di un piede, al successivo appoggio sullo stesso piede. Il ciclo si divide nelle due fasi di appoggio e trasferimento, per la stessa gamba. La durata delle varie fasi, indicata in percentuale nella descrizione che segue, si riferisce all'intero ciclo (stride).

Si distinguono otto fasi:

1. Contatto iniziale (*Initial Contact*) (0–2% del ciclo del passo): Comprende l'intervallo temporale in cui il piede, normalmente il tallone, tocca il pavimento.
2. Carico iniziale (*Loading Response*) (0–10%): Periodo di decelerazione durante il quale viene assorbito l'urto dovuto al contatto con il suolo, corrisponde alla fase di primo doppio appoggio.

3. Appoggio singolo (*Mid Stance*) (10–30%): inizia quando il piede controlaterale è sollevato, e termina quando il peso è sopportato dalle teste metatarsali e dalle dita del piede di interesse. In questa fase l'arto supporta tutto il peso del corpo.
4. Appoggio terminale (*Terminal Stance*) (30–50%): questa fase conclude quella di appoggio singolo. Termina quando l'arto controlaterale tocca il suolo.
5. Inizio trasferimento (*Pre Swing*) (50–60%): è l'ultimo periodo della fase di appoggio doppio. Incomincia con il contatto iniziale del piede opposto e termina con il distacco delle dita dell'arto in appoggio (toe-off).
6. Trasferimento iniziale (*Initial Swing*) (60–73%): è il primo periodo della fase di *swing*. Il piede è sollevato dal terreno, l'arto si muove in avanti. Il periodo termina quando l'arto oscillante è parallelo al piede in appoggio.
7. Trasferimento intermedio (*Mid Swing*) (73–87%): comprende l'avanzamento dell'arto fino al punto in cui è davanti all'altro.
8. Trasferimento finale o *Terminal Swing* (87–100%): l'arto decelera per un corretto pre-posizionamento, che lo prepari alla successiva fase di appoggio. Termina quando il tallone in esame tocca il suolo.

Il modello di analisi del movimento più semplice utilizzato per il cammino assume che il movimento degli arti inferiori sia il risultato del movimento di sette segmenti (pelvi, cosce, gambe e piedi) collegati tra loro da sei articolazioni (anca, ginocchio, caviglia).

Descriveremo il ciclo del passo con riferimento a una sola gamba, inizialmente appoggiata e poi trasferita in avanti. La fase di appoggio corrisponde al contatto della gamba di riferimento col terreno, quella di trasferimento, allo spostamento della gamba in avanti sino al momento del contatto successivo. La fase di appoggio ha una durata pari a circa il 60% dell'intero ciclo, quella di trasferimento del 40%. La durata della fase di appoggio si riduce al 40% nella corsa, in cui compare una terza fase, quella di volo, nella quale nessuno dei piedi è a contatto col terreno.

Appoggio 1. Doppio contatto, Fasi 1, 2

Il ciclo inizia con un periodo di appoggio doppio, di durata pari al 10% di quella totale del ciclo, durante il quale ambedue i piedi sono a contatto col terreno. Il tallone del piede di riferimento, in grigio, tocca il suolo mentre l'altro piede è ancora a contatto.

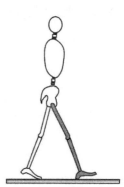

Fig. 5.46. Fase 1: doppio contatto

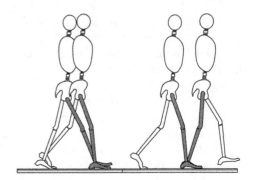

Fig. 5.47. Fase 2: carico iniziale e inter-medio

Si tratta di una vera e propria collisione perché il piede è dotato di una componente di velocità diretta verso il basso. Ad ammortizzare gli effetti dell'urto concorre il meccanismo di movimento del piede. La fase termina quando il resto del piede viene a contatto col terreno. Durante questa fase il piede subisce una pronazione dovuta all'articolazione sub-talare, necessaria per portare il contatto sulla parte mediale. In questa fase il piede funziona come un ammortizzatore. La tibia ruota internamente seguendo il movimento del piede.

Appoggio 2. Carico iniziale, Fasi 3, 4
La reazione del terreno sul piede di riferimento aumenta rapidamente, sia a causa di effetti dinamici che per il trasferimento di carico sul piede anteriore, quello posteriore sta infatti per terminare la sua fase di contatto. La reazione del terreno è inclinata nel senso antero-posteriore. Grazie allo spostamento in avanti del tronco la reazione vincolare acquista un momento rispetto al baricentro che fa ruotare il corpo in senso orario, con un movimento, appena accennato, di caduta in avanti. La gamba di riferimento ruota intorno all'articolazione della caviglia. Il piede si prepara ad assumere la funzione di leva per dare inizio alla fase di propulsione.

Appoggio 3. Propulsione, Fase 5
Il piede di riferimento compie una flessione palmare sotto l'azione del gastrocnemio e del soleo. Il tronco ruota in senso orario e si sposta in avanti. Per limitare il sollevamento del baricentro durante la rotazione del piede il ginocchio s'inflette.

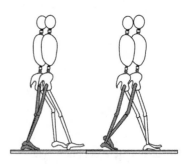

Fig. 5.48. Fase 3: propulsione

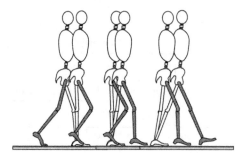

Fig. 5.49. Fasi 4–5: oscillazione e trasferimento

La forza generata è diretta in senso postero-anteriore. Perché questa fase sia svolta correttamente, l'articolazione sub-talare deve essere supinata. Se esistesse una pronazione anormale dell'articolazione sub-talare, questa andrebbe a prolungare la fase di propulsione e contatto e il trasferimento del carico sull'avampiede non sarebbe normale.

Oscillazione 4. Fase 6
La fase di trasferimento inizia subito dopo il sollevamento del piede. Il ginocchio si flette e il piede effettua una flessione dorsale. L'articolazione dell'anca viene inflessa per portare la gamba in avanti mentre il piede si muove parallelamente al terreno.

Oscillazione 5. Fasi 7, 8
L'ultima parte della fase di oscillazione corrisponde a una distensione del ginocchio. Il piede si dispone per il contatto sul tallone. I muscoli della gamba, in particolare il gastrocnemio e il quadricipite si attivano per assorbire le azioni dinamiche dovute al contatto del tallone col terreno. Dopo di questo inizia un nuovo ciclo. Nel cammino normale il piede entra in contatto col tallone. Di solito il contatto avviene nella zona postero-laterale con conseguente usura dell'area interessata.

Il parametro che influisce in modo importante sull'area di contatto nel tallone è la posizione del piano trasverso del piede al momento del contatto. L'usura della zona mediale indica la presenza di probabili anomalie nella rotazione del segmento superiore. Nel cammino a velocità elevata può mancare il contatto col tallone. In questo caso il primo contatto può avvenire a metà piede e successivamente una rotazione del piede porta a contatto il tallone. In altri casi il contatto col tallone può mancare del tutto. Questo accade per esempio nello scatto. Dal punto di vista funzionale il piede ha tre importanti compiti: assorbimento dei carichi dinamici, controllo del sostegno e della stabilità del corpo, e propulsione. Ci limiteremo a pochi cenni sull'azione complessa svolta dal piede durante il cammino, lasciando a testi specialistici un'analisi profonda dell'argomento. Le articolazioni principali che influiscono sulla biomeccanica del cammino sono quelle tibio-tarsica,sub-talare, medio-tarsica e metatarso-falangea, indicate nella Fig. 5.50, con 1,2,3, con i profili delle superfici articolari.

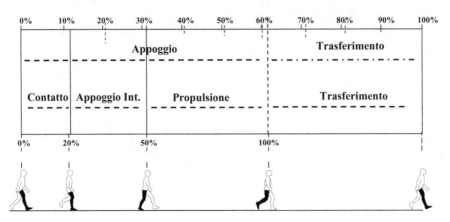

Fig. 5.50. Le fasi del cammino in sintesi

Assorbimento dei carichi dinamici

I principali meccanismi di assorbimento sono collegati alla struttura a volta del sottopiede, schematicamente rappresentata nella figura. La volta si comporta come una struttura ad arco e, deformandosi quando il carico è applicato, fornisce un meccanismo di assorbimento dei carichi dinamici molto efficace. Si pensi soprattutto alla corsa, in cui questi carichi sono di rilevante entità, pari anche a 7–8 volte il peso corporeo. In Fig. 5.51, sono mostrati i carichi agenti nella fase di primo contatto del piede col terreno: la tibia applica all'astragalo un carico rivolto in avanti e verso il basso, mentre il carico applicato dal suolo al tallone è corrispondentemente rivolto verso l'alto, in senso anteroposteriore. Il momento di rotazione oraria che si genera, produce una flessione plantare del piede che tende ad appoggiarsi completamente sul terreno. Questo movimento è controllato dalla tensione del muscolo tibiale anteriore (forza tratteggiata). La pronazione porta anche il piede a una condizione d'irrigidimento, necessaria per la successiva fase di propulsione. Se osserviamo il piede (nel caso presente si tratta del piede sinistro) dal lato posteriore Fig. 5.53, vediamo che le linee d'azione delle due forze verticali trasmesse rispettivamente in corrispondenza dell'articolazione della caviglia e al contatto tra suolo e calcagno sono diverse.

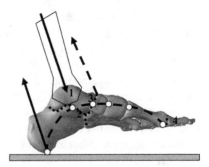

Fig. 5.51. Le articolazioni principali del piede. Schema delle forze agenti sul piede

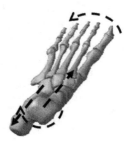

Fig. 5.52. Coppia di rotazione nel piano orizzontale

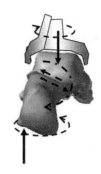

Fig. 5.53. Rotazione del piede in corrispondenza dell'articolazione sub-
talare

Nasce quindi una coppia C_1 di momento orario, che tenderebbe a produrre una supinazione del piede se questa non fosse impedita dall'articolazione tibio-astragalica. Viene generata cosi una rotazione nell'articolazione talo-calcaneare con una rotazione interna della tibia rispetto al calcagno. La pianta va cosi ad appoggiar-si sul suolo e il contatto si sposta dal calcagno alla pianta stessa. Per capire come il piede tenda nella prima fase di appoggio a compiere un movimento di pronazione-eversione è utile osservare il piede dall'alto, con le componenti di forza relative nel piano di appoggio. I momenti che tendono a portare l'avampiede in pronazione ed eversione (la punta del piede ruota lateralmente) e l'astragalo, solidale alla tibia e al perone, in rotazione interna, sono indicati in Fig. 5.52. Nella fase di carico il piede poggia sul terreno nella zona plantare e su un'ampia area del calcagno. Nel piede normale queste due zone sono raccordate da un'area di collegamento lungo la fascia laterale. Quest'area manca nel piede molto arcuato, lasciando le due zone separate. Nel piede piatto l'area di contatto si estende a tutta la pianta, per il cedimento del-l'arco plantare. Si deve osservare che, comunque, il piede si appiattisce sotto carico a causa della flessione dell'articolazione medio tarsica. Si tratta di una deformazione modesta perché i carichi sono ben sopportati dalla struttura ad arco di sostegno. Nella fase di propulsione, a causa della potente azione del soleo e del gastrocnemio il cal-cagno si solleva e provoca la flessione dell'articolazione metatarso-falangea. Nella Fig. 5.51, sono rappresentate in modo molto semplificato le tre forze principali agenti in questa fase. La prima è dovuta ai muscoli soleo e gastrocnemio e ha la funzione di sollevare il retropiede dal terreno, lasciando il contatto soltanto in corrisponden-za delle falangi e dell'articolazione metatarso-falangea, la seconda è la reazione del terreno diretta verso l'alto e inclinata in senso anteroposteriore, la terza è diretta se-

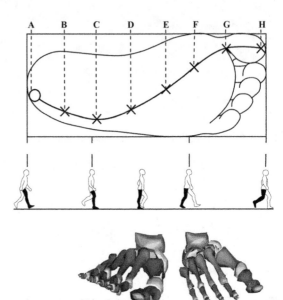

Fig. 5.54. Evoluzione della zone di contatto nel piede

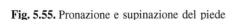

Fig. 5.55. Pronazione e supinazione del piede   Pronazione   Supinazione

condo l'asse della tibia e si scarica sull'astragalo. In questa visione semplificata delle principali forze agenti, le tre azioni descritte, per farsi equilibrio, devono passare per uno stesso punto. Misurando l'azione tra suolo e piede, si possono ricavare le altre due azioni muscolari incognite. Nella biomeccanica sperimentale si misurano, grazie a piattaforme baropodometriche, le pressioni di contatto tra pianta del piede e terreno. È facile ricavare da queste misure il valore della risultante delle forze di reazione. La Fig. 5.56 riporta alcune immagini ottenute per elaborazione dei dati baropodometrici. In questa sede si può soltanto accennare al fatto che le diverse patologie del piede e della caviglia portano a pattern baropodometrici alterati e facilmente riconoscibili. Lasciamo ai trattati specialistici l'analisi dell'argomento. Osserviamo comunque che nel caso rappresentato mancano le informazioni riguardanti le azioni tangenziali scambiate per attrito tra piede e terreno. Esistono comunque piattaforme di forza atte anche alla misura delle azioni tangenziali. L'esame baropodometrico è associato in genere alla ripresa televisiva del piede e della gamba durante la camminata per valutare la postura e il corretto movimento dei vari segmenti. La Fig. 5.54 mostra come il contatto parta da una zona laterale del calcagno, per proseguire lungo l'istmo che separa il calcagno dalla pianta, e terminare sull'articolazione metatarso-falangea e quindi sull'alluce che rappresenta l'ultima zona di contatto, prima del distacco. Si è già accennato al movimento complesso del piede durante questa fase, costituito essenzialmente da un movimento di pronazione-eversione che porta il contatto dalla fascia laterale a quella mediale. In prossimità dell'ultima fase del contatto ha inizio un movimento di supinazione, che porterà il piede in posizione supinata, nella quale resterà sino al contatto successivo.

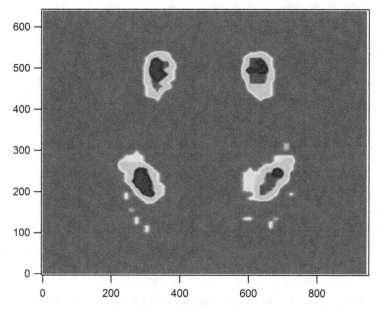

Fig. 5.56. Rilievo sperimentale delle pressioni durante il cammino

Modello a segmenti del corpo umano

Lo studio biomeccanico del movimento degli arti inferiori e superiori trae beneficio dall'assimilare gli arti a un sistema di corpi rigidi, articolati per mezzo di giunti rotoidali. La modellazione dell'arto richiede una serie d'ipotesi semplificative che rendono il problema facilmente trattabile, pur con risultati di notevole rilevanza applicativa. Alcune di queste ipotesi sono:

- corpi indeformabili;
- giunti corrispondenti ai modelli ideali presentati.

In molti casi una semplificazione ancora più elevata si ha considerando il moto dell'arto piano, cioè trascurando i gradi di libertà corrispondenti all'esistenza di giunti sferici, piuttosto che rotoidali piani. In conformità a queste ipotesi di prima approssimazione, si può impostare un'analisi cinematica dell'arto, seguendo i principi esposti in precedenza.

Nel modello in Fig. 5.57 si è costruito un sistema articolato che rappresenta il tronco come un unico elemento rigido e i due arti inferiori come sistemi articolati con tre segmenti, il femore, la tibia, il piede. Il problema è di calcolare la posizione di un qualunque elemento (ad esempio la posizione del baricentro del tronco oppure quella della caviglia avanzata, in funzione degli angoli assunti dai vari segmenti). È pratica usuale, normalmente vantaggiosa, quella di riferirsi agli angoli che un generico segmento forma con quello contiguo (ad esempio l'angolo di piegamento del ginocchio o quello formato dagli assi X del tronco e del femore). È anche opportuno tenere conto dei limiti fisiologici alla rotazione degli arti, ad esempio l'angolo di

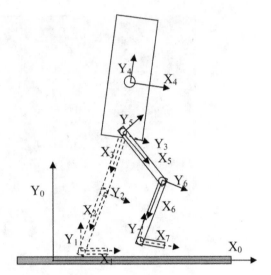

Fig. 5.57. Uno schema semplificato per l'analisi cinematica del corpo
umano

piegamento del ginocchio si può ritenere esteso al campo da 0 a − 160 gradi. Tutte
le terne dislocate in corrispondenza dei giunti sono terne destre con l'asse z sempre
normale al piano del disegno e uscente.

La posizione dell'origine del sistema 4 (baricentro del corpo) rispetto al sistema
X_0, Y_0 risulta dall'espressione:

$$\mathbf{P}_4 = T_1^0 * T_2^1 * T_3^2 * T_4^3 * \begin{Bmatrix} 0 \\ 0 \\ 0 \\ 1 \end{Bmatrix}.$$

Con i sistemi di riferimento solidali ai vari segmenti si potrà quindi trovare la posizione di ogni punto del corpo (anche, se si desidera, di un punto all'interno di un
segmento particolare).

Applicazione. Si considerino i seguenti dati:

$$a = \text{lunghezza femore} = \text{lunghezza tibia} = 0,45 \text{ m}$$
$$\alpha_1 = 0 \quad {}^0d_{1,x} = 1,0 = {}^0d_{1,y} = 0$$
$$\alpha_2 = -110° \quad {}^1d_{2,x} = -a * \cos {}^1\alpha_2 \quad {}^1d_2, y = -a * \sin {}^1\alpha_2$$
$$\alpha_3 = 0 \quad {}^2d_{3,x} = -0,45 \quad {}^2d_{3,y} = 0$$
$$\alpha_4 = 0 \quad {}^3d_{4,x} = -0,4 \quad {}^3d_{4,y} = 0$$
$${}^0_4T = {}^0_1T * {}^1_2T * {}^2_3T * {}^3_4T.$$

Dopo il calcolo delle singole matrici di trasformazione e del prodotto che porta alla matrice $^0_4\mathbf{T}$ otteniamo:

$$
^0_4\mathbf{T} =
\begin{bmatrix}
-0,34 & 0,94 & 0 & 1,44 \\
-0,94 & -0,34 & 0 & 1,22 \\
0 & 0 & 1 & 0 \\
0 & 0 & 0 & 1
\end{bmatrix}.
$$

L'espressione precedente mostra il risultato del prodotto delle matrici di rototraslazione dei vari sistemi di assi. La quarta colonna rappresenta la posizione dell'origine del sistema 4 rispetto al sistema fisso X_0, Y_0. Con un procedimento analogo si potrebbe trovare la posizione di qualunque punto del corpo rispetto a qualunque riferimento. Del tutto analoga è la procedura per il calcolo della posizione della caviglia del piede anteriore, origine del sistema 7 rispetto al sistema 4 con origine nel tronco o rispetto al sistema fisso.

Determinazione di posizioni e traiettorie

La posizione assoluta di qualunque punto appartenente a un segmento corporeo può essere determinata facilmente attraverso la matrice di trasformazione che lega il sistema di assi solidale a quel segmento al sistema di assi di base. Se ad esempio si volesse conoscere la posizione del giunto corrispondente al ginocchio anteriore rispetto al sistema di base, si dovrebbe ricavare la matrice $^0_6\mathbf{T}$ che riporterà nella quarta colonna le componenti dello spostamento richiesto. Se invece si desiderasse trovare una posizione relativa, ad esempio quella della caviglia avanzata rispetto a quella arretrata la matrice da calcolare sarebbe la $^1_7\mathbf{T}$. Per determinare la traiettoria di un punto rilevante del sistema coincidente con l'origine di uno dei sistemi mobili, si deve considerare che la matrice di trasformazione tra due sistemi può essere ricavata esplicitamente in funzione di valori definiti degli angoli che definiscono la configurazione del sistema oppure lasciando non in forma simbolica le espressioni che contengono questi angoli. In questo caso si potrà calcolare rapidamente la posizione del punto sostituendo in quelle espressioni i valori degli angoli. Si voglia ad esempio calcolare la traiettoria dell'origine del sistema 4 rispetto al riferimento assoluto. Invece di scrivere la matrice $^0_4\mathbf{T}$ esplicitamente com'è stato fatto in precedenza, si può con semplici passaggi arrivare alla sua espressione simbolica:

$$
^0_4\mathbf{T} =
\begin{bmatrix}
c\alpha_{1234} & -s\alpha_{1234} & 0 & ^0d_{1x} + ac(\alpha_{12}) + ac(\alpha_{123}) + {}^3d_{4x}c(\alpha_{1234}) \\
s\alpha_{1234} & c\alpha_{1234} & 0 & ^0d_{1y} + as(\alpha_{12}) + as(\alpha_{123}) + as(\alpha_{1234}) \\
0 & 0 & 1 & 0 \\
0 & 0 & 0 & 1
\end{bmatrix}.
$$

A questo punto è sufficiente dare un campo di variazione per ogni angolo e dividere questi campi in un numero discreto di valori. Si avranno cosi a disposizione diverse terne di angoli $\alpha_1, \alpha_2, \alpha_3$ a ciascuna delle quali corrisponde un punto della traiettoria dell'origine del sistema 4. Dal punto di vista computazionale non è la stessa cosa valutare ogni matrice di trasformazione separatamente e fare la moltiplicazione per estrarne dalla matrice prodotto la quarta colonna. Se si svolge la moltiplicazione in modo simbolico prima e si calcolano in seguito i valori delle componenti x e y della quarta colonna, si risparmierà un notevole numero di operazioni.

5.12 Analisi cinematica

Vogliamo determinare velocità e accelerazioni in qualunque punto del sistema articolato, quando sono date le velocità angolari dei giunti. Con riferimento al modello precedente, si osservi che l'analisi può cominciare dall'origine del sistema X_1, Y_1, perché questo punto corrisponde alla cerniera dell'arto. La velocità del punto O_2, origine del sistema di riferimento 2 è data dalla relazione:

$$\mathbf{v}_{O_2} = \dot{\boldsymbol{\alpha}}_{12} \times \mathbf{O}_1\mathbf{O}_2. \tag{5.12.1}$$

Se si assume che durante il movimento di rotazione dell'arto arretrato, la gamba sia tesa, cioè sia $\dot{\boldsymbol{\alpha}}_{23} = 0$, si ottiene anche

$$\mathbf{v}_{O_3} = \mathbf{v}_{O_5} = \dot{\boldsymbol{\alpha}}_{12} \times \mathbf{O}_1\mathbf{O}_3. \tag{5.12.2}$$

Per la determinazione della velocità del punto O_4, origine del sistema di riferimento, occorre stabilire se il tronco ruota rispetto al femore. Se cosi fosse, la velocità del punto O_4, origine del sistema di riferimento 4, sarebbe:

$$\mathbf{v}_{O_4} = \mathbf{v}_{O_3} + (\dot{\boldsymbol{\alpha}}_{12} + \dot{\boldsymbol{\alpha}}_{34}) \times \mathbf{O}_3\mathbf{O}_4. \tag{5.12.3}$$

Un discorso analogo vale per le accelerazioni e non verrà quindi qui ripetuto in dettaglio. Si rimanda a quanto detto in generale per la determinazione delle accelerazioni.

Cinematica diretta e inversa. Obiettivi della biomeccanica

La cinematica diretta, come il caso trattato prima ha mostrato, si propone di valutare le traiettorie, velocità e accelerazioni di una serie di punti appartenenti al sistema in esame, e la valutazione dei parametri del movimento come escursioni angolari dei giunti, variazioni di lunghezza dei muscoli e ogni altro elemento utile per formulare un'analisi del funzionamento del sistema in esame.

La complessità del modello dipende dagli obiettivi dell'analisi. Quando ad esempio s'intende trattare in forma chiara e lineare i problemi della cinematica, un modello piano, costituito cioè da segmenti mobili in un piano collegati con giunti rotoidali, è in genere sufficiente per gli scopi d'illustrazione dei principi di base. Per la trattazione di problemi applicativi più complessi, si deve ricorrere a modelli tridimensionali, di maggiore sofisticazione. In questo caso la scelta può essere quella di adottare uno dei tanti sistemi di modellazione biomeccanica presenti sul mercato, come il pacchetto OpenSource, OpenSim di cui la Fig. 5.59 presenta un'esemplificazione, oppure di costruire, nel caso l'analisi faccia parte di un'attività di ricerca, un modello ad-hoc con le caratteristiche e la complessità adatte all'analisi da svolgere. Nell'ambiente di simulazione citato sono possibili analisi di vario tipo ed estensione. È possibile dopo avere caricato un modello dell'intero corpo, o dei segmenti che interessa studiare, creare una legge di movimento derivante da dati sperimentali o analitici. Durante l'esecuzione è possibile tracciare con opportuni diagrammi tutti i parametri del movimento, le azioni interne ed esterne. È frequente il caso che l'analisi del movimento

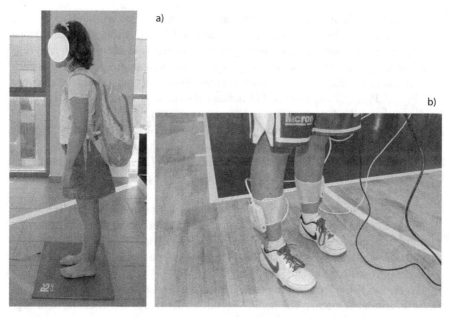

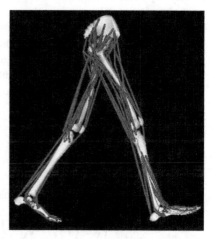

Fig. 5.58. a) Analisi dell'influenza del peso dello zaino sulla postura; b) analisi baropodometrica mediante solette strumentate (Laboratorio Analisi della Postura, DIMECA, Università di Cagliari)

Fig. 5.59. Analisi del movimento (riprodotto su autorizzazione di OpenSim, SIMTK)

sia rivolta al monitoraggio dei risultati di una cura o di un'attività riabilitativa. In questi casi si ricorre all'analisi cinematica sperimentale mediante il rilievo, durante il moto, delle traiettorie di punti particolari del corpo, in cui vengono apposti marker riflettenti, ripresi da telecamere affacciate alla scena del movimento. Non entriamo in merito all'architettura dei sistemi e dei sensori impiegati per queste analisi sperimentali, lasciando questo compito alla letteratura specializzata. In questa sede cercheremo di trattare brevemente le tecniche di analisi impiegate.

1) Si analizzano le immagini delle telecamere corrispondenti a istanti successivi, con intervalli molto ravvicinati, dell'ordine di 0.05 s. Attraverso la ricostruzione stereoscopica s'individuano le immagini di una terna di marker solidali a un segmento corporeo e si calcolano con gli algoritmi esposti in precedenza le posizioni di questi rispetto al sistema di riferimento globale del laboratorio, ad esempio $^G\mathbf{P}_{i,M_1}, {}^G\mathbf{P}_{i,M_2}, {}^G\mathbf{P}_{i,M_3}$ essendo G l'indice del sistema globale, M_1, M_2, M_3 i nomi dei marker, i l'indice che designa il segmento in esame.

2) Si deriva dalle informazioni precedenti il (Local Marker Reference System), riferito al sistema globale attraverso la matrice che chiameremo $^G\mathbf{T}_{i,LMR}$.

3) Si ottiene la posizione e giacitura del sistema locale (LRS) attraverso una matrice di trasformazione $^{LMR}_{LRS}\mathbf{T}_i$ calcolata in precedenza per mezzo dei dati antropometrici. Si ha quindi: $^G_{LRS}\mathbf{T}_i = {}^G_{LMR}\mathbf{T}_i{}^{LMR}_{LRS}\mathbf{T}_i$.

4) Si calcola la matrice che lega il sistema locale baricentrico (LCRS) al sistema locale attraverso una matrice di trasformazione calcolata in precedenza su dati antropometrici. Ricordiamo che il sistema locale baricentrico ha gli assi ordinatamente paralleli al sistema (LRS) ed è traslato di una quantità nota o calcolabile rispetto a questo.

5) Il processo 1-4 viene ripetuto per il segmento i+1 contiguo al segmento i.

6) Si determina la matrice che lega i sistemi di riferimento locali connessi ai segmenti i e i+1, ottenendo $^{LRS,i}_{LRS,i+1}\mathbf{T} = {}^{LRS,i}_G\mathbf{T}{}^G_{LRS,i}\mathbf{T} = {}^G_{LRS,i}\mathbf{T}^{-1}{}^G_{LRS,i}\mathbf{T}$.

7) Dall'ultima matrice ottenuta è possibile estrarre gli angoli di rotazione relativa dei due segmenti considerati, secondo la convenzione di Cardano Bryant, di Eulero o altra ritenuta più conveniente.

8) Analizzando le posizioni del baricentro e le giaciture dei sistemi locali di ciascun segmento in istanti successivi è possibile ottenere, per derivazione numerica le velocità e accelerazioni lineari e angolari di tutti i segmenti. La procedura descritta è implementata nel software legato ai sistemi di acquisizione, nel quale sono anche presenti routines di ottimizzazione per minimizzare gli errori sperimentali.

Esercizi

Velocità e accelerazioni

1. *Sistema in moto roto-traslatorio.* Calcolare la posizione e velocità assoluta del punto B.

$$\mathbf{r}_{AB} = 5 \text{ m}$$
$$\alpha = 35°$$
$$\omega = 0,4 \left[\frac{rad}{sec}\right] \qquad {}^0\mathbf{r}_A = \left\{\begin{matrix} 1 \\ 1 \\ 0 \end{matrix}\right\}; \qquad {}^0\mathbf{v}_A = \left\{\begin{matrix} 1,5 \\ 0 \\ 0 \end{matrix}\right\}$$

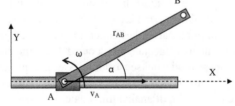

2. La rotazione del braccio OA avviene secondo la legge $\alpha = 0.2*t + 0.02*t^3$. Nello stesso tempo l'equipaggio mobile B si muove lungo la scanalatura del braccio con la legge $r = 0.02 + 0.04*t^2$. Calcolare il modulo della velocità dell'equipaggio mobile per $t = 3$ s.
   Risposta. $v_r = 0,24$ m/s; $v_P = 0,37$ m/s.

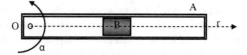

3. Una vettura di massa pari a 1200 kg percorre al limite dell'aderenza una curva di 45 m di raggio alla velocità di 65 km/h. Determinare l'accelerazione centripeta della vettura.

   Soluzione. L'accelerazione centripeta, diretta dalla posizione della vettura verso il centro della curva ha l'espressione:

   $$v_C = \frac{V^2}{R} = \frac{\left(\frac{65}{3,6}\right)^2}{45} = 7,24 \text{ m/s}^2.$$

4. L'asta in figura ha $a = 1$ m, $b = 0,5$ m. Determinare l'accelerazione vettoriale del punto P quando l'asta ruota in senso orario con $\omega = 20$ rad/s e $\dot{\omega} = 2$ rad/s.

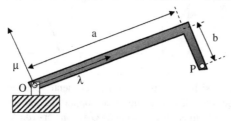

   Soluzione. La posizione del punto P rispetto al sistema di riferimento λ, μ rotante insieme all'asta è:

   $$\mathbf{r}_P = \boldsymbol{\lambda} - 0,5\boldsymbol{\mu}$$
   $$\mathbf{v}_P = -20\boldsymbol{\mu} - 10\boldsymbol{\lambda}$$
   $$\mathbf{a}_P = -402\boldsymbol{\lambda} + 198\boldsymbol{\mu}.$$

5. Nel quadrilatero articolato mostrato nella figura l'asta OA possiede una velocità angolare pari a 10 rad/s, costante, in senso antiorario. Nella posizione mostrata, le coordinate del punto A rispetto a un sistema di assi con origine nel punto O sono, $x_A = -50$ mm, $y_A = 80$ mm, quelle di B $x_B = 200$ mm $y_B = 120$ mm e $OO_1 = 150$ mm. Determinare per mezzo di una costruzione grafica la velocità e l'accelerazione del punto B.

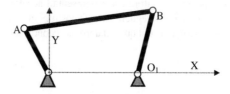

Soluzione. Si ricordi che $v_B = v_A + v_{r,BA}$. Si calcoli prima il modulo della velocità del punto A, dato da:

$$v_A = 10 * OA = 10 * \sqrt{(0,06^2 + 0,08^2)} = 1 \text{ m/s}$$

si riporti quindi con una scala opportuna un segmento che rappresenta v_A, a partire dal punto A con direzione perpendicolare a A e verso coerente col senso della velocità angolare dato. Si tracci poi in serie al segmento tracciato un segmento indefinito perpendicolare ad AB. Questo segmento rappresenta la direzione della velocità $v_{r,AB}$ della velocità relativa di B rispetto ad A. Si tracci infine, sempre a partire dal punto A un segmento indefinito perpendicolare a o_1B. Questo segmento intersecherà quello precedente in un punto che individua il vettore velocità di B. Per le accelerazioni si ricordi che:

$$a_B = a_A + a_{r,BA} = a_{cA} + a_{tA} + \omega_2 \times \omega_2 \times AB + \dot{\omega}_2 \times AB =$$
$$= \omega_1 \times \omega_1 \times OA + 0 + \omega_2 \times AB + \dot{\omega}_2 \times AB$$

la costruzione grafica si limita a trasporre la precedente relazione vettoriale in termini geometrici. Si tracci quindi, usando una scala opportuna, un vettore di modulo pari a $\omega^2 * AB = 100 * 0,1 = 10 \text{ m/s}^2$ diretto secondo **OA**, con verso da **A** a **O**. Il vettore tracciato rappresenta l'accelerazione del punto **A** che, per l'ipotesi assunta $\omega_1 = \text{cost}$ coincide con l'accelerazione centripeta di **A**. si trasporti ora per comodità di costruzione il segmento tracciato a partire dal punto **B**. Si tracci in serie al segmento trasportato un altro segmento, nella scala assunta, di modulo pari a $\omega_2^2 * AB$, parallelo ad **AB** e da **B** verso **A**. Si tenga presente che il valore di ω_2 deve essere desunto dal modulo del segmento $v_{r,BA}$, pari appunto a $\omega_2 * AB$. Dalla punta dell'ultimo vettore tracciato si tracci ancora un segmento indefinito con direzione perpendicolare ad **AB**. A questo punto si ritorna al punto **B** per tracciare il vettore che rappresenta la sua accelerazione centripeta, di modulo pari a $\omega_3^2 * O_1A$. Il valore di ω_3 viene calcolato a partire dal segmento che rappresenta la velocità v_B il cui modulo è appunto $\omega_3 * O_1B$. Ovviamente la lunghezza del segmento deve prima essere convertita attraverso la scala delle velocità in m/s, prima di poter calcolare il valore di ω_3. A questo punto si traccia ancora un segmento indefinito che rappresenta la linea d'azione dell'accelerazione tangenziale di **B**. Questo segmento incontrerà quello, anch'esso indefinito che rappresenta l'accelerazione tangenziale relativa di **B** rispetto ad A. L'intersezione ottenuta rappresenta la punta del vettore che rappresenta l'accelerazione di **B**. La costruzione grafica è riportata nella figura seguente. Per la costruzione si potranno usare tre scale diverse, la prima per la costruzione del quadrilatero, la seconda per le velocità, la terza per le accelerazioni.

6. Un missile è lanciato verticalmente e la sua traiettoria è seguita da un radar. Quando l'angolo di puntamento raggiunge il valore $\vartheta = 60°$ il sistema di misura del radar fornisce i seguenti valori:

$$r = 8000 \text{ m} \quad \ddot{r} = 21 \text{ m/s}^2 \quad \dot{\vartheta} = 0,02 \text{ rad/s}.$$

Calcolare la velocità e l'accelerazione del missile.

Risposta. $\dot{x} = 0$; $\dot{r} = 277,13 \text{ m/s}$; $\dot{y} = 320 \text{ m/s}$; $\ddot{x} = 0$; $\ddot{\vartheta} = 2,67 * 10^{-3} \text{ rad/s}^2$; $\ddot{y} = 5,47 \text{ m/s}^2$.

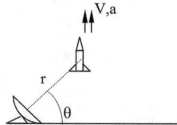

7. Un treno, lanciato alla velocità di 100 km/h, frena diminuendo la sua velocità del 10% nei primi 40 s dall'applicazione dei freni.
Calcolare la velocità alla fine dei successivi 80 secondi, assumendo che, durante l'intero periodo di frenatura, la decelerazione sia proporzionale alla velocità.
Risposta. $v = 73$ km/h.

8. L'ascensore principale della torre per comunicazioni CN a Toronto sale di 250 m e per la maggior parte della sua corsa ha una velocità di 22 km/h. Assumere che sia la fase d'accelerazione che quella di decelerazione siano percorse con un accelerazione costante di $1/4 * g$ (positiva la prima e negativa la seconda) e determinare la durata della corsa.
Risposta. $t = 43,4$ s.

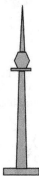

9. Un aereo di massa pari a 50 t atterra su una pista orizzontale alla velocità di 195 km/h con una componente di velocità verticale trascurabile. Subito dopo il contatto all'aeroplano viene applicata una forza frenante data dall'espressione $(55000 + 4 * V^2)$ N, in cui V è la velocità dell'aereo. Calcolare la lunghezza della corsa di atterraggio.

10. Delle piccole sfere d'acciaio cadono da una posizione di riposo al ritmo di 2 al secondo. Trovare la separazione verticale di due sfere consecutive, quando la più bassa è caduta per tre metri. Si trascuri la resistenza dell'aria.
Risposta. 2,72 m.

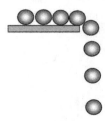

11. Uno scattista raggiunge la sua massima velocità v_{max} in 2,5 s dalla partenza con accelerazione costante. Quindi mantiene la velocità e termina i 100 m in un tempo totale di 10,4 s. Determinare la velocità massima v_{max}.
Risposta. v_{max} = 10,93 m/s.

12. Il conducente di una vettura, inizialmente ferma nel punto A rilascia il freno a mano e lascia andare in folle la vettura con un'accelerazione pari a $0,981 - 0,013v^2$, essendo v la velocità del veicolo. Determinare la velocità in B.
Risposta. v = 8,66 m/s.

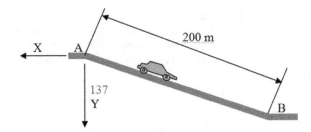

13. In una gara di tiro all'arco l'accelerazione della freccia varia linearmente con la distanza s dal suo valore iniziale di 4800 m/s^2 in A al rilascio dell'arco, sino a zero in B, dopo una corsa di 600 mm. Calcolare la velocità massima della freccia.
Risposta. 53,7 m/s.

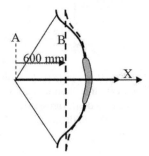

14. Il baricentro di un saltatore in alto segue la traiettoria in figura. Determinare la velocità v_0 al distacco e l'angolo ϑ, se il culmine della traiettoria è appena al disopra dell'asta. *Risposta*. $\vartheta = 64,7°$, $v_0 = 5,03$ m/s.

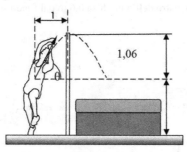

15. Un piccolo aeroplano vola orizzontalmente con una velocità di 300 km/h a una quota di 120 m sopra una valle alpina per lanciare medicinali d'emergenza in A. Il pacco ha un paracadute che si apre in B e permette la discesa verticale dei medicinali alla velocità costante di 1,8 km/h. Se il lancio è pianificato in modo tale che il pacco raggiunge il suolo dopo 37 s dopo il rilascio in A, determinare la distanza di anticipo orizzontale in moda tale che il pacco centri il punto d'atterraggio. Trascurare la resistenza dell'aria. *Risposta*. L = 401,2 m.

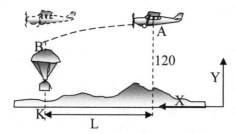

16. Un ragazzo lancia una palla verso l'alto con un'inclinazione X rispetto alla verticale e una velocità di 12 m/s Il vento produce un'accelerazione orizzontale di 0,4 m/s^2 verso sinistra. Con quale angolo deve essere lanciata la palla perché ritorni al punto di partenza? *Risposta*. $\vartheta = 2,33°$.

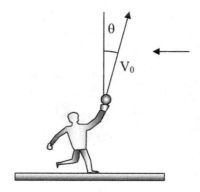

17. La velocità di un'auto aumenta uniformemente col tempo da 50 km/h in A a 100 km/h in
B nell'arco di 10 s. Il raggio di curvatura della strada in A è 40 m. Se il modulo dell'accelerazione complessiva dell'auto è lo stesso in B e in A calcolare il raggio di curvatura
della strada in B. Il baricentro dell'auto dista 0,6 m dal fondo stradale.
Risposta. 156,5 m.

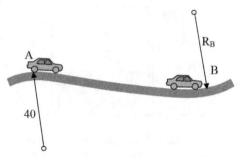

18. Il piccolo blocco P parte da fermo al tempo $t = 0$ in corrispondenza del punto A e sale sul
piano inclinato con accelerazione costante. Determinare $\dot{r}$ in funzione del tempo.

Risposta. $\dot{r} = \dfrac{0.5\,at\,(2R\cos\alpha + at^2)}{\sqrt{(R^2 + Rat^2\cos\alpha + \frac{1}{4}a^2t^4)}}$.

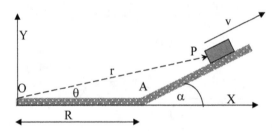

19. *Moto relativo*. Due navi A e B si muovono con velocità costante v_A, v_B lungo rotte che
si intersecano. Il timoniere di B nota la velocità di variazione della distanza r tra le navi e
l'angolo di rilevamento ϑ. Mostrare che

$$\ddot{\vartheta} = -\frac{2\dot{r}\dot{\vartheta}}{r} \qquad \ddot{r} = r\dot{\vartheta}^2.$$

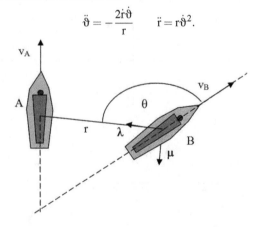

20. *Moto relativo tra due aerei.* Calcolare: posizione e velocità assoluta dell'aereo B.
    Risposta.

$$r_{AB} = 5000 \text{ m}$$

$$\vartheta = 30°$$

$$\omega = 0,1 \frac{\text{rad}}{\text{sec}}$$

$$\dot{r}_{AB} = 50 \frac{\text{m}}{\text{sec}}$$

$$^0r_A = \begin{Bmatrix} 2000 \\ 3000 \\ 0 \end{Bmatrix}; \quad ^0v_A = \begin{Bmatrix} 250 \\ 0 \\ 0 \end{Bmatrix};$$

$$r_B = \begin{Bmatrix} 6330 \\ 5500 \\ 0 \end{Bmatrix} = \begin{Bmatrix} 2000 \\ 3000 \\ 0 \end{Bmatrix} + \begin{Bmatrix} 4330 \\ 2500 \\ 0 \end{Bmatrix}.$$

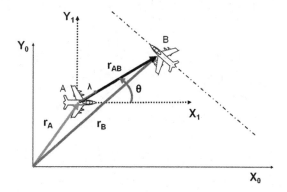

Calcolo di V_B.

La velocità assoluta dell'aereo B può essere calcolata con due procedimenti equivalenti.

$$v_B = \frac{d(r_A)}{dt} + \frac{d(r_{AB})}{dt} = v_A + \omega \times r_{AB} + \dot{r}_{AB} \cdot \lambda.$$

$$v_B = \frac{d(r_A)}{dt} + \frac{d(r_{AB})}{dt} = \begin{Bmatrix} 250 \\ 0 \\ 0 \end{Bmatrix} + \begin{Bmatrix} -\rho \cdot \omega \cdot \sin(30) \\ \rho \cdot \omega \cdot \cos(30) \\ 0 \end{Bmatrix} + \begin{Bmatrix} \dot{r}_{AB} \cdot \cos(30) \\ \dot{r}_{AB} \cdot \sin(30) \\ 0 \end{Bmatrix} = \begin{Bmatrix} 43,5 \\ 458,0 \\ 0 \end{Bmatrix}.$$

21. La sfera A di massa 10 kg è attaccata all'asta di lunghezza l = 0,8 m in figura. La massa del
    carrello da solo è di 250 kg ed esso si muove con un'accelerazione a_0. Quando $\vartheta = 90°$,
    trovare l'energia cinetica del sistema se il carrello ha una velocità di 0,8 m/s 1) nella dire-
    zione di a_0 e 2) in direzione opposta ad a_0. Si consideri la palla come un punto materiale.
    Risposta. $E_1 = 112$ J; $E_2 = 112$ J.

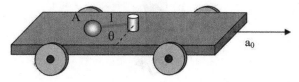

Velocità e accelerazione durante la corsa

22. Calcolare la posizione, la velocità e l'accelerazione assoluta del punto C rappresentativo della caviglia.

    Risposta.

$$l_1 = \overline{OG} = 0,45 \text{ m}$$

$$l_2 = \overline{GC} = 0,45 \text{ m}$$

$$\alpha_1 = 45°$$

$$\alpha_2 = 60°$$

$$\omega_1 = 1 \left[\frac{\text{rad}}{\text{sec}}\right]$$

$$\omega_2 = -0,5 \left[\frac{\text{rad}}{\text{sec}}\right]$$

$$\mathbf{r}_C = \left\{ \begin{array}{c} 0,2891 \\ -0,7529 \\ 0 \end{array} \right\} \quad \mathbf{v}_C = \left\{ \begin{array}{c} 0,5355 \\ 0,2600 \\ 0 \end{array} \right\} \quad \mathbf{a}_C = \left\{ \begin{array}{c} -0,2891 \\ 0,4269 \\ 0 \end{array} \right\}.$$

23. Un pattinatore di massa pari a 74 kg piroetta con le braccia aperte intorno al suo asse con una velocità angolare di 1 giro/s. Calcolare la velocità angolare se il pattinatore porta le braccia aderenti al corpo, con le mani vicine all'asse mediano del corpo stesso. Come ragionevole approssimazione si modellino le braccia come aste snelle uniformi, ciascuna delle quali ha massa 7kg e 680 mm di lunghezza. Si modelli il torso come un cilindro uniforme di massa 60 kg e diametro 330 mm, si consideri l'uomo con le braccia aderenti al corpo come un cilindro uniforme di 74 kg e diametro 330 mm. Si trascuri l'attrito.

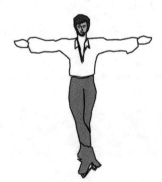

Velocità e accelerazione durante la pedalata

24. Noto il valore di $\omega_1 = 1$ rad/s, trovare la posizione del centro istantaneo di rotazione della tibia e calcolare ω_2, ω_3, $\dot\omega_2$, $\dot\omega_3$, v_C, v_G, a_C, a_G. Le ultime quattro incognite vettoriali potranno essere ricavate anche graficamente.

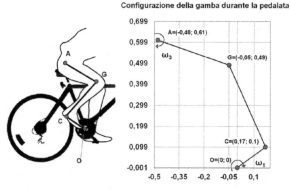

Configurazione della gamba durante la pedalata

Risposta.

$$
v_C = \left\{ \begin{array}{c} 0,100 \\ -0,173 \\ 0 \end{array} \right\} \quad
v_G = \left\{ \begin{array}{c} -0,077 \\ -0,275 \\ 0 \end{array} \right\} \quad
\omega_2 = \left\{ \begin{array}{c} 0 \\ 0 \\ 0,454 \end{array} \right\} \quad
a_C = 1 \left\{ \begin{array}{c} -0,173 \\ -0,100 \\ 0 \end{array} \right\}
$$

$$
a_G = \left\{ \begin{array}{c} -0,262 \\ -0,258 \\ 0 \end{array} \right\} \quad
\omega_2 = \left\{ \begin{array}{c} 0 \\ 0 \\ 0,347 \end{array} \right\} \quad
\omega_3 = \left\{ \begin{array}{c} 0 \\ 0 \\ -0,717 \end{array} \right\}.
$$

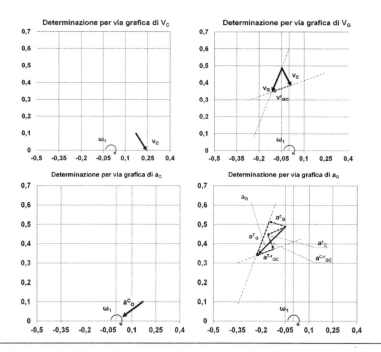

6

Geometria delle masse

6.1 Baricentro di un corpo esteso

Il baricentro è il punto d'applicazione della risultante delle forze elementari di massa di un corpo. La sua posizione può essere determinata ricordando (teorema di Varignon) che il momento risultante delle forze peso delle singole particelle che compongono il corpo, rispetto a un polo arbitrario, è eguale al momento della risultante, cioè al momento del peso del corpo, rispetto allo stesso polo. Si ottiene (Fig. 6.1):

$$\int (\mathbf{r_P} \times \mathbf{g})\rho dxdydz = \mathbf{r_G} \times \mathbf{g} \int \rho dxdydz \qquad (6.1.1)$$

da cui si ha:

$$\int \rho \mathbf{r_P} dxdydz \times \mathbf{g} = \mathbf{r_G} \int \rho dxdydz \times \mathbf{g} \;;\quad \int \mathbf{r_P}\rho dxdydz = \mathbf{r_G} \int \rho dxdydz. \quad (6.1.2)$$

Dove $\mathbf{g} = \left\{\begin{array}{c} 0 \\ 0 \\ -g \end{array}\right\}$, avendo adottato un sistema di riferimento con l'asse z perpendicolare al terreno e diretto verso l'alto. La posizione del baricentro dipende soltanto dalla distribuzione delle masse. M è la massa totale del corpo considerato, $\mathbf{r_P}$ e $\mathbf{r_G}$

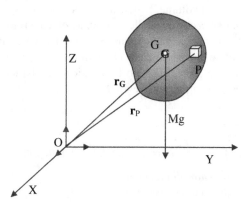

Fig. 6.1. Il baricentro come punto d'applicazione della risultante delle forze di massa

Picasso B.: Fondamenti di Meccanica e Biomeccanica. Meccanica dei corpi rigidi articolati.
DOI 10.1007/978-88-470-2333-8_6, © Springer-Verlag Italia 2013

sono rispettivamente i vettori che rappresentano la posizione della massa elementare e del baricentro. Possiamo quindi ruotare o traslare il corpo a piacere, senza che la posizione del baricentro rispetto al corpo venga mutata. Nell'ultima delle (6.1.2) **g** è stato semplificato perché presente nei due membri dell'eguaglianza. Si ha quindi scrivendo le tre relazioni scalari corrispondenti all'ultima delle (6.1.2):

$$\int \rho x g \, dx \, dy \, dz = x_G M$$

$$\int \rho y g \, dx \, dy \, dz = y_G M$$

$$\int \rho z g \, dx \, dy \, dz = z_G M \qquad (6.1.3)$$

da cui si trae:

$$x_G = \frac{\int \rho x \, dx \, dy \, dz}{\int \rho \, dx \, dy \, dz} = \frac{\int \rho x \, dx \, dy \, dz}{M}$$

$$y_G = \frac{\int \rho y \, dx \, dy \, dz}{\int \rho \, dx \, dy \, dz} = \frac{\int \rho y \, dx \, dy \, dz}{M}$$

$$z_G = \frac{\int \rho z \, dx \, dy \, dz}{\int \rho \, dx \, dy \, dz} = \frac{\int \rho z \, dx \, dy \, dz}{M}. \qquad (6.1.4)$$

Se il corpo ha uno o più assi di simmetria il baricentro giacerà su questi. Ad esempio in un cilindro omogeneo il baricentro si troverà sull'asse del cilindro, a metà altezza, in un cubo a metà della congiungente i centri di due facce opposte.

6.2 Baricentri di figure piane

Se consideriamo una figura piana come un corpo nel quale una delle dimensioni è molto piccola rispetto alle altre due, la massa ha allora una distribuzione superficiale e non di volume. In questo caso si possono applicare le formule precedenti, con l'avvertenza che una delle coordinate diventa ridondante, in genere la z, se si assume che la figura giaccia nel piano x–y. La densità ρ diventa una densità d'area, in genere di valore unitario, invece che una densità di volume. Il lettore può trovare nei manuali tabelle che forniscono la posizione del baricentro per le principali figure piane, ad esempio i poligoni regolari.

Esempi
Baricentro di un rettangolo
Si trova nell'intersezione delle due diagonali.

Baricentro di un cerchio
Si trova nel suo centro.

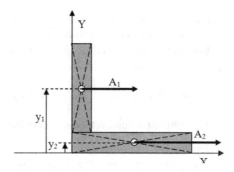

Fig. 6.2. Sezione rettangolare

Baricentro di sezioni piane non regolari

Cominciamo a trovare la posizione del baricentro per una sezione piana, costituita dall'unione di due rettangoli, la sezione a L rappresentata in Fig. 6.2: si considerano le aree dei rettangoli, rappresentate dai vettori A_1, A_2, orizzontali. La coordinata y_G del baricentro si ottiene con la condizione che la somma dei momenti, rispetto all'origine degli assi, dei due vettori A_1, A_2 considerati come forze orizzontali, sia uguale al momento della risultante (cioè dell'area totale della figura), rispetto allo stesso polo. Si ottiene quindi la relazione scalare:

$$y_G = \frac{A_1 y_1 + A_2 y_2}{A_1 + A_2}. \tag{6.2.1}$$

Analogamente considerando un insieme di vettori verticali che rappresentano le stesse aree A_1, A_2, si ottiene per la coordinata x del baricentro:

$$x_G = \frac{A_1 x_1 + A_2 x_2}{A_1 + A_2}. \tag{6.2.2}$$

Baricentro di sezioni piane forate

Quando, come nel caso in Fig. 6.3, una sezione non è omogenea, si può sempre ricorrere al principio di considerare le singole aree che costituiscono la figura come vettori, con l'avvertenza che le aree vuote saranno rappresentate da vettori di verso

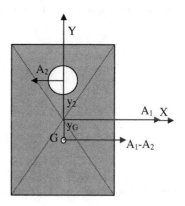

Fig. 6.3. Baricentro di sezioni piane forate

contrario a quello delle aree piene. Nel nostro caso, sia A_1 l'area della figura senza il foro, A_2 l'area del foro. Si ha allora, ricordando che i momenti sono positivi se tendono a provocare una rotazione antioraria, negativi in caso contrario e assumendo l'origine come polo:

$$A_1 * 0 + A_2 * y_2 = -(A_1 - A_2) * y_G \quad ; \quad y_G = -A_2 * y_2/(A_1 - A_2).$$

Data la simmetria della sezione, la coordinata x del baricentro è nulla.

Baricentro di corpi lineari

Se il corpo presenta una sola dimensione, può essere assimilato a un segmento rettilineo o curvo, la massa del corpo ha una distribuzione lineare. Se si ammette che la densità sia unitaria, gli elementi di massa del corpo corrispondono alla lunghezza di un segmento infinitesimo. Anche in questo caso s'impone che la somma dei momenti elementari degli elementi di massa (equivalenti alle lunghezze), rispetto a un polo qualsiasi, sia uguale al momento dell'intera massa (o lunghezza) rispetto allo stesso polo.

Esempio 6.1. Baricentro di un arco di circonferenza d'apertura $2\vartheta_0$: considerando l'arco diviso in elementi infinitesimi di apertura $d\vartheta$ rappresentato da un sistema di forze infinitesime con direzione orizzontale e modulo $R d\vartheta$, la somma dei momenti di queste forze rispetto al polo O sarà eguale al momento della loro risultante il cui modulo è $2R\vartheta_0$ con braccio y_G. Si ha allora:

$$2 \int_0^{\vartheta_0} RR\cos\vartheta\, d\vartheta = 2R\vartheta_0 y_G \quad \text{da cui} \quad y_G = R\frac{\sin\vartheta_0}{\vartheta_0}$$

per una semicirconferenza si ha:

$$y_G = \frac{2R}{\pi}.$$

Baricentro di un settore circolare

Considerando un settore circolare d'apertura $2\vartheta_0$, Fig. 6.5, come nel caso precedente, per calcolare il baricentro possiamo sostituire ad ogni settore di apertura infinitesima $d\vartheta$ un punto materiale di massa (area) $\frac{1}{2}R^2 d\vartheta$, posto nel baricentro del settore, cioè

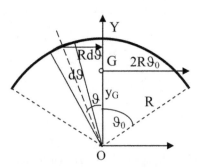

Fig. 6.4. Baricentro di un corpo lineare

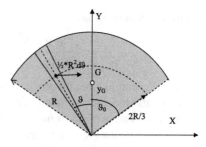

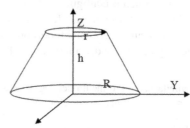

Fig. 6.5. Baricentro di un settore circolare

Fig. 6.6. Baricentro di un tronco di cono

a distanza $\frac{2}{3}R$ dal centro O. Al limite, per $d\vartheta$ tendente a 0 tutti questi punti formeranno una circonferenza di raggio $\frac{2}{3}R$, per il quale la coordinata y del baricentro si troverà applicando il principio secondo il quale la somma dei momenti elementari delle singole aree infinitesime rispetto ad un polo è uguale al momento dell'intera area rispetto allo stesso polo. Avremo quindi:

$$2\int_0^{\vartheta_0} \frac{2}{3}R\cos\vartheta\frac{1}{2}R^2 d\vartheta = \frac{2}{3}R^3\sin\vartheta_0 = \frac{1}{2}2R^2\vartheta_0 y_G; \quad yGg = \frac{2}{3}R\frac{\sin\vartheta_0}{\vartheta_0}$$

per un semicerchio si ha $y_G = \frac{4}{3}\frac{R}{\pi}$.

6.3 Baricentro di solidi regolari

Ancora una volta è possibile applicare le formule precedenti, o ricorrere alle tabelle che forniscono la posizione del baricentro per una larga serie di solidi regolari. In molti casi, come quello dei solidi a simmetria cilindrica, le formule precedenti vanno trasformate passando alle coordinate polari. A titolo d'esempio della procedura indicata, si procederà alla ricerca del baricentro di un tronco di cono. Osservando che l'asse z è di simmetria, si deduce che due coordinate del baricentro sono $x_G = y_G = 0$. Per quanto riguarda z_G, si pensi che ogni strato infinitesimo di raggio generico ρ e spessore dz, ottenuto sezionando il tronco di cono con piani perpendicolari a z, avrà una massa infinitesima pari a $\pi\rho^2 dz$. Considerando la massa di ogni sezione infinitesima come una forza orizzontale di momento pari a $\pi\rho^2 z dz$, poiché la funzione lineare che rappresenta il raggio della sezione generica del solido in funzione di z, è data dalla relazione $\rho = R - \frac{(R-r)z}{h}$, integrando i momenti elementari delle sezioni rette infinitesime rispetto all'origine e dividendo il momento risultante per il volume del tronco di cono si ha:

$$z_G = \frac{\int_0^h \pi \left(R - \frac{(R-r)z}{h}\right)^2 z\,dz}{\int_0^h \pi \left(R - \frac{(R-r)z}{h}\right)^2 dz} = \frac{h}{4}\frac{R^2 + 2Rr + 3r^2}{R^2 + Rr + r^2}. \tag{6.3.1}$$

A titolo d'esempio e per un utilizzo successivo, si ritiene utile fornire qualche dato, desunto dalla letteratura, sulle dimensioni e la posizione dei baricentri di segmenti corporei per una persona di media statura. I segmenti sono qui concepiti come sezioni piane e perdono così una dimensione. Poiché il corpo umano può assumere nel suo movimento configurazioni assai diverse, la posizione del baricentro del corpo subisce, in conseguenza, forti cambiamenti. In Fig. 6.7, sono mostrate le posizioni dei baricentri dei segmenti corporei per una persona seduta. La Tabella 6.1 riportata nel seguito, tratta dalla letteratura, fornisce le caratteristiche di peso e posizione del

Tabella 6.1. Peso medio dei segmenti corporei di un uomo di 670 N (68,4 kg) espresso in percentuale del peso totale e posizione dei baricentri

Peso dei segmenti e percentuale sul peso totale	Posizione baricentro
Testa 46,2 N	Nel seno sfenoidale, 4 mm oltre il margine antero-inferiore della sella
Testa e collo 52,9 N (7,9 %)	Sulla superficie inferiore dell'osso basioccipitale o nell'osso 23?5 mm dal dorso della sella
Testa collo e tronco 395,3 (59 %)	Anteriormente alla XI vertebra toracica
Braccio 18,1 N (2,7 %)	Nel capo mediale del tricipite, adiacente all'incisura radiale
Avambraccio 10,7 N (1,6 %)	11 mm, prossimale alla parte distale dell'inserzione del pronatore quadrato
Mano 40 N (0,6 %)	Sull'asse del 3° metacarpo, 2 mm in profondità rispetto alla superficie cutanea volare
Arto superiore 32,8 N (4,9 %)	
Avambraccio e mano 14,7 N (2,2 %)	
Coscia 65,0 N (9,7 %)	Nel vasto mediale, 13 mm medialmente alla linea aspra, sotto il canale degli adduttori
Gamba 30,2 N (4,5 %)	35 mm sotto il popliteo, nella parte posteriore del tibiale posteriore; 16 mm sopra l'estremità prossimale del tendine d'Achille
Piede 9,4 N (1,4 %)	Nei legamenti plantari o appena sopra i muscoli profondi del piede adiacenti, sotto la metà prossimale del 2° e 3° cuneiforme
Arto inferiore 104,5 N (15,6 %)	
Gamba e Piede 40,2 N (6,0 %)	
Intero Corpo	Anteriormente alla 2° vertebra sacrale

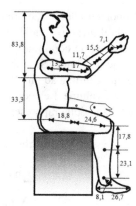

Fig. 6.7. Posizione del baricentro nei segmenti del corpo umano

baricentro di tutti i segmenti corporei. È appena necessario ricordare che esistono grandi masse di dati biometrici cui è possibile facilmente attingere. Più moderne e aggiornate sono le banche dati costituite da modelli tridimensionali del corpo umano, ottenuti con un processo di scansione, che replica con precisione la morfologia del corpo, inclusi gli organi interni.

6.4 Baricentro di corpi irregolari

È spesso necessario ricorrere alla determinazione di segmenti del nostro corpo, la cui forma è irregolare e non riconducibile a quella di un solido elementare. Inoltre il corpo non è omogeneo perché in esso sono presenti tessuti di vario tipo e consistenza. Pensiamo a fasce muscolari, osso corticale e trabecolare, connettivi, vasi sanguigni e linfatici. Il problema della determinazione del baricentro si presenta quindi assai complesso. Procedendo per approssimazioni successive, possiamo, inizialmente assimilare il segmento in esame ad un solido omogeneo e applicare i metodi visti in precedenza. Si consideri ad esempio il problema della determinazione del baricentro in una gamba piegata, come nella Fig. 6.8. La procedura può partire da misure an-

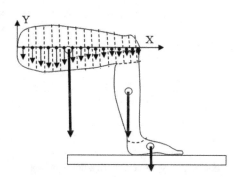

Fig. 6.8. Baricentro della gamba piegata

tropometriche in due dimensioni, per ottenere un profilo 2D dell'arto. Si riporta in scala il profilo, dividendolo in sezioni di uguale spessore. Per la sezione i-esima si calcolano le coordinate x_i, y_i del punto a metà spessore. Di ogni sezione si calcola anche il volume. Se si dispone del dato di profondità della sezione, si può assimilare quest'ultima ad un'ellisse. La densità media dell'arto si può ottenere dal rapporto massa/volume. Le coordinate del baricentro rispetto al sistema di coordinate assunto nel piano della rappresentazione, sono date dalle espressioni:

$$V_k = \pi h_k t_k \Delta_k \qquad ; \qquad m_k = \rho V_k$$

$$x_G = \frac{\sum_k m_k x_k}{\sum_k m_k} \qquad\qquad y_G = \frac{\sum_k m_k y_k}{\sum_k m_k}. \qquad (6.4.1)$$

In cui h_k è l'altezza della sezione, t_k la sua profondità nella direzione normale al piano XY, Δ_k lo spessore nella direzione X, ρ la densità media dell'arto.

Il procedimento può essere applicato separatamente ai diversi segmenti, coscia gamba e piede. Una volta trovati i baricentri di questi le espressioni del baricentro di tutta la gamba sono analoghe alle (6.4.1).

$$x_{GG} = \sum_{i=1}^{3} M_i x_{G,i} \qquad y_{GG} = \sum_{i=1}^{3} M_i y_{G,i}. \qquad (6.4.2)$$

Se si volesse ottenere una migliore approssimazione rispetto a quella ottenuta considerando il materiale omogeneo, si può ricorrere ad una analisi sezione per sezione, utilizzando ad esempio una scansione 3d dell'arto. La Fig. 6.9 rappresenta una generica sezione, dove appaiono i tessuti muscolari e l'osso. Anche in questo caso si può procedere alla determinazione del baricentro della singola sezione tracciando una serie di triangoli o altri poligoni regolari per cui si determinano le coordinate dei vertici e quelle del baricentro. Una volta trovati i baricentri di tutti i triangoli e le aree corrispondenti si applicano le formule seguenti, per ottenere il baricentro della fetta considerata. L'area di un triangolo, date le coordinate dei suoi vertici, si ottiene con la formula:

$$A = \frac{1}{2} \begin{vmatrix} 1 & 1 & 1 \\ x_1 & x_2 & x_3 \\ y_1 & y_2 & y_3 \end{vmatrix}. \qquad (6.4.3)$$

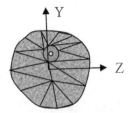

Fig. 6.9. Una sezione generica della gamba

Le coordinate del baricentro sono date invece dall'espressione:

$$x_G = \frac{x_1 + x_2 + x_3}{3} \qquad y_G = \frac{y_1 + y_2 + y_3}{3}. \qquad (6.4.4)$$

Sono cioè le medie delle coordinate dei vertici.

Una volta note le aree dei singoli triangoli e i rispettivi baricentri, nonche le coordinate del baricentro della sezione ossea con la rispettiva area, supposta circolare o assimilabile all'area di un poligono regolare, è possibile calcolare il baricentro della singola fetta con le formule:

$$y_{G,k} = \frac{\rho_m \sum_{i=1}^{n} A_{k,i} y_{G,k,i} + \rho_o A_{O,k} y_{G,o}}{\rho_m \sum_{i=1}^{n} A_{k,i} + \rho_o A_{O,k}} \quad ; \qquad (6.4.5)$$

$$z_{G,k} = \frac{\rho_m \sum_{i=1}^{n} A_{k,i} z_{G,k,i} + \rho_o A_{O,k} z_{G,o}}{\rho_m \sum_{i=1}^{n} A_{k,i} + \rho_o A_{O,k}}. \qquad (6.4.6)$$

In cui ρ_m ρ_o sono rispettivamente le densità dei tessuti muscolari e dell'osso, $A_{k,i}$ $A_{o,k}$ sono rispettivamente le aree del triangolo i-esimo della sezione k-esima e l'area dell'osso, sempre per la sezione k-esima. Ottenute le coordinate dei baricentri delle singole sezioni, si procede con le:

$$x_{GG} = \frac{\sum_{k=1}^{m} m_k x_{G,k}}{\sum_{k=1}^{m} m_k} \qquad y_{GG} = \frac{\sum_{k=1}^{m} m_k y_{G,k}}{\sum_{k=1}^{m} m_k} \qquad z_{GG} = \frac{\sum_{k=1}^{m} m_k z_{G,k}}{\sum_{k=1}^{m} m_k}. \qquad (6.4.7)$$

In cui le m_k masse delle singole fette, sono date dall'espressione:

$$m_k = \rho_m \left(\sum_{i=1}^{n} A_{k,i} + \rho_o A_{O,k} \right) \Delta_k. \qquad (6.4.8)$$

La procedura richiede un'elaborazione digitale, perché manualmente sarebbe lunga e fastidiosa. A questo scopo sono diffusi i sistemi di digitalizzazione e triangolazione di un'immagine, di uso frequente nel metodo degli elementi finiti.

Determinazione sperimentale dei baricentri

La determinazione sperimentale del baricentro di un corpo umano, assumendo il piano sagittale come piano di simmetria, puo compiersi quando si abbia un dispositivo del tipo indicato in Fig. 6.10. Il paziente è disteso su una piattaforma strumentata con celle di carico, che si comporta come una trave appoggiata. Dopo l'azzeramento iniziale, per escludere dai calcoli il peso proprio del lettino, con il paziente disteso sono

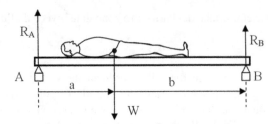

Fig. 6.10. Determinazione sperimentale del baricentro

misurate le reazioni vincolari in A e B per mezzo delle celle di carico. Si utilizzano
le semplici relazioni

$$R_b(a+b) = Wa$$
$$R_a(a+b) = Wb$$
$$R_a + R_b = W. \tag{6.4.9}$$

Che forniscono la posizione del baricentro attraverso le lunghezze a, b e il peso del
paziente. Ricordiamo ancora che se sospendiamo un corpo a un filo, il baricentro
del corpo si disporrà sul prolungamento della linea individuata dal filo. Utilizzando
questo sistema si può trovare la posizione del baricentro di un corpo, anche se il
metodo non è agevole per il corpo umano.

6.5 Proprietà inerziali

Le proprietà inerziali di un corpo solido sono rappresentate dalla matrice di massa **M**
e dalla matrice d'inerzia **J**. La matrice di massa è diagonale, di rango 3.

$$M = \begin{bmatrix} m & 0 & 0 \\ 0 & m & 0 \\ 0 & 0 & m \end{bmatrix}. \tag{6.5.1}$$

La matrice d'inerzia di un corpo solido ha la forma:

$$J = \begin{bmatrix} J_{xx} & -J_{xy} & -J_{xz} \\ -J_{yx} & J_{yy} & -J_{yz} \\ -J_{zx} & -j_{zy} & J_{zz} \end{bmatrix}. \tag{6.5.2}$$

La matrice diventa diagonale quando gli assi di riferimento sono assi principali
d'inerzia. Le espressioni dei termini della matrice sono:

$$J_{xx} = \iiint_{x\,y\,z} \rho(y^2 + z^2)dxdydz \qquad J_{yy} = \iiint_{x\,y\,z} \rho(x^2 + z^2)dxdydz$$

$$J_{zz} = \iiint_{x\,y\,z} \rho(x^2 + y^2)dxdydz \qquad J_{xy} = \iiint_{x\,y\,z} \rho(xy)dxdydz$$

$$J_{xz} = \iiint_{x\,y\,z} \rho(xz)dxdydz \qquad J_{yz} = \iiint_{x\,y\,z} \rho(yz)dxdydz. \tag{6.5.3}$$

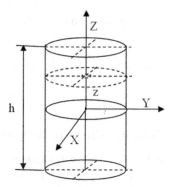

Fig. 6.11. Momenti d'inerzia di un cilindro

Applicare le formule richiede semplici passaggi matematici. Ricordiamo che, se il corpo presenta un asse di simmetria, questo è anche asse principale d'inerzia. Come esempio calcoliamo i momenti d'inerzia di un solido cilindrico regolare rispetto agli assi principali d'inerzia baricentrici, diretti cioè come l'asse del cilindro e come due diametri ortogonali qualsiasi della sezione, passanti per il baricentro del cilindro. Le formule precedenti devono essere trasformate per tener conto della simmetria circolare. Se consideriamo inizialmente una sezione di spessore infinitesimo dz, passando dalle coordinate Cartesiane a quelle polari, otteniamo:

$$dJ_{zz} = dz \int_0^R \int_0^{2\pi} r^2 r dr d\vartheta = \frac{\rho \pi R^4}{2} dz.$$

Il momento d'inerzia totale rispetto all'asse del cilindro si ottiene integrando su z l'espressione ottenuta, ricavando:

$$J_{zz} = \frac{Mr^2}{2} \quad \text{essendo} \quad M = \rho \pi R^2 h.$$

I momenti rispetto agli altri due assi si ottengono per lo strato infinitesimo dalle relazioni seguenti:

$$dI_{xx} = \rho \left(\int_0^R \int_0^{2\pi} r^3 \sin^2 \vartheta dr d\vartheta \right) dz = \rho \left(\frac{R^4}{4} \int_0^{2\pi} \sin^2 \vartheta d\vartheta \right) dz = \rho \pi \frac{R^4}{4} dz = dI_{yy}.$$

Si ricordi ora che, per il teorema di Huygens:

Il momento d'inerzia di un corpo rispetto ad un asse non baricentrico si ottiene sommando al momento d'inerzia del corpo rispetto ad un asse baricentrico e parallelo al primo, il prodotto della massa del corpo per il quadrato della distanza tra i due assi.

Si ha allora, considerando che il momento d'inerzia di una sezione di spessore infinitesimo dz, rispetto ad un asse diametrale vale $\rho \frac{\pi r_0^4}{4} dz$ e il momento di trasporto

$\rho \frac{\pi r_0^2}{2} z^2 dz$, integrando rispetto a z si ha:

$$J_{xx} = J_{yy} = \int\limits_{-h/2}^{h/2} \rho \left(\frac{\pi\, r_0^4}{4} + \pi r_0^2 z^2 \right) dz = \rho\pi \left(\frac{r_0^4 h}{4} + \frac{r_0^2 h^2}{12} \right) = M \left(\frac{r_0^2}{4} + \frac{h^2}{12} \right).$$

(6.5.4)

Momenti d'inerzia di figure piane

Nell'analisi delle sollecitazioni entrano in gioco le proprietà inerziali delle sezioni, cioè i momenti d'inerzia dell'area rispetto all'asse scelto. La capacità di resistere a determinati tipi di sollecitazione è infatti legata alla forma della sezione. Per la sezione rettangolare in Fig. 6.12, si consideri un elemento infinitesimo d'area A distante x e y rispettivamente dagli assi Y e X. I suoi momenti d'inerzia rispetto agli assi si ottengono dalle espressioni già trovate per i momenti d'inerzia di massa.

$$dI_{xx} = y^2 dA = y^2 dxdy \quad dI_{yy} = x^2 dA = y^2 dxdy$$
$$dI_{xy} = xy dA = xy dxdy$$
$$dI_{zz} = (x^2 + y^2) dA = (x^2 + y^2) dxdy.$$

Integrando le espressioni precedenti a tutta l'area della sezione, larga b e alta h, si ha:

$$I_{xx} = \int_{-b/2}^{b/2} \int_{-h/2}^{h/2} y^2 dxdy = \frac{bh^3}{12} = \frac{Ah^2}{12} \quad I_{yy} = \int_{-b/2}^{b/2} \int_{-h/2}^{h/2} x^2 dxdy = \frac{b^3 h}{12} = \frac{Ab^2}{12}$$
$$I_{zz} = \int_{-b/2}^{b/2} \int_{-h/2}^{h/2} (x^2 + y^2) dxdy = \frac{A(b^2 + h^2)}{12} = I_{xx} + I_{yy}.$$

(6.5.5)

Ad esempio per ottenere il valore del momento d'inerzia $I_{x'x'}$ di un cilindro rispetto ad un asse parallelo all'asse X e appartenente alla base inferiore, si ottiene:

$$I_{x'x'} = I_{xx} + A * \frac{h^2}{4} = \frac{bh^3}{12} + \frac{bh^3}{4} = \frac{bh^3}{3}.$$

Questo risultato poteva anche essere ottenuto direttamente mediante l'integrale che esprimeva I_{xx}, cambiando i limiti d'integrazione. Si lascia al lettore la verifica di quanto detto.

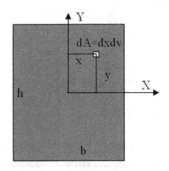

Fig. 6.12. Momenti d'inerzia di un rettangolo

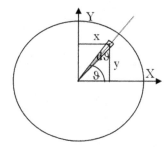

Fig. 6.13. Momento d'inerzia di una sezione circolare

Momento d'inerzia di una sezione circolare

Si consideri un elemento infinitesimo d'area limitato tra due raggi formanti l'angolo infinitesimo $d\vartheta$ e due archi infinitesimi di circonferenza, di raggio rispettivamente r e r + dr. L'elemento, la cui area infinitesima vale, a meno d'infinitesimi d'ordine superiore, $rd\vartheta dr$ si trova alle distanze y e x rispettivamente dagli assi X e Y. I momenti d'inerzia infinitesimi rispetto ai tre assi hanno le espressioni:

$$dI_{xx} = rd\vartheta dr * r^2 \sin^2 \vartheta \qquad dI_{yy} = rd\vartheta dr * r^2 \cos^2 \vartheta$$
$$dI_{xy} = rd\vartheta dr * r^2 \sin \vartheta c \cos \vartheta$$
$$dI_{zz} = rd\vartheta dr * (r^2 \sin^2 \vartheta + r^2 \cos^2 \vartheta) = dI_{xx} + dI_{yy}. \qquad (6.5.6)$$

I momenti d'inerzia di tutta la sezione si ottengono per integrazione dalle espressioni precedenti:

$$I_{xx} = \int_0^R \int_0^{2\pi} r^3 \sin^2 \vartheta dr d\vartheta = \frac{R^4}{4} \int_0^{2\pi} \sin^2 \vartheta d\vartheta = \frac{R^4}{4} \int_0^{2\pi} \frac{(1 - \cos 2\vartheta)}{2} = \pi \frac{R^4}{4} = I_{yy}$$
$$I_{xy} = \int_0^R \int_0^{2\pi} r^3 \sin \vartheta \cos \vartheta dr d\vartheta = \frac{R^4}{4} \int_0^{2\pi} \sin(2\vartheta) d\vartheta = 0 \quad I_{zz} = 2I_{xx} = \pi \frac{R^4}{2}. \quad (6.5.7)$$

Momenti d'inerzia di sezioni composite

Ci riferiamo a sezioni composte da poligoni regolari come rettangoli, cerchi o semicerchi etc. In questi casi il momento d'inerzia rispetto ad un asse baricentrico si ottiene calcolando i momenti d'inerzia baricentrici delle singole parti, ed applicando il teorema di Huygens.

Esempio 6.2 (Sezione a C). Si voglia calcolare il momento d'inerzia della sezione a C in Fig. 6.14 (quote in mm), rispetto ad un asse baricentrico parallelo all'asse X. Calcoliamo prima il baricentro, la cui coordinata y_G risulta pari a 50, per la simmetria della sezione. La coordinata x_G si ottiene scrivendo che i momenti delle aree elementari della sezione, devono eguagliare il momento della risultante, cioè dell'area totale:

$$2A_1 x_1 + A_2 x_2 = (2A_1 + A_2) x_G.$$

Svolti i semplici calcoli si ottiene: $x_G = 20$ mm.

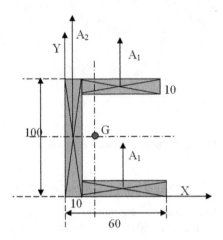

Fig. 6.14. Sezione a C

Per le ali della sezione a C il momento d'inerzia rispetto ad un asse che passa per il loro baricentro è $\frac{50*10^3}{12} = 4167$ mm^4, per il rettangolo verticale $\frac{10*100^3}{12} =$ 833333 mm^4. Tenendo conto dei momenti di trasporto si ottiene:

$$J_{xx} = 2*(4167 + 500*45^2) + 833333 = 20139683 \text{ mm}^4.$$

È facile osservare che l'elevato valore del momento d'inerzia, in diretta relazione con la rigidezza a flessione, viene ottenuto perché le ali sono lontane dall'asse, rispetto al quale il momento d'inerzia viene calcolato.

Tabella 6.2. Proprietà d'inerzia di solidi regolari

Solido	Volume	Momento d'inerzia
	Asta sottile rettilinea $V = A*L$	$I_{Y'Y'} = M\frac{L^2}{3}$ $I_{YY} = M\frac{L^2}{12}$ $I_{XX} = M\frac{L^2}{3}*\sin\alpha$
	Asta sottile curva $V = 2\alpha*r*A$	$I_{Y'Y'} = M\frac{r^2}{2}(1 + \frac{\sin\alpha\cos\alpha}{\alpha})$ $I_{XX} = M\frac{r^2}{2}(1 - \frac{\sin\alpha\cos\alpha}{\alpha})$
	Cubo $V = a^3$	$I_{XX} = I_{YY} = I_{ZZ} = M\frac{a^2}{6}$

Solido	Volume	Momento d'inerzia
	Parallelepipedo $V = a*b*c$	$I_{XX} = \dfrac{M}{12}(b^2 + c^2)$ $I_{YY} = \dfrac{M}{12}(a^2 + c^2)$ $I_{ZZ} = \dfrac{M}{12}(a^2 + b^2)$
	Cilindro pieno $V = \pi\dfrac{d^2}{4}*1$	$I_{XX} = \dfrac{Md^2}{8}$ $I_{YY} = I_{ZZ} = \dfrac{M}{4}(\dfrac{d^2}{4} + \dfrac{l^2}{3})$
	Cilindro cavo $V = \pi l(\dfrac{D^2 - d^2}{4})$	$I_{XX} = \dfrac{M}{8}*(D^2 + d^2)$ $I_{YY} = \dfrac{M}{16}*(D^2 + d^2 + 4\dfrac{b^2}{3})$
	Sfera $V = \dfrac{\pi d^3}{6}$	$I_{XX} = I_{YY} = I_{XX} = \dfrac{Md^2}{10}$
	Sfera cava $V = \pi d^2 t$	$I_{XX} = I_{YY} = I_{ZZ} = \dfrac{Md^2}{6}$
	Toro $\pi^2\dfrac{Dd}{4}$	$I_{XX} = M(\dfrac{D^2}{8} + \dfrac{5}{32}d^2)$ $I_{YY} = M(\dfrac{D^2}{4} + \dfrac{3}{16}d^2)$

Solido	Volume	Momento d'inerzia
	Piramide $V = ab\dfrac{h}{3}$	$I_{XX} = \dfrac{M}{20}(b^2 + \dfrac{3h^2}{4})$ $I_{YY} = \dfrac{M}{20}(a^2 + b^2)$
	Cono $V = \dfrac{\pi D^2 h}{12}$	$I_{XX} = \dfrac{3}{40}M(D^2 + h^2)$ $I_{yy} = \dfrac{3}{40}MD^2$
	Tronco di cono $V = \dfrac{\pi h}{12}(D^2 + d^2 + \sqrt{D^2 d^2})$ $y_G = \dfrac{h(D^2 + 2Dd + 3d^2)}{4(D^2 + Dd + d^2)}$	$I_{YY} = \dfrac{3}{40}M\dfrac{(D^5 - d^5)}{(D^3 - d^3)}$ $y_G = \dfrac{3}{8}(2r - h)$
	Settore sferico $V = \tfrac{2}{3}\pi r^2 h$	$I_{YY} = \dfrac{M}{5}(3rh - h^2)$ $y_G = \dfrac{3}{8}(2r - h)$ $y_G = \dfrac{3}{4}\dfrac{(2r - h)^2}{(3r - h)}$
	Segmento sferico $V = \pi h^2(r - \dfrac{h}{3})$	$I_{YY} = M(r^2 - \dfrac{3rh}{4} + \dfrac{3h^2}{20})\dfrac{2h}{3r - h}$

$y_G = \dfrac{3}{4}\dfrac{(2r - h)^2}{(3r - h)}$

Esercizi

Baricentri e momenti d'inerzia

1. Si calcoli la posizione del baricentro delle sezioni in figura e il momento d'inerzia rispetto ad un asse orizzontale baricentrico.

Soluzioni. Coordinate in mm; momenti d'inerzia in mm^4:

a) $x_G = 66,42$ $y_G = 43,57$ $I_{XX} = 6,97*10^6$ $I_{YY} = 10,83*10^6$
$I_{X_GX_G} = 2,98*10^6$ $I_{Y_GY_G} = 1,57*10^6$;

b) $x_G = 21,67$ $y_G = 40$ $I_{XX} = 4,54*10^6$ $I_{YY} = 1,46*10^6$
$I_{X_GX_G} = 1,66*10^6$ $I_{Y_GY_G} = 0,61*10^6$;

c) $x_G = 0$ $y_G = 0$ $I_{XX} = 7,87*10^6$ $I_{YY} = 0,37*10^6$
$I_{X_GX_G} = 2,87*10^6$ $I_{Y_GY_G} = 0,37*10^6$;

d) $x_G = -1,14$ $y_G = 0$ $I_{XX} = 10,17*10^6$ $I_{YY} = 9,66*10^6$
$I_{X_GX_G} = 10,17*10^6$ $I_{Y_GY_G} = 9,65*10^6$;

e) $x_G = 49,03$ $y_G = 50,97$ $I_{XX} = 33,2*10^6$ $I_{YY} = 31,31*10^6$
$I_{X_GX_G} = 8,03*10^6$ $I_{Y_GY_G} = 8,03*10^6$.

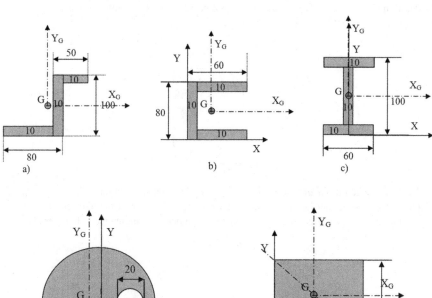

a)
b)
c)

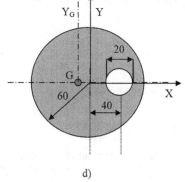

d)

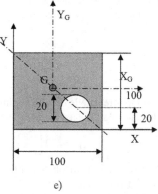

e)

2. L'albero di trasmissione è d'acciaio con densità $\rho = 7850 \ \text{kg/m}^3$. Si calcoli il momento d'inerzia di massa rispetto all'asse z. Le quote sono in mm.
   Risposta. $J_{ZZ} = 2{,}32 * 10^{-2} \ \text{kg} * \text{m}^2$.

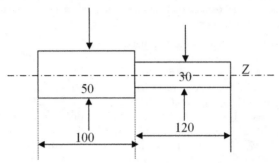

3. Nel corpo a forma di parallelepipedo, le dimensioni secondo X, Y, Z, sono rispettivamente $a = b = 1$ m, $c = 1{,}5$ m. La densità del corpo è pari a 3500 kg/m³. Determinare il valore del momento d'inerzia I_{zz}, rispetto all'asse Z passante per lo spigolo verticale.
   Risposta. $J_{zz} = 3500 \ \text{kg} * \text{m}^2$.

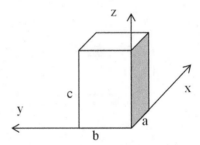

4. *Modello 2D dell'apparato locomotore.* Calcolare la distanza della retta d'azione di P_0 dal punto A necessaria per l'equilibrio del sistema in figura. Sono note le forze agenti sull'anca e sulla massa concentrata in corrispondenza del ginocchio – indicato con la lettera G.

$$P_0 = 565 \ [\text{N}]$$
$$P_2 = 1 \quad [\text{N}]$$

sono inoltre date le densità per unità d'area dei segmenti rappresentativi della coscia (1), della gamba (3) e del piede (4)

$$\rho_1 = 70 \left[\frac{\text{Kg}}{\text{m}^2}\right] \qquad \rho_3 = 56{,}6 \left[\frac{\text{Kg}}{\text{m}^2}\right] \qquad \rho_4 = 61 \left[\frac{\text{Kg}}{\text{m}^2}\right].$$

Per agevolare i calcoli semplifichiamo la geometria dei vari segmenti che compongono il modello. Useremo così un elemento trapezoidale per i segmenti rappresentativi della coscia, della gamba e del piede come in figura.

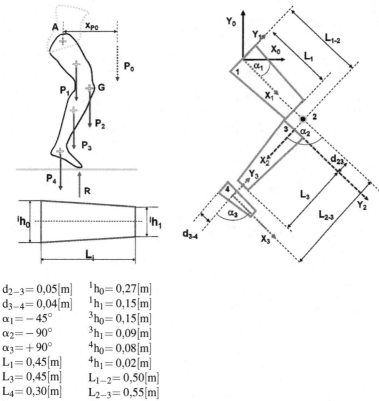

$$d_{2-3}= 0,05 \,[\mathrm{m}] \qquad {}^{1}h_{0}= 0,27 \,[\mathrm{m}]$$
$$d_{3-4}= 0,04 \,[\mathrm{m}] \qquad {}^{1}h_{1}= 0,15 \,[\mathrm{m}]$$
$$\alpha_{1}= -45° \qquad\qquad {}^{3}h_{0}= 0,15 \,[\mathrm{m}]$$
$$\alpha_{2}= -90° \qquad\qquad {}^{3}h_{1}= 0,09 \,[\mathrm{m}]$$
$$\alpha_{3}= +90° \qquad\qquad {}^{4}h_{0}= 0,08 \,[\mathrm{m}]$$
$$L_{1}= 0,45 \,[\mathrm{m}] \qquad\quad {}^{4}h_{1}= 0,02 \,[\mathrm{m}]$$
$$L_{3}= 0,45 \,[\mathrm{m}] \qquad\quad L_{1-2}= 0,50 \,[\mathrm{m}]$$
$$L_{4}= 0,30 \,[\mathrm{m}] \qquad\quad L_{2-3}= 0,55 \,[\mathrm{m}]$$

Per ogni segmento devono essere calcolate le coordinate del baricentro e l'area corrispondente. Ricordando che la coordinata del baricentro di un trapezio – che giace sul suo asse di simmetria – si calcola applicando la formula sotto riportata è possibile calcolare i baricentri g_{P1}, g_{P3}, g_{P4}.

$$g_{\mathrm{trap}} = \frac{L_1}{3} \cdot \left(\frac{{}^{i}h_0 + 2 \cdot {}^{i}h_1}{{}^{i}h_0 + {}^{i}h_0} \right).$$

Analisi delle forze

7.1 Forze interne ed esterne

Ricordiamo che le forze sono rappresentate, in un sistema Cartesiano, da vettori con tre componenti secondo gli assi coordinati. Le forze sono vettori applicati, è necessario in genere definirne il punto d'applicazione. Una distinzione fondamentale è quella tra forze interne ed esterne. Forze esterne sono quelle applicate al corpo da altri corpi, o da campi di forza esistenti nell'ambiente che si considera, ad esempio il campo della gravità, o un campo di forze elettromagnetiche. Forze interne sono invece quelle che agiscono all'interno del corpo, o tra corpi diversi di uno stesso sistema. Un caso notevole di forze interne è quello delle azioni elementari, agenti a livello atomico e molecolare, che garantiscono l'integrità e la continuità del corpo stesso. Consideriamo una barretta di sezione quadrata sottoposta a due forze esterne eguali agli estremi. Immaginiamo ora di separare idealmente la barretta in due parti, per vedere "quello che accade dentro". Poiché la barretta è in equilibrio sotto l'azione delle due forze F uguali e opposte, anche le sue parti, ottenute dalla separazione ideale immaginata, saranno in equilibrio. Si deduce che, nella sezione dove la separazione è stata ipotizzata sono presenti delle forze di coesione, che impediscono alla barretta di separarsi in due pezzi. Le forze F' sulle due facce della sezione dovranno quindi essere uguali alle forze F esterne applicate. Le forze F' sono forze interne perché agenti nella struttura interna del materiale, le F sono forze esterne, perché applicate attraverso l'azione di altri corpi o campi. Una designazione più precisa per le forze F' è quella di "azioni interne". Le azioni interne sono quindi le risultanti delle azioni elementari di coesione che agiscono su ogni elemento infinitesimo della sezione. Chiamiamo *sforzo*, la forza riferita all'unità d'area. Nel caso presentato di sollecitazione a trazione, lo

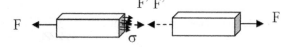

Fig. 7.1. Forze interne ed esterne

Picasso B.: Fondamenti di Meccanica e Biomeccanica. Meccanica dei corpi rigidi articolati.
DOI 10.1007/978-88-470-2333-8_7, © Springer-Verlag Italia 2013

sforzo nella sezione è dato dall'espressione:

$$\sigma = \frac{F'}{A} \qquad (7.1.1)$$

dove A è l'area della sezione retta. Un altro esempio di forze interne è quello delle azioni muscolari. Alle due estremità di un muscolo, se questo è libero ed ha un andamento rettilineo, insistono due forze eguali e di verso opposto. Nel corpo umano le forze muscolari devono essere considerate interne. Esse si presentano sempre in coppia. Se però la nostra analisi riguarda un singolo segmento osseo, le forze muscolari sono da considerare esterne. È anche comune il caso che un muscolo non abbia andamento perfettamente rettilineo, come accade nel quadricipite distale, dove i quattro muscoli convergono nel tendine patellare, il cui andamento aggira l'articolazione del ginocchio prima di fissarsi sulla tibia prossimale. Una forza applicata ad un sistema libero può generare un'accelerazione lineare, se la forza passa per il baricentro, oppure un'accelerazione angolare ed una lineare, nel caso più generale. L'accelerazione angolare sarà tanto più elevata, quanto maggiore è il momento della forza rispetto al baricentro. Nei problemi statici e in quelli dinamici si presenta spesso il problema di ottenere, per un sistema di forze, la risultante e il momento risultante, rispetto ad un polo assegnato. Il problema può essere risolto ricorrendo alle operazioni sui vettori, presentate in Appendice. Chiamiamo trave un elemento strutturale nel quale una dimensione, è prevalente rispetto alle altre due. Nell'analisi statica la trave è l'elemento fondamentale, cui possono ricondursi molti elementi strutturali del nostro corpo, come i segmenti ossei dello scheletro. Supponiamo che la trave in Fig. 7.2 sia vincolata in modo isostatico, per mezzo di un appoggio semplice a sinistra e di una cerniera a destra. La trave è in equilibrio sotto l'azione della forza esterna, disegnata con linea continua e delle *reazioni vincolari*, cioè le forze trasmesse alla trave dai vincoli. Anche le reazioni vincolari devono essere considerate forze esterne, in quanto applicate alla trave dai vincoli, che sono comunque corpi esterni. Se trasportiamo al centro la forza applicata, otterremo una variazione delle reazioni vincolari. Infatti, spostando la forza verso il centro, le reazioni tendono ad assumere lo stesso valore, mentre se la spostiamo verso uno degli estremi, sarà la reazione in quell'estremo a prevalere. Perché le reazioni restino invariate, occorre che la forza originaria, posta a sinistra sia sostituita da un sistema a essa equivalente, cioè un sistema che abbia risultante e momento risultante rispetto ad un polo qualsiasi, eguali a quelli della forza originaria. Se prendiamo il punto A come polo il momento risultante della forza F è $-F*a$. Trasportando la forza a metà lunghezza il momento diventa $-F*L/2$. Perché il momento risultante resti invariato, dopo lo spostamento della forza, occorre aggiungere come

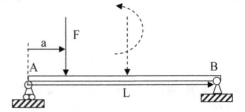

Fig. 7.2. Spostamento parallelo di una forza

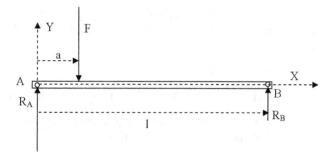

Fig. 7.3. Diagramma di corpo libero di una trave

azione esterna una coppia di trasporto il cui momento sia opposto alla differenza dei momenti prima e dopo lo spostamento della forza $-(-F*L/2+F*a) = F(L/2-a)$. Il sistema costituito dalla forza F nel centro della trave e dalla coppia aggiunta, ha la stessa risultante e lo stesso momento risultante, rispetto ad un polo arbitrario, della forza originaria.

Il regime statico di un corpo rigido non è alterato se una forza esterna viene trasportata parallelamente a se stessa, aggiungendo una coppia di trasporto il cui momento è eguale al prodotto del modulo della forza per lo spostamento.

Immaginando di sostituire i vincoli con le corrispondenti reazioni vincolari, vediamo che la trave è in equilibrio sotto l'azione del sistema complessivo di forze esterne e reazioni.

Lo schema grafico che rappresenta la trave sotto l'azione delle forze esterne e delle reazioni vincolari che hanno sostituito i vincoli, prende il nome di *diagramma di corpo libero*. Nell'analisi strutturale è uno strumento di uso corrente. Perché la trave sia in equilibrio, il sistema di forze costituito dalle azioni esterne e dalle reazioni vincolari deve avere risultante nulla e momento risultante nulli, rispetto a un polo arbitrario. Nella Fig. 7.3 abbiamo rappresentato il diagramma di corpo libero della trave della Fig. 7.2. Assumendo il punto A come polo, le equazioni di equilibrio alla traslazione secondo Y e di momento sono:

$$R_A + R_B - F = 0$$
$$R_B l - F a = 0. \tag{7.1.2}$$

Le due equazioni scritte portano facilmente alle reazioni vincolari incognite:

$$R_B = F \frac{a}{l}$$
$$R_A = F \left(1 - \frac{a}{l}\right). \tag{7.1.3}$$

Se ora trasportiamo la forza F nel punto centrale della trave aggiungendo una coppia di trasporto C, di momento pari a $M_C = F\left(\frac{l}{2} - a\right)$, avente verso antiorario, la nuova situazione è quella rappresentata in Fig. 7.4. Scriviamo ancora le equazioni d'equilibrio, tenendo conto della nuova posizione della forza F e della coppia C. Si ha:

$$R_A + R_B - F = 0$$

$$R_B l - F\frac{l}{2} + M_c = R_B l - F\frac{l}{2} + F\left(\frac{l}{2} - a\right) = R_B l - Fa = 0. \qquad (7.1.4)$$

Le relazioni scritte coincidono con le equazioni precedenti e portano ovviamente allo stesso risultato per le reazioni vincolari.

Trasporto lungo la linea d'azione

Presentiamo un semplice esempio. Nella trave in Fig. 7.4 lo scorrimento della forza lungo la sua linea d'applicazione non cambia il regime statico (non cambiano, infatti, le equazioni di equilibrio delle forze e dei momenti). È però evidente che cambia l'effetto della forza sulla trave. Infatti, se la forza è applicata in basso, il tratto verticale della trave risulta scarico, mentre se la forza è in alto, esso risulta compresso. Possiamo quindi dire che:

Il regime statico di un sistema non cambia se una o più forze sono traslate lungo la loro linea d'azione. Cambia invece l'effetto delle forze sul corpo, considerato come sistema deformabile.

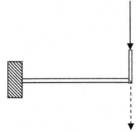

Fig. 7.4. Trasporto di una forza lungo la sua linea d'azione

Determinazione delle risultanti e del momento risultante di un sistema di forze

In conformità a quanto è stato detto, si conclude che:

Qualunque sistema di forze può essere trasformato, con operazioni di trasporto, in un sistema equivalente. La composizione con operazioni di somma vettoriale delle forze agenti e dei momenti delle forze e coppie applicate, rispetto ad un polo qualunque, porta a due azioni risultanti, la forza risultante e il momento risultante rispetto al polo assunto. Queste entità sono, per quanto riguarda l'equilibrio o il moto del corpo rigido a cui sono applicate, del tutto equivalenti al sistema di forze e coppie originarie.

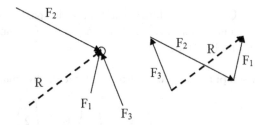

Fig. 7.5. Costruzione grafica del poligono delle forze

Determinazione della risultante

Le procedure per la determinazione della risultante sono diverse per forze concorrenti, parallele o sghembe. Nel caso di più forze concorrenti, giacenti o meno nello stesso piano, è sufficiente sommare i vettori che le rappresentano ed applicare il vettore somma (risultante) nel punto d'intersezione delle linee d'azione. Graficamente, nel caso tutte le forze giacciano in un piano, si può costruire il poligono delle forze trasportando parallelamente tutti i vettori che le rappresentano, uno di seguito all'altro e tracciando la congiungente il punto d'inizio col punto finale della spezzata ottenuta. Nell'esempio della Fig. 7.5 abbiamo tre forze concorrenti in un punto e la risultante viene costruita come prima descritto. Se le forze sono parallele e le loro linee d'azione giacciono in un piano si vedano i richiami forniti sui vettori all'inizio di questo testo. Per trovare graficamente la retta d'azione della risultante nel caso di forze parallele o concorrenti nel piano, si può ricorrere alla costruzione del *poligono funicolare*.

La costruzione consiste nel riportare tutte le forze in scala nel foglio da disegno. Si costruisce quindi il poligono delle forze, trasportando le forze parallelamente a se stesse, in successione. Si trova quindi la risultante, il cui modulo deve essere letto nella stessa scala assunta per rappresentare le forze. Si tracciano le congiungenti tra un polo, scelto arbitrariamente, con i vertici del poligono delle forze. Si tracciano, nel piano delle forze, le parallele alle congiungenti I,II,III,IV,V, sino ad incontrare le linee d'azione delle forze $F_1, \dots, F_5$. L'intersezione tra il primo e l'ultimo lato fornisce un punto della retta d'azione della risultante. È facile vedere che il poligono funicolare rappresentato dalla successione dei tratti I, II, III, IV, V può essere visto come la deformata di una fune flessibile, da qui il nome, soggetta ai carichi dati.

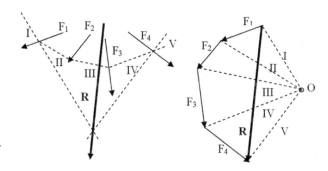

Fig. 7.6. Il poligono funicolare

Un sistema di forze distribuite nello spazio e sghembe, non può essere ricondotto ad un'unica forza risultante ma ad una risultante più una coppia risultante, come mostra l'Esempio 7.1.

Esempio 7.1. Si considerino tre forze rappresentate dai vettori:

$$\mathbf{F}_1 = \begin{Bmatrix} 1 \\ 2 \\ 0 \end{Bmatrix} \quad \mathbf{F}_2 = \begin{Bmatrix} 0 \\ 2 \\ 2 \end{Bmatrix} \quad \mathbf{F}_3 = \begin{Bmatrix} 4 \\ 5\mathrm{r} \\ 0 \end{Bmatrix}$$

applicate nei tre punti:

$$\mathbf{P}_1 = \begin{Bmatrix} 0,5 \\ 0 \\ 0 \end{Bmatrix} \quad \mathbf{P}_2 = \begin{Bmatrix} 1 \\ 0,3 \\ 1 \end{Bmatrix} \quad \mathbf{P}_3 = \begin{Bmatrix} 0,5 \\ 0,5 \\ 2,5 \end{Bmatrix}.$$

La risultante delle tre forze è il vettore:

$$\mathbf{F}_1 + \mathbf{F}_2 + \mathbf{F}_3 = \begin{Bmatrix} 1 \\ 2 \\ 0 \end{Bmatrix} + \begin{Bmatrix} 0 \\ 2 \\ 2 \end{Bmatrix} + \begin{Bmatrix} 4 \\ 5 \\ 0 \end{Bmatrix} = \begin{Bmatrix} 5 \\ 9 \\ 2 \end{Bmatrix} = \mathbf{R}.$$

Se pensiamo di applicare il vettore risultante nell'origine dovremmo aggiungere una coppia il cui momento sia pari alla somma dei momenti delle tre forze rispetto all'origine, cioè:

$$\mathbf{M}_R = \mathbf{P}_1 \times \mathbf{F}_1 + \mathbf{P}_2 \times \mathbf{F}_2 + \mathbf{P}_3 \times \mathbf{F}_3 =$$

$$= \begin{Bmatrix} 0,5 \\ 0 \\ 0 \end{Bmatrix} \times \begin{Bmatrix} 1 \\ 2 \\ 0 \end{Bmatrix} + \begin{Bmatrix} 1 \\ 0,3 \\ 1 \end{Bmatrix} \times \begin{Bmatrix} 4 \\ 5 \\ 0 \end{Bmatrix} + \begin{Bmatrix} 0,5 \\ 0,5 \\ 2,5 \end{Bmatrix} \times \begin{Bmatrix} 0 \\ 2 \\ 2 \end{Bmatrix} =$$

$$= \begin{Bmatrix} 0 \\ 0 \\ 1 \end{Bmatrix} + \begin{Bmatrix} -5 \\ 4 \\ 3,8 \end{Bmatrix} + \begin{Bmatrix} -4 \\ -1 \\ 1 \end{Bmatrix} = \begin{Bmatrix} -9 \\ 3 \\ 5,8 \end{Bmatrix}.$$

Il sistema originario è quindi equivalente ad una forza pari a **R**, applicata nell'origine e ad una coppia il cui momento, considerato come vettore con direzione perpendicolare al piano della coppia, ha le componenti di $\mathbf{M}_R$.

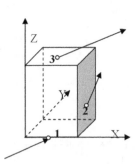

Fig. 7.7. Forze sghembe

7.2 Forze d'attrito

Questo tipo di forze si sviluppa quando due corpi entrano in contatto con strisciamento relativo. La presenza di asperità superficiali, anche nelle superfici che ad occhio nudo appaiono più levigate, asperità misurabili attraverso il rilievo micrometrico delle superfici, fa nascere, nello strisciamento relativo, forze che dipendono dalla natura chimica dei materiali, dalla natura fisica (superfici secche o lubrificate) e dalla pressione normale esistente tra le superfici stesse. Secondo il modello di Coulomb, le forze tangenziali d'attrito sono, in modo approssimato, indipendenti dalla velocità dello strisciamento relativo. La forza tangenziale d'attrito è uguale alla componente normale, la forza cioè che preme i due corpi l'uno contro l'altro, moltiplicata per il coefficiente d'attrito tra le due superfici. Si ha cioè:

$$T = fN. \tag{7.2.1}$$

Misure accurate hanno dimostrato che il coefficiente d'attrito di primo distacco, quello cioè che si manifesta quando inizia lo strisciamento relativo, è superiore al coefficiente d'attrito durante lo strisciamento. Per questo il coefficiente d'attrito di primo distacco viene in genere indicato con il simbolo f_a.

Consideriamo un blocco di peso P e altezza h, Fig. 7.8 che poggia su un piano. Ad esso sia applicata a metà altezza un a forza orizzontale F. Se il corpo è fermo o in moto uniforme, il sistema di forze presente è in equilibrio. Si possono quindi scrivere le relazioni d'equilibrio alla traslazione secondo X, Y ed alla rotazione intorno ad un asse Z perpendicolare al piano del moto, passante per un polo arbitrario.

$$P - N = 0 \qquad F - T = 0 \qquad F\frac{h}{2} \neq 0. \tag{7.2.2}$$

Se prendiamo come polo per il calcolo dei momenti il punto medio della base del blocco per cui passano (o pensiamo che passino) le rette d'azione delle forze N, T, P, queste forze hanno momento nullo rispetto a quel polo e il momento risultante è uguale a Fh/2, diverso da zero. Qualcuna delle nostre ipotesi sulle forze è quindi da rivedere.

Se la reazione del suolo si spostasse in avanti rispetto alla direzione del moto di una quantità u, le nuove equazioni di equilibrio rispetto allo stesso polo sarebbero:

$$P - N = 0 \qquad F - T = 0 \qquad F\frac{h}{2} - Nu = 0. \tag{7.2.3}$$

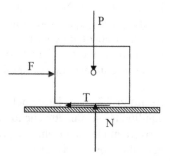

Fig. 7.8. Forze d'attrito

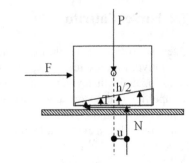

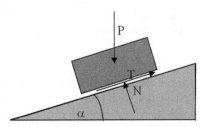

Fig. 7.9. La reazione del suolo si sposta avanti

Fig. 7.10. Piano inclinato

Come è stato dimostrato con misure del campo di pressione tra il blocco e la superficie di supporto, la distribuzione delle pressioni di contatto diventa effettivamente tale per cui la risultante N non passerà più per il punto di mezzo del lato di base, ma sarà spostata in avanti. In Fig. 7.10 viene rappresentata in modo schematico la distribuzione asimmetrica della pressione di contatto.

Piano inclinato

Si consideri un blocco su un piano inclinato, Fig. 7.10, e si voglia sapere per quale inclinazione ha inizio il moto e come questo s'instauri.

Perché possa iniziare lo scorrimento, la componente delle azioni esterne lungo il piano inclinato deve essere uguale o maggiore delle resistenze d'attrito. Per la condizione di inizio dello strisciamento si ha:

$$P\cos\alpha - N = 0 \qquad P\sin\alpha - T = 0 \quad , \quad T = f_a N. \qquad (7.2.4)$$

Da cui $\tan\alpha = T/N = f_a$ cioè $\alpha = \varphi_a$.

$\varphi_a = \text{atan}(f_a)$ prende il nome di angolo di aderenza, $\varphi = \text{atan}(f)$ è l'angolo di attrito. Si conclude che, perché il moto possa instaurarsi, l'inclinazione del piano inclinato deve essere eguale o maggiore dell'angolo di aderenza. Questa proprietà suggerisce un metodo per la misura del coefficiente d'aderenza e d'attrito.

Esempio 7.2. Lo sciatore nell'impianto di risalita è soggetto ad un sistema di forze equilibrato (si ammette che lo sciatore stia salendo a velocità costante sul pendio). Si scriveranno le equazioni di equilibrio alla traslazione nella direzione X del pendio e nella direzione Y, a questo normale. L'equilibrio dei momenti sarà espresso rispetto

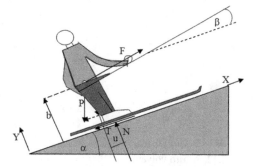

Fig. 7.11. Sciatore su un piano inclinato

al baricentro del corpo dello sciatore. Si ha:

$$F\cos\beta - T - P\sin\alpha = 0$$
$$N + F\sin\beta - P\cos\alpha = 0$$
$$Nu - Tb = 0$$
$$T = fN. \tag{7.2.5}$$

Si tratta di quattro equazioni nelle quattro incognite F,T,N,u. Con semplici passaggi si ottiene:

$$u = fb$$
$$F = \frac{P(\sin\alpha + f\cos\alpha)}{\cos\beta + f\sin\beta}$$
$$T = \frac{P(\sin\alpha + f\cos\alpha)}{\cos\beta + f\sin\beta}\cos\beta + P\sin\alpha$$
$$N = P\cos\alpha - \frac{P(\sin\alpha + f\cos\alpha)}{\cos\beta + f\sin\beta}\sin\beta. \tag{7.2.6}$$

7.3 Attrito volvente

Se un disco rotola senza strisciare su un piano sotto l'azione di una forza orizzontale applicata nel suo centro, in condizioni di moto uniforme devono essere soddisfatte le equazioni d'equilibrio alla traslazione e alla rotazione. Le equazioni sono:

$$F - T = 0$$
$$N - P = 0$$
$$Tr = 0. \tag{7.3.1}$$

La terza equazione di momento non può essere soddisfatta se non con $T = 0$, cosa incompatibile con la prima equazione. Si assume quindi che la distribuzione di pressione sulla piccola area di contatto tra il disco e il piano d'appoggio sia asimmetrica

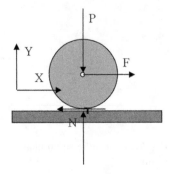

Fig. 7.12. Attrito volvente

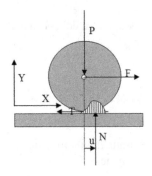

Fig. 7.13. Attrito volvente

e ammetta una risultante, spostata in avanti rispetto alla posizione teorica del punto di contatto. Nella situazione della Fig. 7.13 si ha allora:

$$F - T = 0$$
$$N - P = 0$$
$$Tr - Nu = 0. \qquad (7.3.2)$$

La forza T costituisce quindi una resistenza al rotolamento. La sua espressione:

$$T = \frac{u}{r}N = f_v N. \qquad (7.3.3)$$

Permette di definire la resistenza al rotolamento attraverso il coefficiente d'attrito volvente f_v, eguale al quoziente tra il parametro d'attrito volvente u e il raggio del disco. La formula (7.3.3) si presenta quindi come formalmente analoga a quella scritta per l'attrito radente.

7.4 Forze viscose

Forze viscose si manifestano quando un corpo si muove all'interno di un fluido e tra strati contigui di un fluido. Si consideri una piastra rettangolare in movimento all'interno di un condotto occupato da un fluido in quiete. È naturale pensare che le

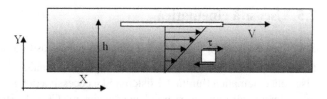

Fig. 7.14. Azioni viscose
in un condotto

particelle del fluido aderenti alla superficie della piastra vengano trascinate da questa in movimento con la stessa velocità, a causa dei fenomeni di adesione. Questo effetto di trascinamento è sentito da tutti gli strati di fluido sovrastanti e sottostanti alla piastra, in modo sempre più debole quanto più ci si allontana dalla piastra stessa. Se consideriamo un generico strato fluido di spessore infinitesimo, sotto la piastra, i punti della faccia superiore subiranno maggiormente l'effetto di trascinamento degli strati più veloci, ed avranno quindi una velocità superiore ai punti della faccia inferiore, ritardati dagli strati più lenti sottostanti. A partire dalla superficie del corpo sino alla parete inferiore del condotto la velocità degli strati diminuisce sino al valore zero in corrispondenza della parete stessa. Per gli effetti di trascinamento accennati, sulle due facce dello strato nascono degli sforzi tangenziali (forze per unità di superficie) che hanno la direzione rappresentata in Fig. 7.14 e valori proporzionali, attraverso il coefficiente μ, al tasso di variazione della velocità nella direzione normale al moto. In altre parole:

$$\tau = \mu \frac{\partial v}{\partial y} \tag{7.4.1}$$

in cui μ è la viscosità dinamica del fluido, che nel SI si misura in kg/(ms) e v la velocità delle particelle fluide. L'unità del sistema SI è troppo grande per i valori di viscosità che si incontrano nella pratica. Per questo si impiega l'unità del sistema $CGS[g/(cm*s)]$ che è denominata Poise [P], o più spesso i suoi sottomultipli, cP e mP. Riprendendo l'esempio precedente della Fig. 7.14, le particelle del fluido a contatto con la piastra mobile ne verranno trascinate per adesione e assumeranno la stessa velocità V di questa. Quelle a contatto col fondo resteranno ferme, perché aderenti ad una parete immobile Se ammettiamo che la variazione di velocità del fluido secondo y sia lineare si ha:

$$\tau = \mu \frac{\partial v}{\partial y} = \mu \frac{V}{h}. \tag{7.4.2}$$

Lo sforzo τ, nell'ipotesi fatta, non dipende dalla coordinata y del punto considerato. La resistenza opposta dal fluido all'avanzamento si ottiene integrando, sulle due facce del corpo a contatto col fluido lo sforzo τ, ponendo cioè:

$$R = 2A\tau = \frac{2\mu AV}{h}. \tag{7.4.3}$$

Nella pratica le unità di viscosità descritte sono impiegate raramente, lasciando il posto ad unità empiriche, basate sul tempo di deflusso attraverso piccoli orifizi. Di questo tipo sono le indicazioni di viscosità che si trovano sulle confezioni degli olii lubrificanti.

7.5 Viscosità cinematica

Si definisce viscosità cinematica il rapporto tra viscosità dinamica e densità $\nu = \frac{\mu}{\rho}$. L'unità di viscosità cinematica nel sistema internazionale è $\frac{kg}{ms}\frac{m^3}{kg} = \frac{m^2}{s}$. Anche per la viscosità cinematica l'unità del sistema SI è eccessiva per gli scopi pratici e si ricorre normalmente all'unità corrispondente del sistema CGS, lo Stokes $\frac{cm^2}{s} = 10^{-4}\frac{m^2}{s}$ e ai suoi sottomultipli cS e mS. La viscosità cinematica dell'acqua è 1 cS a 20°C, quella dell'aria 13,2 cS, sempre a 20°C, quella degli oli lubrificanti varia tra 50 e 200 cS. L'acqua non è quindi un buon lubrificante.

Esempio 7.3. Si consideri un cilindro rotante con velocità angolare ω all'interno di un recipiente contenente un fluido viscoso. Si voglia determinare la coppia necessaria per far ruotare il cilindro con velocità costante, vincendo le resistenze viscose agenti sulle superfici del cilindro in moto relativo rispetto al fluido. Poniamo la distanza tra la superficie laterale del cilindro e la parete fissa uguale a t e quella tra le basi del cilindro e i fondi del recipiente uguale a s. Per calcolare il momento da applicare all'asse del cilindro per vincere le resistenze viscose, si pensi che sulla superficie cilindrica agiscono, nel caso in cui si possa ritenere valida la legge di variazione lineare della velocità del fluido trascinato dal cilindro, tensioni il cui valore è dato da:

$$\tau = \frac{\mu V}{t} \qquad con \qquad V = \omega R_1$$

per i fondi gli sforzi viscosi valgono:

$$\tau_1 = \frac{\mu v}{s} \qquad con \quad v = \omega r$$

questi sforzi sono variabili in quanto la velocità dei punti del fondo del cilindro è proporzionale alla loro distanza dall'asse di rotazione. Integrando su tutta la superficie del rotore, fondi e superficie cilindrica, i momenti degli sforzi τ e τ_1 rispetto all'asse di rotazione si ottiene:

$$C = \mu\omega\frac{R_1}{t} * R_1 * 2\pi R_1 h + 2\mu \int_0^{R_1} \frac{\omega r}{s} * r2\pi r dr = \mu\omega\pi\frac{R_1^3}{2t}h + \mu\omega\pi\frac{R_1^4}{s}.$$

Con il primo termine riferito alla superficie cilindrica, il secondo ai fondi.

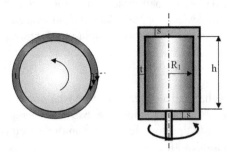

Fig. 7.15. Rotazione di un rotore all'interno di un sebatoio cilindrico

7.6 Forze elastiche

Sono forze dovute alla presenza di elementi elastici di qualunque tipo. La molla è l'elemento elastico più semplice. Una molla a caratteristica lineare esercita, se deformata, una forza di reazione proporzionale alla sua variazione di lunghezza.

$$F = k\Delta x. \tag{7.6.1}$$

La costante k, che rappresenta il rapporto tra la forza applicata e l'allungamento, prende il nome di rigidezza. È opportuno osservare che la morfologia dell'elemento elastico può essere molto diversa da quella rappresentata convenzionalmente. Si pensi alle molle che sono inserite nel bilanciere degli orologi, alle molle a balestra nelle sospensioni delle auto, alle molle usate nell'imbottitura dei sedili ed a tutti gli altri elementi elastici di varia forma, materiale e struttura. La relazione tra forza ed allungamento per una molla lineare è rappresentata, in un diagramma Cartesiano, da un segmento rettilineo.

Due molle di rigidezza diversa, in parallelo, hanno ai loro estremi lo stesso allungamento, mentre le forze elastiche generate dalla deformazione, uguale per ambedue le molle, si sommano. per cui si ha:

$$F = (k_1 + k_2)\Delta x \qquad K = k_1 + k_2. \tag{7.6.2}$$

Due molle in parallelo hanno una rigidezza complessiva pari alla somma delle singole rigidezze. Due o più molle in serie hanno lo stesso valore di forza ai loro estremi, come si può vedere isolando una singola molla e tracciando il diagramma di corpo libero. Quindi le molle sono soggette alla stessa tensione, mentre le deformazioni si sommano:

$$\Delta x = \Delta x_1 + \Delta x_2 = \frac{F}{k_1} + \frac{F}{k_2} = F\left(\frac{1}{k_1} + \frac{1}{k_2}\right) = \frac{F}{K}$$

$$\frac{1}{K} = \frac{1}{k_1} + \frac{1}{k_2} \qquad K = \frac{k_1 k_2}{k_1 + k_2}. \tag{7.6.3}$$

In un sistema di molle in serie l'inverso della rigidezza del sistema complessivo, che prende il nome di cedevolezza, è eguale alla somma delle cedevolezze delle singole molle.

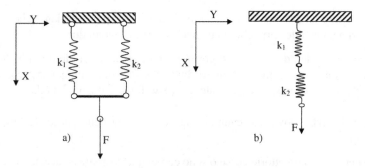

Fig. 7.16. Combinazione di molle: a) in parallelo; b) in serie

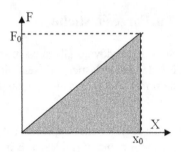

Fig. 7.17. Caratteristica di una molla elastica

Lavoro di deformazione di una molla elastica

Se una molla a comportamento lineare viene deformata progressivamente, aumentando gradualmente la forza applicata sino ad un valore massimo F_0, il diagramma forza-allungamento ha l'andamento della Fig. 7.17.

L'area sottostante alla caratteristica forze allungamenti rappresenta il lavoro speso dall'esterno per la deformazione della molla, se il senso di percorrenza della linea è verso le deformazioni crescenti, il lavoro elastico restituito dalla molla quando questa torna alla situazione di partenza, se la linea viene percorsa in discesa. Si ha infatti:

$$L = \int_0^{x_0} kx\,dx = \frac{1}{2}kx_0^2,$$

che rappresenta proprio l'area del triangolo di base x_0 e altezza kx_0.

7.7 Corpi in movimento entro un fluido

L'esperienza ci mostra che un corpo in movimento all'interno di un fluido è soggetto ad una forza resistente che dipende dalla forma del corpo, dalla natura della superficie di contatto tra corpo e fluido e infine dalle proprietà fisiche del fluido. La forza resistente è dovuta a due cause principali, l'attrito tra i filetti fluidi dovuto alla viscosità e quello dovuto alla perturbazione indotta nel fluido dal passaggio del corpo. Le due componenti di resistenza prendono il nome di resistenza d'attrito e resistenza di forma.

Assumendo un sistema di riferimento solidale al corpo osserviamo che le forze elementari agenti sulle particelle fluide nel loro moto sono di due tipi:

• Forze tangenziali dovute alla viscosità nel moto relativo di filetti fluidi che lambiscono un corpo fermo o di filetti fluidi che scorrono mutuamente con diversa velocità. L'espressione generale di queste forze è quella data dalle (7.4.2) e (7.4.3).
• Forze d'inerzia dovute al cambiamento di velocità delle particelle fluide, per esempi

quando percorrono traiettorie curve o sono comunque costrette ad accelerare o decelerare.

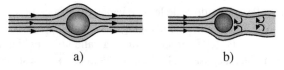

Fig. 7.18. Moto di un corpo entro un fluido: a) fluido ideale; b) fluido reale

a)   b)

Un indice dell'importanza relativa delle forze viscose e delle forze d'inerzia in un flusso è il numero di Reynolds, la cui espressione è:

$$R_e = \frac{\rho vd}{\mu}. \tag{7.7.1}$$

I valori del numero di Reynolds permettono di valutare se un flusso è di tipo laminare, nel quale tutti i filetti fluidi che costituiscono il campo di moto, rimangono sempre paralleli a sé stessi, senza mai mescolarsi, come tante piccole lamine, o turbolento, nel quale i fenomeni inerziali, come i vortici, hanno la meglio sui fenomeni viscosi (che tendono a mantenere tutto parallelo), e svolgono un'azione di mescolamento dei filetti fluidi, rompendone l'originario parallelismo. In questo caso la situazione è quella della Fig. 7.18b.

Abbiamo visto in precedenza che la resistenza d'attrito è dovuta al fatto che le particelle di fluido a contatto col corpo tendono per adesione a diventare solidali a questo, assumendone la velocità, le particelle più lontane sono invece meno influenzate dai fenomeni di adesione. All'interno di uno strato di piccolo spessore in vicinanza della superficie del corpo, che prende il nome di *strato limite di quantità di moto,* la velocità varia dal valore corrispondente alla velocità del corpo al valore asintotico delle particelle fluide non perturbate.

Lo strato limite può essere di tipo *laminare*, nel quale i filetti fluidi sono lamine che seguono il contorno del corpo, oppure *turbolento* dove i filetti di fluido seguono linee intricate. Lo strato limite può transitare da laminare a turbolento attraverso una zona detta *regione di transizione*, ma non potrà mai tornare spontaneamente laminare. La transizione da laminare a turbolento viene favorita dall'aumentare della velocità, dalla rugosità superficiale del corpo e dalla forma meno affusolata del corpo.

La resistenza di forma è anch'essa influenzata dalla viscosità a causa del meccanismo della separazione delle linee di flusso. Per il calcolo delle azioni mutue tra corpo e fluido è indifferente che si tratti di un corpo in moto entro un fluido fermo o di una corrente fluida che investe un corpo immobile. Quello che conta è la velocità relativa tra corpo e fluido. Ammettendo per semplicità di trattazione che il corpo sia fermo all'interno di un flusso uniforme, osserviamo l'andamento dei filetti fluidi rappresentato nella Fig. 7.18. Se il fluido fosse ideale, cioè avesse densità costante e viscosità nulla, l'andamento, per modesti valori del numero di Reynolds, sarebbe quello della Fig. 7.18a. Le linee di flusso e le pressioni presentano un andamento simmetrico a monte e a valle del corpo. Questo implica che anche le pressioni siano simmetriche e complessivamente le azioni sul corpo sono equilibrate. In altre parole il fluido non esercita alcuna azione sul corpo, o, se consideriamo il corpo mobile invece del fluido, il corpo avanza senza incontrare alcuna resistenza. Questa conclusione, contraria all'esperienza, è il cosiddetto "paradosso di d'Alembert".

Per un fluido reale le cose vanno diversamente. Anche nell'ipotesi che il flusso si presenti ancora come nella Fig. 7.18a, cioè per bassi valori del numero di Reynolds, la velocità delle particelle fluide a valle non sarebbe uguale a quella delle particelle a monte, a causa degli effetti frenanti che su queste esercitano le azioni viscose. Infatti le particelle che passano vicino alla superficie del corpo tendono ad assumere la velocità di questo, nulla.

Le particelle più lontane, all'interno dello strato limite, vengono comunque rallentate dalle prime. A valle del corpo la velocità media delle particelle sarà ridotta a causa dell'azione frenante dovuta alle forze viscose. George Stokes, nel 1845, prendendo in considerazione il moto laminare di una corrente che investe una sfera trovò che la forza scambiata risponde all'espressione:

$$R = -6\pi\mu rv. \qquad (7.7.2)$$

Nella quale R è la resistenza, μ la viscosità del fluido, r il raggio della sfera. La formula può essere applicata a molte situazioni, ad esempio nei moti di caduta delle particelle d'acqua nell'atmosfera, con un semplice cambiamento della costante. In conclusione la resistenza d'attrito non è nulla e dipende dalla viscosità, che lo strato limite sia laminare o turbolento, caso nel quale non potremo più impiegare la (7.7.2).

Prima di analizzare la resistenza di forma, prendiamo in considerazione una particolare versione del teorema di conservazione dell'energia, dovuta a Bernoulli. Enunciata semplicemente, la legge di Bernoulli dice che l'energia totale posseduta dall'unità di massa del fluido è la somma della sua energia potenziale di posizione, calcolabile in base alla quota del baricentro della porzione di fluido esaminata rispetto ad una quota di riferimento, dell'energia potenziale dovuta alla sua pressione e della sua energia cinetica. Si ha quindi:

$$E = gh + \frac{p}{\rho} + \frac{v^2}{2}. \qquad (7.7.3)$$

Essendo ρ la massa specifica del fluido, v la velocità, E l'energia totale posseduta dall'unità di massa. Se assumiamo che non ci sia per le particelle fluide variazione dell'energia potenziale di posizione nel passare da monte a valle del corpo, il primo termine al secondo membro della (7.7.3) può essere considerato nullo, assumendo che la quota di riferimento sia appunto quella a cui si trova il fluido.

Osservando gli altri due termini si intuisce che, essendo l'energia totale costante, se la velocità del fluido aumenta, la sua pressione diminuisce. Questo infatti avviene quando le particelle fluide passano al disopra o al disotto del corpo. Anche se non esiste alcun contenimento fisico del flusso la situazione è, grosso modo, quella di un condotto parzialmente ostruito da un corpo al suo interno.

Abbiamo detto in precedenza che un fluido ideale in moto laminare presenta un andamento simmetrico delle linee di flusso e delle pressioni.

In un fluido reale le particelle fluide sono soggette a due azioni contrastanti. Le forze d'inerzia tenderebbero a contrastare il cambiamento di direzione e di modulo della velocità imposto dalla presenza del corpo. Le forze di pressione e d'adesione tenderebbero a favorire questo cambiamento. Se, per elevati valori del numero di

Reynolds, prevale l'effetto delle forze d'inerzia, i filetti fluidi si staccano dal profilo del corpo, formando una zona di ricircolazione. A valle del corpo nasce una scia vorticosa. Poiché la zona di ricircolazione resta aderente al corpo la zona di passaggio per il fluido immediatamente a valle del corpo, si restringe e la velocità aumenta. Da questo deriva che la risultante delle pressioni a monte è superiore a quella delle pressioni a valle. La differenza tra queste due azioni costituisce la resistenza applicata dal fluido. La resistenza diventa proporzionale al quadrato della velocità e non più alla prima potenza di questa, come nella (7.7.2), secondo l'espressione:

$$R = c_R \frac{1}{2} \rho v^2 A. \tag{7.7.4}$$

Nella quale R è la resistenza, ρ la massa specifica del fluido, v la velocità del fluido (o del corpo secondo il sistema di riferimento adottato), A l'area di una sezione caratteristica del corpo, tipicamente l'area della sezione retta, C_R il coefficiente di resistenza, indice delle proprietà fluidodinamiche. Nel caso dei profili aerodinamici e idrodinamici, la forza globale esercitata dal fluido sul profilo si divide in due componenti, una resistente R, agente in senso opposto al moto relativo ed una di portanza P, la cui direzione è normale a quella del moto. L'espressione della portanza è analoga a quella della resistenza:

$$R = c_P \frac{1}{2} \rho v^2 A. \tag{7.7.5}$$

Senza voler entrare in difficili trattazioni di aerodinamica, osserviamo la Fig. 7.19. I filetti fluidi che passano sopra il profilo dovranno compiere un cammino più lungo di quelli che passano sotto. Questo significa che la velocità dei filetti fluidi passanti al disopra sarà maggiore di quella dei filetti che passano al disotto. Per il principio di Bernoulli le pressioni sulla parte inferiore del profilo saranno superiori a quelle sulla parte superiore. La risultante delle forze di pressione nella direzione normale al moto sarà quindi una forza di portanza che, per incidenze non troppo alte sarà molto maggiore della forza resistente. La Fig. 7.19 mostra la distribuzione delle pressioni su

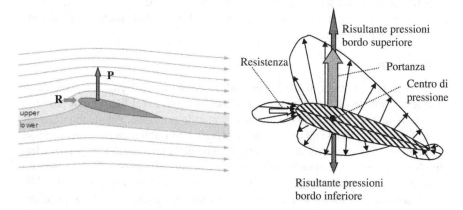

Fig. 7.19. Profili aerodinamici: a) andamento del flusso che investe un profilo alare (Wikimedia Creative Commons); b) distribuzione delle pressioni su un tipico profilo aerodinamico con incidenza positiva

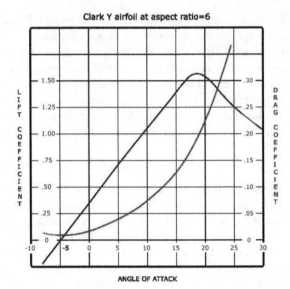

Clark Y airfoil at aspect ratio=6

ANGLE OF ATTACK

Fig. 7.20. Coefficienti di portanza e resistenza per un tipico profilo alare, in funzione dell'angolo d'incidenza (Wikimedia Creative Commons)

un tipico profilo aerodinamico. Sia il bordo superiore del profilo che quello inferiore sono soggetti a pressioni inferiori a quella della corrente fluida lontana dal profilo. La risultante delle due forze verticali derivanti dall'integrazione delle forze elementari di pressione sul bordo inferiore e superiore del profilo, è la portanza. L'integrale delle componenti orizzontali di pressione è la resistenza. Nel profilo esiste un punto chiamato centro di pressione rispetto al quale il momento risultante di tutte le azioni aerodinamiche è nullo. Il diagramma della Fig. 7.20 riporta i valori dei coefficienti di portanza e resistenza per un tipico profilo aerodinamico, in aria, in funzione dell'incidenza. È ben noto che aumentando l'incidenza del profilo si ottiene un incremento della portanza e più limitatamente, della resistenza. Tuttavia, oltre un certo limite di incidenza, si verifica il fenomeno dello stallo, che corrisponde al distacco dei filetti fluidi dalla superficie del profilo, con una brusca riduzione della portanza ed un forte incremento della resistenza.

Effetto Magnus

Se una sfera o un cilindro trasla in seno ad un fluido con velocità V e ruota nello stesso tempo intorno al proprio asse con velocità angolare ω, i filetti fluidi prossimi alla superficie della sfera sono da questa trascinati in rotazione. Adottando un sistema di riferimento solidale alla palla, cioè considerando il fluido in movimento e non la palla stessa, in prossimità della superficie della palla la velocità relativa dei filetti fluidi aumenterà nelle zone in cui la velocità dovuta alla traslazione si somma a quella di rotazione e diminuirà quando le due componenti hanno segno opposto. Nel caso della figura la velocità del fluido relativa al pallone ha verso opposto a quella del pallone, quindi crescerà nei filetti fluidi che passano sopra la sfera e decrescerà per quelli che passano sotto. Ricordando il teorema di Bernoulli, in alto si formerà una zona di pressione minore di quella asintotica, lontano cioè dalla sfera in movimen-

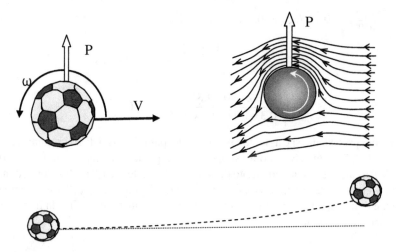

Fig. 7.21. Effetto Magnus. La portanza è generata dalla rotazione del pallone, ne deriva una traiettoria curva

to, in basso una pressione più alta di quella asintotica. La risultante delle pressioni agenti sulla sfera, sarà quindi una forza di portanza P che produrrà una deviazione della traiettoria dall'andamento rettilineo. Nel gioco del pallone e nel tennis l'effetto Magnus, comunemente chiamato "effetto"o "spin", viene in genere sfruttato per imprimere alla palla o alla pallina traiettorie difficilmente prevedibili e controllabili. L'effetto può essere sfruttato sia con rotazioni impresse nel piano orizzontale, che nel piano verticale. Nel calcio l'effetto si ottiene colpendo la palla eccentricamente. Nel tennis certi tipi di effetto volti ad imprimere una rotazione nel piano verticale, provocano, al rimbalzo, effetti di accelerazione o decelerazione che rendono la risposta più difficile.

Esempio 7.4. Si voglia calcolare la velocità di un paracadutista in caduta libera, dopo il lancio. All'uscita dal velivolo il paracadutista possiede una velocità con direzione orizzontale, uguale a quella dell'aereo. Questa componente si annulla rapidamente dopo l'uscita dal velivolo, a causa della resistenza dell'aria. Trascurando il moto orizzontale, si voglia studiare l'andamento della componente verticale. Questa cresce a causa del campo della forza di gravità, sino a raggiungere un valore limite, nel quale la resistenza dell'aria equilibra il peso del paracadutista e questo cade, con velocità costante, sino all'apertura del paracadute. La conclusione precedente è approssimata in quanto non tiene conto della variazione di densità dell'aria con la quota. Il calcolo richiede la valutazione del coefficiente di resistenza, dato in funzione del numero di Reynolds, che a sua volta dipende dalla velocità. È necessaria quindi una serie di iterazioni, partendo da un valore ipotizzato della velocità e verificandolo con il calcolo successivo. Per avere un primo ordine di grandezza si assumerà una velocità di caduta pari a 250 km/h, corrispondente a 70 m/s. Per questa velocità si ha:

$R_e = \frac{70*1,8}{13,2*10^{-6}} = 9*10^6$ $c_R = 0,3$. Si ottiene allora:

$$R = \frac{0,3*1,27*v^2*1,8*0,35}{2} = 70*9,81$$

$$v = \sqrt{\frac{2*70*9,81}{0,3*1,27*1,8*0,35}} = 75,64\frac{m}{s}.$$

Nel calcolo precedente si è assunta una massa del paracadutista di 70 kg e una densità dell'aria di 1,27 kg/m³. Si è inoltre supposto che il paracadutista presenti una sezione frontale pari all'area di un rettangolo di base 0,35 m e altezza 1,8 m. Il valore ottenuto è assai vicino a quello stimato. Naturalmente la velocità di caduta è fortemente dipendente dall'assetto e sarà minima quando il paracadutista offre all'aria il massimo della superficie frontale.

7.8 Azioni di un fluido su un corpo solido

Quando un corpo entra in contatto con un fluido in moto, scambia con esso delle forze, la cui entità dipende dalla variazione che la presenza del corpo provoca nella quantità di moto del fluido. Queste azioni sono presenti ad esempio nelle turbomacchine e in tutti i sistemi in cui un fluido interagisce con corpi solidi. Prima di presentare la discussione su questo tipo di azioni, richiamiamo il secondo principio della dinamica,

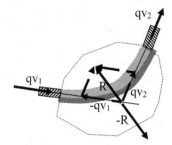

Fig. 7.22. Azione di un fluido in movimento su un corpo

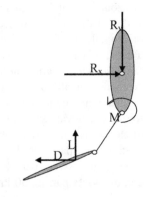

Fig. 7.23. Propulsione dei pesci

secondo il quale la risultante delle forze agenti su un corpo è eguale alla derivata temporale della sua quantità di moto, vedi il Par 9.2.

$$\sum \mathbf{F}_i = \mathbf{M}\mathbf{a} = \mathbf{M}\frac{d\mathbf{v}}{dt} = \frac{d\mathbf{Q}}{dt}. \tag{7.8.1}$$

Supponiamo che il corpo rappresentato in Fig. 7.21, costituito da una lastra curva, sia investito da un getto fluido di portata q che entri a sinistra con velocità $\mathbf{v}_1$ ed esca con velocità $\mathbf{v}_2$. Se, nell'unità di tempo, la quantità di moto che entra nel volume di riferimento, delimitato dall'aerea tratteggiata, vale $q\mathbf{v}_1$, e quella in uscita $q\mathbf{v}_2$, la variazione, nell'unità di tempo, della quantità di moto del fluido contenuto nel volume di riferimento vale $q*(\mathbf{v}_2 - \mathbf{v}_1)$. Se quindi i due vettori disegnati nelle sezioni di ingresso e uscita del fluido hanno modulo proporzionale alle quantità di moto in ingresso e in uscita nell'unità di tempo, la loro differenza rappresenterà la risultante delle forze applicate dalla lastra curva alla porzione di fluido inclusa nel volume di riferimento, risultante mostrata in Fig. 7.22 come somma della $q\mathbf{v}_2$ con la $-q\mathbf{v}_1$. Se invece, come di consueto, riveste maggiore interesse la risultante delle forze trasmesse dal fluido alla lastra, basta per questo cambiare di segno il vettore risultante $\mathbf{R}$ ottenuto. Nel procedimento esaminato non si è fatta una differenza tra quantità di moto, ma tra quantità di moto divise per un tempo unitario. Questo è possibile, ai fini della valutazione della derivata della quantità di moto, soltanto se il flusso che percorre il profilo della lastra è stazionario, tanto da poter identificare la derivata $d\mathbf{Q}/dt$ con $q\mathbf{v}$, cioè con il prodotto della portata in massa per la velocità. Il procedimento adottato è valido qualunque sia la forma del corpo investito dal fluido, chiusa o aperta, a condizione che si sia, appunto, in presenza di un flusso stazionario. La propulsione dei pesci può essere analizzata osservando che nei pesci carangiformi, quelli che nuotano a velocità più elevate, la sezione della pinna caudale ha la forma di un profilo idrodinamico. Le componenti delle forze di portanza e resistenza nella direzione del moto del pesce sono le forze propulsive. In questo caso il moto della pinna non si può considerare stazionario, la velocità cambia in continuazione tra limiti uguali e opposti, a ogni ciclo.

Esempio 7.5 (La propulsione velica). La Fig. 7.23 mostra una barca a vela in navigazione con un vento di bolina, formante cioè un angolo minore di 90° rispetto alla direzione di avanzamento, $\mathbf{V}_W$. Per studiare le azioni impartite dal movimento del vento alla vela, dobbiamo per prima cosa calcolare la direzione del vento relativo alla barca. L'operazione grafica è elementare poiché si tratta semplicemente di sottrarre, ovvero sommare col verso cambiato, al vettore che rappresenta l'intensità e la direzione del vento, il vettore che rappresenta la velocità della barca. Il vento relativo alla barca sarà $\mathbf{V}_{WB1}$. Se adesso consideriamo l'evoluzione di un kg d'aria che lambisce la vela, osserviamo che la sua quantità di moto (rispetto alla barca) $\mathbf{V}_{WB1}$ cambia in direzione, anche se il suo modulo può, in prima approssimazione, essere considerato costante. Questa ipotesi deriva dal fatto che la resistenza tangenziale opposta dalla vela al moto dell'aria è modesta. Il nostro kg d'aria esce dal bordo d'uscita della vela tangenzialmente a questa, il vettore che rappresenta la sua velocità è $\mathbf{V}_{WB2}$. La variazione della quantità di moto del kg d'aria, rispetto alla barca, sarà quindi data dalla differenza tra $\mathbf{V}_{WB2}$, valore all'uscita dalla vela e $\mathbf{V}_{WB1}$, valore all'ingresso. La semplice costruzione di questa differenza di vettori è rappresentata in corrispondenza del bordo d'uscita della vela. Ma dalla (7.8.1) ricaviamo che:

$$\sum \mathbf{F}_i = \mathbf{R} = \frac{d\mathbf{Q}}{dt}; \qquad \int_{t_1}^{t_2} \mathbf{R}dt = \mathbf{Q}_2 - \mathbf{Q}_1 = \mathbf{V}_{WB2} - \mathbf{V}_{WB1}. \qquad (7.8.2)$$

Quindi l'impulso delle forze che agiscono sul kg d'aria che percorre la vela dall'istante t_1 all'istante t_2 sarà dato da $\mathbf{V}_{WB2} - \mathbf{V}_{WB1}$. Si può anche ammettere che, nell'intervallo da t_1 a t_2, le forze agenti sul kg d'aria si mantengano costanti, si avrà quindi:

$$\mathbf{R} = \frac{\mathbf{Q}_2 - \mathbf{Q}_1}{t_2 - t_1} = \frac{\mathbf{V}_{WB2} - \mathbf{V}_{WB1}}{t_2 - t_1}. \qquad (7.8.3)$$

Ricordiamo ancora che $\mathbf{R}$ rappresenta la forza agente sul kg d'aria che percorre la vela e non la forza che questo esercita sulla vela, uguale alla prima e di segno opposto. Se $\mathbf{R}$ è la forza agente su un kg d'aria, dobbiamo tener presente che il numero di kg d'aria che lambiscono la vela è dato dalla portata d'aria per l'intervallo di tempo $t_2 - t_1$.

$$M = q(t_2 - t_1). \qquad (7.8.4)$$

Sostituendo nella (7.8.3) si ha:

$$\mathbf{R}_{TOT} = M\mathbf{R} = M\frac{\mathbf{Q}_1 - \mathbf{Q}_2}{t_2 - t_1} = q(t_2 - t_1)\frac{\mathbf{V}_{WB2} - \mathbf{V}_{WB1}}{t_2 - t_1} = q\Delta\mathbf{V}_{WB}. \qquad (7.8.5)$$

La $\mathbf{R}_{TOT}$ è quindi la forza che la vela imprime alla massa d'aria che la lambisce. Ma la forza che agisce sulla vela è rappresentata da un vettore uguale a $\mathbf{R}_{TOT}$ e di verso contrario. In Fig. 7.23 è rappresentata la forza agente sulla vela per unità di massa d'aria. Questa forza si può scomporre in due parti, una secondo la direzione del

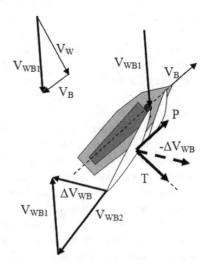

Fig. 7.24. Propulsione velica

moto, la forza propulsiva P, l'altra secondo la direzione normale, T. È interessante osservare che più la bolina è stretta, cioè minore è l'angolo formato dalla direzione di avanzamento col vento, maggiore è la componente trasversale (che provoca soltanto un moto di scarroccio della barca, contrastato dalla deriva) e minore quella propulsiva. Il lettore potrà esercitarsi ad indagare qual è la direzione del vento ottimale, per ottenere la massima forza propulsiva. La facile risposta "col vento in poppa" è, contro l'intuizione, errata.

7.9 Forze di campo

Tra le forze di campo più frequentemente trattate nei problemi di ingegneria troviamo:

- forze di gravità;
- forze elettromagnetiche;
- forze d'inerzia.

Forze di gravità

Il campo della gravità dovuto all'attrazione terrestre su qualunque corpo dotato di massa genera forze proporzionali alla massa del corpo e all'accelerazione di gravità, variabile con la latitudine e con la quota. Il valore standard dell'accelerazione di gravità è $g = 9,80665$ m/s^2. La variazione con la latitudine e la quota è ben approssimata dalla formula:

$$g = 9,78075 * (1 + 0,00524 \sin^2 \varphi * (1 - 2,926 * 10^{-8}h) \frac{m}{s^2}$$

in cui φ è la latitudine in gradi e h la quota, in metri sul livello del mare. La forza di gravità di un corpo deve essere considerata come risultante delle forze elementari che agiscono sulle sue particelle dotate di massa, ed è applicata nel baricentro. La forza è diretta dal baricentro del corpo verso il centro della terra. Il suo valore è $P = mg$.

Forze elettromagnetiche

Quando una particella elettrica con carica e si trova all'interno di un campo elettrico, essa è soggetta ad una forza che vale:

$$F = eE$$

dove E è l'intensità del campo elettrico. Se la particella è mobile all'interno di un campo magnetico con intensità H essa è soggetta ad una forza pari a:

$$F = eV \times H$$

dove V è il valore del potenziale elettrico nel punto in cui si trova la particella.

Forze d'inerzia. Il principio di d'Alembert

Per il secondo principio della dinamica, più estesamente illustrato nel seguito, un corpo soggetto ad un sistema di forze acquista un'accelerazione data da:

$$\sum \mathbf{F}_i = m\mathbf{a}. \tag{7.9.1}$$

L'accelerazione assunta dal corpo è un vettore, con la stessa direzione del risultante delle forze agenti sul corpo e con modulo pari a $\frac{|\sum F_i|}{m} = \frac{R}{m}$. Se la risultante delle forze applicate non passa per il baricentro G e sul corpo sono applicate anche coppie $\mathbf{C}$, si ha, assumendo il baricentro come polo dei momenti:

$$\sum (\mathbf{C}_i + \mathbf{GP} \times \mathbf{F}_i) = \mathbf{J}\ddot{\vartheta}. \tag{7.9.2}$$

Le equazioni del moto scritte precedentemente vengono riformulate, secondo il principio di d'Alembert, come equazioni d'equilibrio portando al primo membro i termini $-m\mathbf{a}$ e $-\mathbf{J}\ddot{\vartheta}$ che assumono il carattere di forza e coppia d'inerzia. Le equazioni del moto diventano cosi equazioni di *equilibrio dinamico*:

$$\sum \mathbf{F}_i - m\mathbf{a} = 0 \tag{7.9.3}$$

$$\sum (\mathbf{C}_i + \mathbf{GP} \times \mathbf{F}_i) - \mathbf{J}\ddot{\vartheta} = 0. \tag{7.9.4}$$

Un corpo dotato di un'accelerazione di traslazione e di un'accelerazione angolare è soggetto ad una forza d'inerzia pari a $-m\mathbf{a}$, essendo $\mathbf{a}$ l'accelerazione del suo baricentro e ad una coppia d'inerzia $-\mathbf{J}\ddot{\vartheta}$, essendo $\mathbf{J}$ la sua matrice d'inerzia rispetto ad assi baricentrici e convertire il vettore della sua accelerazione angolare.

Esempio 7.6. Un punto materiale si muove con velocità costante, di moto circolare. La sua accelerazione è puramente centripeta e vale $-\frac{v^2}{r}\boldsymbol{\lambda}$. A questa accelerazione corrisponde una forza d'inerzia (la forza centrifuga) di valore pari a $-m\mathbf{a}$ cioè $m\frac{v^2}{r}\boldsymbol{\lambda}$. In queste condizioni il punto non può essere in equilibrio senza una forza che equilibri la forza centrifuga, diretta cioè dal punto verso il centro.

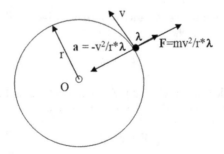

Fig. 7.25. Forze d'inerzia nel moto circolare

8

Elementi di statica

8.1 Equilibrio di semplici elementi strutturali

Leggi dell'equilibrio statico

Partiamo dalla seconda legge della dinamica, espressa per moti di traslazione e di rotazione:

- l'applicazione di una forza produce in un corpo un'accelerazione tale che il prodotto della massa del corpo per l'accelerazione è uguale alla forza agente.

Per moti di traslazione si ha:

$$\sum \mathbf{F} = \mathbf{R} = m\mathbf{a}. \tag{8.1.1}$$

Per moti di rotazione:

$$\sum \mathbf{M} = \mathbf{M_R} = \mathbf{J}\ddot{\Theta}. \tag{8.1.2}$$

Con $\mathbf{J}$ matrice d'inerzia e $\ddot{\Theta}$ accelerazione angolare. Se un corpo non trasla (o si muove con moto rettilineo uniforme), sotto l'azione di di un sistema di forze esterne e reazioni vincolari, avremo $\mathbf{a} = 0$ perché la sua accelerazione sarà nulla. Analogamente se il corpo è in equilibrio alla rotazione (o ruota con moto circolare uniforme), si avrà $\ddot{\Theta} = 0$ Le relazioni precedenti diventano rispettivamente:

$$\sum \mathbf{F_i} = \mathbf{R} = 0; \qquad \sum \mathbf{M} = \mathbf{M_R} = 0. \tag{8.1.3}$$

Se un corpo è in equilibrio, o trasla con moto rettilineo uniforme, la risultante delle forze e reazioni ad esso applicate è nulla. Analogamente se un corpo è in equilibrio alla rotazione, il momento risultante di tutte le forze e coppie agenti è nullo.

Per scrivere le condizioni di equilibrio di un corpo, è necessario prima isolare questo dall'ambiente esterno, sostituendo ai vincoli le reazioni vincolari. Come si è detto in precedenza, gli schemi che cosi si ottengono, prendono il nome *di diagrammi di corpo libero*. Si consideri ad esempio il caso della Fig. 8.1, che mostra come un sistema composto da tre corpi, connessi con vincoli diversi, venga scomposto in tre corpi semplici, sostituendo ai vincoli di connessione le relative reazioni vincolari, o

Picasso B.: Fondamenti di Meccanica e Biomeccanica. Meccanica dei corpi rigidi articolati.
DOI 10.1007/978-88-470-2333-8_8, © Springer-Verlag Italia 2013

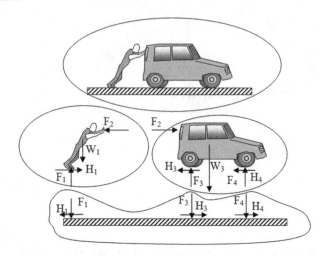

Fig. 8.1. Diagrammi di corpo libero di un sistema

azioni mutue. Nel caso in esame è facile vedere che il numero di componenti di forza incognite è sette, mentre le equazioni di equilibrio alla rotazione e alla rotazione, sono tre per ciascun corpo, l'auto e l'uomo che spinge. La strada non è utilizzabile come corpo libero, in quanto non è finito e determinabile il sistema di forze che agisce su di essa. Esistono quindi sette incognite per sei equazioni. Il problema sarebbe risolvibile con una condizione ulteriore, ad esempio ipotizzando una relazione di proporzionalità tra le reazioni orizzontali H_3, H_4 e le corrispondenti reazioni verticali, attraverso il coefficiente di attrito volvente, esaminato nel seguito. Richiamando la nozione di gradi di libertà di un sistema, già introdotta, si può definire il corpo isostatico, se i vincoli presenti sono in numero strettamente sufficiente per cancellarne i gradi di libertà, labile se sono insufficienti, iperstatico se il numero dei gradi di libertà cancellati dai vincoli è superiore a quello del sistema.

Se il sistema è isostatico, sarà possibile, isolando i corpi che lo compongono, scrivere tante equazioni di equilibrio quante sono le componenti incognite di forza da determinare. Per i sistemi iperstatici occorrono condizioni addizionali che tengano conto della congruenza, cioè dello stato di deformazione del corpo e della compatibilità di questo stato con i vincoli.

Alcuni semplici sistemi

Si considerino i sistemi semplici della Fig. 8.2. È agevole vedere che il primo sistema è labile con un grado di libertà, il secondo è anch'esso labile con due gradi di libertà, il terzo isostatico, il quarto iperstatico.

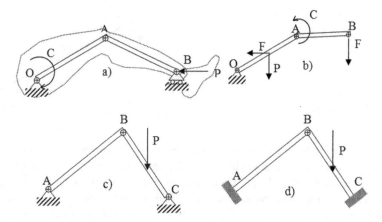

Fig. 8.2. Alcune strutture semplici vincolate

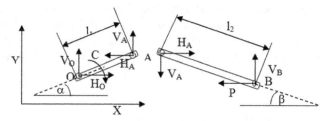

Fig. 8.3. Separazione della struttura nei suoi elementi

Problema a)

Considerando il caso a), se il sistema è in equilibrio sotto l'azione delle forze applicate e delle reazioni vincolari, supponendo che la forza P sia conosciuta, le componenti incognite da determinare sono la componente verticale della reazione in B, le due componenti della reazione in A, le due componenti della reazione in O e il momento C_1, complessivamente sei componenti di forza, numero eguale a quello delle equazioni disponibili. Se guardiamo al sistema come il modello di una gamba, in cui viene applicata una forza P nella caviglia, supponendo che la caviglia sia vincolata a scorrere su una guida orizzontale, vediamo che la coppia C_1 è semplicemente la coppia risultante delle azioni muscolari sull'anca che contrastano il movimento della gamba. Per trattare il problema della determinazione delle componenti di forza e momento incognite, occorre:

- eliminare i vincoli esterni ed interni, sostituendo a ciascuno di questi le due componenti orizzontale e verticale delle reazioni vincolari in O, A e soltanto verticale, in B. Questo sezionerà il sistema in due segmenti indipendenti;
- scrivere le equazioni di equilibrio alla traslazione e alla rotazione per ciascuno dei corpi che compongono il sistema. Trattandosi di un sistema piano, le equazioni per ciascun corpo saranno tre.

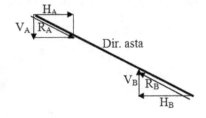

Fig. 8.4. Asta scarica

Si scriveranno quindi sei equazioni, che permetteranno di trovare facilmente le componenti incognite delle reazioni vincolari e il momento della coppia C_1. La Fig. 8.4 illustra il procedimento anche per via grafica. In effetti, nel caso di sistemi piani, per imporre la condizione di annullamento della risultante del sistema di forze che agisce sul corpo, si può costruire il poligono delle forze, riportando ciascuna delle forze agenti, parallelamente a se stessa e tracciando un poligono che, per l'equilibrio, deve essere chiuso.

Sempre con riferimento al caso a) si può considerare l'equilibrio, nonostante i vincoli siano insufficienti per garantirlo, se si ammette che il sistema delle forze esterne e delle reazioni vincolari abbia risultante e momento risultante nulli. Le incognite sono 6, essendo la forza P nota, H_0, V_0, H_A, V_A, V_B, C. Le equazioni sono sei, tre per ciascuna delle aste. Si ha quindi:

$$H_0 - H_A = 0$$
$$V_0 + V_A = 0$$
$$H_A l_1 \sin\alpha + V_A l_1 \cos\alpha - C = 0$$
$$H_A - P = 0$$
$$V_B - V_A = 0$$
$$V_A l_2 \cos\beta - H_A l_2 \sin\beta = 0. \qquad (8.1.4)$$

Le equazioni precedenti permettono di ricavare le reazioni incognite in modo assai facile e diretto.

Se si vuole operare graficamente e intuitivamente, si può osservare che, nella seconda asta la risultante delle forze P e V_B, come pure quella delle $H_A V_A$, Fig. 8.4, devono essere dirette come la linea d'asse dell'asta. In modo del tutto analogo si opera per l'altra asta. La soluzione grafica è in genere molto rapida per problemi piani, o a questi riconducibili. Quando esiste la soluzione analitica, è possibile trovare la soluzione anche per via grafica. Naturalmente bisogna essere disposti a pagare un certo prezzo in termini di approssimazione dei risultati, a fronte di un vantaggio nella rapidità della procedura. Spesso la soluzione grafica viene trovata come prima soluzione approssimata, per ottenere un ordine di grandezza e per procedere successivamente al calcolo analitico.

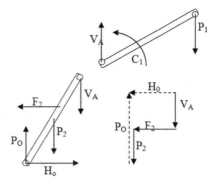

Fig. 8.5. Il problema b)

Vincoli interni

In un sistema costituito da più segmenti esisteranno in genere vincoli che legano il sistema all'ambiente esterno, considerato stazionario ed immobile, e vincoli che connettono segmenti diversi, ambedue mobili. Per il terzo principio della dinamica (principio di azione e reazione), le componenti di forza trasmesse dal primo elemento al secondo sono eguali e opposte in verso alle componenti trasmesse dal secondo al primo elemento. Per ogni vincolo interno, in un problema piano sono presenti al massimo tre incognite.

Problema b)

Si può procedere, Fig. 8.5, scrivendo le equazioni di equilibrio, come si è appena visto, oppure osservando che la reazione nella cerniera A deve essere verticale ed eguale in modulo a P_1, quindi si può procedere alla costruzione del poligono delle forze per la seconda asta, come indicato in figura. La costruzione inizia con le componenti note, sino a tracciare un segmento verticale indefinito che segna la direzione di P_0. Ripartendo quindi dall'origine di V_A si traccia una linea orizzontale (direzione di H_0), sino ad incontrare la verticale prima tracciata. L'intersezione delle due linee determina il modulo delle due componenti incognite, P_0, H_0.

Problema c)

Si tratta della struttura isostatica conosciuta come arco a tre cerniere. Si procede in modo identico al problema a), con l'avvertenza che le incognite sono le 6 componenti di reazione in A,B,C. Come si è osservato in precedenza, se un segmento non sopporta forze normali al suo asse od oblique, esso può trasmettere soltanto forze assiali (nell'ingegneria strutturale prende il nome di *tirante* se soggetto a trazione, *puntone* se soggetto a compressione). Nel nostro caso il segmento AB trasmette forze soltanto nella direzione del suo asse. La reazione in A ha quindi la direzione del segmento AB. Si può anche osservare che il segmento BC è soggetto a tre forze, la reazione trasmessagli da AB, quella in C e la forza esterna P. Perché tre forze complanari possano farsi equilibrio, cioè avere risultante nulla, occorre che le loro rette d'azione si incontrino

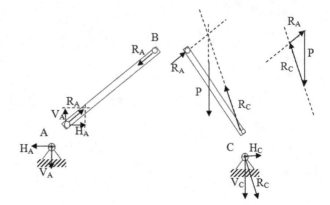

Fig. 8.6. Il problema c)

in un punto. Questa condizione può essere utilizzata per tracciare il poligono delle forze agenti sul segmento BC.

Problema d)

Si tratta di un problema iperstatico, non risolubile con i metodi appena trattati, in quanto le equazioni a disposizione sono in numero insufficiente per determinare le incognite corrispondenti alle reazioni vincolari. Problemi di questo tipo possono essere risolti quando si introducano relazioni supplementari che mettano in gioco la deformabilità della struttura.

Esempio 8.1. Si consideri ora l'esempio della Fig. 8.7. Una trave uniforme è incernierata ad una parete verticale nel suo estremo sinistro, mentre l'estremo destro è sostenuto da un cavo fissato alla parete, che forma un angolo di $53°$ con la direzione orizzontale. Sul punto di mezzo C della trave insiste un carico $W_2 = 400$ N. La lunghezza della trave è 4 m e il suo peso 600 N. Si calcoli la tensione del cavo e la reazione vincolare in A.

Soluzione. Ancora una volta ci troviamo di fronte a un sistema composto da tre corpi, la parete il cavo e la trave. I relativi diagrammi di corpo libero sono tracciati nel-

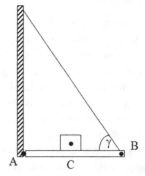

Fig. 8.7. Trave incernierata ad una parete verticale sospesa con un cavo

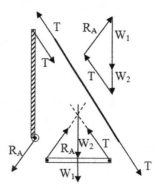

Fig. 8.8. Diagrammi di corpo libero della trave sospesa

la Fig. 8.8. Possiamo, osservando i diagrammi, fare alcune interessanti osservazioni sulle forze scambiate tra i vari elementi. Le forze di tensione ai due estremi del cavo devono essere, per l'equilibrio del cavo stesso, uguali ed opposte. La forza in B deve essere eguale ed opposta alla tensione del cavo. Infine, possiamo osservare che tre forze complanari possono essere in equilibrio soltanto se le loro rette d'azione passano per uno stesso punto. Quindi la retta d'azione di R_A deve passare per il punto d'incontro delle rette d'azione di T e $W_1 + W_2$. Dalla proprietà enunciata deriva una semplice soluzione grafica del problema, mostrata nella Fig. 8.8. Basta infatti costruire il poligono delle forze riportando dalle estremità della forza $W_1 + W_2$ due linee parallele alle rette d'azione di T e R_A. I segmenti ottenuti rappresentano le forze T e R_A nella stessa scala di $W_1 + W_2$. La soluzione analitica del problema si ottiene scrivendo le equazioni di equilibrio alla traslazione nelle direzioni orizzontale e verticale ed alla rotazione intorno, per esempio al punto A:

$$R_{AX} - T\cos\gamma = 0$$
$$R_{AY} - (W_1 + W_2) + T\sin\gamma = 0$$
$$T\sin\gamma * 1 - (W_1 + W_2) * 1/2 = 0. \tag{8.1.5}$$

Il lettore potrà svolgere i semplici calcoli numerici per risolvere il problema, sostituendo i valori dei dati e risolvendo il semplice sistema di equazioni lineari (8.1.5).

Esempio 8.2 (Forze trasmesse mediante elementi flessibili). Si osservi la Fig. 8.9, che mostra il sollevamento di un carico mediante una carrucola. La carrucola si compone di una puleggia, su cui si avvolge parzialmente una fune o altro elemento flessibile. Nella parte destra della Fig. 8.9 sono rappresentati i diagrammi di corpo libero per ciascuno dei tre corpi del sistema, l'uomo, la puleggia, il corpo sospeso. Quest'ultimo è in equilibrio sotto l'azione della fune e del suo peso. Il tratto di fune verticale tra la puleggia e il carico è in equilibrio sotto l'azione di due forze eguali e contrarie T_2. La puleggia è in equilibrio sotto un sistema di quattro forze T_1, T_2, V_2, H_2. Le ultime due componenti sono trasmesse all'asse della puleggia dal supporto che fissa quest'ultima ad una struttura fissa. Per quanto riguarda la persona, ammettendo che la reazione del suolo sia singola, questa, perché l'equilibrio sia possibile, deve passare per il punto d'intersezione delle rette d'azione del tiro della fune T_1 e del peso

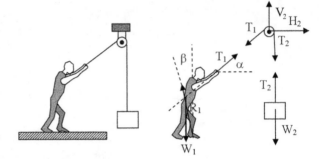

Fig. 8.9. Sollevamento
mediante una carrucola

del corpo W_1. Per la puleggia possiamo scrivere le solite tre equazioni di equilibrio
alla traslazione orizzontale, verticale e alla rotazione. L'ultima equazione può essere scritta annullando la somma dei momenti rispetto al centro della puleggia, scelto
come polo. Si ha in conclusione il sistema di equazioni:

$$T_2 - W_2 = 0$$
$$H_2 - T_1 \cos\alpha = 0$$
$$V_2 - T_1 \sin\alpha - T_2 = 0$$
$$T_1 r - T_2 r = 0$$
$$T_1 \sin\alpha - W_1 + R_{1h} = 0$$
$$T_1 \cos\alpha - R_{1v} = 0. \tag{8.1.6}$$

Essendo r il raggio della puleggia. Le incognite sono T_1, T_2, H_2, V_2, R_{1h}, R_{1v}, facilmente determinabili risolvendo il sistema (8.1.6). Si noti come la quarta equazione
porta a $T_1 = T_2$.

Utilizzando organi flessibili si possono ottenere sistemi per la moltiplicazione
della forza applicata (argani), come ad esempio nel caso dei sistemi sanitari per la
trazione degli arti. Nel caso presentato nella Fig. 8.10, con l'applicazione di un peso
W si ottiene una forza di trazione doppia. Utilizzando pulegge fisse e mobili si ottengono sistemi per la moltiplicazione della forza applicata anche con multipli più
elevati. Si osservi che la puleggia collegata nel suo centro al bendaggio del piede è
mobile, le restanti sono fisse.

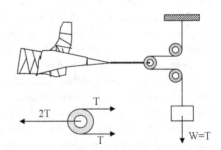

Fig. 8.10. Trazione degli arti

Travi incastrate ad un estremo e libere all'altro

Lo schema statico di una trave incastrata è rappresentato nella Fig. 8.11. Nella parte inferiore è riportato il diagramma di corpo libero. Al posto del vincolo di incastro vengono riportate le tre componenti della reazione, una forza verticale V_0, una orizzontale H_0 ed una coppia M_0. Le corrispondenti equazioni d'equilibrio hanno la semplice forma:

$$V_0 - F = 0$$
$$H_0 = 0$$
$$-F*L + M_0 = 0 \qquad \text{da cui si trae:}$$
$$V_0 = F; \quad H_0 = 0; \quad M_0 = F*L. \tag{8.1.7}$$

Il fatto che la componente orizzontale della reazione nell'incastro sia nulla, deriva dall'assenza di forze orizzontali. Se esistessero forze dirette obliquamente rispetto alla linea d'asse della trave, si avrebbero valori non nulli di questa componente. Esaminiamo ora il caso di una trave a L, incastrata ad un estremo, Fig. 8.12. Il problema non è più piano perché sia la forza agente all'estremità, che ha componenti secondo i tre assi coordinati, sia il vincolo di incastro, che sopprime 6 gradi di libertà, devono essere considerati nello spazio. Le equazioni d'equilibrio viste negli esempi precedenti non sono più applicabili, per cui dobbiamo ricorrere a una scrittura vettoriale delle equazioni stesse. Nel vincolo abbiamo una coppia risultante di momento M_0, di cui non conosciamo modulo e direzione, e una reazione R, incognita. Le componenti del momento risultante sono tre, secondo gli assi coordinati. Il diagramma di corpo libero è rappresentato nella Fig. 8.13. Ci si può domandare perché la risultante delle azioni vincolari R non abbia la stessa linea d'azione della forza F. La risposta è che il sistema delle reazioni vincolari e delle forze esterne è complessivamente equilibrato,

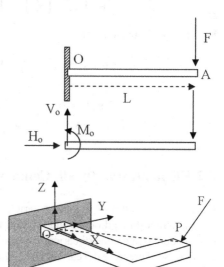

Fig. 8.11. Trave incastrata ad un estremo

Fig. 8.12. Trave a L

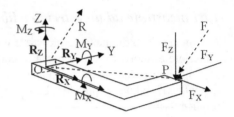

Fig. 8.13. Diagramma di corpo libero

L'insieme delle due forze uguali, R ed F, forma una coppia, il cui momento è uguale e di segno opposto al momento M_o. Possiamo ora scrivere le equazioni di equilibrio in forma vettoriale, imponendo che la risultante delle forze esterne e reazioni vincolari e il momento risultante, rispetto a un polo qualsiasi, delle forze esterne e delle reazioni vincolari siano nulli. Abbiamo quindi assumendo come polo l'origine del sistema di coordinate:

$$\mathbf{F} + \mathbf{R} = 0$$
$$\mathbf{F} \times (\mathbf{O} - \mathbf{P}) + \mathbf{M} = 0. \qquad (8.1.8)$$

Le (8.1.8) rappresentano due equazioni vettoriali, corrispondenti a 6 equazioni scalari che permettono di ottenere le sei incognite scalari $R_x R_y R_z$, M_x, M_y, M_z. Svolgeremo l'operazione a titolo di esempio scrivendo i vettori con le relative componenti.

$$\begin{Bmatrix} F_X \\ F_Y \\ F_Z \end{Bmatrix} + \begin{Bmatrix} R_X \\ R_Y \\ R_Z \end{Bmatrix} = 0 \qquad (8.1.9)$$

$$\begin{Bmatrix} F_X \\ F_Y \\ F_Z \end{Bmatrix} \times \left(\begin{Bmatrix} x_o \\ y_o \\ z_o \end{Bmatrix} - \begin{Bmatrix} x_P \\ y_P \\ z_P \end{Bmatrix} \right) + \begin{Bmatrix} M_X \\ M_Y \\ M_Z \end{Bmatrix} = 0. \qquad (8.1.10)$$

Da cui le sei equazioni scalari:

$$F_X + R_X = 0 \qquad F_Y + R_Y = 0 \qquad F_Z + R_Z = 0$$
$$F_Y(z_o - z_P) - F_Z(y_o - y_P) + M_x = 0$$
$$- F_X(z_o - z_P) + F_Z(x_o - x_P) + M_y = 0$$
$$F_X(y_o - y_P) - F_Y(x_o - x_P) + M_z = 0. \qquad (8.1.11)$$

8.2 Elementi strutturali. Cenno sui casi di sollecitazione

Gli elementi strutturali soggetti a carichi, rispondono deformandosi, in modo spesso non percettibile ad occhio nudo. Se il materiale da cui l'elemento è costituito, al cessare della situazione di carico, torna allo stato indeformato, questo viene definito elastico. Se al crescere dei carichi crescono nella stessa misura anche le deformazioni, il materiale è lineare. Un corpo costituito da un materiale elastico o lineare elastico, al crescere dei carichi applicati e quindi delle deformazioni, incamera energia elastica al suo interno, in modo analogo ad una molla. Quest'energia viene restituita nel momento in cui i carichi vengono rilasciati e il materiale ritorna alla condizione indeformata. I tipi di sollecitazione che possono applicarsi ad una trave sono diversi. Li descriveremo brevemente. Questi argomenti sono trattati nei corsi di resistenza dei materiali.

Presenteremo tre casi di sollecitazione fondamentali.

Trazione-compressione

I carichi assiali generano uno stato di trazione con tensioni $\sigma = F/A$, con F forza applicata (si tratta evidentemente di un sistema equilibrato di due forze F eguali) e A area della sezione. L'allungamento della trave è:

$$\Delta l = \frac{Fl}{EA} \qquad (8.2.1)$$

in cui F è la forza applicata, l la lunghezza della trave, E il modulo elastico e A la sezione.

Nel caso di un elemento elastico in trazione la rigidezza si definisce, come per una molla, come rapporto tra la forza applicata e l'allungamento, si ha quindi:

$$k = \frac{F}{\Delta l} = \frac{EA}{l}. \qquad (8.2.2)$$

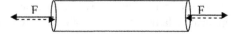

Fig. 8.14. Trazione e compressione

Torsione

Un elemento strutturale è sollecitato da un sistema di coppie di torsione equilibrate. In questo caso nella sezione nascono tensioni tangenziali, date dall'espressione, valida per una sezione circolare.

$$\tau = \frac{M_t r}{J_p}. \qquad (8.2.3)$$

Nelle condizioni di sollecitazione viste sopra, è evidente che si avrà una rotazione relativa della sezione di destra rispetto a quella di sinistra. Questa rotazione vale:

$$\Delta\vartheta = \frac{M_t l}{GJ_p}. \qquad (8.2.4)$$

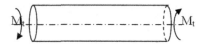

Fig. 8.15. Sollecitazioni di torsione

Nelle espressioni precedenti r è il raggio della sezione, G il modulo di elasticità tangenziale, legato al modulo E di elasticità normale e al coefficiente di contrazione trasversale dall'espressione:

$$G = \frac{E}{2(1+\nu)}.$$

Negli elementi in torsione la rigidezza si definisce come il rapporto tra il momento torcente applicato e la rotazione relativa delle sezioni cioè:

$$k = \frac{M_t}{\Delta\vartheta} = \frac{GJ_p}{l}. \tag{8.2.5}$$

Flessione

La Fig. 8.16 illustra un caso tipico, non l'unico possibile, di trave in flessione, la trave incastrata ad un estremo. Nella sezione si sviluppano tensioni normali, di compressione nelle fibre superiori, di trazione in quelle inferiori. Il valore della massima sollecitazione di trazione o compressione è:

$$\sigma = \frac{My}{J} \tag{8.2.6}$$

dove M è il momento flettente nel punto considerato, pari al prodotto del modulo delle forze agenti a destra della sezione e dei momenti delle eventuali coppie presenti a destra della sezione. Nel caso in esame $M = F * a$. Y è la distanza del punto considerato dall'asse neutro, linea ideale che separa nella sezione la parte tesa da quella compressa. In figura è rappresentata la sezione della trave, sollecitata da tensioni di trazione nella parte superiore (indicate col segno +) di compressione nella parte inferiore. Nel caso della flessione la rigidezza si definisce come rapporto tra il carico applicato e la freccia Δl che vale all'estremità:

$$\Delta l = \frac{Fl^3}{3EJ} \quad \text{quindi si ha} \quad k = \frac{F}{\Delta l} = \frac{3EJ}{l^3}. \tag{8.2.7}$$

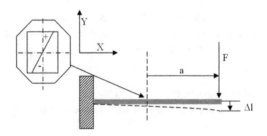

Fig. 8.16. Trave incastrata ad un estremo

8.3 Applicazione dei principi della statica alla biomeccanica

Cercheremo di applicare i concetti precedentemente esposti all'analisi statica di alcuni segmenti del corpo umano. L'analisi si presenta, in molti casi, assai difficile, per i motivi seguenti:

- si tratta nella grande maggioranza dei casi di problemi tridimensionali, nei quali il numero delle forze e reazioni da determinare è superiore a quello delle equazioni disponibili;
- come abbiamo detto in precedenza, le articolazioni hanno un comportamento più complesso dei giunti meccanici semplici che abbiamo sinora analizzato;
- i punti di fissaggio dei muscoli ai segmenti ossei e la direzione delle forze muscolari sono determinabili con molte incertezze, un discorso analogo vale per i pesi e la posizione dei baricentri.

Presenteremo alcuni casi statici in cui il problema viene fortemente semplificato, con le seguenti ipotesi di lavoro:

- si assume che le articolazioni esaminate corrispondano ad uno dei semplici modelli meccanici sinora esaminati;
- siano noti i punti d'attacco dei muscoli sui segmenti ossei e la direzione delle forze muscolari;
- siano note le posizioni dei baricentri e le masse dei vari segmenti analizzati;
- l'attrito nelle articolazioni sia trascurato;
- si trascurino eventuali forze d'inerzia;
- i problemi che affronteremo saranno spesso piani. Gli esempi affrontati saranno utili come punto di partenza per andare verso modelli più complicati ed aderenti alla realtà.

Ricordiamo che una breve descrizione della funzione dei muscoli scheletrici e delle articolazioni per gli arti superiore ed inferiore è stata presentata nei capitoli 2 e 3.

La spalla

Non entreremo in una complessa descrizione delle strutture della spalla, ricordando soltanto che si tratta di un'articolazione di tipo sferico, con tre gradi di libertà. Il semplice, ma importante, esempio che qui presenteremo riguarda l'equilibrio statico della spalla quando il braccio è esteso e alla mano viene applicato un peso. Dato il tipo di articolazione, l'equilibrio non sarebbe possibile se l'articolazione non fosse bloccata completamente. Questo, in effetti, avviene per l'intervento di tutti i muscoli della spalla, ma l'azione prevalente è quella del deltoide, un muscolo a forma triangolare con tre elementi che è fissato da una parte alla clavicola, all'acromion e alla spina scapolare, dall'altra alla diafisi prossimale dell'omero. Lo schema della Fig. 8.17 mostra il braccio esteso, in equilibrio sotto l'azione del peso applicato alla mano W_1, del peso proprio del braccio, W_2, della forza muscolare generata dal deltoide, F_m e della reazione nell'articolazione R_s. Il diagramma di corpo libero è rappresentato nella stessa figura. Le equazioni di equilibrio si scrivono seguendo i principi già esposti.

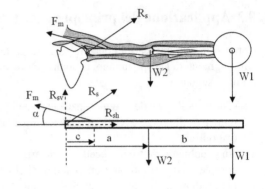

Fig. 8.17. Equilibrio della spalla

Si giunge cosi facilmente alle espressioni:

$$R_{sv} - W_1 - W_2 = 0$$
$$F_m \cos\alpha - R_{sh} = 0$$
$$-W_1(a+b) - W_2 b + F_m \sin\alpha * c = 0. \qquad (8.3.1)$$

Il braccio è assunto come una trave monolitica, senza considerare la sua articolazione nel gomito. A mantenere il braccio esteso, senza che il gomito si fletta, a causa delle forze esterne applicate, concorre l'azione di impuntamento dell'articolazione e l'azione di contrasto del bicipite. Nasce cosi una coppia di contrasto il cui momento impedisce l'estensione del gomito oltre l'allineamento tra omero e braccio.

Una seconda approssimazione

Esaminiamo ora un caso più complicato, quello dell'equilibrio del braccio quando il gomito è flesso all'incirca di 90° e la spalla abdotta di 45°. Ammettiamo anche di avere un sistema di forze con varie componenti in corrispondenza della mano. Il problema ora è marcatamente tridimensionale e non può più essere trattato come nel caso della Fig. 8.17. Una veloce analisi delle forze agenti ci porta ad individuare forze orizzontali e verticali sulla mano, forze verticali dovute al peso proprio dell'omero

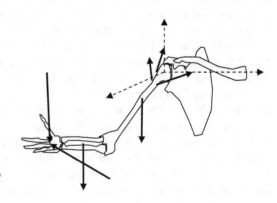

Fig. 8.18. Analisi 3D dell'equilibrio del braccio

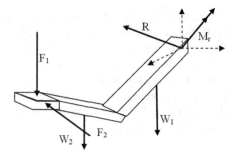

Fig. 8.19. Diagramma di corpo libero del braccio

e delle parti muscolari e connettive ad esso connesse, il peso proprio dell'avambraccio, le forze muscolari dovute ai tre fasci del deltoide, al pettorale e ad altri muscoli fissati alla scapola. Se il braccio è in equilibrio questo si deve all'azione dei diversi muscoli della spalla. Dal momento che queste azioni impediscono qualunque movimento del braccio e bloccano quindi tutti i gradi di libertà possiamo tracciare il diagramma di corpo libero assumendo che il braccio sia una trave ad L incastrata all'estremità come nella Fig. 8.12 e Fig. 8.13. Le risultanti delle reazioni vincolari sono rappresentate nella Fig. 8.19 come due vettori, il primo R è la somma vettoriale delle reazioni vincolari e delle forze muscolari incognite, il secondo M_r è la coppia risultante il cui momento è pari alla somma dei momenti delle forze muscolari e della reazione del vincolo rispetto ad un polo assegnato. Il vettore M_r rappresentando una coppia e non una forza, è stato disegnato come una freccia con due punte avente la direzione dell'asse di rotazione. Le incognite sono proprio questi due vettori, che avendo ciascuno tre componenti, portano a sei il numero delle incognite scalari da determinare. Poiché possiamo scrivere sei equazioni di equilibrio, tre alla traslazione e tre alla rotazione il problema è facilmente risolto ricorrendo alle equazioni (8.1.8), (8.1.10), (8.1.11).

Purtroppo, operando in questo modo, arriveremo a conoscere la risultante e il momento risultante delle forze muscolari e della reazione, ma non le singole forze. È necessario allora ricorrere a un'altra formulazione del diagramma di corpo libero, che mantiene tutte le forze muscolari e la reazione come incognite. La figura relativa è la Fig. 8.20, nella quale sono mostrati tutti i vettori incogniti. Le foze muscolari

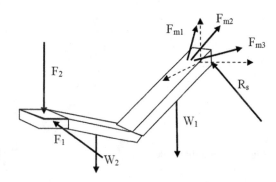

Fig. 8.20. Un altro diagramma di corpo libero

da determinare sono state limitate a tre principali, quelle dovute ai tre fasci del deltoide. Se ammettiamo di conoscere, sulla base dell'anatomia, la direzione di queste forze, le incognite scalari da determinare scrivendo le equazioni di equilibrio sono i moduli delle forze muscolari, F_{m1}, F_{m2}, F_{m3} e le tre componenti di R_s. le equazioni sono, ancora una volta le (8.1.8), (8.1.10), (8.1.11), leggermente modificate per far figurare in esse le forze muscolari. Limitando a tre il numero delle forze muscolari da determinare le incognite scalari risultano sei e sono quindi in numero eguale alle equazioni disponibili.

$$\sum_i \mathbf{F}_i + \sum_i \mathbf{W}_i + \sum_i \mathbf{F}_{mi} = 0$$
$$\sum_i \mathbf{F}_i \times (\mathbf{O} - \mathbf{P_i}) + \sum_i \mathbf{W}_i \times (\mathbf{O} - \mathbf{Q_i}) + \sum_i \mathbf{F}_{mi} \times (\mathbf{O} - \mathbf{S_i}) = 0. \qquad (8.3.2)$$

Dove si sono indicati con P_i i punti di applicazione delle forze esterne, con Q_i quelli delle forze peso, con S_i quelli delle forze muscolari. Nelle equazioni di momento non compare il momento della reazione del vincolo perché si suppone di usare come polo dei momenti appunto il centro di questo. Lasciamo al lettore per esercizio il compito di scrivere le equazioni scalari.

Equilibrio del gomito

La Fig. 8.21 mostra il braccio che, in corrispondenza della mano, sopporta un carico di peso noto. Se immaginiamo che l'unico muscolo in azione sia il bicipite, è facile rilevare che la forza muscolare può essere facilmente determinata con un'equazione di equilibrio di momento. In Fig. 8.21 si è riportato un disegno del braccio con il diagramma di corpo libero a fianco.Oltre al carico L che insiste sulla mano, è stato considerato anche il peso proprio dell'avambraccio W. Conoscendo il peso e il baricentro dell'avambraccio, le incognite da determinare sono le componenti della

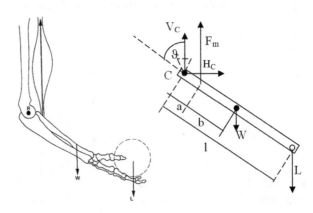

Fig. 8.21. Equilibrio del gomito

reazione vincolare in C e la forza muscolare F_m. Si ha quindi:

$$H_C = 0$$
$$V_C + F_m - W - L = 0$$
$$F_m \sin\vartheta * a - W\sin\vartheta * b - L\sin\vartheta * l = 0$$

da cui si ha:

$$F_m = W\frac{b}{a} + L\frac{l}{a}$$
$$V_C = W(1 - \frac{b}{a}) + L(1 - \frac{l}{a}). \tag{8.3.3}$$

Si osservi che la reazione vincolare V_c ha due componenti, la prima nella direzione dell'avambraccio, $V_C * \cos\vartheta$, la seconda in direzione normale a questo, $V_C * \sin\vartheta$.

Lo stesso problema ma con più muscoli

Riprendiamo il problema dell'equilibrio del gomito con un carico applicato alla mano, tenendo però in considerazione anche gli altri muscoli flessori, il brachiale e il brachioradiale. Lo schema statico è quello della Fig. 8.23. Il corrispondente diagramma di corpo libero è in Fig. 8.22. Siamo ora nel piano e le tre equazioni di equilibrio, una per la rotazione intorno al fulcro del gomito, le altre due per le due traslazioni si scrivono:

$$H_C - F_{BR}\cos\alpha - F_{BRD}\cos\beta = 0$$
$$V_C + F_{BI} + F_{BR}\sin\alpha + F_{BRD}\sin\beta - W_1 - W_2 = 0$$
$$F_{BI} * h + F_{BR}\sin\alpha * c + F_{BRD}\sin\beta * d - W_2 * a - W_1 * b = 0. \tag{8.3.4}$$

Sembra tutto estremamente semplice, ma non lo è. Le equazioni sono tre, le incognite F_{BI} F_{BR} F_{BRD} H_C, V_C sono cinque. Questo problema si presenta spesso nello studio biomeccanico, perché in ogni articolazione è presente una molteplicità di muscoli, cooperanti o antagonisti, che rende il problema insolubile senza ricorrere ad altre condizioni. Una possibile soluzione è quella di utilizzare un'ipotesi dovuta a (Alexander, Vernon, 1975), secondo la quale la forza massima che un muscolo può esercitare si ottiene come prodotto di una sua sezione caratteristica, chiamata PCSA,

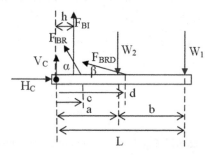

Fig. 8.22. Diagramma di corpo libero

Physiological Cross Section Area, espressa come rapporto tra il volume del muscolo e la sua lunghezza, per uno sforzo σ, uguale per tutti i muscoli di un certo tipo. Se quindi, da dati anatomici, potessimo dedurre i valori delle PCSA per i muscoli di nostro interesse, le (8.3.4) diventerebbero:

$$H_C - \sigma A_{BR} \cos\alpha - \sigma A_{BRD} \cos\beta = 0$$

$$V_C + \sigma A_{BI} + \sigma A_{BR} \sin\alpha + \sigma A_{BRD} \sin\beta - W_1 - W_2 = 0$$

$$\sigma A_{BI} * h + \sigma A_{BR} \sin\alpha * c + \sigma A_{BRD} \sin\beta * d - W_2 * a - W_1 * b = 0. \qquad (8.3.5)$$

Le incognite sono ora soltanto tre H_C, V_C, σ ed il problema è risolubile. L'ipotesi assunta alla base della soluzione del problema presta il fianco a molte critiche. Con rilievi EMG è stato verificato che i diversi muscoli vengono attivati in modo diverso dal nostro sistema neuromuscolare, sembra quindi discutibile che il potenziale di attivazione non entri in gioco come parametro nella valutazione delle forze muscolari. Un'altra considerazione è che il corpo umano, nei milioni di anni della sua esperienza motoria, ha sviluppato una strategia "economica" nel movimento. Per fermarci sul nostro esempio, osservando la Fig. 8.22, ci si può rendere conto che i diversi muscoli che concorrono alla flessione del gomito, hanno inclinazioni e bracci diversi, rispetto all'articolazione. Si può pensare che si tenda a usare preferibilmente quei muscoli che hanno un braccio maggiore, per realizzare il movimento in esame, perché con forze moderate si otterrebbero momenti elevati e l'equilibrio sarebbe ottenuto con valori bassi delle forze. È stato ipotizzato anche che, una possibile strategia del nostro sistema motorio sia quella di rendere minima la somma dei moduli delle forze impiegate per ottenere l'equilibrio. Per trasferire questo concetto in termini matematici, dovremmo imporre una condizione di minimo alla funzione:

$$f(F_{BI}, F_{BR}, F_{BRD}) = F_{BI} + F_{BR} + F_{BRD} = \min. \qquad (8.3.6)$$

È evidente però che, in assenza di altre condizioni, la relazione precedente viene verificata quando

$$F_{BI} = F_{BR} = F_{BRD} = 0. \qquad (8.3.7)$$

Ma se le forze muscolari fossero tutte nulle, non sarebbero soddisfatte le condizioni d'equilibrio (8.3.4). Il problema matematico della minimizzazione della somma delle forze muscolari si formula *sotto condizione* che la terza delle (8.3.4) sia soddisfatta. In questo caso, le prime due equazioni lo saranno certamente, con opportuni valori di H_C e V_C Ancora una volta questo può non essere sufficiente, perché la fisiologia

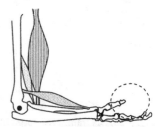

Fig. 8.23. Equilibrio del gomito con tre muscoli attivi

ci insegna che le forze muscolari non possono assumere valori negativi, cioè i muscoli non possono generare forze di compressione. Dobbiamo quindi aggiungere alla condizione di minimo (8.3.6) e alla terza delle (8.3.4) le ulteriori condizioni

$$F_{BI} \geq 0 \qquad F_{BR} \geq 0 \qquad F_{BRD} \geq 0. \qquad (8.3.8)$$

Riassumendo, il problema di minimo condizionato per la funzione somma delle forze muscolari, diventa un problema di ottimizzazione, la cui formulazione è la seguente:

Minimizzare la funzione:

$$f(F_{BI}, F_{BR}, F_{BRD}) = F_{BI} + F_{BR} + F_{BRD}$$

sotto la condizione:

$$F_{BI} * h + F_{BR} \sin \alpha * c + F_{BRD} \sin \beta * d - W_2 * a - W_1 * b = 0 \qquad \text{e con}$$

$$0 \leq F_{BI} \leq F_{BI,MAX} \qquad 0 \leq F_{BR} \leq F_{BR,MAX} \qquad 0 \leq F_{BRD} \leq F_{BRD,MAX}. \qquad (8.3.9)$$

La procedura sembra molto attraente, perché sposa l'idea che l'organismo umano sia un risparmiatore d'energia. Il problema principale nella sua applicazione è la scelta della funzione da minimizzare. Alcuni ricercatori hanno proposto, in alternativa alla somma delle forze muscolari, la somma degli sforzi muscolari, con la funzione:

$$f(F_{m1} \ldots \ldots \ldots F_{mn}) = \frac{F_{m1}}{A_1} + \ldots \ldots \ldots + \frac{F_{mn}}{A_n}. \qquad (8.3.10)$$

Equilibrio del capo

La Fig. 8.24 mostra una condizione d'equilibrio del capo. Il vincolo è costituito dall'articolazione della prima vertebra cervicale (atlante), i carichi sono il peso della testa, applicato nel baricentro della stessa, e la forza risultante dei muscoli estensori

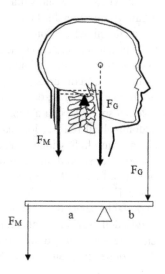

Fig. 8.24. Il capo come trave labile sotto un sistema di carichi equilibrato

del collo. Dal punto di vista dell'equilibrio delle forze, possiamo schematizzare la testa come una leva di primo grado, con la potenza all'estremità sinistra, la resistenza a destra, e il fulcro in posizione intermedia. Il braccio della forza muscolare è maggiore di quello del peso del capo La struttura è labile, dotata di un grado di libertà. Per questa ragione è necessario, per l'equilibrio, che il momento della forza muscolare e quello del peso siano eguali in ogni istante. Questa eguaglianza è ottenuta con reazioni muscolari, del tutto inconsce, che intervengono continuamente per esercitare il controllo della posizione della testa. La reazione vincolare in corrispondenza del vincolo vale $P + F_m = P\left(1 + \frac{b}{a}\right)$. È evidente che il carico sulla vertebra non è molto lontano da 1,5 volte il peso del capo. Questo ragionamento riguarda naturalmente le sole azioni statiche, potendo quelle dinamiche arrivare a raggiungere livelli anche dieci volte superiori. Le forze calcolate variano fortemente nel caso in cui la testa non sia in posizione verticale, ma il corpo sia piegato. In questo caso la forza peso cambia direzione e la forza muscolare cambia valore. Lasciamo la considerazione d'altre posizioni della testa ai trattati specialistici.

La colonna vertebrale

La colonna vertebrale è la parte più complessa del sistema muscolo-scheletrico. È l'asse portante del nostro corpo. Oltre che proteggere, al suo interno il midollo spinale, lungo il quale passa tutta l'informazione neuromotoria, ha la funzione di sostenere la testa, il collo e le estremità superiori, trasferire i carichi della testa e del tronco alla pelvi, permettere una varietà di movimenti. La colonna vertebrale è composta di ventiquattro vertebre le cui articolazioni, assai complesse, prendono il nome di giunti anfiartroidali. Abbiamo già parlato dei dischi intervertebrali, di natura cartilaginea, che fanno funzionare le articolazioni tra una vertebra e l'altra come piccoli giunti sferici, permettendo tre rotazioni, di modesta entità, intorno a tre assi diversi. Agiscono anche come ammortizzatori attenuando gli effetti negativi dei carichi impulsivi che agiscono sulla colonna. Ad esempio quando si salta, senza la capacità ammortizzante dei dischi le sollecitazioni sulla colonna non sarebbero tollerabili. Due articolazioni della colonna sono particolarmente importanti, quella atlanto-occipitale tra la prima vertebra cervicale e l'osso occipitale della testa, e l'articolazione atlanto-assiale che connette l'atlante ed i processi dentari. Si tratta di una cerniera che permette alla testa di ruotare nel piano trasversale. La colonna riceve la sua stabilità dai dischi intervertebrali, dai legamenti e dai muscoli che la circondano. I muscoli della colonna sono disposti a coppie. La parte anteriore della colonna contiene i muscoli addominali, il retto addominale e i muscoli obliqui esterni e interni. Sono muscoli che attivano la flessione della colonna e mantengono gli organi interni in posizione. Esistono tre strati di muscoli posteriori, erettori della colonna, semispinali, e spinali profondi. La loro funzione è principalmente quella di attivare l'estensione della colonna. Essi contrastano inoltre l'effetto della gravità. Il muscolo quadrato lombare è importante per la flessione laterale della colonna e agisce come stabilizzatore della pelvi e della sezione lombare. La flessione laterale del tronco è la conseguenza dell'azione dei muscoli addominali e posteriori. La rotazione del tronco è la conseguenza dell'azione simultanea dei muscoli anteriori e posteriori.

La spina dorsale è soggetta a varie lesioni. Le più gravi sono quelle che coinvolgono il midollo spinale, che è immerso in un fluido e protetto dalla struttura ossea delle vertebre. Altre lesioni gravi sono le fratture delle vertebre e l'ernia dei dischi intervertebrali.

Equilibrio della gamba

Riprendiamo l'analisi del cammino, per svolgere alcune considerazioni sulle forze scambiate tra il piede e il terreno, forze trasmesse attraverso la catena cinematica a tre segmenti della gamba, sino all'articolazione dell'anca. Nella Fig. 8.25 sono schematicamente rappresentate tre fasi del cammino, per mostrare i muscoli attivati durante il ciclo della deambulazione. Come di consueto, si è fatto riferimento ad una sola gamba, rappresentata in grigio in Fig. 8.25. Nella posizione a si ha l'impatto col terreno del piede avanzato. Poiché il contatto avviene sul tallone, il piede tenderebbe a compiere una flessione plantare, controllata dal muscolo tibiale anteriore. La linea d'azione della forza di contatto passa in prossimità dell'articolazione del ginocchio. Se passa, anteriormente, il suo effetto è quello di estendere l'articolazione, se passa posteriormente, si ha flessione. Il controllo dell'articolazione è compiuto congiuntamente dal semitendinoso, semimembranoso e dal quadricipite femorale. La stessa forza di contatto sul tallone provocherebbe una flessione dell'anca, controllata dal gluteo. Nella Fig. 8.25b l'appoggio sta per trasferirsi completamente sul piede anteriore. Il ginocchio è leggermente inflesso. Il quadricipite è attivo per contrastare la flessione del ginocchio. Il gluteo è attivo per controllare la flessione dell'anca. La tibia è in posizione prossima alla verticale, la risultante delle azioni del terreno passa per il centro della caviglia. Non sono necessarie azioni rilevanti di controllo da parte del tibiale anteriore o del gastrocnemio. In Fig. 8.25c la principale azione muscolare è volta al sollevamento del tallone. È compiuta attraverso la contrazione del gastrocnemio e del soleo. La risultante delle forze di contatto passa sulla parte anteriore della pianta. Il piede è dorsiflesso. Le posizioni che abbiamo illustrato sono semplicemente tre esempi presi tra le molteplici configurazioni possibili. Se prendiamo l'intero corpo come sistema da analizzare, le uniche forze esterne sono le reazioni sui due piedi in appoggio bipodalico, su un singolo piede in appoggio monopodalico, la forza peso,

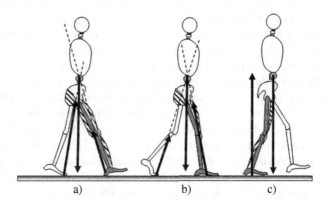

Fig. 8.25. Forze scambiate col terreno durante il cammino

a)   b)   c)

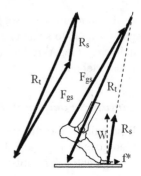

Fig. 8.26. Equilibrio del piede

applicata nel baricentro e le forze d'inerzia dovute alla presenza di accelerazioni nei vari segmenti.

Se, per semplicità, ci limitiamo a ipotizzare un regime quasi statico, resterebbero tre forze le cui linee d'azione, per l'equilibrio, dovrebbero passare per un unico punto. Nelle Fig. 8.25a e b, potremmo trovare le reazioni del terreno, semplicemente scomponendo la forza peso nella direzione della retta d'azione delle reazioni. Quanto più la verticale tracciata dal baricentro cade vicina al piede avanzato, tanto più sarà elevata la reazione in corrispondenza di questo. Le situazioni descritte sono estremamente semplificate rispetto alla realtà. Infatti, le reazioni sui due piedi non agiscono sullo stesso piano. Malgrado questo, il modello si presta a dare un'idea dell'entità delle forze presenti.

La Fig. 8.26 illustra le forze che agiscono sul piede nell'ultima fase di appoggio. Si osserva che la forza esercitata sul calcagno dalla contrazione del gastrocnemio deve avere, per l'equilibrio alla rotazione del piede intorno alla caviglia, un modulo maggiore della reazione di appoggio sul terreno, per la diversità dei bracci. Il piede arretrato sopporta tutto il peso del corpo. La risultante delle azioni di contatto ha due componenti, quella verticale, eguale al peso del corpo, se il piede a contatto è uno solo, e quella orizzontale che ha il ruolo di spinta propulsiva. Non si può determinare a priori con ragionamenti teorici la linea d'azione della forza R_s. Essa può essere determinata sperimentalmente mediante una piattaforma dinamometrica. La forza F_{gs} è invece nota, soltanto in direzione e verso. Se, a titolo di pura speculazione, immaginiamo che la componente orizzontale della forza F_s sia pari al prodotto del coefficiente d'attrito tra piede e terreno (o tra scarpa e terreno) per la componente normale della reazione, eguale, come si è detto, al peso del corpo, si ottiene una valutazione di questa forza in modulo direzione e verso. In questo caso sarà possibile costruire il poligono delle tre forze, risolvendo il problema. La costruzione della Fig. 8.26, mostra come la forza diretta secondo l'asse della tibia è circa tre volte il peso del corpo e la forza muscolare del complesso soleo-gastrocnemio è pari ad oltre il doppio. Per l'equilibrio del complesso tibia-perone, considerato, per semplicità come un'unica asta, si ragiona nel modo seguente. L'asta, Fig. 8.27, viene idealmente separata, nelle articolazioni del ginocchio e della caviglia, inserendo le rispettive reazioni vincolari. La reazione nella caviglia è stata determinata con la costruzione grafica appena illustrata. Nelle figure precedenti è stata chiamata R_g la reazione nell'articolazione del ginoc-

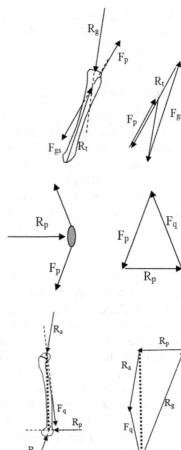

Fig. 8.27. Equilibrio del complesso tibia-perone

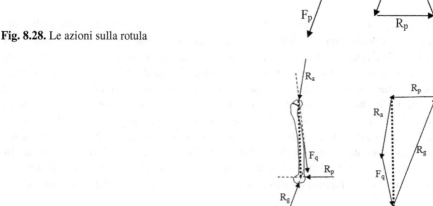

Fig. 8.28. Le azioni sulla rotula

Fig. 8.29. Equilibrio del femore

chio, F_p la forza nel tendine patellare, R_t la reazione nell'articolazione tibio-tarsica (caviglia), F_{gs} la forza dovuta all'azione combinata del soleo e del gastrocnemio. Per terminare l'analisi occorre valutare le azioni nella patella, considerata come segmento indipendente in equilibrio. Le forze sono, quella del tendine patellare, valutata in precedenza F_p, la reazione del condilo femorale R_p, nota solo in direzione, la forza esercitata dal quadricipite F_q, di cui è nota la direzione. Anche in questo caso si è semplificato, assumendo che l'altro capo del quadricipite sia connesso alla diafisi femorale, cosa non corretta, perché uno dei capi del quadricipite si connette alla pelvi. Per terminare, esaminiamo la situazione del femore rappresentato schematicamente in Fig. 8.29. Le azioni presenti sono quelle del quadricipite F_q, con l'eccezione del retto femorale che è collegato alla pelvi, la reazione sull'articolazione coxo-femorale (testa del femore-acetabolo) R_a, la reazione sul ginocchio R_g, calcolata in precedenza, la reazione patellare R_p. Analisi più complesse, per tener conto della complessità e della molteplicità delle forze muscolari, possono essere svolte mediante sistemi di modellazione meccanica, che rappresentino in modo accurato le strutture ossee e quelle muscolari.

Il piede come elemento strutturale

In Fig. 8.30 il piede è appoggiato al suolo e caricato in corrispondenza dell'articolazione con la tibia. Anche in questo caso, potremo tracciare il suo diagramma di corpo libero, cioè definire la coppia di reazioni vincolari che fanno equilibrio al carico dato. Lo schema statico è quello di una trave appoggiata in due punti e soggetta ad un carico verticale. Nella figura abbiamo tratteggiato i vincoli per mostrare come questi siano stati sostituiti dalle corrispondenti reazioni vincolari. Il calcolo delle reazioni nel calcagno e nella pianta del piede è del tutto agevole:

$$R_1 = \frac{Fb}{a+b} \qquad R_2 = \frac{Fa}{a+b} \qquad \frac{R_1}{R_2} = \frac{b}{a}. \qquad (8.3.11)$$

La reazione in corrispondenza del calcagno è notevolmente più elevata di quella sulla pianta. Questo dipende dalla morfologia del piede, essendo la linea d'azione del carico più vicina al calcagno. Il piede è sollecitato a flessione con sforzi interni di compressione nella parte superiore e di trazione in quella inferiore. Poiché la struttura del piede non è monolitica, essendo questo costituito da una catena di elementi ossei, risulta che le ossa situate nella parte superiore tendono a chiudere il gioco nella zona di separazione, tendono ad aprirlo, invece, nella parte inferiore. Alla resistenza dell'arco plantare contribuisce la fascia muscolare plantare che agisce in modo analogo alla catena negli archi strutturali. Il fatto di assumere forze concentrate in corrispondenza del calcagno e della pianta è, com'è evidente, una notevole semplificazione. Le due forze di reazione non sono altro nella realtà, che le risultanti di un

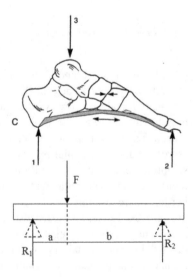

Fig. 8.30. Il piede come trave appoggiata

sistema di pressioni che agiscono sulle zone di contatto. Questa distribuzione di pressioni gioca un ruolo fondamentale nella riduzione delle sollecitazioni nelle ossa del piede. Nella corsa, nel salto e in altri movimenti, che comportano il trasferimento di carichi elevati in corrispondenza del calcagno, la presenza di un cuscino ripartitore ed equilibratore delle pressioni permette di evitare sollecitazioni nell'osso superiori a quelle ammissibili. Un'analisi più accurata della struttura del piede mostra che questo è costituito da una catena di "conci", per usare il linguaggio dell'ingegneria civile, che seguono il profilo di un arco. Senza entrare in dettagli sull'analisi delle strutture ad arco, non consona al carattere di questo testo, possiamo dire che il piede si comporta come un arco con catena, quest'ultima rappresentata dalla fascia plantare. È evidente l'importanza di una corretta conformazione dell'arco plantare, sia dal punto di vista strutturale, che da quello cinematico. La struttura ad arco così individuata si comporta, infatti, come una struttura elastica, favorendo l'assorbimento delle forze dinamiche, attraverso il potere smorzante dei giunti coinvolti. Nella corsa e nella deambulazione lenta, la zona più esposta a carichi elevati è il calcagno. Nella corsa è il primo punto di contatto, nella ricaduta dopo la fase di volo. I carichi in questa fase sono molto elevati, e difficilmente prevedibili, se non in prima approssimazione, attraverso un modello. È invece relativamente agevole la misura sperimentale, attraverso l'inserzione nel tallone della calzatura di speciali solette sensorizzate. La tecnologia legata alla progettazione delle calzature per le attività sportive e il tempo libero ha preso nella giusta considerazione il problema del contenimento dei carichi dinamici, con diverse soluzioni che vanno dal cuscinetto d'aria nel tallone, ai sistemi di molle etc. Sistemi di questo tipo presentano diversi vantaggi. Infatti, oltre a garantire un effetto ammortizzante delle forze dinamiche, permettono anche di recuperare una parte, seppur piccola, dell'energia cinetica, che altrimenti andrebbe irrimediabilmente persa. Si lascia a studi specialistici un approfondimento di questi interessanti problemi.

Appoggio monopodalico

Durante la deambulazione o lo stazionamento, il contatto col suolo avviene per un certo tempo su un solo piede. In questa fase la gamba poggiata sopporta tutto il peso del corpo, più eventuali carichi dinamici, che possono raggiungere 4–5 volte il peso corporeo. Osserviamo quello che succede in posizione di equilibrio di stazionamento. Cominciamo a notare che, considerando il diagramma di corpo libero dell'intero corpo, i carichi esterni si riducono a due, il peso del corpo e la reazione del terreno. Durante la deambulazione questi carichi non hanno in genere la stessa linea d'azione, si osservi ad esempio la Fig. 8.31. Per cercare l'equilibrio il bacino ruota intorno all'articolazione dell'anca e il tronco si inclina verso il piede appoggiato. In corrispondenza dell'anca vediamo che, oltre alla reazione nell'articolazione è presente una forza muscolare, dovuta alla fascia ileo-tibiale, che reagisce alla tendenza del bacino a collassare dalla parte non appoggiata. Le forze agenti sulla gamba poggiata sono la reazione del terreno $R = W = W_1 + W_2$, la forza muscolare degli abduttori dell'anca, la reazione nell'articolazione R_a e il peso proprio W_2. Il poligono delle forze è mostrato nella Fig. 8.31c. Se sommiamo vettorialmente le due forze W_1 e W_2,

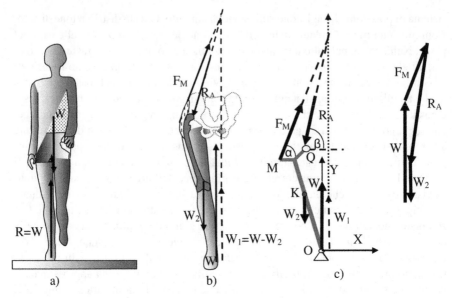

Fig. 8.31. Appoggio monopodalico: a) equilibrio dell'intero corpo; b) equilibrio della gamba; c) diagramma di corpo libero della gamba

la gamba è soggetta solo a tre forze che, per l'equilibrio, dovranno avere le linee d'azione che passano per uno stesso punto. Grazie a questa proprietà potremo determinare, analiticamente o graficamente, la reazione nell'anca e la forza muscolare. Per costruire il triangolo delle forze si tenga presente che la direzione della F_M è nota, la direzione della R_A è determinata dalla condizione d'incontro delle linee d'azione, prima detta. La costruzione mostra che la reazione nell'articolazione può essere alquanto superiore al peso del corpo. Questo giustifica quanto affermato in precedenza. La soluzione analitica passa attraverso la scrittura delle tre equazioni di equilibrio:

$$F_M \cos\alpha - R_A \cos\beta = 0 \tag{8.3.12}$$
$$F_M \sin\alpha - R_A \sin\beta - W_1 - W_2 = 0$$
$$F_M \sin\alpha * x_M - F_M \cos\alpha * y_M - R_A \sin\beta * x_Q + R_A \cos\beta * y_Q - W_2 x_K = 0.$$

Il sistema scritto contiene le incognite F_M, R_A, $\cos\beta$, mentre si ricorderà che α è noto.

Equilibrio del tronco

L'equilibrio del tronco s'impone facilmente considerando che anche su questo agiscono tre forze concorrenti. Si osservi che la W_1, forza peso del corpo senza la gamba appoggiata, ha una linea d'azione che si trova a destra della mezzeria del corpo. La posizione del baricentro del corpo, esclusa la gamba appoggiata è nota o comunque può essere facilmente calcolata, mentre la forza del muscolo ileo-tibiale è stata calcolata prima. La determinazione della reazione R_A può quindi procedere, per via grafica o analitica.

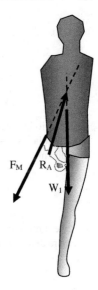

Fig. 8.32. Equilibrio del tronco

Esercizi

Attrito

1. Trovare il peso W_B da applicare per ottenere una trazione F_P di 30 N agente sulla colonna nei seguenti casi:
   - trazione esercitata parallelamente al piano del lettino;
   - trazione esercitata con una inclinazione di 10 gradi rispetto al piano del lettino.

Caso 1. Trazione esercitata parallelamente al piano del lettino

$W = 50$ [N]	Peso della testa
$F_P = 30$ [N]	Resistenza opposta dalla colonna
$\mu = 0,17$	Coefficiente di attrito – piano appoggio
$\mu_1 = 0,1$	Coefficiente di attrito – fune
$\vartheta = 90°$	Rotazione carrucola
$\alpha = 0°$	Angolo di inclinazione della forza di trazione

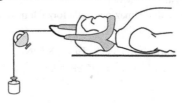

Analizzando in dettaglio le forze che agiscono sulla carrucola possiamo affermare che la relazione che intercorre tra il peso W_B e la corrispettiva forza di equilibrio T_R è data da:

$$T_R = \frac{W_B}{e^{(\mu_1 \cdot \vartheta)}}.$$

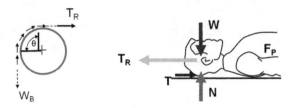

È possibile calcolare il valore di T_R imponendo l'equilibrio al sistema di forze agenti sulla sola testa – come rappresentato in figura sotto. Noto T_R è possibile allora risolvere il problema.

$$T_R = W \cdot \mu + F_P = 50 \cdot 0,17 + 30 = 38,5 \text{ [N]}$$
$$W_R = T_R \cdot e^{(\mu_1 \cdot \vartheta)} = 38,5 \cdot e^{(0.1 \cdot \frac{\pi}{2})} = 45 \text{ [N]}$$

dove il prodotto $W \cdot \mu$ è pari alla forza d'attrito T – prodotto tra la componente perpendicolare delle forze agenti sulla testa ed il coefficiente di attrito.

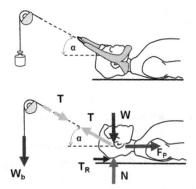

Caso 2. Trazione esercitata con una inclinazione di 10 gradi rispetto al piano del lettino

$W = 50$ [N]   Peso della testa
$F_P = 30$ [N]   Resistenza opposta dalla colonna
$\mu = 0,17$ Coefficiente di attrito – piano appoggio
$\mu_1 = 0,1$ Coefficiente di attrito – fune
$\vartheta = 100°$ Rotazione carrucola
$\alpha = 10°$ Angolo di inclinazione della forza di trazione

Soluzione
$$T_R \cdot \cos(\alpha) = (W - T_R \cdot \sin(\alpha)) \cdot \mu + F_P \rightarrow T_R = 38,6 \text{ [N]}$$
$$W_B = T_R \cdot e^{(\mu_1 \cdot \vartheta)} = 38,5 \cdot e^{(0.1 \cdot (\frac{100}{180} \cdot \pi))} = 45,88 \text{ [N]}.$$

Calcolo dell'attrito nell'articolazione tibio-astragalica

2. Calcolare la forza F_1 che deve essere esercitata sul tendine di Achille dai muscoli della gamba – gastrocnemio – prima che l'articolazione cominci a muoversi. L'articolazione tibio-astragalica ed il sistema di forze corrispondenti sono rappresentate in figura sopra. La complessa morfologia dell'articolazione è stata notevolmente semplificata al fine di rendere più agevoli i calcoli.

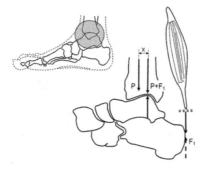

$a = 6$ [cm]
$r = 2,8$ [cm]
$\mu = 0,015$
$P = 500$ [N]

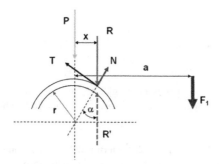

Soluzione. Il movimento avviene non appena viene superata la condizione di equilibrio $F_1 \cdot (a - x) = P \cdot x$ e l'angolo α è pari ad un certo angolo critico φ oltre il quale la forza trasmessa dal tendine di Achille è tale da superare l'attrito dell'articolazione.

$$\tan(\alpha) = \tan(\varphi).$$

Sotto l'ipotesi di piccoli angoli possiamo supporre che: $x = r \cdot \tan(\alpha) = r \cdot \sin(\alpha)$ e così $\tan(\alpha) \approx \sin(\alpha) = \frac{x}{r}$.
I valori di F_1 e di x non sono noti e vanno quindi calcolati come segue:

$$x = \mu \cdot r = 0,015 \cdot 0,028 = 0,00042 \ [m]$$
$$F_1 = \frac{(\mu \cdot r \cdot P)}{(a - \mu \cdot r)} = \frac{0,21}{0,059} = 3,5 \ [N].$$

3. *Calcolo delle forze muscolari* T_1 *e* T_2 *necessarie per mantenere in equilibrio la gamba*

$\alpha_1 = 45°$
$\alpha_2 = 90°$
$\beta_1 = 15°$
$\beta_2 = 5°$
$a = 0,20$ [m]
$W_0 = 540$ [N]
$W_1 = 60$ [N]
$W_2 = 30$ [N]

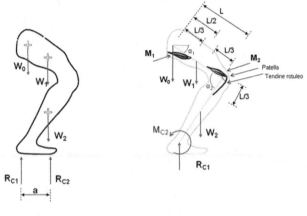

Soluzione. Ipotesi semplificative.

Geometria del sistema Coscia-Gamba:

*   uguale lunghezza – L – per entrambi gli arti pari a 0,50 [m];
*   i baricentri di ogni segmento si trovano a L/2 della loro lunghezza.

Fasce muscolari:

* M_1 è rappresentativo dei muscoli posteriori della coscia composti da: bicipite femorale, muscolo semitendinoso e muscolo semimembranoso;
* M_2 è invece rappresentativo del quadricipite femorale composto da: retto femorale, vasto mediale, vasto laterale e vasto intermedio;
*   per la coscia, le inserzioni muscolari si trovano a L/3 rispetto al grande trocantere e L/3 rispetto al condilo femorale. Per la gamba invece l'attaccatura del tendine rotuleo si trova a L/3 rispetto al condilo tibiale.

Reazioni al terreno e forze esterne
Sul sistema in esame agiscono sia le forze peso W_0, W_1 e W_2 che le reazioni del terreno R_{C1} e R_{C2}. Queste forze devono in ogni istante trovarsi in equilibrio tra loro. Scrivendo l'equilibrio delle componenti verticali e quello dei momenti.

$$\sum F_Y = R_{C1} + R_{C2} = -W_0 - W_1 - W_2 = 0$$
$$\sum M_{(caviglia)} = a \cdot R_{C2} - x_{PW1} \cdot W_1 - x_{PW2} \cdot W_2.$$

Note le coordinate baricentriche dei punti di applicazione delle forze peso W_1 e W_2 il problema è ben posto e si avrà il numero sufficiente di relazioni indipendenti per risolvere l'intero sistema. Il primo passo da compiere è il calcolo della geometria dei baricentri e delle inserzioni muscolari. Il metodo impiegato è quello delle matrici di trasformazione. Le coordinate assolute di tutti i punti si trovano risolvendo i seguenti prodotti matriciali.

$$^{0}\mathbf{P}_{W1} = {}^{0}_{1}\mathbf{T} \cdot \mathbf{P}_{W1} = \begin{Bmatrix} +0,1768 \\ -0,1768 \\ 0 \\ 1 \end{Bmatrix} \qquad ^{0}\mathbf{P}_{M1} = {}^{0}_{1}\mathbf{T} \cdot \mathbf{P}_{M1} = \begin{Bmatrix} +0,1179 \\ -0,1179 \\ 0 \\ 1 \end{Bmatrix}$$

$$^{0}\mathbf{P}_{M2} = {}^{0}_{1}\mathbf{T} \cdot \mathbf{P}_{M2} = \begin{Bmatrix} +0,2357 \\ -0,2357 \\ 0 \\ 1 \end{Bmatrix} \qquad ^{0}\mathbf{P}_{M2} = {}^{0}_{2}\mathbf{T} \cdot \mathbf{P}_{M2} = \begin{Bmatrix} 0,2357 \\ -0,4714 \\ 0 \\ 1 \end{Bmatrix}$$

$$^{0}\mathbf{P}_{W2} = {}^{0}_{2}\mathbf{T} \cdot \mathbf{P}_{W2} = \begin{Bmatrix} 0,1768 \\ -0,5303 \\ 0 \\ 1 \end{Bmatrix}$$

dove:

$$\mathbf{P}_{W1} = 1\begin{Bmatrix} \frac{L}{2} \\ 0 \\ 0 \\ 1 \end{Bmatrix} \quad \mathbf{P}_{M1} = \begin{Bmatrix} \frac{L}{3} \\ 0 \\ 0 \\ 1 \end{Bmatrix} \quad \mathbf{P}_{M2} = \begin{Bmatrix} \frac{2}{3}L \\ 0 \\ 0 \\ 1 \end{Bmatrix} \quad \mathbf{P}_{M2} = \begin{Bmatrix} \frac{L}{3} \\ 0 \\ 0 \\ 1 \end{Bmatrix} \quad \mathbf{P}_{W2} = \begin{Bmatrix} \frac{L}{2} \\ 0 \\ 0 \\ 1 \end{Bmatrix}.$$

Una volta noti i punti di applicazione delle forze muscolari e delle forze peso, si risolve l'equilibrio del sistema da cui:

$R_C = R_C = 550,43 \quad [N];$
$M_C = R_{C2} \cdot a = 15,91 \ [N \cdot m].$

Consideriamo ora l'azione di M_1 a cui corrisponde una la forza muscolare T_1. In questa configurazione il numero d'incognite è maggiore del numero di equazioni. È quindi necessario suddividere il sistema in due parti. Il taglio viene fatto in corrispondenza del ginocchio.

Una volta "aperta" la struttura si evidenziano reazioni H_G e V_G tra il piatto tibiale ed il condilo femorale e la forza muscolare T_2 che corrisponde all'attività di M_2. Imponendo nuovamente l'equilibrio alla rotazione e alla traslazione dei due sottosistemi possiamo ricavare:

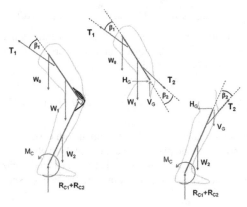

Sistema Coscia:

$$^{(Coscia)} \sum F_X = H_g - T_1 \cos(\alpha_1 - \beta_1) + T_2 \cos(\alpha_1 - \beta_2).$$

Sistema Gamba:

$$^{(Gamba)} \sum F_X = -H_g + T_2 \cos(45 - \beta_2)$$

$$^{(Gamba)} \sum F_Y = -V_g + T_2 \sin(45 - \beta_2) - W_2 + R_C$$

$$^{(Gamba)} \sum M_{(anca)} = M_C - W_2 \cdot \frac{L}{2} \cdot \cos(45) - V_g \cdot L \cdot \cos(45) + H_g \cdot L \cdot \sin(45) -$$

$$- T_2 \cdot \frac{2}{3} L \cdot \cos(45 - \beta_2) \cdot \cos(45) + T_2 \cdot \frac{2}{3} L \cdot \sin(45 - \beta_2) \cdot \sin(45).$$

Risolvendo il sistema otteniamo:

$V_g = 8176$ [N]
$H_g = 9134$ [N]
$T_2 = 11925$ [N]
$T_1 = 21095$ [N].

Lavoro ed energia

4. Un giocatore di basket si flette prima di saltare e in a) il suo baricentro ha una velocità costante nel momento in cui i suoi piedi lasciano il suolo, e in b) raggiunge la massima altezza. Se il saltatore riesce a sollevare il suo baricentro di 1 m calcolare la velocità v_0 del suo baricentro nella posizione a).
    Risposta. v = 4,43 m/s.

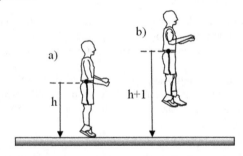

Soluzione. Quando il giocatore raggiunge con il suo baricentro la massima quota rispetto a quella di partenza la sua energia cinetica è nulla e l'energia potenziale è massima. Se si assume il sistema come conservativo si ha:

$$\frac{1}{2} m v^2 = mgh \qquad v = \sqrt{2gh} = \sqrt{2 * 9,81 * 1} = 4,42 \text{ m/s}.$$

5. Una scala mobile di un grande magazzino movimenta un carico di 30 persone al minuto portandole dal primo al secondo piano e superando un dislivello di 7 m. La persona media ha una massa di 65 kg. Se il motore che potenzia l'unità ha una potenza di 3 kW, si calcoli il rendimento meccanico del sistema, cioè il rapporto tra energia spesa e lavoro svolto.
    Risposta. $\eta = 0,74$.

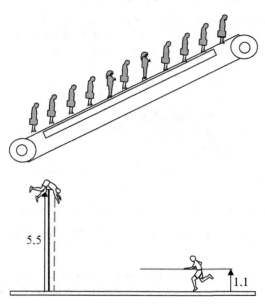

6. Un saltatore con l'asta, di massa pari a 80 kg, porta un'asta lunga 4,9 m di massa 4,5 kg, con velocità v e riesce a superare l'asticella a 5,5 m. Nel momento in cui passa l'asticella, la sua velocità e quella dell'asta sono essenzialmente nulle. Calcolare il minimo valore possibile di v per riuscire nel salto. Il sistema saltatore-asta ha un baricentro che si trova 1,1 m sopra il suolo al momento della rincorsa.

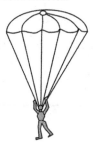

Soluzione. Se si suppone il sistema conservativo l'energia cinetica del saltatore si converte in energia potenziale e si calcola la quota y_G del baricentro del sistema saltatore-asta al passaggio dell'asticella si ottiene:

$$y_G = \frac{80*5,5+4,5*2,45}{84,5} = 5,34 \qquad \frac{1}{2}(80+4,5)*v^2 = 84,5*9,81*(5,34-1,1)$$

$$v = \sqrt{2*9,81*4,24} = 9,12 \,,\mathrm{m/s}.$$

Un paracadutista con equipaggiamento completo ha peso P = 1000 N. determinare il diametro del paracadute necessario affinché la velocità di discesa sia pari a 4 m/s, assunto un coefficiente di resistenza aerodinamica $C_R = 1,1$ e la densità dell'aria $\rho = 1,19$ kg/m^3.

7. Il carico P trasportato con la carriola in figura è pari a 600 N. Note le dimensioni a =
    380 mm e b = 800 mm determinare la forza verticale F esercitata sui manici della carriola
    e la forza N trasmessa dalla ruota al terreno, quando la carriola è ferma nella posizione
    indicata.

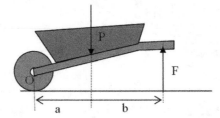

Soluzione. È sufficiente scrivere l'equilibrio dei momenti rispetto al punto O:

$$P*a - F(a+b) = 0 \qquad F = \frac{P*0,38}{1,18} = 193,22 \text{ N.}$$

8. *Piegamenti sulle braccia*
    Calcolare le reazioni vincolari sui punti d'appoggio ed il lavoro necessario per compiere
    30 piegamenti sulle braccia ed il corrispondente consumo metabolico richiesto.

$$F = 76,45 \text{ [Kg].}$$

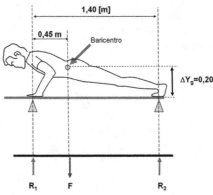

Soluzione. Sistema d'equazioni per l'equilibrio

$$\sum R_X = 0; \qquad 0 = 0$$
$$\sum R_Y = 0; \qquad R_{Y1} + R_{Y2} \cdot F = 0$$
$$\sum M_{(0)} = 0; \qquad -0,45 \cdot F + 1,45 \cdot R_{Y2} = 0.$$

Componenti incognite delle reazioni del terreno.

$$R_{Y1} = 51,24 \text{ [N]}$$
$$R_{Y2} = 232,75 \text{ [N].}$$

Calcolo del lavoro per i piegamenti sulle braccia.

$$L_{(1)} = m \cdot g \cdot h = 70 \cdot 9,81 \cdot 0.20 = 150 \text{ Joule}$$
$$L_{(30)} = 30 \cdot L_{(1)} = 4500 \text{ Joule.}$$

Ricordando che una grande caloria [Cal] è pari a 4186 J, l'energia termica corrispondente è:

$$\frac{4500}{4186} = 1,075 \text{ Cal.}$$

Ipotizzando un rendimento metabolico circa del 10% l'energia metabolica richiesta è pari a 10,750 Cal.

Tabella 8.1. Coefficienti d'attrito volvente

Materiali	f_v
Ruote d'acciaio su acciaio (superfici lucide)	0,0005–0,002
Pneumatici su strada asfaltata, carichi tra 1000 e 5000 N e pressione di gonfiaggio di 200 kPa	0,08-0,012
Pneumatici su cemento	0,018–0,035
Pneumatici su sabbia compatta	0,013–0,016
Pneumatici su sabbia non compatta	0,18–0,45

Tabella 8.2. Coefficienti d'attrito radente

Materiali	f_a	f
Acciaio/Acciaio – Sup. asciutte – senza lubr.	0,78	0,42
Acciaio/Acciaio - In presenza di lubrificante	0,12–0,2	0,06–0,085
Acciaio/Acciaio - In presenza di grafite	0,12	0,058–0,07
Acciaio/Acciaio - Con bisolfuro di molibdeno	0,10	0,033–0,05
Acciaio/ghisa – Superfici asciutte	0,40	0,23
Acciaio/bronzo fosforoso		
Superfici asciutte	0,40–0,23	
Superfici lubrificate	0,1–0,15	0,04–0,07
Acciaio/ottone – superfici asciutte	0,51	0,44
Acciaio/rame – Superfici asciutte	0,53	0,36
Acciaio/Alluminio – Superfici asciutte	0,61	0,47
Acciaio/legno – Superfici asciutte		0,4–0,65
Ghisa/legno – Superfici asciutte		0,29–0,80
Legno/legno – Superfici asciutte	0,54–0,62	0,42–0,48
Ottone/legno		0,48
Mattone/legno	0,3–0,4	
Acciaio/smeriglio		0,28–0,5
Acciaio/ghiaccio	0,30	0,035
Ottone/ghiaccio		0,075
Vetro/vetro	0,94	0,40
Rame/vetro	0,68	0,58
Acciaio/sughero	0,45	

Materiali	f_a	f
Acciaio/teflon	0,04	
Acciaio/pietra	0,3–0,7	
Ghisa/cuoio		0,50
Pneumatici/asfalto(asciutto), valore medio	0,75	0,6
Solidi su gomma	1–4	

Tabella 8.4. Densità dei materiali

Materiali metallici	
Acciaio	7830
Leghe di Al	2700–2800
Leghe di magnesio	1770–1830
Leghe di titanio	4450–4730
Ottone	8400–8900
Bronzo	7500–9000
Leghe di nickel	8030–8880
Leghe di berillio	1855
Materiali non metallici	
Laminati plastici	1200–2200
Elastomeri	1900–1950
Grafite	1400–1900
Resine epossidiche	1850
Policarbonati	1200–1510
Poliesteri	1060–1460
Nylon	1090–1140
Polistirene	1040–1070
Polietilene	920–960
Gomma naturale	930
Polipropilene	910

9

Dinamica

9.1 Dinamica del punto materiale

Riportiamo le leggi della dinamica osservando che la formulazione Newtoniana era scalare mentre la meccanica moderna le esprime in modo vettoriale. Ci si riferisce inizialmente ad un punto materiale.

1) *Un punto materiale conserva il suo stato di quiete o di moto rettilineo uniforme finché non interviene una forza a perturbare questo stato. Reciprocamente se un punto è in quiete o in moto rettilineo uniforme la risultante delle forze ad esso applicate è nulla.*

$$\sum \mathbf{F}_i = 0. \tag{9.1.1}$$

2) *Se su un punto materiale agisce un sistema di forze con risultante non nulla, l'accelerazione assunta dal punto è un vettore con la stessa direzione del risultante delle forze agenti sul corpo e con modulo pari a* $\frac{|\sum \mathbf{F}_i|}{m} = \frac{R}{m}$

$$\sum \mathbf{F}_i = m\mathbf{a} \tag{9.1.2}$$

che può essere scritta ricordando il principio di d'Alembert, introducendo la forza d'inerzia $-m\mathbf{a}$ *al primo membro, come un'equazione di equilibrio. L'equazione scritta in questa forma prende il nome d'equazione d'equilibrio dinamico*

$$\sum \mathbf{F}_i - m\mathbf{a} = 0. \tag{9.1.3}$$

3) *Ad ogni azione esercitata da un corpo su un altro corrisponde una reazione eguale e contraria alla prima.*

9.2 Quantità di moto e momento della quantità di moto

Si definisce quantità di moto di un punto materiale il prodotto $m\mathbf{v}$ della massa del punto per la sua velocità:

$$\mathbf{Q} = m\mathbf{v}. \tag{9.2.1}$$

Ricordiamo che la quantità di moto è un vettore.

Picasso B.: Fondamenti di Meccanica e Biomeccanica. Meccanica dei corpi rigidi articolati.
DOI 10.1007/978-88-470-2333-8_9, © Springer-Verlag Italia 2013

Se torniamo al secondo principio della dinamica, impiegando la definizione della quantità di moto possiamo scrivere:

$$\sum F_i = ma = m\frac{dv}{dt} = \frac{dQ}{dt}. \tag{9.2.2}$$

L'equazione precedente mostra che la risultante delle forze applicate a un punto materiale è eguale alla derivata della sua quantità di moto. Se il punto è soggetto ad un sistema di forze equilibrato, o non vi sono forze esterne, si ha:

$$\sum F_i = \frac{dQ}{dt} = 0 \quad \rightarrow \quad Q = \text{cost.} \tag{9.2.3}$$

Se su un punto materiale agisce un sistema di forze equilibrato, la sua quantità di moto si mantiene costante. Quando invece la risultante $\sum F_i = R$ delle forze esterne è diversa da zero, ricordando che:

$$\hat{R} = \int_0^t R dt \tag{9.2.4}$$

è l'impulso della forza R, si ha:

$$\int_0^t R dt = \int_0^t \frac{dQ}{dt} dt = Q_2 - Q_1 \tag{9.2.5}$$

l'impulso totale, in un intervallo di tempo t, delle forze agenti su un punto materiale è eguale alla variazione della sua quantità di moto nello stesso intervallo.

Le quantità che compaiono negli integrali della (9.2.5) sono vettori che possono cambiare nell'intervallo considerato in modulo e direzione. In questi casi è opportuno convertire l'equazione vettoriale scritta in tre equazioni scalari:

$$\int_0^t R_x dt = \int_0^t \frac{dQ_x}{dt} dt = Q_{x2} - Q_{x1}$$

$$\int_0^t R_y dt = \int_0^t \frac{dQ_y}{dt} dt = Q_{y2} - Q_{y1}$$

$$\int_0^t R_z dt = \int_0^t \frac{dQ_z}{dt} dt = Q_{z2} - Q_{z1}. \tag{9.2.6}$$

Si definisce momento della quantità di moto di un punto materiale P rispetto ad un qualunque polo O la quantità:

$$H = OP \times mv = r \times mv. \tag{9.2.7}$$

Considerando O come origine degli assi di riferimento, le componenti del vettore OP non sono altro che le coordinate x, y, z del punto, per cui le equazioni scalari corrispondenti alla (9.2.7) sono le seguenti:

$$H = r \times mv = m(v_z y - v_y z)i + m(v_x z - v_z x)j + m(v_y s - v_x y)k$$

$$= m \begin{bmatrix} i & j & k \\ x & y & z \\ v_x & v_y & v_z \end{bmatrix}. \tag{9.2.8}$$

Se ora consideriamo che sul punto in esame agisca un sistema di forze $\mathbf{F}_i$ la somma dei momenti delle forze F rispetto all'origine è data dall'espressione:

$$\sum \mathbf{M}_i = \mathbf{r}_i \times \sum \mathbf{F}_i = \mathbf{r} \times m\dot{\mathbf{v}}. \tag{9.2.9}$$

Derivando rispetto al tempo l'espressione di $\mathbf{H}$ nella (9.2.8) si ottiene:

$$\frac{d\mathbf{H}}{dt} = \dot{\mathbf{H}} = \dot{\mathbf{r}} \times m\mathbf{v} + \mathbf{r} \times m\dot{\mathbf{v}} = \mathbf{r} \times m\dot{\mathbf{v}}. \tag{9.2.10}$$

In quanto il primo termine della derivazione è il prodotto vettoriale di due vettori paralleli. Dalle due equazioni precedenti si trae:

$$\sum_i \mathbf{M}_i = \dot{\mathbf{H}}. \tag{9.2.11}$$

L'equazione scritta dice che la somma dei momenti rispetto a un punto fisso O delle forze agenti su un punto materiale è uguale alla derivata del momento della quantità di moto rispetto allo stesso punto. Insieme all'equazione (9.2.2) $\sum \mathbf{F}_i = m\mathbf{a} = \dot{\mathbf{Q}}$ che stabilisce una relazione analoga tra risultante delle forze e quantità di moto la (9.2.11) fornisce uno dei mezzi più potenti per la risoluzione di problemi della dinamica, specie se estesa a sistemi di punti materiali o corpi rigidi.

9.3 Dinamica del corpo rigido

Le equazioni ricavate per un punto materiale trovano una facile estensione ai corpi di dimensione finita, aventi massa distribuita. La quantità di moto si può ottenere come somma delle quantità di moto infinitesime di tutti gli elementi di massa. Ricordando che la velocità di un punto generico è pari alla velocità di un altro punto, ad esempio il baricentro, sommata con la velocità dovuta alla rotazione del corpo intorno ad un asse passante per il baricentro, si ha:

$$\mathbf{v}_P = \mathbf{v} = \mathbf{v}_G + \boldsymbol{\omega} \times \mathbf{r} \tag{9.3.1}$$

$$\mathbf{Q} = \int_M \mathbf{v}\,dm = \int_M \mathbf{v}_G\,dm + \boldsymbol{\omega} \times \left(\int_M \mathbf{r}\,dm \right) = M\mathbf{v}_G \tag{9.3.2}$$

$$\text{in quanto} \quad \int_M \mathbf{r}\,dm = 0.$$

La relazione precedente dice che la quantità di moto di un corpo esteso è uguale al prodotto della sua massa per la velocità del suo baricentro. Il secondo principio mantiene la stessa forma trovata per il punto materiale, tenendo presente la (9.3.2):

$$\sum \mathbf{F}_i = M\frac{d\mathbf{v}_G}{dt} = M\mathbf{a}_G = \frac{d\mathbf{Q}}{dt}. \tag{9.3.3}$$

Con l'unica variante che, per un corpo rigido, l'accelerazione da inserire nella formula è quella del suo baricentro. Ancora una volta l'equazione d'equilibrio dinamico del corpo si può scrivere:

$$\sum \mathbf{F}_i - M\mathbf{a}_G = 0. \tag{9.3.4}$$

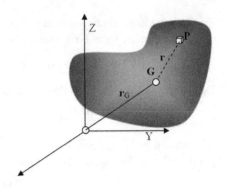

Fig. 9.1. Corpo rigido

Il momento della quantità di moto si può ottenere scegliendo come polo il baricentro:

$$\mathbf{H}_G = \int_M \mathbf{r} \times \mathbf{v}\,dm = \int_M \mathbf{r} \times (\mathbf{v}_G + \boldsymbol{\omega} \times \mathbf{r})\,dm = \int_M \mathbf{r} \times \mathbf{v}_G\,dm + \int_M \mathbf{r} \times (\boldsymbol{\omega} \times \mathbf{r})\,dm$$

$$= \int_M \mathbf{r} \times (\boldsymbol{\omega} \times \mathbf{r})\,dm$$

$$\text{infatti} \quad \int_M \mathbf{r} \times \mathbf{v}_G\,dm = -\mathbf{v}_G \times \int_M \mathbf{r}\,dm = 0. \tag{9.3.5}$$

Valutiamo l'ultimo termine nella (9.3.5) ricordando che il vettore $\mathbf{r}$ ha come componenti le coordinate rispetto a un sistema di riferimento baricentrico del generico punto del corpo in esame. Avremo quindi:

$$\int_M \mathbf{r} \times (\boldsymbol{\omega} \times \mathbf{r})\,dm = \int_M \left(\begin{Bmatrix} x \\ y \\ z \end{Bmatrix} \times \begin{Bmatrix} \omega_x \\ \omega_y \\ \omega_z \end{Bmatrix} \times \begin{Bmatrix} x \\ y \\ z \end{Bmatrix} \right) dm =$$

$$= \int_M \left(\begin{Bmatrix} x \\ y \\ z \end{Bmatrix} \times \begin{Bmatrix} \omega_y z - \omega_z y \\ \omega_z x - \omega_x z \\ \omega_x y - \omega_y x \end{Bmatrix} \right) dm =$$

$$= \int_M \begin{Bmatrix} \omega_x(y^2 + z^2) - \omega_x xy - \omega_z xz \\ -\omega_x xy + \omega_y(x^2 + z^2) - \omega_z yz \\ -\omega_x xz - \omega_y yz + \omega_z(x^2 + y^2) \end{Bmatrix} dm =$$

$$= \int_M \begin{bmatrix} (y^2 + z^2) - xy - xz \\ -xy + (x^2 + z^2) - yz \\ -xz - yz + (x^2 + y^2) \end{bmatrix} dm * \begin{Bmatrix} \omega_x \\ \omega_y \\ \omega_z \end{Bmatrix} =$$

$$= \begin{bmatrix} \int_M (y^2 + z^2)\,dm - \int_M xy\,dm - \int_M xz\,dm \\ -\int_M xy\,dm + \int_M (x^2 + z^2)\,dm - \int_M yz\,dm \\ -\int_M xz\,dm - \int_M yz\,dm + \int_M (x^2 + y^2)\,dm \end{bmatrix} \begin{Bmatrix} \omega_x \\ \omega_y \\ \omega_z \end{Bmatrix} =$$

$$= \begin{bmatrix} J_{xx} & -J_{xy} & -J_{xz} \\ -J_{yx} & J_{yy} & -J_{yz} \\ -J_{zx} & -J_{zy} & J_{zz} \end{bmatrix} \begin{Bmatrix} \omega_x \\ \omega_y \\ \omega_z \end{Bmatrix} = \mathbf{J}_G \boldsymbol{\omega}. \tag{9.3.6}$$

La (9.3.5) diventa quindi:

$$\mathbf{H}_G = \int_M \mathbf{r} \times (\boldsymbol{\omega} \times \mathbf{r}) dm = \int_M \mathbf{r} \times \dot{\mathbf{r}} dm = \mathbf{J}_G \boldsymbol{\omega}. \tag{9.3.7}$$

Si tenga presente che nell'equazione precedente $\dot{\mathbf{r}}$ non è altro che la velocità relativa di un generico punto del corpo considerato rispetto al baricentro. $\mathbf{J}_G$ è il tensore d'inerzia rispetto a una terna di assi baricentrici adottati come riferimento e solidali col corpo. Se gli assi sono principali, la matrice $\mathbf{J}_G$ è diagonale e l'espressione del momento della quantità di moto diventa:

$$\mathbf{H}_G = J_{xx}\omega_x\mathbf{i} + J_{yy}\omega_y\mathbf{j} + J_{zz}\omega_2\mathbf{k}. \tag{9.3.8}$$

Dove ω_x, ω_y, ω_z sono le componenti della velocità angolare del corpo sui tre assi di riferimento. Nel caso in cui nel corpo esista un punto fisso e si voglia adottare questo come polo dei momenti, possiamo scrivere una relazione analoga alla (9.3.5):

$$\mathbf{H}_O = \int_M \mathbf{r}_O \times \mathbf{v} dm = \int_M \mathbf{r}_O \times (\mathbf{v}_O + \boldsymbol{\omega} \times \mathbf{r}_O) dm = \int_M \mathbf{r}_O \times (\boldsymbol{\omega} \times \mathbf{r}_O) dm = \mathbf{J}_O \boldsymbol{\omega}. \tag{9.3.9}$$

Essendo $\mathbf{v}_O = 0$.

Le espressioni ottenute per per il momento angolare prendendo come polo il baricentro o un punto fisso del corpo sono formalmente identiche. L'unica differenza è nel tensore d'inerzia che deve essere calcolato rispetto agli assi appropriati nei due casi. Se deriviamo rispetto al tempo la (9.3.7) si ha:

$$\dot{\mathbf{H}}_G = \int_M \dot{\mathbf{r}} \times \dot{\mathbf{r}} dm + \int_M \mathbf{r} \times \ddot{\mathbf{r}} dm = \int_M \mathbf{r} \times \ddot{\mathbf{r}} dm = \sum \mathbf{M}_G = \mathbf{J}_G \dot{\boldsymbol{\omega}} + \boldsymbol{\omega} \times \mathbf{J}_G \boldsymbol{\omega}. \tag{9.3.10}$$

L'ultimo termine dell'equazione (9.3.10) deriva dal fatto che la derivata è espressa rispetto ad un sistema di assi baricentrici mobili col corpo in esame. Il vettore $\mathbf{J}_G \boldsymbol{\omega}$ varia quindi in modulo e direzione. Si ricordino a questo proposito le regole di derivazione dei vettori. Esprimiamo ora la derivata di $\mathbf{H}_O$ rispetto al tempo. Abbiamo in questo caso:

$$\dot{\mathbf{H}}_O \int_M \dot{\mathbf{r}}_O \times \dot{\mathbf{r}} dm + \int_M \mathbf{r}_O \times \ddot{\mathbf{r}}_O dm = \int_M \mathbf{r}_O \times \ddot{\mathbf{r}}_O dm = \sum \mathbf{M}_O = \mathbf{J}_O \dot{\boldsymbol{\omega}} + \boldsymbol{\omega} \times \mathbf{J}_O \boldsymbol{\omega}. \tag{9.3.11}$$

Anche in questo caso, pur essendo O un punto fisso la derivata è espressa rispetto ad assi mobili, solidali col corpo. Introducendo l'impulso del momento risultante rispetto al baricentro o a un polo fisso si ha:

$$\hat{\mathbf{M}}_R = \int_0^t \mathbf{M}_R dt. \tag{9.3.12}$$

Quindi:

$$\hat{\mathbf{M}}_R = \int_0^t \mathbf{M}_R dt = \int_0^t \frac{d\mathbf{H}}{dt} dt = \mathbf{H}_2 - \mathbf{H}_1. \tag{9.3.13}$$

L'impulso, nell'intervallo di tempo t, del momento risultante delle forze e coppie agenti sul sistema è eguale alla variazione del momento della quantità di moto del sistema stesso.

Riassumendo, per un corpo rigido si ha:

La risultante di tutte le forze esterne e reazioni vincolari agenti sul sistema e la risultante delle forze d'inerzia formano un sistema equilibrato:

$$\sum \mathbf{F} - m\mathbf{a}_G = 0. \tag{9.3.4}$$

Il momento risultante di tutte le forze, coppie esterne e reazioni vincolari rispetto ad un polo coincidente col baricentro, e il momento risultante delle forze d'inerzia formano un sistema equilibrato.

$$\sum \mathbf{M}_G - \mathbf{J}_G \dot{\omega} + \omega \times \mathbf{J}_G \omega = 0. \tag{9.3.10.bis}$$

Sono frequenti i casi in cui il terzo termine dell'ultima equazione si azzera per il parallelismo dei due vettori nel prodotto vettoriale. Questo accade ad esempio negli esempi presentati sotto.

Esempio 9.1 (Moto di una ruota su una guida sotto l'azione di una forza costante nel suo centro). Dopo avere sostituito i vincoli con le relative reazioni possiamo scrivere le equazioni di equilibrio, ricordando che le azioni d'inerzia sono costituite da una forza ed una coppia risultanti. Come ipotesi di lavoro assumiamo che il moto sia di puro rotolamento, ipotesi che implica la proporzionalità tra accelerazione angolare e della ruota e accelerazione lineare del suo centro.

$$N - P = 0$$
$$F - T - m\ddot{x} = 0$$
$$Nu + J\ddot{\vartheta} - TR = 0$$
$$\ddot{x} = \ddot{\vartheta}R \tag{9.3.14}$$

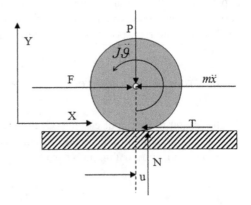

Fig. 9.2. Moto di una ruota su una guida piana

da cui si ha:

$$N = P$$

$$T = F - m\ddot{\vartheta}R = F - mR\frac{(FR - Pu)}{J + mR^2} = \frac{FJ + mRPu}{J + mR^2}$$

$$J\ddot{\vartheta} + Pu - (F - m\ddot{\vartheta}R)R = 0$$

$$\ddot{\vartheta} = \frac{FR - Pu}{J + mR^2} \qquad \ddot{x} = \ddot{\vartheta}R. \tag{9.3.15}$$

L'ultima relazione esprime l'ipotesi assunta, che il moto della ruota sia di rotolamento senza strisciamento. Questa ipotesi deve essere verificata dopo la soluzione del sistema, controllando che si abbia $T \leq f_a N$. Se l'ipotesi non fosse verificata, le prime tre equazioni restano invariate ma l'ultima deve essere sostituita dalla relazione $T = fN$ che esprime il fatto che, in presenza di strisciamento la forza tangenziale T risulta costante e pari a fT, con f coefficiente d'attrito radente della coppia di materiali della ruota e della guida. Nel caso sia necessario ripetere la soluzione del sistema perché la verifica di moto di puro rotolamento non è soddisfatta, le equazioni sono, come si è detto:

$$N - P = 0$$

$$F - T - m\ddot{x} = 0$$

$$Nu + J\ddot{\vartheta} - TR = 0$$

$$T = fN \tag{9.3.16}$$

e la soluzione del sistema fornisce:

$$T = fP$$

$$\ddot{x} = \frac{F - fP}{m}$$

$$\ddot{\vartheta} = \frac{P(fR - u)}{J}.$$

Esempio 9.2 (Moto di una ruota soggetta ad una coppia motrice intorno al suo asse). Il caso precedente è tipico delle ruote trainate dei veicoli, quello presente è invece il caso delle ruote motrici. L'azione esterna è questa volta una coppia C applicata all'asse. È interessante notare che l'azione tangenziale T applicata alla ruota dal vincolo della guida è ora diretta nel senso del moto e costituisce proprio la forza che rende possibile l'avanzamento. Le equazioni del moto si scrivono in modo non molto dissimile dal caso precedente:

$$N - P = 0$$

$$T - m\ddot{x} = 0$$

$$Nu + J\ddot{\vartheta} + TR - C = 0$$

$$\ddot{x} = \ddot{\vartheta}R \tag{9.3.17}$$

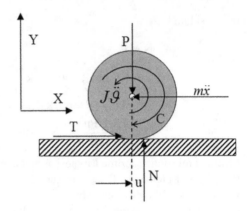

Fig. 9.3. Moto di una ruota soggetta ad una coppia motrice

per cui la soluzione è:

$$N = P \quad \ddot{\vartheta} = \frac{C - Pu}{(J + mR^2)} \quad \ddot{x} = R\ddot{\vartheta} = R\frac{C - Pu}{(J + mR^2)} \quad T = m\ddot{x} = mR\frac{C - Pu}{(J + mR^2)}.$$

Anche in questo caso è necessario verificare che il valore di T ottenuto non superi quello massimo, corrispondente all'inizio dello slittamento. Se questo avvenisse, occore ripetere il calcolo sostituendo alla seconda equazione la relazione T = fN. Lasciamo questo calcolo alla diligenza del lettore.

Esempio 9.3 (Moto di un corpo intorno ad un punto fisso). Ci riferiamo a un caso di moto piano, ma le leggi e le deduzioni che faremo sono del tutto generali e applicabili anche al moto spaziale con un punto fisso. Il corpo considerato è soggetto alla forza peso in direzione verticale, una forza d'inerzia, diretta in nella direzione normale ad OG e con verso opposto a quello dell'accelerazione, una coppia esterna C e la reazione vincolare nel fulcro attorno al quale il corpo ruota. Si osservi che non è strettamente necessario "indovinare" il giusto verso della forza d'inerzia, in quanto è sufficiente adottare un verso convenzionale. Al momento della sua determinazione effettiva questa scelta sarà poi confermata o smentita in base al segno delle componenti del vettore ottenuto. Scrivendo le equazioni di equilibrio in forma scalare si ha:

$$H_O + ma_x = 0$$
$$V_O - ma_y - P = 0$$
$$C - J_G\ddot{\vartheta} - ma * r_{OG} = 0$$
$$a = r_{OG}\ddot{\vartheta}. \tag{9.3.18}$$

Si tratta di quattro equazioni nelle quattro incognite H_O, V_O, a, $\ddot{\vartheta}$. Si osservi che nella terza equazione, usando per a l'espressione della quarta equazione, si ottiene:

$$C = (J_G + mr_{OG}^2)\ddot{\vartheta} = J_O\ddot{\vartheta} \tag{9.3.19}$$

l'equazione di momento, scritta rispetto al fulcro, consente quindi di ottenere immediatamente l'accelerazione angolare e, successivamente, l'accelerazione del baricentro.

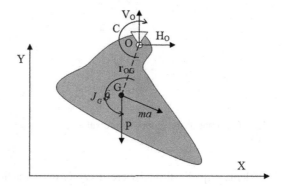

Fig. 9.4. Moto di un corpo intorno ad un punto fisso

Esempio 9.4. Rieducazione dei muscoli della coscia dopo un trauma. La Fig. 9.5 mostra uno schema della gamba durante un esercizio di riabilitazione che consiste nella flessione e distensione ripetute del ginocchio applicando un peso in corrispondenza del piede. Ricordiamo che la flessione del ginocchio viene attivata dal quadricipite i cui quattro fasci muscolari si raccordano sul tendine patellare. La forza sul tendine da generare durante la rieducazione dipende dalla velocità del movimento di flessione del ginocchio e dal peso applicato. Il diagramma di corpo libero della Fig. 9.5 mostra tutte le forze in gioco e le due componenti di reazione nell'articolazione. Si suppone che l'analisi dell'equilibrio dinamico si svolga nella posizione rappresentata in figura, definita dall'angolo ϑ, e si suppone anche che siano noti per quella posizione l'accelerazione angolare e la velocità angolare della gamba, $\dot\vartheta$, $\ddot\vartheta$. Si suppone anche di aver determinato la posizione del baricentro della gamba G. Le equazioni di equilibrio si scrivono tenendo conto che si tratta del moto di un corpo rigido intorno ad un punto fisso (l'articolazione). La forma delle equazioni ricalca la (9.3.19).

$$R_{GH} - F_{MG}\cos\beta = 0$$
$$R_{GV} - W_1 - W_2 + F_{MG}\sin\beta = 0$$
$$-W_1 a\cos\vartheta - W_2(a+b)\cos\vartheta - J\ddot\vartheta + F_{MG}*c = 0. \qquad (9.3.20)$$

Nelle equazioni (9.3.20) c è il braccio della forza muscolare F_{MG} e J il momento d'inerzia della gamba rispetto all'articolazione del ginocchio. Le equazioni scritte permettono di ricavare facilmente R_{GH}, R_{GV}, F_{MG} (di cui è nota la direzione) se il

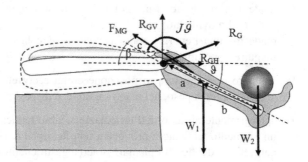

Fig. 9.5. Un esercizio di riabilitazione

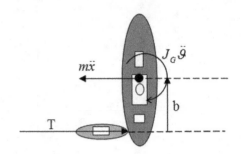

Fig. 9.6. Spinta di un rimorchiatore sulla nave

problema è quelli di conoscere il valore delle reazioni e della forza muscolare per un valore dato del peso applicato W_2. Nel caso in cui si fissasse a priori il valore ottimale della forza muscolare F_{MG} per la rieducazione il peso W_2 diventerebbe una delle incognite al posto della forza muscolare.

Esempio 9.5. Un rimorchiatore si appoggia ad una nave in corrispondenza della poppa e la spinge con una forza nota T. Supponendo di trascurare la resistenza dell'acqua e considerando la nave inizialmente ferma, si determini l'accelerazione della nave nel baricentro e la sua accelerazione angolare.

Soluzione. Le equazioni di equilibrio dinamico devono contenere tutte le azioni esterne e d'inerzia agenti sulla nave. Si ha allora:

$$T - m\ddot{x} = 0$$
$$Tb - J_G \ddot{\vartheta} = 0. \tag{9.3.21}$$

Le due equazioni scritte contengono due incognite $\ddot{x}$, $\ddot{\vartheta}$ e permettono una rapida determinazione di queste quantità. L'allievo cerchi di estendere quest'applicazione al caso in cui la forza T non è perpendicolare all'asse della nave, ma obliqua.

La postura

La postura è il complesso di posizioni delle nostre articolazioni in un certo istante. Una postura eretta ideale:

- è stabile, nel senso che l'allineamento delle articolazioni mantiene la linea d'azione della forza peso all'interno della superficie d'appoggio dei due piedi;
- rende minimi gli sforzi muscolari e nei tessuti connettivi, sia staticamente, che durante il movimento;
- rende minima l'energia spesa per conservare la posizione staticamente o per eseguire il movimento.

Per valutare se la postura in posizione eretta è corretta, osserviamo che la linea d'azione della forza peso, nel piano sagittale, è disposta:

- anteriormente all'asse dell'articolazione tibio-tarsica della caviglia, generando un momento tendente a provocare una flessione dorsale che viene compensata dall'attività dei flessori plantari (soleo e gastrocnemio);

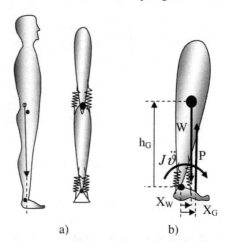

Fig. 9.7. Modelli posturali: a) il corpo come pendolo inverso a 2 g.d.l.; b) pendolo inverso a un g.d.l.

a)   b)

- anteriormente all'asse dell'articolazione del ginocchio, generando un momento d'estensione dell'articolazione che viene contrastato dall'azione dei legamenti posteriori del ginocchio;
- posteriormente all'asse laterale dell'articolazione coxo-femorale, generando un momento estensore dell'articolazione che è controbilanciato dall'azione dei legamenti iliofemorali.

Vediamo quindi che i momenti prodotti nelle articolazioni di caviglia, ginocchio e coxo-femorale sono contrastati passivamente da legamenti che si comportano come semplici organi elastici, senza intervento dei meccanismi di attivazione muscolare. Questo comporta una grande rapidità nelle reazioni di riequilibrio e una assenza di tensione nella muscolatura. Sono stati proposti molti modelli meccanici della postura eretta. Uno dei più diffusi è quello del *pendolo inverso*. Ne diamo una breve descrizione nella Fig. 9.7. Ogni piccola perturbazione dell'equilibrio, la spinta del vento, la respirazione, i movimenti generati da riflessi, genera una situazione di rottura dell'equilibrio su un sistema per sua natura instabile. L'equilibrio è ristabilito continuamente senza un intervento volontario cosciente, dai meccanismi di richiamo dei legamenti e da un loop di controllo legato ai nostri meccanismi di percezione. Uno studio semplificato della dinamica della postura si può impostare ricorrendo al semplice modello della Fig. 9.7b. Il corpo umano è rappresentato come un pendolo inverso, articolato al piede nella caviglia. Sul corpo agiscono in condizioni dinamiche la forza peso, una coppia d'inerzia e la risultante delle azioni di pressione sul piede. In condizioni ideali il vettore peso e il vettore risultante delle pressioni si farebbero equilibrio giacendo sulla stessa linea d'azione. Al presentarsi di una piccola perturbazione l'equilibrio si rompe e compare il termine inerziale. Le equazioni di equilibrio dinamico sono:

$$J\ddot{\vartheta} + k\vartheta = Px_G - Wx_W. \qquad (9.3.22)$$

Il termine elastico $k\vartheta$ nell'equazione precedente rappresenta la reazione dei legamenti ad una rotazione del corpo-pendolo, il primo termine il momento dovuto alla

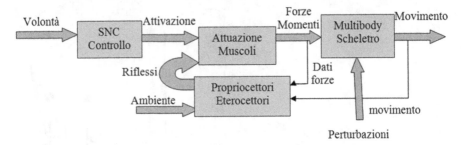

Fig. 9.8. Il sistema di controllo della postura

coppia d'inerzia che è sempre di verso opposto all'accelerazione angolare, l'ultimo termine, al secondo membro rappresenta l'azione di controllo della stabilità. È facile vedere che se il corpo oscilla in avanti le azioni muscolari e tendinee sulla caviglia devono generare una coppia che si oppone a tale movimento. Questo corrisponde ad uno spostamento in avanti della forza P, che genera cosi insieme alla W un momento raddrizzante. Il controllo della postura nel modello in esame è affidato ai flessori plantari e dorsali della caviglia (strategia di caviglia). Come in tutti i sistemi controllati la correzione può indurre un comportamento oscillatorio del sistema intorno alla posizione che si intende raggiungere. Queste azioni di continuo aggiustamento inducono un movimento caratteristico del centro di gravità (sway) all'interno di un area tipica. Attraverso lo studio dei pattern di movimento del centro di pressione è possibile ricercare le cause dei disturbi dell'equilibrio e della propriocezione. Nel caso in cui il semplice modello presentato sia strutturato, come in Fig. 9.7b, come un doppio pendolo inverso, sarebbe possibile tener conto di un'altra strategia di controllo (strategia d'anca), basata sulla rotazione del tronco. Chiudiamo questi brevi cenni con uno schema a blocchi, Fig. 9.8, del controllo posturale.

Equazioni di Newton-Eulero

Le equazioni di Newton-Eulero sono di grande utilità nella soluzione dei problemi di dinamica diretta e inversa di sistemi articolati. Sia dato un sistema costituito da più segmenti articolati con giunti di vario tipo. Le proprietà inerziali di un generico segmento sono rappresentate dalla sua massa, dalla posizione del baricentro e dal suo tensore d'inerzia, calcolabile in base alle caratteristiche geometriche e alla densità del materiale. Se noi pensiamo di separare idealmente i vari segmenti scollegando le articolazioni e sostituendo a queste le reazioni vincolari mutue che agiscono tra segmenti contigui, otteniamo una serie di corpi liberi, in numero uguale a quello dei segmenti. Su questi agiscono le forze e coppie d'inerzia, date dalle equazioni:

$$\mathbf{F}_{i,G} = m\mathbf{a}_{i,G} \qquad \mathbf{M}_{i,G} = \mathbf{J}_G\dot{\boldsymbol{\omega}}_i + \boldsymbol{\omega}_i \times \mathbf{J}_G\boldsymbol{\omega}_i. \qquad (9.3.23)$$

Nel seguito ometteremo per brevità l'indice G che specifica forze passanti per il baricentro e momenti calcolati rispetto a questo, lasciando soltanto l'indice i relativo al segmento considerato. Con riferimento alla Fig. 9.9, le azioni esterne (applicate

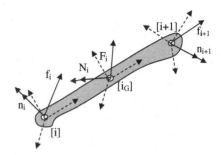

Fig. 9.9. Forze esterne e forze d'inerzia su un segmento generico

cioè dai segmenti contigui) e quelle d'inerzia (dovute alle accelerazioni lineari e angolari del segmento) devono costituire un sistema in equilibrio. Ricordando che ove esistano diversi sistemi di riferimento le equazioni d'equilibrio devono essere espresse rispetto a un unico sistema, scegliamo di scrivere le equazioni per il segmento i nel suo sistema di riferimento e cosi per tutti gli altri. Per quanto riguarda le forze trasmesse da un segmento a quelli contigui definiamo $\mathbf{f}_i$ come la forza trasmessa dal segmento $i-1$ al segmento i in corrispondenza dell'articolazione, $\mathbf{n}_i$ la coppia (indicata nella figura come una freccia con due punte) trasmessa sempre dal segmento i-1 al segmento i. Scrivendo le equazioni d'equilibrio del segmento i la forza $\mathbf{f}_{i+1}$ e la coppia $\mathbf{n}_{i+1}$ trasmessa dall'elemento successivo dovranno comparire col segno negativo. Si ha allora:

$$^i\mathbf{f}_i - {}_{i+1}^{i}\mathbf{R}^{i+1}\mathbf{f}_{i+1} - {}^i\mathbf{F}_i = 0. \qquad (9.3.24)$$

Per le forze e:

$$^i\mathbf{n}_i - {}_{i+1}^{i}\mathbf{R}^{i+1}\mathbf{n}_{i+1} - {}^i\mathbf{r}_{G_i} \times {}^i\mathbf{F}_i - {}^i\mathbf{r}_{G_{i+1}} \times {}_{i+1}^{i}\mathbf{R}^{i+1}\mathbf{F}_{i+1} - {}^i\mathbf{N}_i = 0. \qquad (9.3.25)$$

Per i momenti. Le due equazioni scritte possono essere riformulate in forma iterativa come segue:

$$^i\mathbf{f}_i = {}_{i+1}^{i}\mathbf{R}^{i+1}\mathbf{f}_{i+1} + {}^i\mathbf{F}_i.$$
$$^i\mathbf{n}_i = {}_{i+1}^{i}\mathbf{R}^{i+1}\mathbf{n}_{i+1} + {}^i\mathbf{r}_{G_i} \times {}^i\mathbf{F}_i + {}^i\mathbf{r}_{G_{i+1}} \times {}_{i+1}^{i}\mathbf{R}^{i+1}\mathbf{F}_{i+1} + {}^i\mathbf{N}_i = 0. \qquad (9.3.26)$$

Le equazioni vengono valutate segmento per segmento, cominciando dall'ultimo, nel quale sono note le forze agenti. Se ad esempio si tratta di un arto inferiore potremo misurare mediante una piattaforma baropodometrica le risultanti, forza e coppia, agenti sul piede. I valori delle coppie prodotte dai muscoli possono essere calcolati come componenti lungo l'asse dell'articolazione delle coppie trasmesse tra un giunto e quello contiguo:

$$\mu_i = {}^i\mathbf{n}_i^T \, {}^i\mathbf{k}. \qquad (9.3.27)$$

Cioè come prodotto scalare del vettore che rappresenta il momento della coppia trasmessa tra i due segmenti e del versore $\mathbf{k}$ del giunto i. Un'osservazione delle equazioni mostra che la procedura non può andare avanti se non si conoscono per ogni segmento le forze e coppie inerziali. Questo comporta la determinazione per ciascun segmento delle velocità e accelerazioni dei baricentri e delle velocità e accelerazioni

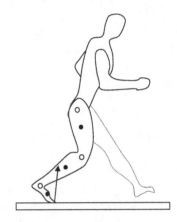

Fig. 9.10. Dinamica inversa dell'arto inferiore

angolari. È necessario partire quindi dal primo segmento per calcolare iterativamente quelle quantità. Le equazioni recursive da impiegare sono le seguenti:

$$^{i+1}\boldsymbol{\omega}_{i+1} = {}_{i+1}^{i}\mathbf{R}^{i+1\,i}\boldsymbol{\omega}_i + \dot{\vartheta}_{i+1}{}^{i+1}\mathbf{k}_{i+1}$$

$$^{i+1}\dot{\boldsymbol{\omega}}_{i+1} = {}_{i+1}^{i}\mathbf{R}^{i+1\,i}\dot{\boldsymbol{\omega}}_i + {}_{i+1}^{i}\mathbf{R}^{i+1\,i}\boldsymbol{\omega}_i \times \dot{\vartheta}_{i+1}{}^{i+1}\mathbf{k}_{i+1} + \ddot{\vartheta}_{i+1}{}^{i+1}\mathbf{k}_{i+1}. \qquad (9.3.28)$$

L'accelerazione dell'origine dei sistemi di riferimento collegati a ciascun segmento è data da (teorema di Rivals):

$$^{i+1}\dot{\mathbf{v}}_{i+1} = {}_{i+1}^{i}\mathbf{R}[^{i}\dot{\boldsymbol{\omega}}_i \times {}^{i}\mathbf{r}_{i+1} + {}^{i}\boldsymbol{\omega}_i \times ({}^{i}\boldsymbol{\omega}_i \times {}^{i}\mathbf{r}_{i+1}) + {}^{i}\dot{\mathbf{v}}_i. \qquad (9.3.29)$$

Nell'equazione precedente il termine $^{i}\mathbf{r}_{i+1}$ è il vettore posizione dell'origine del sistema di riferimento [i+1] rispetto al sistema [i]. Dobbiamo ora calcolare, per ottenere le forze d'inerzia le accelerazioni dei baricentri di ogni singolo segmento. Per il teorema di Rivals abbiamo:

$$^{i}\dot{\mathbf{v}}_{G_i} = {}^{i}\dot{\boldsymbol{\omega}}_i \times {}^{i}\mathbf{r}_{G_i} + {}^{i}\boldsymbol{\omega}_i \times ({}^{i}\boldsymbol{\omega}_i \times {}^{i}\mathbf{r}_{G_i}) + {}^{i}\dot{\mathbf{v}}_i. \qquad (9.3.30)$$

Si tenga presente che essendo il segmento 0 identificabile con la parte fissa del sistema sarà naturalmente $^{0}\boldsymbol{\omega}_0 = {}^{0}\dot{\boldsymbol{\omega}}_0 = 0$.

L'algoritmo iterativo completo di Newton-Eulero è composto di due parti. Inizialmente vengono calcolate le velocità e accelerazioni per ciascun segmento con le (9.3.36), (9.3.29), (9.3.30) partendo dal segmento 0 sino all'ultimo. In seguito vengono calcolate le forze e coppie d'inerzia con le (9.3.23). Quindi vengono applicate le equazioni d'equilibrio per ciascun segmento per calcolare le coppie nei giunti, generate dalle forze muscolari con le (9.3.26).

Effetto della gravità. Si può tener conto delle forze di gravità dei vari segmenti imponendo che $^{0}\dot{\mathbf{v}}_0 = -\mathbf{g}$, dove nella relazione precedente $\mathbf{g}$ è il vettore accelerazione di gravità, ma col verso cambiato. In altre parole si applica a tutto il sistema in esame un campo di accelerazione diretto verso l'alto, (se la gravità agisce verso il basso), di modulo g.

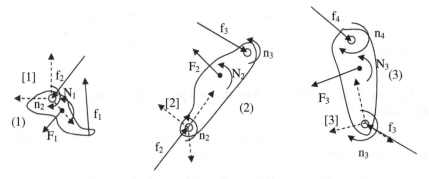

Fig. 9.11. Dinamica inversa per le tre sezioni dell'arto inferiore

Esempio 9.6. Con riferimento alla Fig. 9.2 si osservi un corridore la cui gamba destra poggiata sul terreno è soggetta a un sistema di pressioni, misurabile mediante una piattaforma baropodometrica. Da queste si risale alla forza risultante applicata in un punto del piede dell'atleta. Questa forza ha una componente verticale prevalente, ma non è necessariamente verticale. Ricordiamo che il moto orizzontale dell'atleta è dovuto alle forze d'attrito che nascono tra i piedi e il terreno. Supponiamo ora che, grazie a un sistema di analisi del movimento siano state determinate le velocità e accelerazioni in corrispondenza dell'anca, del ginocchio e della caviglia. Questo si può ottenere anche grazie alle (9.3.36), (9.3.29), (9.3.30) se si conoscono gli angoli in corrispondenza delle articolazioni e le loro derivate, $\vartheta_i, \dot{\vartheta}_i, \ddot{\vartheta}_i$. Si calcolino ora le azioni d'inerzia, forze e coppie in ognuno dei tre segmenti. Il piede è soggetto a una forza nota, $\mathbf{f}_1$, risultante delle azioni di pressione tra il piede e il terreno. Come abbiamo detto le pressioni di contatto possono misurarsi mediante una piattaforma baropodometrica. Sul baricentro agisce una forza d'inerzia nota, $\mathbf{F}_1$, il cui modulo è dato dal prodotto dell'accelerazione del baricentro per la massa del piede. L'accelerazione del baricentro si suppone ricavata attraverso il sistema di analisi del movimento con successive elaborazioni matematiche, la massa del piede si suppone nota o misurabile con valutazioni antropometriche. In corrispondenza dell'articolazione della caviglia sono presenti la forza $\mathbf{f}_2$, incognita e il momento $\mathbf{n}_2$. Ricordiamo che tutti i vettori che rappresentano le forze ed i momenti devono essere espressi, nell'algoritmo di Newton-Eulero, nel sistema di riferimento solidale al piede [1]. L'applicazione delle (9.3.22) condurrà alla determinazione della forza incognita $\mathbf{f}_2$ e del momento incognito $\mathbf{n}_2$. Il prodotto scalare tra il momento $\mathbf{n}_2$ e il versore $\mathbf{k}_1$ del sistema di riferimento [1], solidale al piede fornisce il momento μ_1 prodotto dalle azioni muscolari dei muscoli che operano nella flessione-estensione della caviglia. Il presente modello non prende in considerazione l'articolazione sub-talare. Analizzando il secondo segmento, la gamba, ci troviamo nelle stesse condizioni del caso precedente in quanto le forze e le coppie agenti sulla caviglia, $\mathbf{f}_2, \mathbf{n}_2$ sono ora note. Potremo quindi procedere determinando le azioni incognite, $\mathbf{f}_3, \mathbf{n}_3$ e la coppia μ_3 dovuta alle azioni muscolari. La procedura iterativa prosegue poi con la coscia in modo analogo a quanto visto in precedenza.

Determinazione delle azioni muscolari. La ricerca delle azioni muscolari a cui corrispondono le azioni risultanti $\mathbf{f}_3\mathbf{n}_3\ \mu_3$ è complicata perché in genere non si tratta di un problema isostatico. Si veda quanto detto a proposito nel Cap. 8 relativo alla statica.

Soluzione in forma chiusa o numerica per l'algoritmo di Newton-Eulero

Tornando alle equazioni scritte in forma iterativa nell'algoritmo di Newton-Eulero osserviamo che esistono due possibili procedure per arrivare alla soluzione:

- Operare iterativamente in forma numerica seguendo la sequenza descritta, risolvendo prima il problema cinematico per tutti i segmenti e quindi scrivendo le equazioni di equilibrio dinamico per ciascun segmento sino all'ultimo. Questo porta al calcolo delle azioni risultanti nelle articolazioni in forma numerica. La procedura è particolarmente attraente perché le equazioni si applicano ad ogni possibile geometria del sistema. Una volta dati per ogni segmento i tensori d'inerzia, le posizioni dei baricentri e le matrici di trasformazione $^{1+i}_i\mathbf{R}$, le equazioni possono essere applicate direttamente per ottenere le azioni risultanti nelle articolazioni, corrispondenti a qualunque movimento.

- Esistono dei casi in cui la procedura precedente non viene considerata soddisfacente perché lascia nell'ombra la struttura delle equazioni dinamiche, senza dire niente sull'importanza e sulla natura dei termini che le compongono. Ad esempio: "Qual'è l'importanza dei termini gravitazionali nel calcolo delle forze e dei momenti muscolari?" La risposta a questa ed a altre domande è una procedura che segue gli stessi passi visti in precedenza, ma tratta le equazioni in modo simbolico, invece che numerico. In questo modo le espressioni che si ottengono per le quantità incognite, sono investigabili nella struttura e nella forma. Per applicare la procedura di Newton-Eulero nel modo descritto, è necessario far ricorso ad ambienti che permettano di svolgere operazioni di calcolo simbolico come *Mathematica*, *Maple* o *Matlab*.

Esempio 9.7. Si consideri il semplice braccio rappresentato nella Fig. 9.12. Per semplificare la trattazione supporremo che i due segmenti che lo compongono abbiano una distribuzione di massa schematizzabile con due masse, w_1 ed w_2 concentrate all'estremità di ciascuno di essi (i simboli m e M sono riservati ai momenti). Si scrivano inizialmente i valori delle quantità che compaiono nelle equazioni di Newton-Eulero:

$$^1\mathbf{r}_{G_1} = l_1\mathbf{i}_1 = \begin{Bmatrix} l_1 \\ 0 \\ 0 \end{Bmatrix} ; \qquad ^2\mathbf{r}_{G_2} = l_2\mathbf{i}_2 = \begin{Bmatrix} l_2 \\ 0 \\ 0 \end{Bmatrix} . \qquad (9.3.31)$$

Avendo assunto la distribuzione di massa costituita da masse puntiformi, i tensori d'inerzia sono rappresentati da matrici nulle:

$$^{G_1}\mathbf{I}_1 = 0 \qquad ^{G_2}\mathbf{I}_2 = 0. \qquad (9.3.32)$$

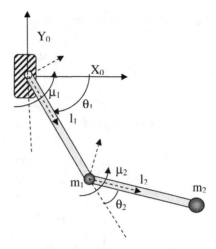

Fig. 9.12. Braccio articolato

Poiché non vi sono forze all'estremità del braccio scriviamo che:

$$\mathbf{f}_3 = 0 \qquad \mathbf{n}_3 = 0. \tag{9.3.33}$$

La parte fissa del braccio, rappresentata in figura come un rettangolo tratteggiato, non ruota quindi si ha:

$$^0\boldsymbol{\omega}_0 = 0. \qquad ^0\dot{\boldsymbol{\omega}}_0 = 0. \tag{9.3.34}$$

Assumendo che il braccio sia sotto l'azione della gravità scriveremo:

$$^0\dot{\mathbf{v}}_0 = g\mathbf{j}_0 = \left\{ \begin{array}{c} 0 \\ g \\ 0 \end{array} \right\}. \tag{9.3.35}$$

Le matrici di rotazione che legano un segmento al successivo e viceversa sono:

$$^0_1\mathbf{R} = \begin{bmatrix} c_1 & -s_1 & 0 \\ s_1 & c_1 & 0 \\ 0 & 0 & 1 \end{bmatrix} \qquad ^1_0\mathbf{R} = \begin{bmatrix} c_1 & -s_1 & 0 \\ s_1 & c_1 & 0 \\ 0 & 0 & 1 \end{bmatrix}$$

$$^1_2\mathbf{R} = \begin{bmatrix} c_2 & -s_2 & 0 \\ s_2 & c_2 & 0 \\ 0 & 0 & 1 \end{bmatrix} \qquad ^2_1\mathbf{R} = \begin{bmatrix} c_2 & -s_2 & 0 \\ s_2 & c_2 & 0 \\ 0 & 0 & 1 \end{bmatrix}. \tag{9.3.36}$$

Applichiamo ora la procedura iterativa delle equazioni (9.3.20), (9.3.21), (9.3.22).

Per il primo segmento abbiamo:

$$^1\boldsymbol{\omega}_1 = \dot{\vartheta}_1\,^1\mathbf{k}_1 = \left\{ \begin{array}{c} 0 \\ 0 \\ \dot{\vartheta}_1 \end{array} \right\} \qquad ^1\dot{\boldsymbol{\omega}}_1 = \ddot{\vartheta}_1\,^1\mathbf{k}_1 = \left\{ \begin{array}{c} 0 \\ 0 \\ \ddot{\vartheta}_1 \end{array} \right\}$$

$$^1\dot{\mathbf{v}}_1 = {}_0^1\mathbf{R}\,^0\dot{\mathbf{v}}_0 = \left[\begin{array}{ccc} c_1 & s_1 & 0 \\ -s_1 & c_1 & 0 \\ 0 & 0 & 1 \end{array} \right] \left\{ \begin{array}{c} 0 \\ g \\ 0 \end{array} \right\} = \left\{ \begin{array}{c} gs_1 \\ gc_1 \\ 0 \end{array} \right\}$$

$$^1\dot{\mathbf{v}}_{G_1} = \left\{ \begin{array}{c} 0 \\ 1_1\ddot{\vartheta} \\ 0 \end{array} \right\} + \left\{ \begin{array}{c} -1_1\dot{\vartheta}_1^2 \\ 0 \\ 0 \end{array} \right\} + \left\{ \begin{array}{c} gs_1 \\ gc_1 \\ 0 \end{array} \right\} = \left\{ \begin{array}{c} -1_1\dot{\vartheta}_1^2 \\ 1_1\ddot{\vartheta}_1 + gc_1 \\ 0 \end{array} \right\}$$

$$^1\mathbf{F}_1 = \left\{ \begin{array}{c} -m_1 1_1\dot{\vartheta}_1^2 + m_1 gs_1 \\ m_1 i_1\ddot{\vartheta} + m_1 gc_1 \\ 0 \end{array} \right\} \qquad ^1\mathbf{N}_1 = \left\{ \begin{array}{c} 0 \\ 0 \\ 0 \end{array} \right\}. \tag{9.3.37}$$

Per il secondo segmento si ha:

$$^2\boldsymbol{\omega}_2 = \left\{ \begin{array}{c} 0 \\ 0 \\ \dot{\vartheta}_1 + \dot{\vartheta}_2 \end{array} \right\} \qquad ^2\dot{\boldsymbol{\omega}}_2 = \left\{ \begin{array}{c} 0 \\ 0 \\ \dot{\vartheta}_1 + \dot{\vartheta}_2 \end{array} \right\}$$

$$^2\dot{\mathbf{v}}_2 = \left[\begin{array}{ccc} c_2 & s_2 & 0 \\ -s_2 & c_2 & 0 \\ 0 & 0 & 1 \end{array} \right] \left\{ \begin{array}{c} -1_1\dot{\vartheta}_1^2 + gs_1 \\ 1_1\ddot{\vartheta}_1 + gc_1 \\ 0 \end{array} \right\} = \left\{ \begin{array}{c} 1_1\ddot{\vartheta}_1 s_2 - 1_1\dot{\vartheta}_1^2 c_2 + gs_{12} \\ 1_1\ddot{\vartheta}_1 c_2 + 1_1\dot{\vartheta}_1^2 s_2 + gc_{12} \\ 0 \end{array} \right\}$$

$$^2\dot{\mathbf{v}}_{G_2} = \left\{ \begin{array}{c} 0 \\ 1_2(\ddot{\vartheta}_1 + \ddot{\vartheta}_1) \\ 0 \end{array} \right\} \left\{ \begin{array}{c} -1_2(\dot{\vartheta}_1^2 + \dot{\vartheta}_1^2) \\ 0 \\ 0 \end{array} \right\} + \left\{ \begin{array}{c} 1_1\ddot{\vartheta}_1 s_2 - 1_1\dot{\vartheta}_1^2 c_2 + gs_{12} \\ 1_1\ddot{\vartheta}_1 c_2 + 1_1\dot{\vartheta}_1^2 s_2 + gc_{12} \\ 0 \end{array} \right\}$$

$$^2\mathbf{F}_2 = \left\{ \begin{array}{c} m_2 1_1\ddot{\vartheta}_1 s_2 - m_2 1_1\dot{\vartheta}_1^2 c_2 + m_2 gs_{12} - m_2 1_2(\dot{\vartheta}_1^2 + \dot{\vartheta}_1^2) \\ m_2 1_1\ddot{\vartheta}_1 c_2 - m_2 1_1\dot{\vartheta}_1^2 cs2 + m_2 gc_{12} - m_2 1_2(\dot{\vartheta}_1 + \dot{\vartheta}_2) \\ 0 \end{array} \right\}$$

$$^2\mathbf{N}_2 = \left\{ \begin{array}{c} 0 \\ 0 \\ 0 \end{array} \right\}. \tag{9.3.38}$$

L'iterazione all'indietro per la determinazione delle forze e delle coppie da per il segmento 2:

$$^2\mathbf{f}_2 = {}^2\mathbf{F}_2$$

$$^2\mathbf{n}_2 = \left\{ \begin{array}{c} 0 \\ 0 \\ m_2 1_1 1_2 c_2 \ddot{\vartheta}_1 + m_2 1_2 s_2 \dot{\vartheta}_1^2 + m_2 1_2 gc_{12} + m_2 1_2^2(\ddot{\vartheta}_1 + \ddot{\vartheta}_1) \end{array} \right\}. \tag{9.3.39}$$

Per il segmento 1 si ha poi:

$$^1\mathbf{f}_1 = \begin{bmatrix} c_2 & -s_2 & 0 \\ s_2 & c_2 & 0 \\ 0 & 0 & 1 \end{bmatrix} \begin{Bmatrix} m_2 l_2 s_2 \ddot{\vartheta}_1 - m_2 l_1 c_1 \dot{\vartheta}_1^2 + m_2 g s_{12} - m_2 l_2 (\dot{\vartheta}_1 + \dot{\vartheta}_2)^2 \\ m_2 l_2 c_2 \ddot{\vartheta}_1 - m_2 l_1 s_1 \dot{\vartheta}_1^2 + m_2 g c_{12} - m_2 l_2 (\dot{\vartheta}_1 + \dot{\vartheta}_2)^2 \\ 0 \end{Bmatrix} +$$

$$+ \begin{Bmatrix} -m_1 l_1 \dot{\vartheta}_1^2 + m_1 g s_1 \\ -m_1 l_1 \ddot{\vartheta}_1^2 + m_1 g c_1 \\ 0 \end{Bmatrix}$$

$$^1\mathbf{n}_1 = \begin{Bmatrix} 0 \\ 0 \\ m_2 l_1 l_2 c_2 \ddot{\vartheta}_1 - m_2 l_1 l_2 s_2 \dot{\vartheta}_1^2 + m_2 l_2 g c_{12} - m_2 l_2^2 (\ddot{\vartheta}_1 + \ddot{\vartheta}_2) \end{Bmatrix} +$$

$$+ \begin{Bmatrix} 0 \\ 0 \\ m_1 l_1^2 \ddot{\vartheta}_1 + m_1 l_1 g c_1 \end{Bmatrix} +$$

$$+ \begin{Bmatrix} 0 \\ 0 \\ m_1 l_1^2 \ddot{\vartheta}_1 - m_2 l_1 l_2 s_2 (\dot{\vartheta}_1 + \dot{\vartheta}_2)^2 + m_2 l_2 g s_2 s_{12} + \\ + m_2 l_1 l_2 c_2 (\ddot{\vartheta}_1 + \ddot{\vartheta}_1) + m_2 l_1 g d_2 c_{12} \end{Bmatrix}. \tag{9.3.40}$$

Le componenti di secondo i versori sono:

$$^1\mu_1 = m_2 l_2^2 (\ddot{\vartheta}_1 + \ddot{\vartheta}_2) + m_2 l_1 l_2 c_2 (2\ddot{\vartheta}_1 + \ddot{\vartheta}_2) + (m_1 + m_2) l_1^2 \ddot{\vartheta}_1 - m_2 l_1 l_2 s_2 \dot{\vartheta}_2^2 -$$
$$- 2 m_2 l_1 l_2 s_2 \dot{\vartheta}_1 \dot{\vartheta}_2 + m_2 2 g c_{12} + (m_1 + m_2) l_1 g c_2$$

$$^2\mu_2 = m_2 l_1 l_2 c_2 \ddot{\vartheta}_1 + m_2 l_1 l_2 s_2 \dot{\vartheta}_1^2 + m_2 l_2 g c_{12} + m_2 l_2^2 (\ddot{\vartheta}_1 + \ddot{\vartheta}_2). \tag{9.3.41}$$

Le espressioni precedenti sono alquanto lunghe e complicate, pur essendo il caso scelto tra i più semplici. È facile immaginare che trattando problemi con un numero di gradi di libertà più elevato le espressioni diventino intrattabili e difficili da semplificare pur ricorrendo alla potenza degli ambienti di calcolo simbolico disponibili.

Cenni sulla formulazione Lagrangiana

Le equazioni di Newton-Eulero si basano sulla formulazione delle equazioni di equilibrio per ciascun segmento del sistema. La formulazione Lagrangiana delle equazioni della dinamica è invece basata su un approccio energetico. Ci limiteremo ad esporne i punti principali, rimandando a testi specialistici per ulteriori approfondimenti. Stabilito un sistema di coordinate indipendenti che definiscano univocamente la configurazione del sistema, si calcolino l'energia cinetica, come somma delle energie cinetiche di traslazione e rotazione di ciascun segmento e l'energia potenziale. Trattando sistemi articolati seriali come i nostri arti superiori e inferiori, l'unico tipo di energia potenziale presente è quella di posizione, se ci si trova in un campo gravitazionale. Per un generico sistema composto da n segmenti, l'energia cinetica è fornita dall'espressione:

$$T = \sum_i T_i = \sum_i \left(\frac{1}{2} m_i \mathbf{v}_{G_i}^T \mathbf{v}_{G_i} + \frac{1}{2} {}^i\boldsymbol{\omega}_i^T {}^{G_i}\mathbf{I}_i {}^i\boldsymbol{\omega}_i \right). \tag{9.3.42}$$

Il primo termine all'interno della sommatoria rappresenta l'energia cinetica dovuta alla traslazione del segmento, il secondo termine l'energia cinetica di rotazione dovuta alla velocità angolare del segmento stesso. I termini $\mathbf{v}_{G_i}$ $^i\boldsymbol{\omega}_i$ sono funzioni delle coordinate Lagrangiane e delle loro derivate, ϑ $\dot{\vartheta}$ per cui l'energia cinetica risulta alla fine espressa nella forma seguente:

$$T = \frac{1}{2}\dot{\boldsymbol{\vartheta}}^T\mathbf{M}(\vartheta,\dot{\vartheta})\dot{\boldsymbol{\vartheta}}. \tag{9.3.43}$$

L'espressione scalare scritta rappresenta una *forma quadratica definita positiva*. L'energia cinetica infatti non può assumere valori negativi qualunque valore assumano le coordinate Lagrangiane. La matrice $\mathbf{M}$ è la matrice di massa del sistema. La sua determinazione deriva dall'espressione (9.3.39) quando le velocità angolari e lineari vengono espresse in funzione degli angoli dei giunti. L'energia potenziale di posizione è espressa dalla relazione:

$$U = \sum_i(-m_i\ ^0\mathbf{g}^T\ ^0\mathbf{r}_{G_i}) + U_0. \tag{9.3.44}$$

In cui $^0\mathbf{g}$ è il vettore 3x1 che rappresenta l'accelerazione di gravità, $^0\mathbf{r}_{G_i}$ è il vettore posizione del baricentro del i-esimo segmento rispetto al sistema di riferimento fisso. U_0 è invece una valore di riferimento per l'energia potenziale, scelto in generale in modo che il valore minimo di questa sia zero. La posizione dei baricentri è anch'essa funzione delle coordinate dei giunti, per cui l'energia potenziale potrà essere espressa, in analogia con quanto visto per l'energia cinetica, come funzione delle coordinate Lagrangiane $U(\vartheta)$. Il Lagrangiano è la differenza tra l'energia cinetica e l'energia potenziale del sistema:

$$\Lambda = T(\vartheta,\dot{\vartheta}) - U(\vartheta). \tag{9.3.45}$$

Le equazioni di Lagrange sono date dalle espressioni:

$$\frac{d}{dt}\frac{\delta\Lambda}{\delta\dot{\vartheta}_i} - \frac{\delta\Lambda}{\delta\vartheta_i} = \mu_i. \tag{9.3.46}$$

In cui μ_i sono le coppie di attuazione, nel nostro caso le coppie generate dai muscoli. Ricordando l'espressione del Lagrangiano si ha anche:

$$\frac{d}{dt}\left(\frac{\delta T(\vartheta,\dot{\vartheta})}{\delta\dot{\vartheta}_i}\right) - \frac{\delta T(\vartheta,\dot{\vartheta})}{\delta\vartheta_i} + \frac{deltaU(\vartheta)}{\delta\vartheta_i} = \mu_i. \tag{9.3.47}$$

Applicazioni. Dinamica diretta di semplici sistemi articolati

Questi problemi hanno come obiettivo quello di determinare il campo di velocità ed accelerazione in un sistema, dovuto all'applicazione di un insieme di forze. Dualmente, nella dinamica inversa, si vuole ottenere le forze applicate, partendo dalle accelerazioni e velocità dei punti del sistema. Per mostrare la metodologia da applicare nella soluzione di problemi di dinamica diretta faremo riferimento al semplice

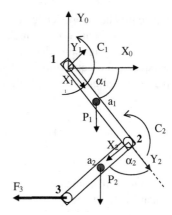

Fig. 9.13. Un sistema articolato a 2 g.d.l.

sistema con due elementi articolati, visto in precedenza. Si assumerà che il sistema sia inizialmente fermo e soggetto ad una forza orizzontale nel punto 3 e a due coppie, C_1, C_2 nei giunti 1 2. Per quanto riguarda le coppie applicate, esse devono essere interpretate come azioni interne, in particolare la coppia C_1 che supponiamo agisca sull'elemento 1, col verso rappresentato in figura, sarà accompagnata da una coppia, eguale in modulo e di verso contrario, che agisce sull'elemento 0, in questo caso il telaio, la parte fissa del sistema. Analogamente la coppia C_2, pensata col verso in figura, agente sull'elemento 2, sarà accompagnata da una coppia eguale e contraria agente sull'elemento 1. Questo perché ogni azione è accompagnata da una reazione eguale e contraria, come insegna il terzo principio della dinamica. I dati che assumeremo nel calcolo saranno i seguenti:

$$a_1 = a_2 = 0{,}5 \text{ m} \qquad \alpha_1 = 45° \qquad \alpha_2 = 90° \qquad m_1 = m_2 = 1 \text{ kg}$$
$$C_1 = C_2 = 10 \text{ Nm} \qquad \rho_1 = 0{,}2 \text{ m} \qquad \rho_2 = 0{,}2 \text{ m} \qquad F_3 = 10 \text{ N}.$$

Le variabili ρ_1, ρ_2 indicano i raggi d'inerzia dei due elementi. Supponendo che il sistema rappresentato giaccia in un piano verticale, abbiamo tenuto conto anche della presenza della gravità, inserendo i pesi P_1, P_2 dei due elementi, applicati nei rispettivi

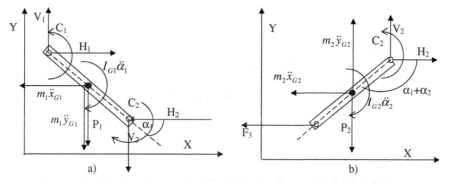

Fig. 9.14. I diagrammi di corpo libero del primo segmento a) e del secondo b)

baricentri che, supponendo gli elementi costituiti da aste omogenee a sezione costante, saranno situati a metà lunghezza. La soluzione del problema dinamico si ottiene scrivendo i diagrammi di corpo libero degli elementi che lo compongono e ricavando le equazioni d'equilibrio. Trattandosi di un sistema piano si otterranno tre equazioni per ogni elemento, sei in totale, mentre le incognite da ricavare sono 10, vale a dire:

$$H_1, H_2, V_1, V_2, \ddot{x}_{G1}, \ddot{x}_{G2}, \ddot{y}_{G1}, \ddot{y}_{G2}, \ddot{\alpha}_1, \ddot{\alpha}_2.$$

Separando il primo e il secondo elemento e scrivendo le equazioni d'equilibrio dinamico si ottiene:

$$H_1 - H_2 - m_1 \ddot{x}_{G1} = 0$$
$$V_1 - V_2 - m_1 \ddot{y}_{G1} - P_1 = 0$$
$$C_1 - I_{G1}\ddot{\alpha}_1 - m_1\ddot{x}_{G1}\frac{a_1}{2}\sin(\alpha_1) - P_1\frac{a_1}{2}\cos(\alpha_1) -$$
$$- m_1\ddot{y}_{G1}\frac{a_1}{2}\cos(\alpha_1) - V_2 a_1 \cos(\alpha_1) - H_2 a_1 \sin(\alpha_1) = 0$$
$$H_2 - m_2\ddot{x}_{G2} - F_3 = 0$$
$$V_2 + m_2\ddot{y}_{G2} - P_2 = 0$$
$$C_2 - I_{G2}\ddot{\alpha}_2 - m_2\ddot{x}_{G2}\frac{a_2}{2}\sin(\alpha_1 + \alpha_2) - P_2\frac{a_2}{2}\cos(\alpha_1 + \alpha_2) +$$
$$+ m_2\ddot{y}_{G2}\frac{a_2}{2}\cos(\alpha_1 + \alpha_2) - F_3 a_2 \sin(\alpha_1 + \alpha_2) = 0. \qquad (9.3.48)$$

Le relazioni supplementari che possono essere aggiunte al sistema, sono di tipo cinematico, ed esprimono relazioni tra accelerazioni, ottenute applicando il teorema di Rivals:

$$\ddot{x}_{G1} = \ddot{\alpha}_1\frac{a_1}{2}\sin(\alpha_1)$$
$$\ddot{y}_{G1} = \ddot{\alpha}_1\frac{a_1}{2}\cos(\alpha_1)$$
$$\ddot{x}_{G2} = \ddot{\alpha}_1 a_1 \sin(\alpha_1) + (\ddot{\alpha}_1 + \ddot{\alpha}_2)\frac{a_2}{2}\sin(\alpha_1 + \alpha_2)$$
$$\ddot{y}_{G2} = \ddot{\alpha}_1 a_1 \cos(\alpha_1) - (\ddot{\alpha}_1 + \ddot{\alpha}_2)\frac{a_2}{2}\cos(\alpha_1 + \alpha_2). \qquad (9.3.49)$$

Abbiamo quindi un sistema di 10 equazioni lineari nelle 10 incognite $\ddot{\alpha}_1, \ddot{\alpha}_2, H_1, V_1, H_2, V_2, \ddot{x}_{G1}, \ddot{y}_{G1}, \ddot{x}_{G2}, \ddot{y}_{G2}$. La soluzione è affidata al solutore di sistemi dell'ambiente

Matlab. La matrice dei coefficienti è la seguente:

$$
\mathbf{A} =
\begin{bmatrix}
0 & 1 & 0 & 0 & 0 & -1 & 0 & 0 & 0 & 0 \\
0 & 0 & 0 & 1 & 0 & 0 & 0 & 1 & 0 & 0 \\
0 & 0 & 0 & 0 & 0 & -0,18 & 0 & -0,18 & 0 & -0,063 \\
1 & -1 & 0 & 0 & -1 & 0 & 0 & 0 & 0 & 0 \\
0 & 0 & 1 & -1 & 0 & 0 & -1 & 0 & 0 & 0 \\
0 & -0,35 & 0 & -0,35 & -0,18 & 0 & -0,18 & 0 & 0 & -0,063 \\
0 & 0 & 0 & 0 & 1 & 0 & 0 & 0 & -0,18 & 0 \\
0 & 0 & 0 & 0 & 0 & 0 & 1 & 0 & 0 & -0,18 \\
0 & 0 & 0 & 0 & 0 & 1 & 0 & 0 & -0,53 & -0,18 \\
0 & 0 & 0 & 0 & 0 & 0 & 0 & 1 & -0,53 & -0,18
\end{bmatrix}.
$$

Il vettore dei termini noti:

$$
\mathbf{B} =
\begin{bmatrix}
10,00 \\
9,81 \\
-8,20 \\
0 \\
9,81 \\
-8,27 \\
0 \\
0 \\
0 \\
0
\end{bmatrix}.
$$

La soluzione, con le variabili nell'ordine H_1, H_2, V_1, V_2, $\ddot{x}_{G1}$, $\ddot{x}_{G2}$, $\ddot{y}_{G1}$, $\ddot{y}_{G2}$, $\ddot{\alpha}_1$, $\ddot{\alpha}_2$ è la seguente:

$H_1 = 41,38\,\text{N} \quad H_2 = 33,47\,\text{N} \quad V_1 = -4,13\,\text{N} \quad V_2 = -13,66\,\text{N}$

$\ddot{x}_{G1} = 7,90\,\text{m/s}^2 \quad \ddot{x}_{G2} = 23,47\,\text{m/s}^2 \quad \ddot{y}_{G1} = -0,2739\,\text{m/s}^2 \quad \ddot{y}_{G2} = 23,47\,\text{m/s}^2$

$\ddot{\alpha}_1 = 44,72\,\text{rad/s}^2 \quad \ddot{\alpha}_2 = -1,5\,\text{rad/s}^2.$

9.4 Fenomeni d'urto

L'urto è il contatto di breve durata tra corpi dotati d'energia cinetica con traiettorie che s'intersecano. Nel punto di contatto nascono delle forze, d'intensità in genere più elevata delle forze agenti sui due corpi, (peso, forze esterne) e di durata molto piccola.

Si definisce linea d'urto la normale alle superfici dei due corpi nel punto di contatto. L'urto si dice centrato se la linea d'urto passa per i baricentri d'entrambi i corpi che si urtano, eccentrico se questo non avviene. L'urto centrato si dice diretto quando le velocità dei baricentri dei due corpi sono allineate con la linea d'urto Fig. 9.15a, obliquo in caso contrario, Fig. 9.15b.

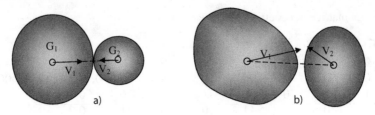

Fig. 9.15. Urto centrato: a) diretto; b) obliquo

Urto tra corpi liberi

In Fig. 9.16 sono state indicate le forze esterne agenti sui due corpi A, B e le forze che si generano durante l'urto, con spessore maggiore della linea. Utilizzando le espressioni viste in precedenza scriviamo la relazione che esprime la variazione della quantità di moto del sistema dei due corpi nell'intervallo di tempo che intercorre tra l'istante immediatamente precedente la collisione e l'istante successivo:

$$\int_0^t \sum_i \mathbf{F}_{i,A}dt + \int_0^t \sum_i \mathbf{F}_{i,B}dt = (\mathbf{Q}_A^+ + \mathbf{Q}_B^+) - (\mathbf{Q}_A^- + \mathbf{Q}_B^-) =$$

$$= (m_A \mathbf{V}_A^+ + m_B \mathbf{V}_B^+) - (m_A \mathbf{V}_A^- + m_B \mathbf{V}_B^-). \qquad (9.4.1)$$

Si osservi che nella relazione precedente non compaiono gli impulsi delle forze dovute alla collisione, poiché queste forze, essendo forze mutue, si elidono a vicenda. Inoltre al primo membro dell'equazione scritta compare l'impulso di una serie di forze molto piccole rispetto alle forze di collisione. Ne deriva che le quantità a primo membro sono trascurabili e questo può essere considerato nullo. Segue quindi che la quantità di moto complessiva del sistema dei due corpi è costante ovvero:

$$(\mathbf{Q}_A^+ + \mathbf{Q}_B^+) = (\mathbf{Q}_A^- + \mathbf{Q}_B^-). \qquad (9.4.2)$$

Pertanto in un urto libero la quantità di moto del sistema resta costante. Un'espressione analoga si ottiene per il principio di variazione del momento della quantità di

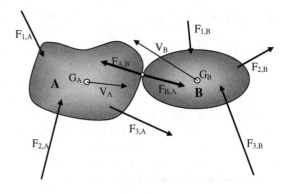

Fig. 9.16. Urto tra corpi liberi

moto. Si ha, infatti, considerando i momenti rispetto ad un qualunque polo O:

$$\int_0^t \mathbf{OC} \times \mathbf{F}_{A,B} dt + \int_0^t \mathbf{OC} \times \mathbf{F}_{B,A} dt =$$

$$= \int_0^t \left(\frac{d\mathbf{H}_{A,O}}{dt} + \mathbf{V}_O \times \mathbf{Q}_A \right) dt + \int_0^t \left(\frac{d\mathbf{H}_{B,O}}{dt} + \mathbf{V}_O \times \mathbf{Q}_B \right) dt = 0$$

trascurando i termini $\mathbf{V}_O \times \mathbf{Q}_A$ e $\mathbf{V}_O \times \mathbf{Q}_B$ perchè piccoli rispetto agli altri, si ottiene:

$$J_{A,O}(\omega_A^+ - \omega_A^-) + J_{B,O}(\omega_B^+ - \omega_B^-) = 0 \qquad \text{da cui si trae:}$$

$$J_{A,O}\omega_A^+ + J_{B,O}\omega_B^+ = J_{A,O}\omega_A^- + J_{B,O}\omega_B^-. \tag{9.4.3}$$

Pertanto in un urto tra corpi liberi si conserva il momento risultante della quantità di moto. Nell'espressione precedente è stato trascurato l'integrale del prodotto vettoriale $\mathbf{V}_O \times \mathbf{Q}_A$ e del prodotto $\mathbf{V}_O \times \mathbf{Q}_B$ per la stessa ragione, detta in precedenza, sui momenti delle forze esterne. Si tratta di quantità piccole a fronte degli impulsi dei momenti delle forze dovute alla collisione.

Urto centrato diretto

Si considerino due corpi che entrano in collisione in un urto centrato diretto. Il principio di conservazione della quantità di moto porta a (9.4.2):

$$\mathbf{Q}_1^+ + \mathbf{Q}_2^+ = \mathbf{Q}_1^- + \mathbf{Q}_2^- \quad \text{ovvero} \quad m_1 v_1^+ + m_2 v_2^+ = m_1 v_1^- + m_2 v_2^-. \tag{9.4.4}$$

La relazione precedente è stata scritta in modo scalare perché l'urto si svolge su un'unica dimensione. Gli indici – e + indicano rispettivamente lo stato immediatamente precedente e immediatamente seguente l'urto. L'equazione scritta non è da sola sufficiente a determinare le grandezze dopo l'urto, quando siano date quelle prima dell'urto. Per giungere a questo risultato è necessario introdurre un'altra equazione che tiene conto dell'energia dissipata. Per questo si introduce il coefficiente di restituzione:

$$e = - \frac{V_1^+ - V_2^+}{V_1^- - V_2^-}. \tag{9.4.5}$$

Il coefficiente di restituzione è una quantità scalare. Esso varia tra i valori limite 0 (urto completamente anelastico) e 1 (urto completamente elastico). Risolvendo il sistema delle due equazioni si ottiene:

$$v_1^+ = \frac{(m_1 - e m_2) v_1^- + m_2 (1 + e) v_2^-}{m_1 + m_2}$$

$$v_2^+ = \frac{(m_2 - e m_1) v_2^- + m_1 (1 + e) v_1^-}{m_1 + m_2}. \tag{9.4.6}$$

L'energia meccanica persa, E_d, durante l'urto è data dalla differenza delle energie cinetiche possedute dal sistema prima e dopo l'urto:

$$E_d = \frac{1}{2}m_1(v_1^-)^2 + \frac{1}{2}m2(v_2^-)^2 - \frac{1}{2}m_1(v_1^+)^2 - \frac{1}{2}m_1(v_2^+)^2. \qquad (9.4.7)$$

Facendo uso del coefficiente di restituzione si ottiene facilmente:

$$E_d = \frac{m_1 m_2(1-e^2)}{2(m_1+m_2)}(v_1^- - v_2^-)^2. \qquad (9.4.8)$$

Urto centrato obliquo

Nel caso rappresentato in Fig. 9.17 non abbiamo più le velocità delle due sfere che impattano obliquamente, allineate con la linea d'urto (normale alla tangente comune alle due sfere nel momento della collisione). Le inclinazioni dei vettori velocità vengono misurate rispetto alla tangente comune nel punto di contatto, che identifichiamo come asse X. Quindi le componenti secondo i due assi delle velocità prima e dopo l'urto delle due sfere sono:

$$v_{1X} = v_1 \cos \vartheta_1 \quad v'_{1X} = v'_{1X} \cos \vartheta'_1 \quad v_{1Y} = -v_1 \sin \vartheta_1 \quad v'_{1Y} = v'_{1Y} \sin \vartheta'_1.$$

Le due forze uguali F $-$F che nascono nel contatto tra le due sfere sono rappresentate a destra in Fig. 9.17. Nel piccolo intervallo di tempo durante il quale le due sfere si toccano il modulo delle forze F varia con legge impulsiva, del tipo di quella rappresentata in figura. Per determinate condizioni iniziali m_1, m_2, v_{1X}, v_{1Y}, v_{2X}, v_{2Y} si avranno quattro incognite, precisamente v'_{1X}, v'_{1Y}, v'_{2X}, v'_{2Y}.

Per trovare queste incognite sono quindi necessarie quattro equazioni. Osservando il sistema possiamo facilmente dedurre che:

1) Il sistema delle due masse conserva la sua quantità di moto in direzione Y. Infatti in questa direzione agisce soltanto le due forze F e $-$F durante l'urto, che, essendo uguali ed opposte non cambiano la quantità di moto del sistema. Si ha quindi:

$$m_1 v_{1Y} + m_2 v_{2y} = m_1 v'_{1y} + m_2 v'_{2Y}. \qquad (9.4.9)$$

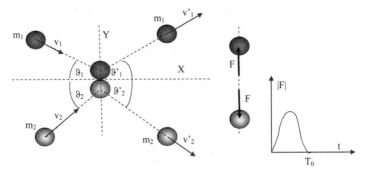

Fig. 9.17. Urto centrato obliquo. Le sferette prima e dopo l'urto e un diagramma tipico della forza scambiata nella collisione

2) La quantità di moto di ciascuna delle due sfere in direzione X non cambia. Infatti non sussistono forze in questa direzione. Si ha:

$$m_1 v_{1X} = m_1 v'_{1X}$$
$$m_2 v_{2X} = m_2 v'_{2X}. \tag{9.4.10}$$

3) In direzione Y il coefficiente di restituzione è il rapporto, cambiato di segno, tra la differenza iniziale delle due componenti Y delle due sfere e la differenza finale, cioè:

$$e = \frac{v'_{2y} - v'_{1y}}{v_{1y} - v_{2y}}. \tag{9.4.11}$$

Le quattro equazioni scritte risolvono il problema proposto. Una volta ottenuti le componenti X e Y delle velocità delle sfere dopo l'urto sarà facile ricavare gli angoli $\vartheta_1 \ \vartheta_2$.

Alcuni coefficienti di restituzione tipici:

Materiale	e
Acciaio contro acciaio	0,65
Avorio contro avorio	0,89
Legno contro legno	0,50
Rame contro rame	0,40
Vetro contro vetro	0,93

Esempio 9.8. L'auto B, di massa 1500 kg, che viaggia verso Ovest a 48 km/h entra in collisione con l'auto A, di 1600 kg, che viaggia verso Nord a 32 km/h. Le due macchine si incastrano e si muovono come un unico corpo dopo l'urto. Si calcoli la grandezza v della loro velocità comune immediatamente dopo l'urto e l'angolo del vettore velocità dopo l'urto con la direzione Nord.

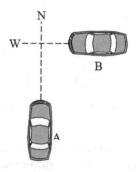

Fig. 9.18. Collisione tra due auto

Ricordando che, per il sistema delle due auto, vale il principio della conservazione della quantità di moto si ha:

$$-1500*15*\mathbf{i}+1600*8,88*\mathbf{j}=3100\mathbf{v}$$

$$\mathbf{v}=-\frac{1500*15}{3100}\mathbf{i}+\frac{1600*8,88}{3100}\mathbf{j}=-7,25\mathbf{i}+4,58\mathbf{j}$$

l'energia cinetica persa nell'urto vale:

$$\Delta E=\frac{1}{2}1500*15^2+\frac{1}{2}1600*8,88^2-3100*\frac{1}{2}(7,25^2+4,58^2)=117.848 \text{ J.}$$

Esempio 9.9. Una pallottola di massa 60 g viene sparata con velocità pari 300 m/s su una barra sottile, con una massa all'estremità di 1,5 kg, articolata ad un punto fisso. Se il proiettile resta incastrato nella barra, trovare la velocità angolare di quest'ultima dopo l'impatto. Si trascuri la massa dell'asta (Fig. 9.19).

Si applica il principio della conservazione del momento della quantità di moto. Il valore di H prima dell'impatto è semplicemente il momento della quantità di moto della pallottola rispetto al fulcro, dopo l'urto quello del sistema asta-pallottola.

Si ha allora:

$$H_O^-=0,060*300*0,25=4,5\,\frac{\text{kgm}^2}{\text{s}}=(0,060*0,25^2+1,5*0,5^2)*\omega$$

$$\omega=1,1,88 \text{ rad/s.}$$

Si osservi che non si conserva la quantità di moto. Il motivo è che, in corrispondenza del vincolo, nasce una forza avente un ordine di grandezza simile a quello della forza impulsiva prodotta dal proiettile. L'impulso di questa forza non può più essere trascurato. Esso da luogo quindi all'annullamento di una parte della quantità di moto lineare del sistema.

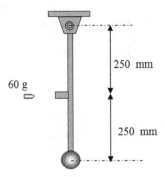

60 g

250 mm

250 mm

Fig. 9.19. Il pendolo basistico

Esempio 9.10 (Forze impulsive nel salto ripetuto). Si consideri la situazione della Fig. 9.20. Un atleta compie dei salti ripetuti senza spostarsi dalla posizione. L'altezza del salto dipende dalle forze muscolari sviluppate dal quadricipite (se si flettono

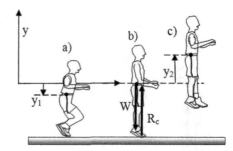

Fig. 9.20. Il salto verticale

le ginocchia) e dal tricipite della sura (gemelli del gastrocnemio+soleo). Il meccanismo di preparazione del salto consiste in una contrazione eccentrica dei muscoli, effettuata mediante la flessione delle ginocchia e delle caviglie. In questa fase i muscoli accumulano energia elastica come delle molle, energia che restituiscono solo in parte durante la successiva fase di contrazione concentrica, nella quale l'attivazione muscolare viene portata al massimo, per ottenere la massima forza contrattile. L'analisi dei parametri del salto, altezza raggiunta, tempo di contatto t_c e tempo di volo t_v è importante non solo per l'ottimizzazione della prestazione, ma anche per studiare l'effetto di eventuali patologie e traumi a livello muscolare o neuromotorio. Sperimentalmente si può impiegare una piattaforma baropodometrica, per misurare le pressioni di contatto ad intervalli di tempo molto ravvicinati, anche 1/1000 s, e di marker rilevati mediante un sistema ottico, per misurare lo spostamento verticale del baricentro. La strumentazione può essere completata con sensori elettromiografici, per misurare le tensioni alla superficie della pelle vicino ai muscoli interessati. Queste tensioni possono essere correlate, con qualche approssimazione, al potenziale di attivazione muscolare. La piattaforma baropodometrica permette di ottenere per integrazione delle pressioni la risultante delle azioni del suolo sui piedi del saltatore. Ricordiamo che questa risultante non è uguale alla forza peso dell'atleta, perché durante la fase di accelerazione, la reazione sul terreno è uguale alla forza d'inerzia sommata alla forza peso. In questa fase l'equazione del moto del baricentro del saltatore è:

$$m\ddot{y} = R_c(t) - W. \tag{9.4.12}$$

Si noti che non si tratta di un moto uniformemente accelerato perché la reazione R_c è funzione del tempo. Se vogliamo conoscere il valore della reazione durante il contatto non abbiamo altra strada che avanzare qualche ipotesi sulla funzione che la rappresenta.

- Facciamo l'ipotesi che sia $R_c = $ cost per tutto il tempo di contatto. In questo caso il suo andamento è rettangolare, come nella Fig. 9.21. È facile vedere che l'integrazione della (9.4.12) porta alle espressioni:

$$\ddot{y} = \frac{(R_c - W)}{m} \qquad \int \ddot{y}\,dt = \frac{(R_c - W)t}{m} + C_1$$

$$y = \frac{(R_c - W)t^2}{2m} + C_1 t + C_2. \tag{9.4.13}$$

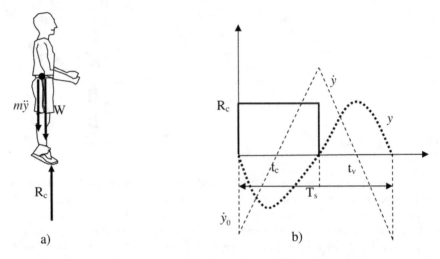

Fig. 9.21. Il salto ripetuto; a) diagramma di corpo libero; b) leggi del moto

Le costanti di integrazione possono essere determinate facilmente, osservando che la posizione del baricentro al momento dell'inizio del salto (cioè al contatto dei piedi con la base, dopo la fase di volo precedente) è sull'asse di riferimento, quindi $C_2 = 0$. La velocità iniziale al momento dell'inizio del contatto è diretta verso il basso ed è il risultato della caduta precedente, per cui $C_1 = \dot{y}_0 = -g\frac{t_v}{2}$. Si ha quindi:

$$\ddot{y} = \frac{(R_c - W)}{m} \qquad \int \ddot{y}dt = \frac{(R_c - W)t}{m} - +C_1$$

$$y = \frac{(R_c - W)t^2}{2m} + C_1 t + C_2. \qquad (9.4.14)$$

L'andamento della velocità del baricentro è quindi lineare sino al momento del distacco da terra, dopo di che comincia a decrescere a causa della gravità. Il grafico di velocità è stato rappresentato tratteggiato a punti nella stessa Fig. 9.21. Alcune osservazioni sono opportune al riguardo:

- la legge di velocità è lineare, come abbiamo detto, con due tratti che si incontrano al tempo in cui il corpo si stacca da terra;
- il baricentro del corpo ha un moto discendente iniziale perché si presuppone che toccando terra dal salto precedente il baricentro abbia una prima fase di discesa a causa del meccanismo di recupero dell'energia di cui abbiamo parlato in precedenza. L'andamento dello spostamento verticale è di tipo parabolico.

La massima elevazione raggiunta dal baricentro può calcolarsi ricordando che il moto di caduta è un moto uniformemente accelerato per cui si ha:

$$y_{MAX} = \frac{1}{2}gt_v^2 \qquad \dot{y}_{MAX} = g\frac{t_v}{2}. \qquad (9.4.15)$$

Scritte tutte le relazioni necessarie possiamo risolvere il problema della determinazione dell'altezza del salto e della velocità al distacco, se abbiamo i tempi t_c e t_v.

Infatti l'altezza del salto si ottiene dalla prima delle (9.4.15) e la velocità al distacco dalla seconda. Resta da determinare il valore di R_c. Dall'ultima relazione nelle (9.4.14) si ha:

$$\dot{y}_{t=t_c} = \dot{y}_{MAX} = -g\frac{t_v}{2} + \frac{(R_c - W)t_c}{m} \qquad R_c = \frac{mgt_v}{t_c} + W = W\left(1 + \frac{t_v}{t_c}\right). \quad (9.4.16)$$

Si supponga che per un saltatore si abbia m $= 70$ kg, $t_c = 0,3$, $t_v = 0,25$ s. Si ottiene facilmente:

$$y_{MAX} = \frac{1}{2}gt_v^2 = 0,44\text{m} \qquad \dot{y}_{max} = g\frac{t_v}{2} = 1,22 \text{ m/s} \qquad R_c = 2W = 1259\text{N}.$$

Si immagini ora di usare una legge più realistica per l'andamento della reazione col tempo, ad esempio una mezza sinusoide rappresentata dalla legge:

$$R_c(t) = R_{c\,max} \sin\left(\pi\frac{t}{t_c}\right). \quad (9.4.17)$$

L'equazione di equilibrio dinamico da cui partire è sempre la (9.4.12) la cui integrazione porta all'espressione:

$$\ddot{y} = \frac{R_c(t) - W}{m} = \frac{R_{c\,max}}{m}\sin\left(\pi\frac{t}{t_c}\right) - g$$

$$\dot{y} = \frac{t_c}{t}\cos\left(\pi\frac{t}{t_c}\right) - gt + C_1. \quad (9.4.18)$$

La costante d'integrazione C_1 rappresenta la velocità iniziale del baricentro del corpo. Dal momento che la fase di contatto segue una precedente fase di volo, la velocità iniziale della fase di contatto coincide con la velocità finale della fase di volo che non è altro che una caduta libera del corpo con accelerazione g. Poiché la caduta libera inizia in corrispondenza della metà del tempo di volo, nell'istante in cui il corpo si ferma in aria, la velocità del baricentro all'atterraggio sarà $\dot{y}_0 = -g\frac{t_v}{2}$. Sostituendo questo valore al posto di C_1 e integrando ulteriormente per ottenere lo spostamento y, si ha:

$$C_1 = -g\frac{t_v}{2} \qquad y = \dot{y} = -\frac{t_c}{\pi}\cos\left(\pi\frac{t}{t_c}\right) - gt - g\frac{t_v}{2}$$

$$y = -\frac{t_c^2}{\pi}\sin\left(\pi\frac{t}{t_c}\right) - \frac{gt^2}{2} - g\frac{t_v t}{2} + C_2 \quad \text{con} \quad C_2 = 0. \quad (9.4.19)$$

C_2 è uguale a zero perché nel momento del contatto del corpo col suolo si suppone che esso sia in posizione estesa ed il baricentro avrà spostamento nullo rispetto al sistema di riferimento. L'elevazione massima del baricentro si può ricavare dal tempo di volo, se questo è noto:

$$y_{MAX} = y_2 = \frac{\dot{y}_0^2}{2g} \quad \text{con} \quad \dot{y}_0 = g\frac{t_v}{2} \quad \text{da cui:}$$

$$y_2 = \frac{(g\frac{t_v}{2})^2}{2g} = \frac{gt_v^2}{8}. \quad (9.4.20)$$

La formula precedente è giustificata dal fatto che per un moto balistico che inizia e finisce allo stesso livello le velocità iniziale e finale sono uguali e di segno opposto. Ciò significa che la velocità iniziale del periodo di volo è uguale in modulo alla velocità al momento del contatto. Poiché la fase di caduta inizia al tempo $\frac{t_v}{2}$, iniziando a contare i tempi al momento del distacco e finisce al momento del contatto con velocità $g\frac{t_v}{2}$, ne segue che la velocità al distacco è $g\frac{t_v}{2}$. L'andamento della velocità è la somma di una funzione sinusoidale, vedi (9.4.19), di una funzione parabolica e di una funzione lineare. Se si hanno i valori dei tempi di volo e di contatto è possibile tracciare il grafico o conoscere il modulo della velocità istante per istante. Quello che però maggiormente interessa è la forza massima di contatto R_{cmax}. Ricordando ancora il teorema della quantità di moto (9.2.5):

$$\int_0^{t_c} (R_{cmax}\sin(\pi\frac{t}{t_c}) - W)dt = 2m\dot{y}_0 \qquad \left[-\frac{t_c}{\pi}R_{cmax}\cos(\pi\frac{t}{t_c}) - Wt\right]_0^{t_c} = 2mg\frac{t_v}{2}$$

$$2\frac{t_c}{\pi}R_{cmax} - Wt_c = 2mg\frac{t_v}{2} \qquad R_{cmax} = \frac{\pi}{2t_c}(Wt_c + mgt_v) = \frac{\pi}{2}W\left(1 + \frac{t_v}{t_c}\right).$$

$$(9.4.21)$$

Ricordando l'esempio precedente di un saltatore di massa pari a 70 kg con $t_c = 0,3$, $t_v = 0,25$ s si ha:

$$R_{cmax} = \pi * 70 * 9,81 * \left(1 + \frac{0,25}{0,3}\right) = 1977 \text{ N}.$$

È interessante notare come, a parità di parametri del salto, la forza massima di contatto vari in modo radicale con i due modelli proposti.

9.5 Lavoro ed energia

Il lavoro di una forza si ottiene come prodotto scalare del vettore che rappresenta la forza per quello che rappresenta lo spostamento del punto di applicazione.

$$L = \mathbf{F} \circ \mathbf{P_1P_2} = \mathbf{F} \circ \mathbf{\Delta} = F_x\Delta_x + F_y\Delta_y^+ F_z\Delta_z. \qquad (9.5.1)$$

Nel caso in cui il punto di applicazione della forza si muova nella direzione della linea d'azione della forza stessa, il lavoro è rappresentato dal prodotto del modulo

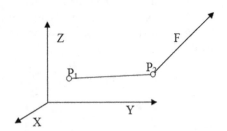

Fig. 9.22. Lavoro di una forza

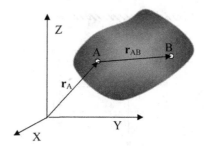

Fig. 9.23. Un corpo rigido nello spazio

della forza per quello dello spostamento. Il lavoro ha un segno positivo quando la componente dello spostamento nella direzione della forza ha lo stesso verso della forza, un valore negativo quando ha verso opposto. Questo significa che la forza, nel primo caso produce lavoro durante lo spostamento del suo punto di applicazione, nel secondo caso ne assorbe.

Considerando un corpo rigido nello spazio al quale siano applicate delle forze esterne in punti definiti, il calcolo del lavoro complessivo compiuto dalla forze è facilitato, se si ricorda che per due punti generici A e B, si ha:

$$\mathbf{v}_B = \mathbf{v}_A + \boldsymbol{\omega} \times \mathbf{r}_{AB} \qquad \text{cioè}$$

$$\frac{d\mathbf{r}_B}{dt} = \frac{d\mathbf{r}_A}{dt} + \frac{d\boldsymbol{\theta}}{dt} \times \mathbf{r}_{AB} \qquad \text{quindi anche:}$$

$$d\mathbf{r}_B = d\mathbf{r}_A + d\boldsymbol{\theta} \times \mathbf{r}_{AB}. \tag{9.5.2}$$

Il lavoro compiuto dalle forze agenti sul corpo ha l'espressione:

$$dL = \sum_i \mathbf{F}_i \circ d\mathbf{r}_i = \sum_i \mathbf{F}_i \circ (d\mathbf{r}_A + d\boldsymbol{\theta} \times \mathbf{r}_{AP_i}) = \sum_i \mathbf{F}_i \circ d\mathbf{r}_A + \sum_i (\mathbf{F}_i \times \mathbf{r}_{AP_i}) \circ d\boldsymbol{\theta}. \tag{9.5.3}$$

È semplice riconoscere che il primo termine dell'ultima espressione rappresenta lo spostamento del polo A, il secondo rappresenta il prodotto scalare del momento risultante del sistema di forze agenti rispetto ad A (nel caso fossero presenti delle coppie, queste vanno incluse nell'espressione del lavoro), per la rotazione del corpo. Se al corpo fosse applicata soltanto una coppia, il lavoro compiuto risulterebbe:

$$dL = \mathbf{C} \circ d\boldsymbol{\theta}. \tag{9.5.4}$$

Se un corpo è deformabile, è il caso ad esempio delle molle, due forze interne eguali ed opposte possono compiere lavoro se varia la distanza tra i loro punti di applicazione. In Fig. 9.24 a destra è rappresentato il caso generale di una molla, inizialmente precaricata con due forze eguali F_1, a cui corrisponde un allungamento x_1, che è poi caricata da due forze F_2 maggiori delle precedenti, che provocano un allungamento x_2. Il lavoro compiuto dalle forze F_2 nell'allungamento della molla da x_1 a x_2 vale:

$$L = \int_{x_1}^{x_2} kx\,dx = \frac{1}{2}k(x_2^2 - x_1^2). \tag{9.5.5}$$

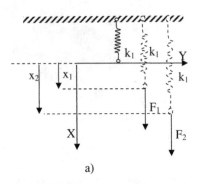
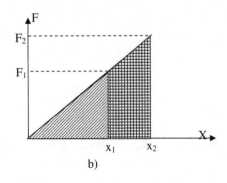

a)   b)

Fig. 9.24. Lavoro di deformazione elastica di una molla: a) deformazioni successive; b) lavoro di deformazione

Il lavoro compiuto può anche essere visualizzato nel diagramma forze- allungamenti riprodotto. Esso corrisponde all'area trapezoidale con tratteggio incrociato. Se invece consideriamo la prima estensione della molla, partendo da una situazione di allungamento nullo il lavoro è pari a $1/2 * kx_1^2$ e corrisponde all'area triangolare a tratteggio semplice.

Energia potenziale

Nei sistemi conservativi il lavoro compiuto da una forza per spostare il suo punto d'applicazione da una posizione ad un'altra è indipendente dal percorso seguito. In questo caso le forze possiedono un potenziale tale che:

$$-\frac{dU}{dr} = F \qquad dU = -Fdr = -dL \qquad (9.5.6)$$

$$\Delta U = \begin{Bmatrix} \Delta x \\ \Delta y \\ \Delta z \end{Bmatrix}^T \begin{Bmatrix} 0 \\ 0 \\ mg \end{Bmatrix} . \qquad (9.5.7)$$

La relazione precedente dice che la variazione differenziale del potenziale di una forza è eguale ma di segno contrario del lavoro compiuto dalla forza stessa durante uno spostamento infinitesimo. Un esempio di campo di forze a potenziale è quello delle forze di gravità. Sappiamo che lo spostamento di un corpo da una posizione ad un'altra può avvenire secondo infiniti percorsi, ma il lavoro compiuto dalla forza peso del corpo è funzione soltanto della posizione iniziale e di quella finale. Se ci riferiamo ad un sistema d'assi tridimensionale l'incremento dell'energia potenziale di gravità, ha l'espressione:

$$-\frac{dU}{dr} = F \qquad dU = -Fdr = -dL \qquad (9.5.8)$$

da questa relazione deriva che $\Delta U = mg\Delta z$ per cui lo spostamento di un corpo nello spazio provoca variazioni nella sua energia potenziale soltanto se varia la sua quota rispetto ad un piano di riferimento, parallelo al suolo.

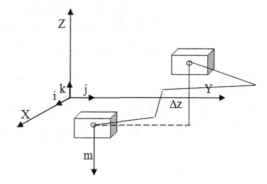

Fig. 9.25. Spostamento di una massa

La Fig. 9.25 mostra ad esempio che, se un blocco è sollevato in modo che il suo baricentro segua un percorso rappresentato da una spezzata, la variazione della sua energia potenziale sarà mgΔz e il lavoro compiuto dalla forza peso sarà $-$mgΔz in quanto il punto di applicazione si sposta con verso contrario alla forza. Questo significa che l'incremento di energia potenziale di posizione viene compiuto a spese di un lavoro fornito dall'esterno.

Energia potenziale elastica

Oltre all'energia potenziale di posizione dovuta al campo delle forze di gravità, è di particolare importanza quella che può essere immagazzinata all'interno di un corpo quando questo si deforma elasticamente. Tipico è il caso delle molle, ma qualunque corpo capace di deformazione elastica restituisce, in tutto o in parte, il lavoro speso per produrre quella deformazione. Ogni elemento materiale del corpo accumula una quota elementare d'energia di deformazione, in base al tipo di sollecitazione. Con riferimento ai tipi di sollecitazione elementare di trazione, torsione e flessione descritti, si potranno scrivere le seguenti espressioni per le energie di deformazione.

Trazione
Si tratta del caso più semplice perché una trave in trazione è sostanzialmente una molla. Ricordando che l'energia di deformazione di una molla è data da $\frac{1}{2}k(\Delta x)^2$ nel caso di una barra in trazione si ha (vedi i casi di sollecitazione elementare descritti in precedenza):

$$U = (-)(-)\frac{1}{2}F\Delta x = \frac{1}{2}F * \frac{Fl}{EA} = \frac{1}{2}\frac{F^2 l}{EA}. \qquad (9.5.9)$$

Per chiarire il significato dei due segni meno prima dell'espressione dell'energia potenziale, si deve osservare che il lavoro a cui si fa riferimento è quello delle forze elastiche, opposte a quelle applicate dall'esterno e tratteggiate in Fig. 9.26. Poiché il loro punto di applicazione si sposta in senso opposto al loro verso, il lavoro compiuto dalle forze elastiche sarà negativo e l'energia potenziale accumulata positiva.

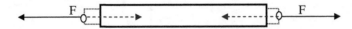

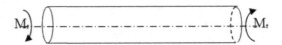

Fig. 9.26. Energia elastica accumulata in trazione

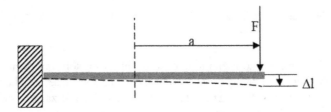

Fig. 9.27. Energia accumulata in torsione

Fig. 9.28. Flessione di una trave a mensola

Torsione
Per analogia con il caso precedente,

$$U = \frac{1}{2}M_t\Delta\vartheta = \frac{1}{2}\frac{M_t^2 l}{GJ_p} \qquad (9.5.10)$$

in cui ricordiamo che l è la lunghezza della trave, G il modulo di elasticità tangenziale, J_p il momento d'inerzia polare della sezione. La formula scritta è valida solo per travi di sezione circolare (Fig. 9.27).

Flessione
Il caso presentato nella Fig. 9.28 considera una trave incastrata ad un estremo e libera nell'altro, con un carico concentrato nell'estremità libera. Nel caso della flessione si può scrivere ancora che l'energia potenziale elastica accumulata nella deformazione è eguale al lavoro speso per produrre la deformazione stessa, cioè:

$$U = \frac{1}{2}F\Delta l = \frac{1}{2}\frac{F^2 l^3}{3EJ}. \qquad (9.5.11)$$

Energia cinetica

Mentre un punto materiale possiede soltanto energia cinetica di traslazione, un corpo esteso possiede sia energia cinetica dovuta al moto di traslazione, sia a quello di rotazione. Si ricorda che non è sempre vero che in un moto di traslazione la traiettoria di tutti i punti del corpo deve essere rettilinea. Esistono moti di traslazione in cui il corpo, pur percorrendo una traiettoria curvilinea con tutti i suoi punti, non ruota. Per un corpo esteso l'energia cinetica può definirsi come somma delle energie cinetiche di tutti gli elementi di massa che contiene, cioè:

$$
E = \int_M \dot{r}^T r dm = \frac{1}{2} \int_M (\dot{r}_G + \omega \times r_{GP})^T (\dot{r}_G + \omega \times r_{GP}) dm =
$$

$$
= \frac{1}{2} \dot{r}_G^T M \dot{r}_G + \frac{1}{2} \omega^T J_G \omega = \frac{1}{2} M v_G^2 + \frac{1}{2} J_G \Omega^2. \tag{9.5.12}
$$

L'energia cinetica è una quantità scalare. L'asse baricentrico rispetto al quale si calcola il momento d'inerzia J_G è quello che corrisponde all'asse della velocità angolare istantanea Ω.

L'ultima espressione indica che per un corpo rigido, nel moto più generale, l'energia cinetica è la somma del termine di traslazione, che il corpo avrebbe se fosse concentrato nel baricentro, più quello di rotazione intorno ad un asse istantaneo, individuabile attraverso la conoscenza dello stato di moto.

Lavoro delle forze d'inerzia
Consideriamo il lavoro delle forze e coppie d'inerzia per un corpo rigido che passa da una posizione 1 ad una posizione 2.

$$
L'_{1,2} = - \int_1^2 M \frac{d^2 \mathbf{r}}{dt^2} \circ d\mathbf{r} - \int_1^2 J \frac{d^2 \vartheta}{dt^2} \circ d\vartheta =
$$

$$
= - \int_1^2 M \frac{d}{dt} \left(\frac{1}{2} \dot{r} \circ \dot{r} \right) dt - \int_1^2 J \frac{d}{dt} \left(\frac{1}{2} \omega \circ \omega \right) dt =
$$

$$
= -(E_2 - E_1) = E_1 - E_2. \tag{9.5.13}
$$

Il lavoro delle forze d'inerzia è quindi eguale all'incremento cambiato di segno dell'energia cinetica complessiva del corpo. Ricordando che il lavoro compiuto globalmente dalle forze e coppie attive e da quelle d'inerzia deve essere nullo, perché il sistema di forze complessivo è equilibrato, si ha:

$$
L_{1,2} + L'_{1,2} = 0
$$

$$
L_{1,2} = -L'_{1,2} = E_2 - E_1 \tag{9.5.14}
$$

se dividiamo le forze dotate di potenziale da quelle non dotate di potenziale indicando con $L_{C,1,2}$, $L_{NC,1,2}$ le frazioni di lavoro da esse compiute ricordando che $L_{C,!,2} = -\Delta U$ si ha:

$$
L_{NC,1,2} = \Delta U + \Delta E. \tag{9.5.15}
$$

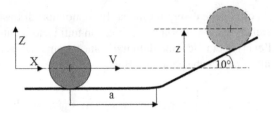

Fig. 9.29. Conservazione dell'energia cinetica

Nel caso il sistema sia conservativo il primo termine dell'equazione precedente è nullo e si ha il principio di conservazione dell'energia:

$$dL = -dU = dE$$
$$d(U+E) = 0$$
$$U+E = \cos t. \tag{9.5.16}$$

Le relazioni precedenti, valide per un sistema ideale nel quale si trascurino tutte le forze e coppie dissipative, esprimono il concetto che l'energia cinetica può aumentare o diminuire, dando luogo a corrispondenti diminuzioni o aumenti dell'energia potenziale. Il principio è di estrema utilità nella soluzione di molti problemi di Ingegneria.

Esempio 9.11. Un disco omogeneo di massa pari a 10 kg e raggio $R = 0,3$ m rotola senza strisciare, con velocità del suo centro pari a 15 m/s su una guida piana, costituita da un tratto orizzontale, seguito da un tratto inclinato. Trascurando l'effetto dell'attrito volvente, calcolare a quale quota giungerà il centro del disco, nel momento in cui questo si fermerà, prima di ridiscendere verso il basso (Fig. 9.29).

Si farà ricorso al principio di conservazione dell'energia. Nella posizione iniziale il disco ha una velocità del suo centro V e una velocità angolare $\omega = V/R = 15/0,3 = 50$ rad/s. La sua energia cinetica è la somma dell'energia cinetica di traslazione e di rotazione. L'energia totale nel punto iniziale considerato, per il quale si assume che la quota di riferimento per l'energia potenziale sia quella del baricentro della ruota, sarà quindi puramente cinetica, mentre nel punto finale il disco sarà fermo e avrà solo energia potenziale. Si ha allora:

$$E = \frac{1}{2}M*V^2 + M*\frac{R^2}{2}*\omega^2 = Mgz$$
$$\frac{\frac{1}{2}10*15^2 + 10*\frac{0,3^2}{2}*50^2}{10*9,81} = z = 22,94.$$

In questo caso l'energia cinetica di rotazione e quella di traslazione hanno espressioni particolarmente semplici poiché il disco ruota intorno ad un singolo asse e trasla in un'unica direzione. Si può tener conto dell'attrito volvente osservando che esso introduce una forza resistente data da $f_v * Mg$ essendo $f_v = u/R$ il coefficiente di attrito volvente.

Assumendo un coefficiente di attrito volvente pari a 0,1 la pendenza della rampa di 10° e la distanza della posizione iniziale della ruota dall'inizio della rampa di 3m si ha:

$$\Delta E = -\Delta U + \Delta L$$

$$-\frac{1}{2}M*V^2 + M*\frac{R^2}{2}*\omega^2 = -Mgz - f_v Mg\left(a + \frac{z}{\sin\alpha}\right)$$

$$\Delta E = \frac{1}{2}M*V^2 + M*\frac{R^2}{2}*\omega^2 - 0,1*10*9,81*3 = 10*9,81z\left(1 + \frac{0,1}{\sin\alpha}\right)$$

$$\frac{\frac{1}{2}10*15^2 + 10*\frac{0,3}{2}^2*50^2 - 0,1*10*9,81*3}{10*9,81\left(1 + \frac{0,1}{\sin 10}\right)} = z = 20,57 \text{ m.}$$

Esercizi

Equilibrio dinamico

1. Una persona di massa pari a 75 kg sta in piedi sopra una bilancia all'interno di un ascensore. Durante i primi 3 s del moto a partire dalla quiete la tensione dei cavi è pari a 8300 N. Trovare il valore in N letto sulla bilancia in questo intervallo di tempo e la velocità verso l'alto dell'ascensore alla fine dei 3 s. La massa totale del sistema, ascensore, persona e bilancia è pari a 750 kg.
   Risposta. $P = 830$ N; $v = 3,77$ m/s.

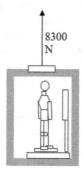

2. La cassa del peso di 50 kg è ferma quando è applicato il carico. Determinare l'accelerazione della cassa, quando $F = 0$, $F = 150$ N e $F = 300$ N. Il coefficiente d'attrito di primo distacco $f_s = 0,20$, quello durante lo scorrimento della cassa $f = 0,15$. $a_1 = 1,12\frac{m}{s^2}$, $a_2 = -1,88\frac{m}{s^2}$, $a_1 = -4,88\frac{m}{s^2}$.
   Risposta. $a = 1,12; -1,88$.

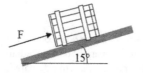

3. Determinare il corretto angolo ϑ per un velivolo che vola a 600 km/h e compie una virata con raggio di 3 km. Si noti che la forza di portanza esercitata dall'aria sulle ali è normale alle superfici di queste.
    Risposta. $\vartheta = 43,3°$.

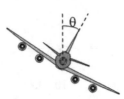

4. Un ragazzo fa ruotare una palla di massa 50 g attaccata ad un filo di 1 m di lunghezza in modo tale che la palla tracci un cerchio nel piano verticale come mostrato in figura. Qual è la minima velocità che deve avere la palla nella posizione 1? Se questa velocità è mantenuta costante durante tutto il giro calcolare la tensione T del filo nel punto 2.
    Risposta. $T = 0,981$ N.

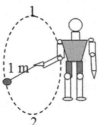

5. Un elicottero antincendio staziona sopra un lago dove riempie il suo secchio d'acqua. Quindi si solleva lentamente e inizia un volo orizzontale, sostanzialmente da fermo, con un'accelerazione orizzontale a_0. Si ottenga un'espressione di ϑ per la quale $\dot\vartheta$ e massimo. Determinare anche la tensione T nel cavo come funzione di ϑ e della massa del secchio riempito.
    Risposta. $\vartheta = 45°$, $T = P\cos\vartheta + \frac{P}{g}\dot\vartheta^2 r$.

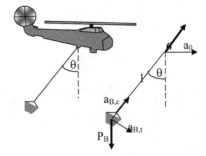

Energia potenziale elastica

6. Un cilindro di 6 kg viene rilasciato da una posizione di riposo e cade sulla molla che è stata precaricata inizialmente con una corsa di 50 mm mediante il piattello vincolato mostrato in figura. Se la rigidezza della molla è 4 kN/m calcolare la compressione addizionale della molla provocata dalla caduta del cilindro, prima che questo rimbalzi.
    Risposta. $\delta = 29,4$ mm.

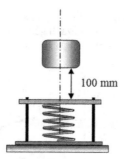

7. Un palo di 500 kg è spinto da una mazza di 800 kg che cade da 3 m sull'estremità del palo.
    Il palo avanza di 6 mm e non si ha rimbalzo. Trovare la resistenza opposta alla penetrazione
    del palo, assunta costante, e l'energia dissipata nella deformazione della cima del palo.
    Risposta. R = 943 N ΔE = 9058 J.

8. Il respingente all'estremità di un carro ferroviario ha una rigidezza di 0,7 MN/m e si impe-
    gna con un respingente identico di un altro carro. Il primo carro ha una massa di 10000 kg
    e una velocità di 1.8 m/s il secondo ha una massa di 15000 kg e una velocità di 0.6 m/s
    nella stessa direzione. Trovare:
    *   la velocità con cui i carri si muovono durante l'impatto;
    *   l'energia cinetica perduta dal sistema dei due carri nella fase d'impatto e la compres-
        sione di ciascun respingente per immagazzinarla;
    *   la velocità di ciascun carro alla separazione se solo metà dell'energia immagazzinata
        è restituita.
    Risposta. $v_{12} = 1,08 \frac{m}{s}$ ΔE = 4320 J; 2,01 m/s, e 0,15 m/s.

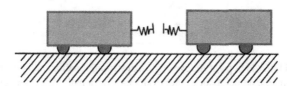

9. Una tennista colpisce la palla con la racchetta mentre la palla sta ancora salendo. La velo-
    cità della palla prima del colpo è v_1 = 15 m/s e dopo v_2 = 22 m/s con la direzione mostrata
    in figura. Se la palla di 60 g è in contatto con la racchetta per 0,05 s, determinare il modulo
    della forza media scambiata e l'angolo che essa forma con l'orizzontale.
    Risposta. F = 43 N;   α = 8,68°.

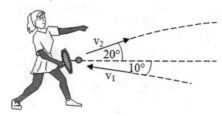

10. Un getto d'acqua di portata 30 kg/s e velocità 40 m/s incide su una paletta avente un profilo corrispondente a un quarto di circonferenza. Il getto fuoriesce con la stessa velocità ma in direzione verticale dalla paletta. Calcolare la spinta del getto sulla pala.
F = 1692 N.

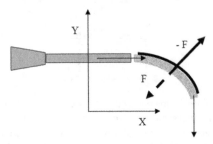

11. L'auto B è inizialmente ferma ed è colpita dall'auto A, che si muove con velocità v. La massa della macchina B è pm, dove m è la massa della macchina A e p è una costante positiva. Se il coefficiente di restituzione è e = 0,1 trovare le espressioni delle velocità delle due vetture dopo la collisione, in funzione di p e v. Si valutino le espressioni trovate per p = 0,5

$$v_1^+ = \frac{(1-0,1\mathrm{p})\mathrm{v}}{(1+\mathrm{p})} \qquad v_2^+ = \frac{(1,1)\mathrm{v}}{(1+\mathrm{p})}.$$

Risposta. Per p = 0,5

$$v_1^+ = \frac{(1-0,1*0,5)\,\mathrm{v}}{(1,5)} = 0,63\,\mathrm{v} \qquad v_2^+ = \frac{(1,1)\mathrm{v}}{(1,5)} = 0,73\,\mathrm{v}.$$

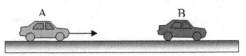

12. Nel gioco del biliardo la palla A deve colpire di striscio il pallino nella posizione mostrata in figura per mandarla nella buca con la velocità v_2'. La palla A ha una velocità v_1 prima dell'impatto e una velocità v_1' dopo l'impatto. Il coefficiente di restituzione è 0,9. Ambedue le palle hanno la stessa massa e lo stesso diametro. Calcolare l'angolo di rimbalzo ϑ e la frazione di energia cinetica che viene persa in seguito all'impatto.
Risposta. $\vartheta = 2,86°$ $\Delta E/E = 0,0475.$

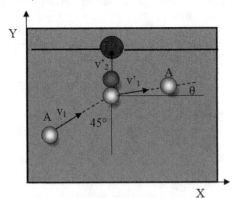

13. La macchina per prove di collisione della figura viene analizzata dopo un esperimento nel quale la velocità della vettura all'impatto era di 38,9 km/h. La massa della vettura era di 1100 kg e il suo frontale si accorcia nell'urto di 0,8 m. Si calcoli la forza media scambiata con l'ostacolo durante l'urto. Poiché la barriera è immobile, come prima approssimazione si consideri l'auto formata da due parti. La parte non danneggiata trasla di 0,8 m durante l'urto con una decelerazione media di 8g. La parte danneggiata ha una massa di 450 kg e la sua decelerazione è di 4 g. Determinare la forza scambiata durante l'urto, analizzando le due parti separatamente e trovare la perdita d'energia durante l'urto.

Risposta. $F_c = 6,84 * 10^4$ N.

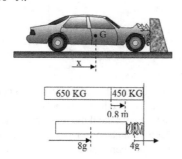

Conservazione del momento della quantità di moto

14. Le due sfere di massa eguale possono anche scorrere lungo la guida radiale. Se esse sono inizialmente poste alla distanza r dall'asse di rotazione, con il sistema rotante con velocità angolare ω_0, trovare il nuovo valore della velocità angolare dopo che le sfere vengono rilasciate e si portano al raggio 2r. Trovare anche la frazione d'energia cinetica che viene persa in questa operazione. Si trascuri la piccola porzione di energia cinetica posseduta dalle aste.

Risposta. $\omega = \omega_0/4$, $\Delta E/E = 0,75$.

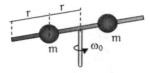

Equilibrio dinamico

15. Il ciclista frena durante la discesa su un pendio inclinato di $10°$. Quale decelerazione potrebbe causare la possibilità di ribaltamento in avanti, intorno alla ruota anteriore?. Il baricentro dell'intero sistema ciclista più bici è in G.

Risposta. 0,510 g.

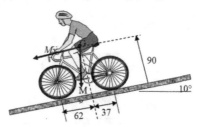

16. Il baricentro del disco di massa 10 kg e raggio 150 mm è fuori asse di 10 mm. Se G è nella posizione indicata in figura quando la ruota rotola senza strisciare sul fondo della guida, con velocità angolare di 10 rad/s, calcolare la forza P scambiata tra la ruota e la guida.
Risposta. P = 100,3 N.

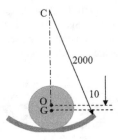

17. In uno studio del danno fisico durante l'impatto della testa contro il pannello della strumentazione durante arresti improvvisi o incidenti, nel quale vengono usate cinture alla vita senza passanti sul torace, viene analizzato il modello umano della figura. L'anca viene assunta come fissa rispetto alla macchina e il torso sopra l'anca viene considerato come un corpo rigido di massa m ruotante liberamente intorno ad O. Il centro di gravità del torso è G con il segmento OG verticale al momento dell'impatto. Il raggio d'inerzia del torso intorno ad O sia k_0. Se la vettura si arresta bruscamente con una decelerazione costante a, determinare la velocità v relativa alla macchina con cui la testa del modello colpisce il pannello degli strumenti. Si considerino i valori m = 50 kg $\bar{r}$ = 450 mm r = 800 mm, k_0 = 550 mm, ϑ = 45°, α = 10 g, e si calcoli v.
Risposta. v = 11,49 m/s.

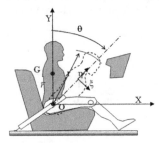

18. Una barra di 0,6 m di lunghezza è posta in rotazione nel suo punto medio da un albero collegato ad un motore. La barra, di massa trascurabile, porta alle sue estremità due sfere di massa 3 e 2 kg. I centri delle sfere distano 0,3 m dall'asse di rotazione. Determinare la forza orizzontale che grava sui cuscinetti quando la barra è posta in rotazione da una coppia di 10 Nm.
Risposta. F_i = −5 ∗ 22,2 = 111 N.

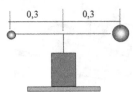

19. Nel manovellismo in figura il raggio della manovella è r = 120 mm, la lunghezza della biella 260 mm, la massa della biella 2,5 kg, quella del pistone 1,8 kg, la massa della manovella, costituita da un'asta sottile omogenea, 2,0 kg, il diametro del pistone 150 mm. Supponendo di poter approssimare la biella con un sistema equivalente di due masse uguali, una nel piede di biella, l'altra nel perno di manovella e considerando una pressione di 85 bar all'interno del cilindro e ammettendo che il sistema sia inizialmente in quiete, si calcoli la coppia motrice e l'accelerazione angolare della manovella.

Risposta. $a_m = \ddot{\vartheta}r$ e $\ddot{x} = \ddot{\vartheta}r\cos(30)$.

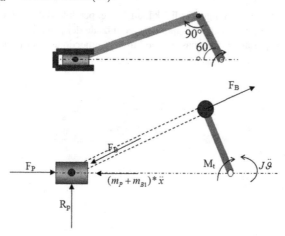

20. Un aereo da trasporto passeggeri al decollo a pieno carico ha massa totale pari a 360 t e la portanza è pari al 60% del peso dell'aereo a 200 km/h. Complessivamente i carrelli del velivolo hanno 16 ruote con diametro d = 1150 mm, con coefficiente di attrito volvente pari a f = 0,01 + 1,5 ∗ 10⁻⁶ω², essendo ω la velocità angolare delle ruote in rad/s. Calcolare la forza orizzontale resistente in corrispondenza di ogni ruota all'inizio del decollo e a 200 km/h.

Risposta. F_r = 883 N (start) 1236 N (200 km/h).

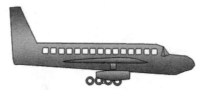

21. Nel quadrilatero articolato in figura, di cui è completamente nota la geometria, una forza di 10 N insiste sul lato CD. Calcolare la coppia da applicare all'asta AB per mantenere il quadrilatero in equilibrio statico. Calcolare anche le reazioni in A e D.

Risposta.

$$l_{CD} = \frac{1 * \sin 45 + 3 * \sin 30}{\sin 60} = 2,55 \text{ m} \qquad F_{BC} * 2,55 = 10 \qquad F_{BC} = 3,92 \text{ N}$$

$$3,92 * \cos 30 * \sin 45 - 3,92 \sin 30 * \cos 45 = M = 1,01 \text{ Nm}.$$

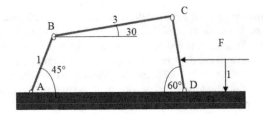

22. La massa del pendolo A in figura è di 2 kg, quella del pendolo B di 5 kg. Il filo di sospensione è lungo 2 m per ambedue. L'inclinazione iniziale del pendolo A è di 30°. Trovare l'angolo a cui si portano le due masse dopo l'urto assumendo un coefficiente di restituzione pari a 0.5.
Risposta.

$$v_A^+ = \frac{(2-2.5)*2,29}{7} = -0,82\frac{m}{s}$$
$$v_B^+ = \frac{2,5*(1,5)*2,29}{7} = 1,23\frac{m}{s}.$$

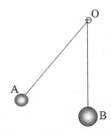

23. Una catena flessibile priva di attrito, di lunghezza totale pari a 3 m, è poggiata su un gradino sporgente in modo tale che solo un metro di essa si trovi in giacitura verticale. Determinare il tempo richiesto dalla catena per scivolare completamente dal gradino, una volta rilasciata.
Risposta. t = 1,09 s.

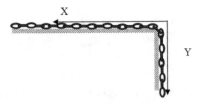

24. Nella moto rappresentata in figura, di massa pari a 250 kg considerando anche il conducente, gli assi delle ruote distano di 1.35 m. Il baricentro della moto si trova 0.6+m avanti alla ruota posteriore e 0.68 m sopra il livello del terreno. Se si frena solo con la ruota posteriore determinare la massima decelerazione assumendo un coefficiente d'attrito pari a 0.4:
   • quando la moto viaggia in rettilineo;
   • quando la moto viaggia in una curva di 60 m di raggio a 65 km/h.

Trascurare l'inclinazione della moto in curva.

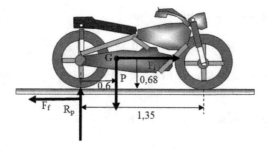

25. *Moto dei gravi:*

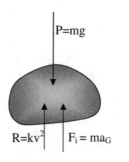

Se un corpo è lasciato cadere liberamente sotto l'azione del campo della gravità, esso sarà soggetto alla sua forza peso, alla resistenza dell'aria e alla sua forza d'inerzia. La forza d'inerzia di un corpo è applicata nel suo baricentro, ha la direzione dell'accelerazione, verso opposto ed è eguale in modulo a $-ma_G$, essendo a_G l'accelerazione del baricentro del corpo. Si determini la legge del moto di caduta nel transitorio e a regime.

Risposta. In un corpo che cade liberamente sotto l'azione della forza di gravità la resistenza dell'aria, proporzionale al quadrato della velocità del corpo, la forza peso e la forza d'inerzia costituiscono un sistema in equilibrio. Se il corpo parte da fermo la resistenza dell'aria è inizialmente nulla e la forza peso mg è eguale alla forza d'inerzia $-ma_G$. Risulta quindi che l'accelerazione assunta dal corpo è eguale all'accelerazione di gravità. Mentre il corpo accelera la velocità cresce e così pure la resistenza dell'aria. Poiché il sistema delle tre forze è equilibrato e le forze hanno la stessa direzione si ha:

$$P - R = ma_G \quad a_G = \frac{P_R}{m} = \frac{mg - R}{m}$$

al crescere della velocità l'accelerazione del baricentro del corpo decresce sino ad annullarsi quando la resistenza dell'aria diventa eguale alla forza peso. Da quel momento il moto diverrà uniforme e la forza d'inerzia scomparirà. La situazione di moto uniforme può facilmente essere analizzata scrivendo che il peso del corpo è bilanciato dalla resistenza aerodinamica opposta dall'aria, che si può ritenere (vedi il paragrafo sulle forze di tipo aerodinamico più avanti) proporzionale all'area frontale esposta dal corpo all'aria, alla densità dell'aria, al quadrato della velocità del corpo, attraverso un coefficiente che prende il nome di coefficiente di resistenza aerodinamica.

$$P = mg = c_R \frac{1}{2}\rho v^2 A \quad \text{da cui} \quad v = \sqrt{\frac{2P}{c_R \rho A}}.$$

In cui v è la velocità del corpo a regime, A la sezione frontale, ρ la densità dell'aria, c_R il coefficiente di resistenza aerodinamica. Se si vuole analizzare anche la fase d'accelerazione, le equazioni del moto sono:

$$P = \frac{1}{2}c_r\rho\dot{y}^2 A = m\ddot{y} = 0 \quad \ddot{y} = \frac{d\dot{y}}{dt} = g - \frac{c_R\rho A\dot{y}^2}{2m}.$$

L'equazione differenziale scritta è del tipo $\frac{d\dot{y}}{dt} = k_2\dot{y}^2$ con $k_1 = g, k_2 = \frac{c_R\rho A}{2m}$. Essa permette di separare le variabili ottenendo:

$$\frac{d\dot{y}}{k_1 - k_2\dot{y}^2} = dt \quad \text{ponendo} \quad a = \sqrt{k_1} \quad b = \sqrt{k_2} \quad \text{si ottiene:}$$

$$\frac{d\dot{y}}{(a - b\dot{y})(a + b\dot{y})} = \frac{1}{2a}\left(\frac{1}{a + b\dot{y}} + \frac{1}{a - b\dot{y}}\right)d\dot{y} = \frac{1}{2ab}\left(\frac{d(a + b\dot{y})}{a + b\dot{y}} - \frac{d(a - b\dot{y})}{a - b\dot{y}}\right)d\dot{y} = dt$$

si ha poi, integrando:

$$\frac{1}{2ab}\left[\int_0^v \frac{d(a + b\dot{y})}{a + b\dot{y}}d\dot{y} - \int_0^v \frac{d(a - b\dot{y})}{a - b\dot{y}}d\dot{y}\right] = \int_0^t dt; \quad \frac{1}{2ab}\ln\left[\frac{(a + b\dot{y})}{(a - b\dot{y})}\right]_0^v = t$$

$$\frac{1}{2ab}\ln\left[\frac{(a + bv)}{(a - bv)}\right] = t \quad \frac{(a + bv)}{(a - bv)} = e^{2abt}; \quad (a + bv) = (a - bv) * e^{2abt}$$

$$b(1 + e^{-2abt})v = a(e^{2abt} - 1) \quad v = \frac{a(e^{2abt} - 1)}{b(1 + e^{2abt})} = \sqrt{\frac{2gm}{c_R\rho A}}\frac{(e^{2abt} - 1)}{(1 + e^{2abt})}.$$

L'ultima equazione indica che per tempi lunghi i due termini esponenziali si cancellano a vicenda e la velocità assume il valore asintotico $\sqrt{\frac{2gm}{c_R\rho A}}$, già calcolato in condizioni di regime. Per $t = 0$ la velocità è zero (si è assunto, infatti, nello svolgimento dell'integrazione che fosse $v = 0$ per $t = 0$). Per tempi intermedi si osserva una fase d'accelerazione decrescente.

Per trattare un caso pratico ci si riferirà al caso del paracadutista in caduta libera con:

$$m = 75 \text{ kg} \quad c_R = 0,3 \quad A = 1,8 * 0,35 \text{ m}^2 = 0,63 \text{ m}^2 \quad \rho = 1,27 \text{ kg/m}^3.$$

Il diagramma mostra l'andamento della velocità in funzione del tempo, con i dati assunti. La velocità varia in modo pressoché lineare nei primi secondi, per cambiare pendenza in seguito. La pendenza iniziale della curva, come ci si poteva aspettare è prossima a g. Il valore asintotico della velocità del paracadutista in caduta libera è di circa 78 m/s, 280 km/h. Il diagramma mostra anche che, se ci si limita ai primi 5–10 secondi non si commette un grande errore se si trascura la resistenza dell'aria.

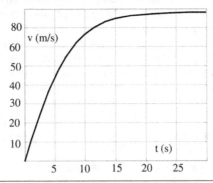

9.6 Piccole oscillazioni

Questo paragrafo prende in esame l'analisi del moto oscillatorio dei corpi e le forze che lo generano. Tutti i corpi dotati di massa ed elasticità sono capaci di vibrare, per cui nella progettazione di macchine e strutture si deve sempre considerare questo aspetto. Nel caso della biomeccanica, dopo aver esposto i principi fondamentali della teoria, ci soffermeremo sull'analisi delle vibrazioni di sistemi biomeccanici, ad esempio le vibrazioni mano-braccio e quelle whole-body negli ambienti di lavoro. Si tratta di situazioni che danno luogo a tipiche patologie, che richiedono cura ed attenzione.

Esistono due classi di vibrazioni, le vibrazioni libere e forzate. Nel caso delle prime il sistema vibrerà sempre con una o più delle sue frequenze caratteristiche, chiamate frequenze naturali, dipendenti dalla distribuzione delle proprietà di massa, elasticità e smorzamento. Nel caso delle seconde il sistema vibra sotto l'azione di forze esterne con la frequenza di queste ultime. Se la frequenza delle forze eccitatrici coincide con una delle frequenze naturali del sistema si instaura una condizione di risonanza e le ampiezze dell'oscillazione crescono con effetti talvolta disastrosi. Sono ben noti i casi di grandi strutture come ponti, grattacieli, aerei, nelle quali la risonanza ha prodotto il collasso totale o danni importanti. Lo studio delle frequenze proprie dei sistemi è quindi d'importanza fondamentale.

Un limite alla crescita delle ampiezze di oscillazione in risonanza è posto dalla presenza di cause smorzanti, interne od esterne. Un esempio delle prime è lo smorzamento interno dei materiali, cioè l'attrito che si sviluppa nella struttura interna sul bordo dei grani cristallini o all'interno di questi. Tutti i materiali possiedono, in maggiore o minor misura, un certo grado di smorzamento interno. La gomma è un materiale ad elevato smorzamento, l'acciaio ha invece uno smorzamento molto basso. È anche possibile che ad un sistema siano applicati organi smorzanti esterni, come nel caso degli ammortizzatori delle autovetture. Senza gli ammortizzatori una vettura, sollecitata ad oscillare dalle asperità della strada, continuerebbe nel suo moto vibratorio a lungo, con relativo fastidio dei passeggeri del veicolo e diminuzione della tenuta di strada.

Sappiamo che le possibilità di movimento di un corpo sono determinate dai suoi gradi di libertà. Un corpo puntiforme nello spazio potrà oscillare lungo tre direzioni ortogonali, un corpo rigido esteso potrà compiere movimenti oscillatori rettilinei secondo tre direzioni ortogonali, e oscillazioni angolari intorno a queste direzioni. Un corpo esteso deformabile avrà infiniti gradi di libertà e quindi richiederebbe un infini-

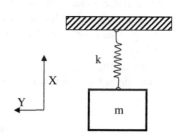

Fig. 9.30. Oscillatore semplice

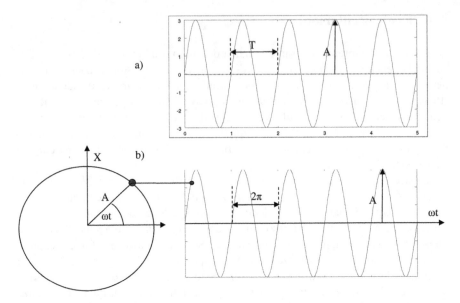

Fig. 9.31. a) Ampiezza e periodo di un'oscillazione armonica; b) il moto armonico come proiezione di un moto circolare

to numero di coordinate per la descrizione del suo moto. In molti casi il sistema potrà però essere ricondotto con una certa approssimazione ad uno rigido equivalente con pochi gradi di libertà. Il moto oscillatorio può ripetersi regolarmente ad eguali intervalli di tempo. In questo caso il moto è periodico, il periodo è appunto l'intervallo di tempo connesso alla ripetizione. Esistono anche oscillazioni che non mostrano una palese regolarità, come nel caso dei terremoti. Se nel sistema della Fig. 9.30 instauriamo una vibrazione libera, dando un piccolo spostamento nella direzione verticale alla massa m rispetto alla posizione di equilibrio e lasciandolo quindi libero di oscillare, un qualunque strumento di misura dell'ampiezza di vibrazione ci mostrerebbe una legge del moto x(t) rappresentata dall'equazione seguente:

$$x = A \sin 2\pi \frac{t}{T}. \tag{9.6.1}$$

Nell'equazione precedente A è l'ampiezza dell'oscillazione, T il periodo. Il reciproco del periodo $f = \frac{1}{T}$ è la frequenza dell'oscillazione, il termine $\omega = 2\pi f = \frac{2\pi}{T}$ prende il nome di pulsazione. La legge dell'oscillazione in questo semplice caso è sinusoidale, il moto è armonico. Questo può talvolta essere rappresentato come proiezione su uno degli assi coordinati del moto circolare di un punto, o meglio del vettore che lo rappresenta.

La velocità e l'accelerazione nel moto armonico si ottengono per semplice derivazione della legge del moto (9.6.1):

$$\begin{aligned} \dot{x} &= \omega A \cos(\omega t) = \omega A \sin\left(\omega t + \frac{\pi}{2}\right) \\ \ddot{x} &= -\omega^2 A \cos(\omega t) = \omega A \sin(\omega t + \pi). \end{aligned} \tag{9.6.2}$$

Quindi la velocità e l'accelerazione sono anch'esse armoniche con la stessa frequenza dello spostamento, ma in anticipo di fase rispetto a questo, rispettivamente di $\pi/2$ e di π. L'ampiezza della velocità è ωA, quella dell'accelerazione $-\omega^2 A$, per cui quest'ultima è proporzionale allo spostamento, ma con segno opposto.

Forma esponenziale della legge del moto

Ricordando la relazione di Eulero:

$$e^{i\vartheta} = \cos\vartheta + i\sin\vartheta. \qquad (9.6.3)$$

Un vettore rotante con velocità angolare ω, di ampiezza A può essere rappresentato nel diagramma di Argand dalla variabile complessa z:

$$z = Ae^{i\omega t} = A\cos\omega t + iA\sin\omega t = x + iy. \qquad (9.6.4)$$

La quantità z viene spesso chiamata sinusoide complessa, essendo x e y le sue parti reale ed immaginaria. La sua complessa coniugata:

$$z^* = Ae^{-i\omega t} = A\cos\omega t - iA\sin\omega t = x - iy. \qquad (9.6.5)$$

Rappresenta un vettore rotante con velocità angolare $-\omega$ in senso opposto a z, cioè orario. È facile vedere che la componente reale dell'oscillazione x può essere espressa mediante z e z^* come:

$$x = \frac{1}{2}(z + z^*) = A\cos(\omega t) = \text{Re}\,(Ae^{i\omega t}) = \text{Re}(z). \qquad (9.6.6)$$

Moti periodici

Non sempre accade che un moto oscillatorio avvenga con un'unica frequenza. Se consideriamo ad esempio la corda di un violino, questa vibra con una legge oscillatoria che contiene una frequenza fondamentale f e i suoi multipli, o armoniche, 2f, 3f, 4f.... Analogamente se un sistema con diversi gradi di libertà è messo in vibrazione è probabile che molte delle frequenze naturali del sistema siano presenti nella sua risposta oscillatoria. Il moto sarà comunque periodico, cioè si ripeterà identicamente ad intervalli regolari di tempo, individuati dal periodo T.

Secondo Fourier (vedi note storiche all'inizio del testo) ogni moto periodico può scomporsi in una somma di moti armonici di varia ampiezza e frequenza multipla della frequenza fondamentale del moto. Se $x(t)$ è una funzione periodica con periodo T, essa può essere rappresentata dalla serie infinita di Fourier:

$$x(t) = \frac{a_0}{2} + a_1\cos(\omega_1 t) + a_2\cos(\omega_2 t) + a_3\cos(\omega_3 t) + \ldots\ldots$$
$$b_1\cos(\omega_1 t) + b_2\sin(\omega_2 t) + b_3\sin(\omega_3 t) + \ldots \qquad (9.6.7)$$

Dove $\omega_1 = \frac{2\pi}{T}$ $\omega_n = n\omega_1$.

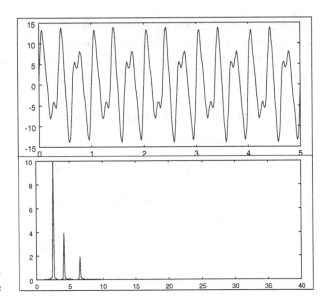

Fig. 9.32. Spettro di Fourier di un'oscillazione periodica con più armoniche

Data la funzione $x(t)$, la determinazione dei coefficienti a_n b_n della serie di Fourier si ottiene moltiplicando ambedue i membri dell'equazione (9.6.7) per $\cos \omega_n t$ o $\sin \omega_n t$ e integrando sul periodo T.

Ricordando che si ha:

$$\int_{-T/2}^{T/2} \cos \omega_n t \cos \omega_m t\, dt = \begin{cases} 0 & \text{per } m \neq n \\ \dfrac{T}{2} & \text{per } m = n \end{cases}$$

$$\int_{-T/2}^{T/2} \sin \omega_n t \sin \omega_m t\, dt = \begin{cases} 0 & \text{per } m \neq n \\ \dfrac{T}{2} & \text{per } m = n \end{cases}$$

$$\int_{-T/2}^{T/2} \sin \omega_n t \cos \omega_m t\, dt = \begin{cases} 0 & \text{per } m \neq n \\ 0 & \text{per } m = n \end{cases}. \tag{9.6.8}$$

Si otterrà:

$$a_n = \frac{2}{T} \int_{-T/2}^{T/2} x(t) \cos \omega_n t\, dt \qquad b_n = \frac{2}{T} \int_{-T/2}^{T/2} x(t) \sin \omega_n t\, dt$$

$$a_0 = \frac{2}{T} \int_{-T/2}^{T/2} x(t)\, dt. \tag{9.6.9}$$

E facile vedere che a_0 non è altro che il doppio del valor medio della funzione $x(t)$ in un periodo.

La serie di Fourier può anche essere rappresentata in forma esponenziale. Sostituendo le espressioni:

$$\cos\omega_n t = \frac{1}{2}(e^{i\omega_n t}+e^{-i\omega_n t}) \quad \sin\omega_n t = -\frac{1}{2i}(e^{i\omega_n t}-e^{-i\omega_n t}). \tag{9.6.10}$$

Nella (9.6.9), si ottiene:

$$x(t) = \frac{a_0}{2} + \sum_{n=1}^{\infty}\left[\frac{1}{2}(a_n-ib_n)e^{i\omega_n t}+\frac{1}{2}(a_n+ib_n)e^{-i\omega_n t}\right]$$

$$= \frac{a_0}{2} + \sum_{n=1}^{\infty}\left[c_n e^{i\omega_n t}+c_n^* e^{-i\omega_n t}\right] =$$

$$= \sum_{n=-\infty}^{\infty} c_n e^{i\omega_n t} \quad \text{con} \quad c_0=\frac{1}{2}a_0 \quad c_n=\frac{1}{2}(a_n-ib_n). \tag{9.6.11}$$

Sostituendo le espressioni già ottenute per a_n e b_n si ha:

$$c_n = \frac{1}{T}\int_{-T/2}^{T/2} x(t)(\cos\omega_n t - i\sin\omega_n t)\,dt = \frac{1}{T}\int_{-T/2}^{T/2} x(t)e^{-i\omega_n t}\,dt. \tag{9.6.12}$$

Quando i coefficienti della serie di Fourier vengono riportati in un grafico in funzione di ω_n, il risultato è una serie di segmenti verticali chiamata spettro di Fourier. Frequentemente vengono diagrammati i valori assoluti $|2c_n| = \sqrt{(a_n^2+b_n^2)}$ e la fase $\Phi_n = \tan^{-1}(b_n/a_n)$.

A titolo d'esempio (Fig. 9.32) si è costruita un'oscillazione composta di tre componenti armoniche, la prima di ampiezza 10 e frequenza 3 Hz, la seconda di ampiezza 4 e frequenza 5 Hz, la terza con ampiezza 2 e frequenza 8 Hz. Il diagramma superiore mostra l'ampiezza in funzione del tempo, quello inferiore mostra i coefficienti della serie di Fourier in valore assoluto.

Gli algoritmi per il calcolo dei coefficienti di Fourier sono disponibili su tutti gli ambienti matematici, come Matlab, Octave, Mathcad e altri. Gli algoritmi sono basati sulla procedura FFT (Fast Fourier Transform) per rendere minimo il tempo di calcolo con elevate precisioni.

Termini utili

È utile ripassare la terminologia riguardante i principali parametri descrittivi dei fenomeni oscillatori. I più semplici sono il valore di picco, cioè l'ampiezza massima dell'oscillazione e il valore medio. Quest'ultimo è dato dall'espressione ben nota:

$$\bar{x} = \lim_{T\to\infty}\frac{1}{T}\int_0^T x(t)\,dt. \tag{9.6.13}$$

Se consideriamo un'oscillazione sinusoidale e applichiamo la formula precedente, troviamo che la media su un ciclo intero della sinusoide $A\sin(t)$, è nulla, su metà ciclo ha il valore:

$$\bar{x} = \frac{A}{\pi}\int_0^{\pi}\sin t\,dt = \frac{2A}{\pi} = 0,637\,A.$$

Il quadrato dell'ampiezza è in genere associato con l'energia della vibrazione. Il valore quadratico medio è dato dalla formula:

$$\bar{x}^2 = \lim_{T \to \infty} \frac{1}{T} \int_0^T x^2(t)dt. \tag{9.6.14}$$

Ad esempio il valore quadratico medio dell'oscillazione $x = A\sin(\omega t)$ ha il valore:

$$\bar{x}^2 = \lim_{T \to \infty} \frac{A^2}{T} \int_0^T \sin^2(\omega t)\,dt = \lim_{T \to \infty} \frac{A^2}{T} \int_0^T \frac{1}{2}(1 - \cos 2\omega t)\,dt = \frac{1}{2}A^2.$$

La radice quadrata del valore quadratico medio prende il nome di valore efficace *root mean square*. Il valore efficace dell'oscillazione $x = A\sin(\omega t)$ è:

$$x_e = \sqrt{\frac{1}{2}A^2} = 0{,}707\,A. \tag{9.6.15}$$

Il decibel è una misura relativa frequentemente usata nelle vibrazioni e in acustica. Si definisce come $dB = 10\log_{10}(\frac{x}{x_{ref}})$, dove x è il valore misurato e x_{ref} è un valore di riferimento. Nel caso dell'acustica la potenza sonora è proporzionale al quadrato dell'ampiezza dell'oscillazione del mezzo fluido. Abbiamo allora:

$$dB = 10\log_{10}\left(\frac{W}{W_{ref}}\right) = 10\log_{10}\left(\frac{kx^2}{kx_{ref}^2}\right) = 20\log_{10}\left(\frac{x}{x_{ref}}\right). \tag{9.6.16}$$

Essendo il dB un'unità logaritmica essa espande o comprime la scala dei valori, permettendo ad esempio di rappresentare valori molto piccoli delle grandezze insieme a valori molto grandi. Ad esempio la minima pressione acustica udibile è di 20 μPa, la pressione acustica generata da un jet a bassa quota è circa 100 Pa. Se consideriamo la prima pressione come termine di riferimento abbiamo che in dB la pressione acustica del jet vale:

$$20\log_{10}\frac{100}{20*10^{-6}} = 134\,dB.$$

Quando in un intervallo di frequenze la frequenza superiore è il doppio di quella inferiore, l'intervallo prende il nome di ottava. Ad esempio l'intervallo tra 10 e 20 Hz è un'ottava con larghezza di banda pari a 10 Hz. L'intervallo tra 20 e 40 Hz è ancora un'ottava con larghezza di banda pari a 20 Hz.

Esempio 9.12. Scrivere la legge di un oscillazione armonica di ampiezza pari 2 e frequenza pari 5 Hz.
Risposta. La legge è sinusoidale ed è data dalla $x = 2\sin(2\pi 5t) = 2\sin(31,4t)$.

Esempio 9.13. Un moto armonico ha un'ampiezza di 0,2 cm e un periodo di 0,15 s. Determinare la massima velocità ed accelerazione.
Risposta. La legge del moto è la seguente:

$$x = 0{,}02 * \sin\left(2\pi\frac{t}{0{,}15}\right) = 0{,}02 * \sin(41{,}87*t)$$

$$\dot{x} = 0{,}02 * 41{,}87 * \cos(41{,}87*t) = 0{,}84\cos(41{,}87*t) \qquad \dot{x}_{max} = 0{,}84 \text{ m/s}$$

$$\ddot{x} = -0{,}02 * 41{,}87^2\sin(41{,}87*t) = -35{,}06*\sin(41{,}87*t) \quad \ddot{x}_{max} = -35{,}06 \text{ m/s}^2.$$

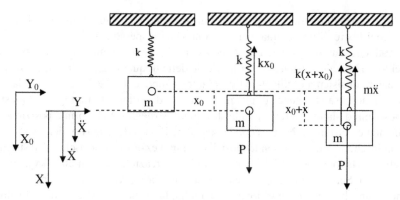

Fig. 9.33. Oscillatore semplice

I valori massimi si ottengono quando le funzioni seno e coseno assumono valori unitari.

Esempio 9.14. Un moto armonico ha una frequenza di 10 Hz e una velocità massima di 4,57 m/s. Determinare l'ampiezza di vibrazione.
Risposta. Ricordando che:

$$x = A\sin(2\pi ft) = A\sin(2\pi * 10t) \quad \dot{x}_{max} = 2\pi * 10A = 4,57 \text{ m/s}$$

si ha $A = \frac{4,57}{2\pi 10} = 0,072$ m.

Esercizi

1. Mostrare che la moltiplicazione di un vettore $z = Ae^{i\omega t}$ per i ruota il vettore stesso di 90°.

2. Esprimere il vettore complesso 4+3i nella forma esponenziale $Ae^{i\omega t}$.

3. Trovare i coefficienti della serie di Fourier dell'onda rettangolare in figura.

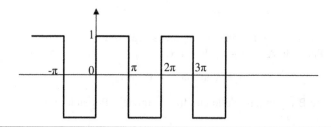

9.6.1 Vibrazioni libere

Tutti i sistemi dotati di massa ed elasticità sono capaci di vibrare liberamente, senza che siano presenti forze eccitatrici. Il nostro principale interesse è quello di scrivere le equazioni del moto e ricavare le frequenze naturali di vibrazione. Osserviamo che la presenza di un modesto grado di smorzamento non altera in modo radicale le vibrazioni libere di un sistema, per cui si procederà spesso nei sistemi debolmente smorzati a trascurare lo smorzamento ed a considerare il sistema conservativo. Questo ci fornirà un altro strumento per il calcolo delle frequenze naturali. Il modello più elementare di sistema oscillante è l'oscillatore semplice, Fig. 9.33, costituito da una massa m, sospesa per mezzo di una molla lineare di costante k. La Fig. 9.33 mostra tre posizioni della massa rispetto alla struttura di sostegno. Nella prima posizione la molla non è deformata. Nella seconda posizione il peso della massa viene applicato alla molla che si deforma, estendendosi di una lunghezza x_0. Se si lascia che il sistema si stabilizzi, la forza peso P della massa equilibra la reazione della molla $-kx_0$, diretta verso l'alto. Se, partendo dalla situazione di equilibrio precedente, si applica esternamente un'ulteriore deformazione x alla molla, la reazione supera il valore $kx_0 = P$ che aveva in precedenza per assumere il valore $k (x + x_0)$. Il diagramma di corpo libero della massa, nella figura seguente mostra che sulla massa agiscono due forze, il peso proprio P e la reazione della molla $-k (x_0 + x)$. Applicando il secondo principio della dinamica e ricordando il principio di d'Alembert, si ha:

$$-k(x_0 + x) + P - m\ddot{x} = 0. \tag{9.6.17}$$

Considerando che $P = kx_0$ si ha quindi l'equazione del moto:

$$m\ddot{x} + kx = 0. \tag{9.6.18}$$

Se quindi consideriamo come posizione di riferimento per l'oscillazione quella di equilibrio statico, indicata nella Fig. 9.33 dagli assi X, Y, la forza P viene eliminata dall'equazione che risulta fatta di due soli termini, quello elastico e quello inerziale. Si tratta di un equazione differenziale a coefficienti costanti, la cui soluzione è del tipo $x = x_0 e^{st}$. Sostituendo si ha:

$$(ms^2 + k)x_0 e^{st} = 0. \tag{9.6.19}$$

Considerando che nell'espressione precedente non può essere nullo $x_0 e^{st}$, sarà $ms^2 + k = 0$ da cui $s = \pm i\sqrt{\frac{k}{m}} = \pm i\omega_n$ avendo posto $\omega_n^2 = \frac{k}{m}$. La soluzione generale dell'equazione del moto è quindi:

$$x = x_1 e^{+i\omega_n t} + x_2 e^{-i\omega_n t} \tag{9.6.20}$$

che può, ricordando la relazione di Eulero, essere espressa come somma di funzioni armoniche. Ponendo $A = x_1 + x_2$ $B = i(x_1 - x_2)$ si ottiene con semplici passaggi:

$$x = A\cos(\omega_n t) + B\sin(\omega_n t). \tag{9.6.21}$$

I valori di A e B dipendono dalle condizioni iniziali. Ponendo, infatti, $t = 0$ nell'equazione precedente si ha:

$$x_{t=0} = A. \tag{9.6.22}$$

Derivando l'equazione del moto, si ha:

$$\dot{x} = -A\omega_n \sin(\omega_n t) + B\omega_n \cos(\omega_n t) \quad \text{da cui}$$

$$\dot{x}_{t=0} = \omega_n B \qquad B = \frac{\dot{x}_0}{\omega_n} \tag{9.6.23}$$

la soluzione dell'equazione del moto presentata in funzione delle condizioni iniziali è quindi:

$$x = x_0 \cos(\omega_n t) + \frac{\dot{x}_0}{\omega_n} \sin(\omega_n t). \qquad (9.6.24)$$

Il moto che si instaura è quindi un'oscillazione armonica d'ampiezza costante, con pulsazione $\omega_n = \sqrt{\frac{k}{m}}$. La frequenza naturale dell'oscillatore è quindi $f_n = \frac{\omega_n}{2\pi}$.

Esempio 9.15. Un massa di 0.250 kg è sospesa con una molla di rigidezza pari a 0,2 N/mm. Determinare la frequenza propria del sistema e la deformazione statica della molla.
Risposta. Si ha $= 0,2 * 1000 = 200 \, \text{N/m}$

$$\omega = \sqrt{\frac{k}{m}} = \sqrt{\frac{200}{0,25}} = 2,82 \, \text{rad/s}$$

$$f = \frac{\omega}{2\pi} = 0,45 \, \text{Hz}$$

$$\text{Delta} = \frac{mg}{k} = \frac{0,25 * 9,81}{200} = 0,012 \, \text{m}.$$

Esempio 9.16. Determinare la frequenza propria della trave a mensola di massa trascurabile, sopra la quale poggia una massa concentrata M (Fig. 9.34).
Risposta. La freccia della trave all'estremità (si veda paragrafo 9.7) è $x = \frac{PL^3}{3EJ} = \frac{P}{k}$ con P peso della massa M, L lunghezza della trave, E modulo di Young del materiale della trave, J momento d'inerzia della sezione retta della trave. Si ha quindi:

$$k = \frac{EJ}{L^3} \quad \omega = \sqrt{\frac{k}{M}} = \sqrt{\frac{EJ}{ML^3}} \quad f_n = \frac{\omega}{2\pi} = \frac{1}{2\pi} \sqrt{\frac{EJ}{ML^3}}.$$

Esempio 9.17. Un disco pesante è sospeso attraverso un'asta metallica d'acciaio, di lunghezza 2m e raggio 0,25 cm. Quando al disco si imprime una piccola rotazione, seguita dal rilascio, nascono nel sistema oscillazioni torsionali di frequenza pari a 0,5 Hz. Determinare il momento d'inerzia polare del disco.
Risposta. La legge del moto per le oscillazioni torsionali è analoga a quella scritta per le oscillazioni lineari, a condizione di rimpiazzare la massa col momento d'inerzia e la rigidezza lineare con la rigidezza torsionale. La legge delle oscillazioni libere è quindi:

$$J\ddot{\vartheta} + k\vartheta = 0$$

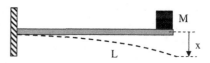

Fig. 9.34. Modo di vibrare fondamentale di una trave a mensola

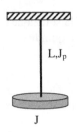

Fig. 9.35. Oscillatore torsionale

dove J è il momento d'inerzia polare della sezione dell'asta di sospensione e k la sua rigidezza torsionale. Si ha quindi:

$$\omega = \sqrt{\frac{k_t}{J}} = 0,5 * 2\pi \text{ rad/s} = 3,14 \text{ rad/s}$$

ricordando che la rigidezza torsionale di un'asta cilindrica (vedi paragrafo 9.7) è $k_t = \frac{GJ_p}{L}$, dove G è il modulo di elasticità tangenziale del materiale che costituisce l'asta, J_p il momento d'inerzia polare della sua sezione, ed L la lunghezza dell'asta si ha:

$$k_t = \frac{GJ_p}{L} = \frac{70 * 10^9 * \pi * 0,0025^4}{2 * 2} = 2,14 \text{ Nm/rad}$$

$$J = \frac{k_t}{\omega^2} = \frac{2,14}{3,14^2} = 0,217 \text{ kgm}^2.$$

Esempio 9.18. Una persona di massa pari a 55 kg sta nel centro di una trave di legno che si inflette di 22 mm sotto il suo peso. Se, con un piccolo movimento, s'innesca un'oscillazione verticale, quale sara la sua frequenza? Si assuma un comportamento elastico della trave e si trascuri la sua massa.

Nel risolvere il problema assumiamo che la trave sia la molla del nostro oscillatore semplice ed abbia una massa trascurabile, la persona costituisca la massa concentrata.

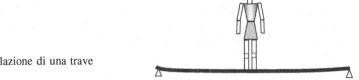

Fig. 9.36. Oscillazione di una trave appoggiata

Risposta. Sapendo che per una trave appoggiata agli estremi si ha:

$$k = \frac{P}{\delta} = \frac{55 * 9,81}{0,022} = 2,45 * 10^4 \, \text{N/m}$$

$$\omega_n = \sqrt{\frac{k}{m}} = 21,11 \, \text{rad/s} \qquad f_n = 21,11/6,28 = 3,52 \, \text{Hz}.$$

Metodo energetico per determinare le frequenze proprie

Se possiamo assumere che il sistema sia privo di smorzamento, quindi conservativo, potremo applicare il teorema di conservazione dell'energia per determinare la frequenza naturale di vibrazione. Nell'oscillazione di un sistema conservativo l'energia è in parte cinetica, in parte potenziale. L'energia cinetica è contenuta nella massa a causa della sua velocità, l'energia potenziale nell'elemento elastico come energia di deformazione, oppure come lavoro svolto contro la gravità (energia potenziale di posizione). Poiché l'energia totale del sistema deve mantenersi costante, la sua derivata temporale sarà nulla:

$$T + U = \cos t$$
$$\frac{d}{dt}(T + U) = 0. \qquad (9.6.25)$$

Possiamo quindi scrivere per due particolari istanti in seno all'oscillazione.

$$T_1 + U_1 = T_2 + U_2. \qquad (9.6.26)$$

Consideriamo che l'istante 1 corrisponda al passaggio nella configurazione di equilibrio statico, posizione neutra per l'oscillazione e scegliamo il valore $U_1 = 0$ come riferimento per l'energia potenziale in questa posizione. Sia invece l'istante 2 corrispondente alla posizione di massima ampiezza dell'oscillazione. In questa posizione la massa è ferma e $T_2 = 0$. Quindi avremo:

$$T_1 + 0 = 0 + U_2. \qquad (9.6.27)$$

Poiché il moto è armonico, T_1 e U_2 sono valori massimi, si ha quindi: $T_{max} = U_{max}$. Questa equazione porta alla determinazione della frequenza propria del sistema.

Esempio 9.19. Consideriamo che un oscillatore semplice stia oscillando con la legge del moto $x = A \sin 2\pi \frac{t}{T} = A \sin(\omega t)$. La legge che rappresenta la velocità sarà:

$$\dot{x} = \omega A \cos(\omega t) = \omega A \sin\left(\omega t + \frac{\pi}{2}\right) \qquad (9.6.28)$$

il valore massimo della velocità è $\dot{x}_{max} = \omega A$, la massima energia cinetica sarà quindi $T_{max} = \frac{1}{2} m \omega^2 A^2$, quello dell'energia potenziale $U_{max} = \frac{1}{2} k A^2$ Si ha quindi:

$$U_{max} \frac{1}{2} k A^2 = T_{max} = \frac{1}{2} m \omega^2 A^2 \qquad \omega = \sqrt{\frac{k}{m}} \qquad f = \frac{\omega}{2\pi}. \qquad (9.6.29)$$

Il metodo energetico ci porta quindi al valore della pulsazione propria del sistema senza passare per la soluzione di un'equazione differenziale. L'importanza del metodo energetico si estende anche ad applicazioni su sistemi a molti gradi di libertà

Fig. 9.37. Sistema con massa e rigidezza distribuite con continuità

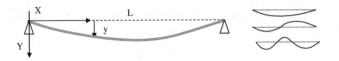

o con massa ed elasticità distribuite con continuità, grazie ad una proprietà dovuta a Rayleigh. La spiegheremo con un esempio. La trave in Fig. 9.37 ha la massa e l'elasticità non concentrate in punti particolari, ma distribuite con continuità. È pertanto un sistema con infiniti gradi di libertà (non è un corpo rigido). Anche le sue frequenze naturali sono infinite, ciascuna di esse corrisponde a una particolare configurazione oscillatoria che prende il nome di modo di vibrare. A destra nella figura sono mostrati a titolo d'esempio i primi tre modi flessionali della trave. Il principio di Rayleigh stabilisce che, se sappiamo descrivere in prima approssimazione la deformata della struttura nel modo di oscillazione che stiamo cercando, la corrispondente pulsazione propria verrà trovata con migliore approssimazione rispetto alla deformata. Se, per esempio, ricerchiamo la prima frequenza propria di una trave di lunghezza L a sezione costante (Fig. 9.37), possiamo pensare che la deformata sia una funzione algebrica del tempo e della coordinata x che rispetti le condizioni di vincolo, ad esempio

$$y = y_0 \sin\left(\frac{\pi x}{L}\right) \sin(\omega t). \tag{9.6.30}$$

La funzione adottata rispetta i vincoli. Vale zero per $x = 0$ e $x = L$, vale y_0 per $x = L/2$. L'energia cinetica nell'oscillazione è la somma delle energie cinetiche elementari di tutti gli elementi di massa della trave. Ogni elemento infinitesimo di massa $\rho A dx$ oscilla con ampiezza y intorno alla sua posizione d'equilibrio. La sua legge del moto, la sua velocità e la sua energia cinetica, sono:

$$y = y_0 \sin(\omega t) \quad \dot{y} = \omega A y_0 \sin(\omega t) \quad dT = \rho A \dot{y}^2 dx = \rho A \omega^2 A^2 y_0^2 \sin^2(\omega t)dx.$$
$$\tag{9.6.31}$$

L'energia cinetica massima della trave si ottiene eguagliando ad 1 il termine $\sin^2(\omega t)$ e integrando su tutta la lunghezza:

$$T_{max} = \frac{1}{2}\rho \int_0^L A\dot{y}^2 dx = \frac{1}{2}\rho \int_0^L A\omega^2 y_0^2 dx = \frac{1}{2}\omega^2 \rho A \int_0^L \sin^2 \frac{\pi x}{L} dx. \tag{9.6.32}$$

L'energia di deformazione elastica è data per la flessione, dall'espressione:

$$dU = \frac{1}{2}Md\vartheta,$$

se le deformazioni della trave sono piccole si ha:

$$\vartheta = \frac{dy}{dx} \qquad \frac{1}{R} = \frac{d^2y}{dx^2} = -\left(\frac{\pi}{L}\right)^2 \qquad y_0 \sin\left(\frac{\pi x}{L}\right)\sin(\omega t) \qquad \frac{1}{R} = \frac{M}{EJ} \tag{9.6.33}$$

con R raggio di curvatura della trave. Sostituendo, l'energia potenziale elastica massima della trave diventa:

$$U_{max} = \frac{1}{2}\int_0^L \frac{M^2}{EJ}dx = \frac{1}{2}\int_0^L EJ\left(\frac{d^2y}{dx^2}\right)^2 dx = \frac{1}{2}\frac{\pi^4}{L^4}\int_0^L EJ\sin^2\left(\frac{\pi x}{L}\right)dx. \tag{9.6.34}$$

Eguagliando le due espressioni dell'energia cinetica e dell'energia potenziale massime, si ottiene:

$$T_{max} = \frac{1}{2}\omega^2 \rho A \int_0^L \sin^2 \frac{\pi x}{L} dx = U_{max} = \frac{1}{2}\frac{\pi^4}{L^4}\int_0^L EJ \sin^2\left(\frac{\pi x}{L}\right) dx$$

$$\omega^2 = \frac{\dfrac{1}{2}\dfrac{\pi^4}{L^4}\displaystyle\int_0^L EJ \sin^2\left(\dfrac{\pi x}{L}\right) dx}{\dfrac{1}{2}\rho A \displaystyle\int_0^L \sin^2\dfrac{\pi x}{L}dx} = \frac{\pi^4 EJ}{\rho A L^4} \qquad \omega = \pi^2 \sqrt{\frac{EJ}{\rho A L^4}}. \qquad (9.6.35)$$

Poiché la funzione scelta per il modo è accidentalmente quella esatta, il valore di ω risulta esatto. Ogni altra curva assunta sarebbe equivalente all'introduzione di vincoli addizionali, portando a valori superiori di ω rispetto a quello esatto. Il lettore può per esercizio cimentarsi con altri tipi di curve, ad esempio una parabola, con coefficienti tali da rispettare le condizioni di vincolo.

Metodo delle masse concentrate

Il metodo di Rayleigh può essere impiegato per ottenere la frequenza propria fondamentale (cioè la più bassa) di una trave rappresentata da una serie di masse concentrate. Come prima approssimazione assumiamo come deformata del modo la deformata statica dovuta al peso delle masse $M_1g, M_2g, M_3g, \ldots$ con corrispondenti frecce, $y_1, y_2, y_3 \ldots$. L'energia potenziale immagazzinata nella trave è data dal lavoro compiuto dai pesi delle masse concentrate, l'energia cinetica dalla somma delle loro energie cinetiche singole. Si ha quindi:

$$U_{max} = g(M_1 y_1 + M_2 y_2 + M_3 y_3 + \ldots)$$

$$T_{max} = \frac{1}{2}\omega^2(M_1 y_1^2 + M_2 y_2^2 + M_3 y_3^2 + \ldots) \qquad (9.6.36)$$

$$\omega^2 = \frac{g\sum_i M_i y_i}{\sum_i M_i y_i^2}.$$

Oscillatore semplice smorzato

Quello che genericamente viene chiamato smorzamento è un fenomeno dovuto a una molteplicità di cause, sia interne che esterne al sistema in esame. Può essere incluso tra gli effetti di smorzamento l'attrito che un corpo incontra nello strisciamento su una superficie, sia con l'intermediazione di un lubrificante, sia in modo diretto. Quando due organi sono accoppiati mediante un articolazione, esiste un movimento relativo e nascono sempre azioni d'attrito che dissipano energia. Un altro genere di resistenze passive nasce dallo smorzamento interno presente in tutti i materiali, dovuto a fenomeni d'attrito nelle dislocazioni e al contorno dei grani cristallini, o all'azione delle forze molecolari. Tutte le azioni dissipative possono essere convenientemente rappresentate da leggi matematiche più o meno approssimate. Ci limiteremo nel nostro caso a trattare lo smorzamento viscoso, espresso dalla relazione $F_d = c\dot{x}$. Passando alla scrittura delle equazioni d'equilibrio dinamico del nostro oscillatore con

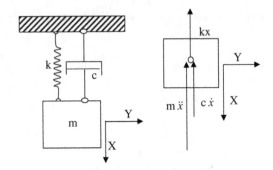

Fig. 9.38. Oscillatore smorzato

smorzamento viscoso, si ha, scrivendo il diagramma di corpo libero della massa m:

$$-m\ddot{x} - c\dot{x} - kx = 0. \tag{9.6.37}$$

Cambiando segno a tutta l'equazione e dividendo per m si ha la forma canonica:

$$\ddot{x} + \frac{c}{m}\dot{x} + \frac{k}{m}x = 0 \quad \text{ricordando che} \quad \frac{k}{m} = \omega_n^2$$

e definendo lo smorzamento critico $c_c = 2m\omega_n$ si ha:

$$\ddot{x} + 2\xi\omega_n\dot{x} + \omega_n^2 = 0 \quad \text{dove si è posto} \quad \xi = \frac{c}{c_c} = \frac{c}{2m\omega_n} \tag{9.6.38}$$

il termine ω_n è la pulsazione naturale non smorzata del nostro oscillatore, cioè la pulsazione in rad/s delle oscillazioni libere del sistema, in assenza di smorzamento, $c_c = 2m\omega_n$ è lo smorzamento critico del sistema, cioè quel particolare valore dello smorzamento al disopra del quale la risposta a una qualunque eccitazione. La soluzione dell'equazione scritta è ancora del tipo:

$$x = x_0 e^{st}. \tag{9.6.39}$$

Sostituendo nell'equazione d'equilibrio dinamico si ha:

$$(ms^2 + sc + k)x_0 e^{st} = 0. \tag{9.6.40}$$

Perché la soluzione non sia banalmente $x = 0$, corrispondente all'assenza di movimento, occorre che sia $ms^2 + sc + k = 0$, che costituisce un'equazione di secondo grado a coefficienti costanti in s, con soluzioni:

$$s_{1,2} = \frac{-c \pm \sqrt{c^2 - 4km}}{2m} = -\xi\omega_n \pm i\omega_n\sqrt{1 - \xi^2} = -\xi\omega_n \pm i\omega_d \tag{9.6.41}$$

in cui

$$\omega_n = \sqrt{\frac{k}{m}} \xi = \frac{c}{2m\omega_n} = \frac{c}{c_c}$$

il termine ω_n è la pulsazione naturale del nostro oscillatore, cioè la pulsazione delle oscillazioni libere del sistema, in assenza di smorzamento, il termine $\omega_d = \omega_n\sqrt{1 - \xi^2}$

è la pulsazione delle oscillazioni smorzate. Se il radicando $\sqrt{1 - \xi^2}$ è negativo, lo smorzamento relativo è superiore allo smorzamento critico e le due radici s sono reali e negative, si ha quindi:

$$x = A_1 e^{(-\xi\omega_n + \omega_n \sqrt{(\xi^2 - 1)}) * t} + A_2 e^{(-\xi\omega_n - \omega_n \sqrt{(\xi^2 - 1)}) * t}. \qquad (9.6.42)$$

Il moto che s'instaura, quando siano fissate le condizioni iniziali, è aperiodico, tendente ad estinguersi completamente col procedere del tempo. Per x = 1 il moto è ancora aperiodico con smorzamento critico, le due radici s_1 e s_2 coincidono e l'integrale generale dell'equazione del moto si può scrivere:

$$x = (A_1 + A_2 t) e^{-\omega_n t}. \qquad (9.6.43)$$

Se infine il radicando è positivo (smorzamento minore di quello critico) le due radici s_1 ed s_2 sono complesse e la legge del moto è:

$$x = A_1 e^{(-\xi\omega_n + i\omega_n \sqrt{1 - \xi^1})t} + A_2 e^{(-\xi\omega_n - i\omega_n \sqrt{1 - \xi^2})t}. \qquad (9.6.44)$$

Si tratta di un moto oscillatorio smorzato che si può scrivere in forme differenti:

$$x = e^{-\xi\omega_n t} \left[(A_1 + A_2) \cos(\omega_n \sqrt{1 - \xi^2} * t) + i(A_1 - A_2) \sin(\omega_n \sqrt{1 - \xi^2} * t \right] =$$
$$= e^{-\xi\omega_n t} [(A_3 \cos(\omega_d t) + A_4 \sin(\omega_d t)] = e^{-\xi\omega_n t} C \cos(\omega_d t - \phi). \qquad (9.6.45)$$

È facile vedere che le ampiezze introdotte nella legge di oscillazione devono essere determinate mediante le condizioni iniziali del moto, in particolare i valori di x e $\dot{x}$ per t = 0. Riferendoci all'ultima espressione si ha

$$x_{t=0} = x_0 = A_3$$
$$\dot{x}_{t=0} = \dot{x}_0 = -\xi\omega_n A_4 + \omega_d A_3$$
$$A_3 = x_0 \qquad A_4 = \frac{\dot{x}_0 + \xi\omega_n x_0}{\omega_d} \qquad (9.6.46)$$
$$x = e^{-\xi\omega_n t} \left(\frac{\dot{x}_0 + \xi\omega_n x_0}{\omega_d} \sin(\omega_d t) + x_0 \cos(\omega_d t) \right).$$

L'ultima relazione scritta è l'espressione della risposta in funzione delle condizioni iniziali.

Esempio 9.20. Consideriamo sempre l'Esempio 9.15 e supponiamo questa volta che la trave sia dotata di smorzamento inferiore a quello critico e pari a $\xi = 0,1$. Supponiamo che le condizioni iniziali siano prodotte con una leggera flessione del corpo in modo tale da realizzare una freccia di 15 cm al centro della trave. Si ha in questo caso:

$$A_4 = 0 \qquad A_3 = 0,2 \text{ m} \qquad \xi = 0,1$$
$$\omega_d = \sqrt{1 - \xi^2} \omega_n = \sqrt{0,99} * 21,11 = 21,00 \text{ rad/s}$$
$$x = 0,2 e^{-0,99 * 21,11 * t} * 0,15 \cos(21 * t).$$

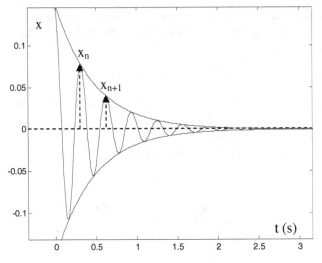

Fig. 9.39. Oscillazioni smorzate

La Fig. 9.39 mostra il grafico dell'oscillazione del punto medio della trave. È interessante notare che le oscillazioni si attenuano quasi totalmente nel giro di 3 s. Nella figura è possibile vedere chiaramente, oltre alle oscillazioni armoniche smorzate della trave, anche il grafico della funzione esponenziale $e^{-\xi\omega_n t}$ che ne è l'inviluppo.

Decremento logaritmico

Ricordando l'espressione delle vibrazioni libere di un sistema smorzato:

$$x = Ce^{-\xi\omega_n t}\cos(\omega_d t + \varphi). \tag{9.6.47}$$

In corrispondenza dei massimi dell'oscillazione l'argomento del coseno si annulla. Se si scrive il rapporto tra le ampiezze di due massimi successivi, le cui ascisse distano del periodo $\frac{2\pi}{\omega_d} = \tau$, si ottiene (vedi Fig. 9.39):

$$\frac{x_n}{x_{n+1}} = \frac{Ce^{-\xi\omega_n t_1}}{Ce^{-\xi\omega_n t_1 + \tau}} \quad \text{e} \quad \ln\left(\frac{x_n}{x_{n+1}}\right) = \delta = \xi\omega_n\tau = \xi\omega_n\frac{2\pi}{\sqrt{1-\xi^2}\omega_n} \approx 2\pi\xi. \tag{9.6.48}$$

Dalla relazione precedente trae origine un sistema per la misura dello smorzamento interno dei materiali. Se infatti si fa oscillare liberamente il sistema e si calcola il decremento logaritmico si ottiene una misura affidabile dello smorzamento interno ξ. A titolo d'esempio l'ordine di grandezza di ξ per le leghe metalliche va da 0,001 a 0,01, mentre per le materie plastiche ed i compositi l'ordine di grandezza è di 0,05.

Vibrazioni forzate nei sistemi ad un grado di libertà

Con riferimento all'oscillatore smorzato della Fig. 9.39, si cercherà di analizzare la risposta del sistema quando su esso agisce una forza variabile armonicamente. Scrivendo le equazioni del moto per una forzante armonica espressa in forma complessa si ha:

$$\ddot{x} + 2\xi\omega_n\dot{x} + \omega_n^2 x = \frac{F_0}{m}e^{i\omega t} \qquad (9.6.49)$$

l'integrale generale di questa equazione differenziale, non omogenea, a coefficienti costanti, si compone dell'integrale generale dell'equazione omogenea associata, già calcolato in precedenza, più un integrale particolare dell'equazione completa. Il primo rappresenta un transitorio dovuto alle condizioni iniziali, in corrispondenza della prima applicazione del carico, il secondo rappresenta la soluzione a regime. Il transitorio si estingue rapidamente, come si è visto nel caso delle vibrazioni libere, mentre la risposta a regime permane, finché permane la forza eccitatrice. Si ha allora, limitandosi alla soluzione a regime, ancora una risposta del tipo $x = Xe^{i\omega t}$ che, sostituita nell'equazione del moto, fornisce:

$$(-\omega^2 + i\omega 2\xi\omega_n + \omega_n^2)Xe^{i\omega t} = \frac{F_0}{m}e^{i\omega t}. \qquad (9.6.50)$$

Eliminando il fattore comune $e^{i\omega t}$ e quindi la dipendenza dal tempo si ha:

$$X = \frac{\dfrac{F_0}{m}}{-\omega^2 + i\omega 2\xi\omega_n + \omega_n^2} = \frac{\dfrac{F_0}{k}}{1 - \dfrac{\omega^2}{\omega_n^2} + i2\xi\dfrac{\omega}{\omega_n}}. \qquad (9.6.51)$$

Nell'equazione precedente si passa dalla seconda espressione alla terza, dividendo al numeratore e al denominatore per ω_n^2 e ricordando che è $m\,\omega_n^2 = k$. L'ampiezza X è quindi complessa, con modulo:

$$X_0 = \frac{\dfrac{F_0}{k}}{\sqrt{\left(1 - \dfrac{\omega^2}{\omega_n^2}\right)^2 + \left(2\xi\dfrac{\omega}{\omega_n}\right)^2}} \quad \text{e fase} \quad \tan\varphi = -\frac{2\xi\dfrac{\omega}{\omega_n}}{1 - \dfrac{\omega^2}{\omega_n^2}}. \qquad (9.6.52)$$

La risposta forzata è sfasata rispetto alla forzante dell'angolo φ, e si può scrivere:

$$x = X_0 e^{-i\varphi}e^{i\omega t} = X_0\left[\cos(\omega t - \varphi) + i\sin(\omega t - \varphi)\right]. \qquad (9.6.53)$$

Nell'espressione della risposta è possibile includere anche il transitorio ottenendo:

$$x = X_0 e^{-i\varphi}e^{i\omega t} = X_0\left[\cos(\omega t - \varphi) + i\sin(\omega t - \varphi)\right] + e^{-\xi\omega_n t}C\cos(\omega_d t + \psi). \qquad (9.6.54)$$

Dove le costanti C e ψ devono essere determinate in base alle condizioni iniziali, mentre X_0 e φ dipendono dall'ampiezza della forza applicata e dallo smorzamento. Il transitorio ha in ogni caso una limitata importanza, perché nei sistemi con smorzamento, e tutti i sistemi reali lo sono, esso si estingue rapidamente.

Tornando all'espressione di X_0 si può notare che il termine F_0/k non è altro che lo spostamento statico dell'oscillatore sotto una forza di ampiezza F_0, applicata staticamente. Potremo quindi scrivere che:

$$\frac{X_0}{\dfrac{F_0}{k}} = \frac{X_0}{\delta} = \frac{1}{\sqrt{\left(1 - \dfrac{\omega^2}{\omega_n^2}\right)^2 + \left(2\xi\dfrac{\omega}{\omega_n}\right)^2}}. \qquad (9.6.55)$$

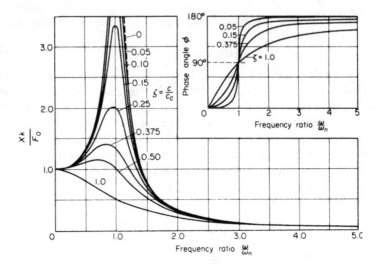

Fig. 9.40. Fattori di amplificazione in funzione della frequenza per un oscillatore semplice smorzato

L'ultimo termine rappresenta il cosiddetto fattore d'amplificazione, in altre parole il rapporto tra l'ampiezza dinamica dell'oscillazione e l'ampiezza statica. Questo rapporto, riportato in ascisse in funzione del quoziente ω/ω_n tra la pulsazione della forza eccitatrice e la pulsazione naturale del sistema, è funzione anche dello smorzamento. Nel diagramma in Fig. 9.40 l'ampiezza della risposta viene riportata per vari valori dello smorzamento del materiale. Nella zona corrispondente a rapporti ω/ω_n prossimi all'unità, si hanno effetti di forte amplificazione delle ampiezze rispetto ai valori statici, effetti tanto più rilevanti quanto minore è lo smorzamento.

Esempio 9.21. Alcuni organi interni del nostro corpo, ad esempio i visceri, sono sostenuti da tessuti con comportamento viscoelastico. Per quanto si tratti di un approccio di prima approssimazione è quindi possibile, per valutare l'effetto delle vibrazioni a bassa frequenza sull'uomo, impiegare un modello del tipo visto precedentemente, con un unica differenza. L'eccitazione non avviene in questo caso per l'applicazione di una forza alla massa inerziale, bensì per lo spostamento del vincolo.

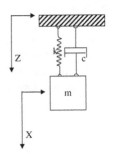

Fig. 9.41. Eccitazione per spostamento del vincolo

Poiché si suppone che, oltre alla massa, anche il vincolo si muova, dovremo introdurre nel modello una nuova coordinata ausiliaria z, che misura lo spostamento del vincolo. Supponendo allora che questo avvenga con legge armonica, si ha, dal diagramma di corpo libero della massa:

$$-k(x-z) - c(\dot{x}-\dot{z}) - m\ddot{x} = 0 \qquad \text{con} \qquad z = z_0 e^{i\omega t}. \qquad (9.6.56)$$

Sommando al primo e secondo membro l'espressione $m\ddot{z}$ e ponendo $y = x - z$ si ha:

$$m\ddot{y} + c\dot{y} + ky = m\ddot{z} = m\omega^2 z_0 e^{i\omega t} \quad \text{in forma canonica} \quad \ddot{y} + 2\xi\omega_n y + \omega_n^2 y = \omega^2 z_0 e^{i\omega t}. \qquad (9.6.57)$$

Il sistema conserva un grado di libertà, lo spostamento relativo tra la base e la massa oscillante e l'equazione del moto è ancora formalmente analoga a quella del sistema forzato mediante eccitazione sulla massa, ma la forzante ha un'espressione diversa. La legge del moto è quindi:

$$y = y_0 e^{-i\varphi} e^{i\omega t} = y_0 \left[\cos(\omega t - \varphi) + i\sin(\omega t - \varphi)\right] \quad \text{con:} \qquad (9.6.58)$$

$$\text{ampiezza} \quad y_0 = \frac{\dfrac{\omega^2}{\omega_n^2} z_0}{\sqrt{\left(1 - \dfrac{\omega^2}{\omega_n^2}\right)^2 + \left(2\xi\dfrac{\omega}{\omega_n}\right)^2}} \qquad (9.6.59)$$

$$\text{e fase} \quad \tan\varphi = -\frac{2\xi\dfrac{\omega}{\omega_n}}{1 - \dfrac{\omega^2}{\omega_n^2}}. \qquad (9.6.60)$$

Il diagramma in Fig. 9.42 rappresenta il rapporto $\frac{X_0}{Z_0}$ al variare di ω/ω_n e ξ. È evidente che per valori di ω/ω_n prossimi all'unità si hanno effetti di risonanza tanto maggiori quanto minore è lo smorzamento.

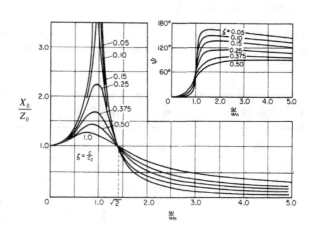

Fig. 9.42. Risposta dell'oscillatore eccitato per spostamento del vincolo

Esempio 9.22. Uno strumento di massa pari a 50 kg è sostenuto da 4 molle, ciascuna di rigidezza pari a 7500 N/m. Se la base dello strumento viene fatta oscillare con moto armonico la cui legge sia $z_B = 0,002 * \cos(50 * t)$, determinare l'ampiezza a regime delle oscillazioni dello strumento. Si trascuri lo smorzamento.
Risposta. $x_0 = -0,00262$ mm.

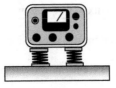

Soluzione. Ricordando quanto detto a proposito dei sistemi eccitati per spostamento del vincolo, si ha:

$$y_0 = \frac{\dfrac{\omega^2}{\omega_n^2} z_0}{\sqrt{\left(1 - \dfrac{\omega^2}{\omega_n^2}\right)^2 + \left(2\xi \dfrac{\omega}{\omega_n}\right)^2}},$$

la pulsazione propria è:

$$\omega_n = \sqrt{\frac{4 * 7500}{50}} = 24,5 \frac{\text{rad}}{\text{s}}.$$

In assenza di smorzamento applicando la prima formula si ha:

$$y_0 = \frac{\dfrac{50^2}{24,5^2} * 0,002}{\left(1 - \dfrac{50^2}{24,5^2}\right)} = -0,0026 \text{ m}.$$

Il segno meno indica che la vibrazione dello strumento avviene in opposizione di fase con quella della base.

Eccitazione non periodica

Le trasformate di Laplace forniscono una soluzione al problema di trovare la risposta di un qualunque sistema a eccitazioni di tipo periodico o non periodico: lo schema è il seguente:

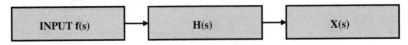

Fig. 9.43. Schema a blocchi di un sistema eccitato in modo generale

Scrivendo le equazioni del moto si ha:

$$m\ddot{x} + c\dot{x} + kx = F(t).$$

Trasformando:

$$m\left(s^2 x(s) - s * x(0) - \dot{x}(0)\right) + c\left(s * x(s) - x(0)\right) + kx(s) = F(s)$$

$$x(s) = \frac{F(s)}{ms^2 + cs + k} + \frac{(ms + c)x(0) + m\dot{x}(0)}{ms^2 + cs + k}$$

$$x(s) = \frac{A(s)}{B(s)} = H(s) * F(s) + R(s). \tag{9.6.61}$$

Se si considera solo la soluzione a regime:

$$x(s) = \frac{A(s)}{B(s)} = H(s) * F(s).$$

Esempio 9.23. Il problema di conoscere quale sia la severità dell'impatto che un corpo può sopportare senza subire danni è di grande interesse, per esempio nell'atterraggio degli aerei o nello studio degli imballaggi. Discuteremo qualche aspetto elementare del problema, ricorrendo al nostro familiare modello a un g.d.l. Si consideri il sistema massa-molla della Fig. 9.44, lasciato cadere sul terreno dall'altezza h. Se la coordinata x misura la posizione della massa a partire dall'istante t = 0 in cui l'estremità inferiore della molla tocca il terreno, l'equazione differenziale del moto, valida finché la molla resta a contatto col terreno è:

$$m\ddot{x} + kx = mg. \tag{9.6.62}$$

Prendendo la trasformata di Laplace di questa equazione con le condizioni iniziali $x(0) = 0\,\dot{x}(0) = \sqrt{2gh}$ possiamo scrivere l'equazione trasformata come:

$$x(s) = \frac{\sqrt{2gh}}{s^2 + \omega_n^2} + \frac{g}{s(s^2 + \omega_n^2)} \quad \text{con} \quad \omega_n = \sqrt{\frac{k}{m}}. \tag{9.6.63}$$

Eseguendo la trasformazione inversa otteniamo per lo spostamento:

$$x(t) = \frac{\sqrt{2gh}}{\omega_n} \sin \omega_n t + \frac{g}{\omega_n^2}(1 - \cos \omega_n t) = \sqrt{\frac{2gh}{\omega_n^2} + \left(\frac{g}{\omega_n^2}\right)} \sin(\omega_n t - \Phi) + \frac{g}{\omega_n^2}$$

$$x(t) > 0.$$

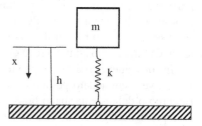

Fig. 9.44. Eccitazione per spostamento del vincolo

Derivando si ottiene:

$$\dot{x}(t) = \omega_n \sqrt{\frac{2gh}{\omega_n^2} + \left(\frac{g}{\omega_n^2}\right)} \cos(\omega_n t - \Phi) \quad \ddot{x}(t) = -\omega_n^2 \sqrt{\frac{2gh}{\omega_n^2} + \left(\frac{g}{\omega_n^2}\right)} \sin(\omega_n t - \Phi).$$
(9.6.64)

Possiamo vedere agevolmente che la deflessione statica della molla è $\delta_{st} = \frac{g}{\omega_n^2}$ e che il massimo valore della velocità e dell'accelerazione si hanno quando il seno o il coseno assumono valori unitari. Quindi troviamo che il valore massimo del rapporto tra l'accelerazione massima e quella di gravità dipende soltanto dal rapporto tra l'altezza di caduta e la deflessione statica della molla:

$$\frac{\ddot{x}}{g} = -\sqrt{\frac{2h}{\delta_{st}} + 1}.$$
(9.6.65)

Considerando ad esempio una persona alla guida di un auto in posizione seduta, per studi forensi il modello ad un g.d.l, viene spesso considerato valido. Assumendo, sulla base di dati sperimentali presenti in letteratura che la rigidezza della spina dorsale sia pari a $k = 81000$ N/m, ed un peso del corpo di 700 N, la deflessione statica risulta $\delta_{st} = 700/81000 = 0,00864$ m. Facciamo l'ipotesi che il conducente, non trattenuto dalle cinture, si lanciato verso l'alto per 30 cm e ricada su un sedile stazionario, non imbottito. La massima accelerazione subita dalla persona si ricava applicando la formula precedente:

$$\frac{\ddot{x}}{g} = -\sqrt{\frac{2*0,1}{0,00864} + 1} = 4,91.$$

Effetti delle vibrazioni sul corpo umano

Studi modellistici e sperimentali hanno mostrato che le vibrazioni producono effetti dannosi sul corpo nostro corpo. Nella medicina del lavoro esistono protocolli per il monitoraggio delle vibrazioni *mano-braccio*, indotte dall'uso di utensili a percussione o rotanti, che trasmettono forze dinamiche al braccio e alla mano dell'operatore. Le norme in materia fissano limiti per l'esposizione a questo tipo di vibrazioni negli ambienti di lavoro, per tutelare il benessere del lavoratore e l'insorgere di danni fisiologici temporanei o permanenti. Un altro caso importante è quello delle vibrazioni *all-body* quelle cioè che assoggettano l'intero corpo a oscillazioni indesiderate. Il problema si presenta per i conducenti di mezzi di trasporto o macchine operatrici, con alti livelli di vibrazione. Il campo di frequenze potenzialmente dannose è più alto nelle vibrazioni mano-braccio, in quanto effetti di risonanza si verificano a frequenze più elevate. In alcuni casi viene colpita la circolazione nelle zone periferiche, con la conosciutissima sindrome del dito bianco, tipica degli operatori che impiegano utensili a percussione o rotanti. Lo studio di questi problemi va oltre i limiti di questo testo. Ci limiteremo ad una breve esposizione delle problematiche.

In conseguenza dello sviluppo tecnologico, il numero e la tipologia delle attività lavorative, i cui addetti possono essere considerati esposti alle vibrazioni dell'intero corpo o del sistema mano braccio, hanno subito un considerevole aumento. Ad esempio in agricoltura, dove sono impiegate macchine delle più svariate dimensioni in molteplici condizioni d'impiego, nelle operazioni di scavo e di movimentazione di materiali inerti, in edilizia civile o nella cantieristica, nell'industria estrattiva, sia in sotterraneo che a cielo aperto, nell'industria forestale, nella movimentazione di merci o macchinari mediante carrelli e in tutto il settore dei trasporti. Gli utensili manuali, alimentati ad aria compressa, con l'elettricità, o dotati di motori a combustione interna, sono sempre più diffusi nei più svariati settori produttivi, quali l'industria metalmeccanica, le carpenterie d'ogni tipo, e l'industria del legno. In questi settori, e in numerosi altri, è presente, a diverso livello, l'esposizione occupazionale a vibrazioni meccaniche [83]. È stato stimato che una frazione tra il 4% e il 7% della forza lavoro in Gran Bretagna, USA, e Canada, è potenzialmente esposta a vibrazioni trasmesse a tutto il corpo di elevata intensità [71].

Vibrazioni in ambiente di lavoro

Il corpo umano è, dal punto di vista meccanico, un sistema di particolare complessità perché composto da una serie di sottoinsiemi con proprietà differenti. Ciascun organo o apparato ha massa, caratteristiche elastiche e smorzamento diversi. Durante esposizioni a vibrazioni con uno spettro distribuito nell'intervallo tra 1 e 80 Hertz, i diversi organi possono essere soggetti a sollecitazioni differenziate e compiere spostamenti relativi di notevole ampiezza. Per esempio, la frequenza di risonanza degli organi addominali è di 4–8 Hertz, delle spalle di 4–5 Hertz, della testa di 20–30 Hertz, delle gambe, secondo l'angolazione, di 2–20 Hertz.

Per sollecitazioni di frequenza inferiore a 2 Hertz, l'organismo si comporta come una massa unica, seguendo in modo omogeneo gli spostamenti della struttura vibrante con cui è a contatto. Le vibrazioni a frequenza superiore a 80 Hertz, invece, coinvolgono la zona prossima all'area di eccitazione. Le proprietà d'attenuazione degli strati immediatamente sottostanti provocano un rapido smorzamento della sollecitazione, che non si propaga in profondità nell'organismo. La risposta dipende anche dalla direzione della vibrazione. La sollecitazione verticale, che si trasmette dalla zona d'appoggio verso il capo per i soggetti in posizione eretta o seduta, provoca risposte differenti rispetto a quelle generate da una sollecitazione che agisce sul piano orizzontale. Un altro elemento di complessità è rappresentato dai movimenti oscillanti di rotazione attorno a una o più direzioni, beccheggio e rollio, comuni sui mezzi di trasporto sull'acqua, ma da non trascurare sui mezzi di movimento terra e di uso agricolo [21].

L'esposizione prolungata alle vibrazioni è associata ad alterazioni dell'apparato muscolo scheletrico, vascolare periferico, nervoso centrale e periferico, e condiziona negativamente il comfort, l'efficienza, la salute e il benessere dei lavoratori. In particolare, disturbi dell'equilibrio possono essere indotti da vibrazioni di frequenza compresa tra 1 e 15–18 Hertz, mentre la colonna vertebrale appare come la struttura più frequentemente danneggiata, soprattutto nella zona lombare, seguita dalla regione dorsale e da quella cervicale. Vari studi epidemiologici hanno dimostrato che i conducenti e gli operatori di macchinari mobili sono più soggetti allo sviluppo di lombalgie, lombosciatalgie, alterazioni degenerative della colonna vertebrale (spondiloartrosi, spondilosi, osteocondrosi intervertebrale), discopatie e ernie discali lombari e/o lombosacrali, prima di altre categorie di lavoratori [65, 66]. Vibrazioni di frequenza compresa tra 20 e 40 Hertz possono indurre riduzione dell'acuità visiva, della fotosensibilità retinica, e restringimento del campo visivo [65]; è intuitiva la rilevanza di tale problema, ai fini della propria e altrui sicurezza, per i conduttori di mezzi meccanici o gli autisti di mezzi pubblici [65–67]. Studi di biodinamica hanno evidenziato i seguenti possibili meccanismi attraverso i quali le vibrazioni possono indurre lesioni all'apparato muscolo-scheletrico del rachide [21]:

• sovraccarico meccanico dovuto a fenomeni di risonanza della colonna verte-brale nell'intervallo di frequenza delle vibrazioni tra 3 e 10 Hertz, con con-seguente danno strutturale a carico dei corpi vertebrali, dischi e articolazioni intervertebrali;
• eccessiva risposta contrattile dei muscoli paravertebrali causata da intenso stimo-lo vibratorio, con conseguenti fenomeni di affaticamento muscolare.

La sensibilità dei soggetti esposti sarebbe massima per vibrazioni di frequenza com-presa tra 1 e 2 Hertz, nelle direzioni disposte sul piano orizzontale, e tra 4 e 8 Hertz nella direzione dai piedi al capo, usualmente coincidente con la verticale [45].

La normativa di riferimento per la valutazione dei rischi connessi alle vibrazioni trasmesse a tutto il corpo è lo Standard Internazionale ISO 2631-1 del 1997 "Me-chanical vibration and shock – evaluation of human exposure to whole body vibra-tion" [59]. Lo standard contiene indicazioni relative a tre aspetti legati agli effetti della vibrazione dell'intero corpo:

• conservazione dello stato di salute;
• comfort e percezione;
• cinetosi.

Gli effetti sulla salute, che l'applicazione dello standard intende prevenire e control-lare, sono le manifestazioni dolorose e degenerative a carico del tratto lombare del rachide e del sistema nervoso collegato. Per quanto riguarda la conservazione dello stato di salute, il documento ISO rileva chiaramente che le indicazioni si riferiscono a vibrazioni comprese nell'intervallo di frequenza da 0,5 a 80 Hertz.

L'indicazione delle vibrazioni meccaniche quale fattore di rischio occupazionale da parte dell'International Labor Office (ILO) risale al 1977, quando fu elaborata la raccomandazione sull'opportunità che:

... si prendano misure per proteggere i lavoratori dalle vibrazioni ... [le] auto-rità responsabili devono stabilire i criteri per determinare il pericolo; quando necessario, si devono definire limiti di esposizione sulla base di tali criteri. Il controllo dei lavoratori esposti al rischio occupazionale derivante dalle vibra-zioni presenti sul posto di lavoro deve includere il controllo medico, sia prima dell'inizio dell'attività lavorativa, che i successivi controlli periodici [58].

Il Parlamento Europeo e il Consiglio dell'Unione Europea, con la Direttiva 2002/44/ CE del 25 giugno 2002 sulle prescrizioni minime di sicurezza e di salute relative all'esposizione dei lavoratori ai rischio derivanti dagli agenti fisici (Vibrazioni), han-no riconosciuto la necessità d'introdurre misure di protezione dei lavoratori contro i rischi derivanti dalle vibrazioni, a causa degli effetti di queste sulla salute e sulla sicurezza, segnatamente i disturbi muscolo scheletrici, neurologici e vascolari" [23].

Sebbene esista un consenso diffuso e indiscusso nell'individuare le vibrazioni meccaniche come fattore di rischio lavorativo, la molteplicità degli effetti a esse riconducibili, la complessità dei modi di presentazione del fenomeno, quali la grandezza vettoriale (per cui è necessario indagare gli effetti per le tre componenti lungo le direzioni di un sistema di riferimento ortogonale), la variabilità della frequenza in relazione al particolare tipo di sorgente, e la marcata variabilità nel tempo, fanno sì che le indicazioni contenute nei principali documenti normativi [59, 60] possano essere considerate, in termini rigorosi, solo dei documenti indicativi. Infatti, gli stessi documenti denunciano l'esistenza e l'importanza delle problematiche sulla salute, l'efficienza lavorativa o il comfort dell'esposizione alle vibrazioni meccaniche, ma, al tempo stesso, riconoscono l'impossibilità di definire limiti di esposizione, il cui rispetto sia garanzia della salute e della sicurezza del lavoratore.

In un limitato numero di Stati membri dell'Unione Europea (Belgio, Francia, Germania, Olanda), alcune patologie del rachide, sono considerate di origine professionale e come tali suscettibili di indennizzo [69]. Tuttavia, i sintomi muscolo-scheletrici e le lesioni al rachide lombare rappresentano un complesso di alterazioni di origine multifattoriale nella cui eziopatogenesi intervengono fattori di natura sia occupazionale sia extra-occupazionale [21, 66, 83]. Ne deriva che è molto difficile separare il contributo delle vibrazioni da quello di altri fattori di rischio individuale ed ergonomico nell'insorgenza e/o aggravamento di disturbi del rachide.

Sistemi a parametri concentrati, due o più gradi di libertà

Non sempre è possibile ricondurre il sistema analizzato ad un modello con un solo grado di libertà, come quello studiato nelle pagine precedenti. Nel mondo fisico abbiamo a che fare normalmente con sistemi continui, che vengono ricondotti spesso a modelli a parametri concentrati costituiti da masse collegate da molle e smorzatori. Il passaggio da un sistema continuo ad un modello discreto è oggetto di studio da parte dei testi specialistici sulle vibrazioni e non verrà da noi trattato. Diremo semplicemente che la scelta dei parametri d'inerzia, d'elasticità e di smorzamento segue il principio di avere nel modello, sottoposto alle stesse condizioni d'eccitazione del sistema reale, una risposta vibratoria quanto più possibile vicina a quella del sistema reale. Un sistema a più gradi di libertà presenta tante frequenze naturali quanti sono i gradi di libertà, corrispondenti ad altrettanti modi normali di vibrare. In termini matematici i modi e le pulsazioni naturali corrispondenti sono conosciuti come autovalori ed autovettori del sistema, o, per meglio dire, del modello che rappresenta il sistema. I modi normali di vibrare sono vibrazioni libere non smorzate che dipendono dai parametri di rigidezza e massa del sistema. Quando il sistema vibra in uno dei suoi modi normali tutti i suoi punti oscillano secondo moti armonici, passando attraverso la posizione d'equilibrio simultaneamente. Per eccitare un sistema a vibrare in uno dei suoi modi normali, occorre avere particolari condizioni iniziali del moto, corrispondenti al modo in esame. Per condizioni iniziali più generali, come un'eccitazione impulsiva, è possibile che tutti i modi del sistema siano eccitati contemporaneamen-

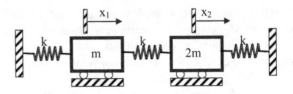

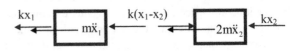

Fig. 9.45. Un sistema a due gradi di libertà. In basso i diagrammi di corpo libero delle due masse

te. Come nel caso dei sistemi ad un solo g.d.l., le vibrazioni forzate di sistemi a più g.d.l. avvengono alla frequenza delle forze eccitatrici. Quando la frequenza delle forze eccitatrici è uguale ad una delle frequenze proprie, si verifica una condizione di risonanza e in questo caso le ampiezze d'oscillazione assumono valori molto elevati, che solo la presenza dello smorzamento può limitare. Nella nostra analisi, limitata allo studio delle vibrazioni libere di un sistema a 2 g.d.l., il sistema sarà considerato privo di smorzamento.

La Fig. 9.45 mostra un particolare sistema a due g.d.l. Le coordinate x_1 e x_2 sono misurate a partire dalla posizione iniziale delle singole masse. Nella parte inferiore della figura sono mostrati i diagrammi di corpo libero delle due masse. Il verso positivo delle forze è verso destra.

Applicando il secondo principio alle due masse si ottiene:

$$m\ddot{x}_1 = -kx_1 + k(x_2 - x_1)$$
$$2m\ddot{x}_2 = -k(x_2 - x_1) - kx_2. \tag{9.6.66}$$

Le due masse compiono oscillazioni armoniche con la stessa frequenza, passando per la posizione d'equilibrio nello stesso istante. Possiamo scrivere quindi:

$$x_1 = A_1 \sin(\omega t) \quad \text{o} \quad A_1 e^{i\omega t}$$
$$x_2 = A_2 \sin(\omega t) \quad \text{o} \quad A_2 e^{i\omega t}. \tag{9.6.67}$$

Sostituendo nella (9.6.65) ed eliminando i termini dipendenti dal tempo, otteniamo in termini di ampiezze di oscillazione:

$$(2k - \omega^2 m)A_1 - kA_2 = 0$$
$$-kA_1 + (2k - 2\omega^2 m)A_2 = 0. \tag{9.6.68}$$

Che, scritta in modo matriciale diventa:

$$\begin{vmatrix} (2k - \omega^2 m) & -k \\ -k & (2k - 2\omega^2 m) \end{vmatrix} = 0 \qquad \begin{bmatrix} (2k - \omega^2 m) & -k \\ -k & (2k - 2\omega^2 m) \end{bmatrix} \begin{Bmatrix} A_1 \\ A_2 \end{Bmatrix} = 0. \tag{9.6.69}$$

Il sistema scritto può avere una soluzione non nulla soltanto se il determinante dei coefficienti è nullo:

$$\begin{vmatrix} (2k - \omega^2 m) & -k \\ -k & (2k - 2\omega^2 m) \end{vmatrix} = 0. \tag{9.6.70}$$

Ponendo $\lambda = \omega^2$ e sviluppando il determinante si ottiene:

$$\lambda^2 - \left(\frac{3}{k}\right)\lambda + \frac{3}{2}\left(\frac{k}{m}\right)^2 = 0. \tag{9.6.71}$$

Le due radici $\lambda_1 \lambda_2$ e le pulsazioni naturali corrispondenti ω_1, ω_2 sono:

$$\lambda_1 = \left(\frac{3}{2} - \frac{1}{2}\sqrt{3}\right)\frac{k}{m} = 0{,}634\frac{k}{m} \qquad \lambda_2 = \left(\frac{3}{2} + \frac{1}{2}\sqrt{3}\right)\frac{k}{m} = 2{,}366\frac{k}{m}$$

$$\omega_1 = \sqrt{\lambda_1} = \sqrt{0{,}634\frac{k}{m}} \qquad\qquad \omega_2 = \sqrt{\lambda_2} = \sqrt{2{,}366\frac{k}{m}}. \tag{9.6.72}$$

Dalla (9.6.62) troviamo due espressioni per il rapporto delle ampiezze:

$$\frac{A_1}{A_2} = \frac{k}{2k - \omega^2 m} = \frac{2k - 2\omega^2 m}{k}. \tag{9.6.73}$$

La sostituzione dei valori delle pulsazioni naturali nell'una o nell'altra espressione porta a due distinti valori del rapporto tra le ampiezze.

Per $\omega_1^2 = 0{,}634\frac{k}{m}$ otteniamo:

$$\left(\frac{A_1}{A_2}\right)^1 = \frac{k}{2k - \omega_1^2 m} = \frac{1}{2 - 0{,}634} = 0{,}731.$$

Per $\omega_2^2 = 2{,}366\frac{k}{m}$ si ha:

$$\left(\frac{A_1}{A_2}\right)^2 = \frac{k}{2k - \omega_2^2 m} = \frac{1}{2 - 2{,}366} = -2{,}73.$$

L'equazione (9.6.67) ci permette di trovare soltanto il rapporto tra le due ampiezze e non i loro valori assoluti che sono arbitrari. Se una delle ampiezze è fissata ad esempio uguale ad 1 si dice che le ampiezze sono normalizzate all'unità. I vettori delle ampiezze normalizzate prendono il nome di modi normali e vengono usualmente indicati come $\varphi_1(x)$. I due modi normali dell'esempio svolto, che ora possiamo chiamare autovalori del sistema sono rispettivamente:

$$\varphi_1(x) = \begin{Bmatrix} 0{,}731 \\ 1 \end{Bmatrix} \qquad \varphi_2(x) = \begin{Bmatrix} -2{,}73 \\ 1 \end{Bmatrix}.$$

Ogni modo normale d'oscillazione può essere scritto, reintroducendo la funzione di dipendenza dal tempo:

$$\begin{Bmatrix} x_1 \\ x_2 \end{Bmatrix}^1 = A_1 \begin{Bmatrix} 0{,}731 \\ 1 \end{Bmatrix} \sin(\omega_1 t + \psi_1)$$

$$\begin{Bmatrix} x_1 \\ x_2 \end{Bmatrix}^2 = A_2 \begin{Bmatrix} -2{,}73 \\ 1 \end{Bmatrix} \sin(\omega_2 t + \psi_2). \tag{9.6.74}$$

La forma dei modi normali è rappresentata nella Fig. 9.46.

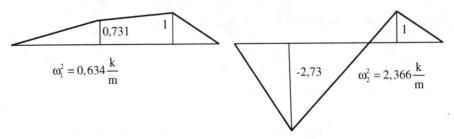

$$\omega_1^2 = 0,634\frac{k}{m}$$

$$\omega_2^2 = 2,366\frac{k}{m}$$

Fig. 9.46. Modi normali del sistema a 2 g.d.l della Fig. 9.45

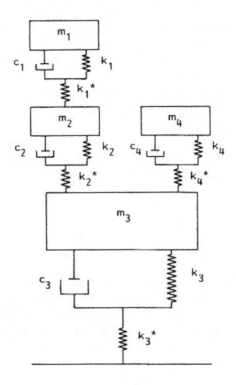

Fig. 9.47. Un modello del corpo umano

Concludiamo l'esposizione sulle piccole oscillazioni riportando un modello, scelto tra i numerosi presenti nella letteratura scientifica, che rappresenta il corpo umano in piedi. La molla inferiore rappresenta l'elasticità delle due gambe, in serie con le articolazioni (k_3, c_3) che presentano elasticità e smorzamento. La massa m_3 rappresenta le gambe ed il bacino. Su questo insistono elasticamente gli organi interni da una lato e la colonna vertebrale col tronco dall'altro. Questa è rappresentata con una molla k_2^* in serie con un sistema massa molla (k_2, c_2) che rappresenta il comportamento elastico-dissipativo del rachide. La massa m_2 rappresenta il tronco e la colonna. Al disopra di questa è il capo, collegato elasticamente attraverso un elemento elastico principale k_2, in serie con un sistema molla-smorzatore che rappresenta le caratteristiche elastico dissipative del collo. Modelli di questo tipo vengono impiegati nella ricerca, dopo accurata calibrazione, basata su dati sperimentali. I vantaggi principali risiedono nella facilità del calcolo della risposta a eccitazioni di vario tipo, periodiche, transienti e impulsive. Modelli più raffinati, anche se sempre legati a una messa a punto e calcoli più laboriosi, sono quelli basati su metodi FEM, piuttosto popolari dopo il formidabile sviluppo della potenza di calcolo degli elaboratori digitali.

9.7 Rigidezza di alcuni elementi strutturali

Molle in serie $\dfrac{1}{K} = \dfrac{1}{k_1} + \dfrac{1}{k_2}$

Molle in parallelo $K = k_1 + k_2$

Asta in trazione $k = \dfrac{F}{\Delta l} = \dfrac{EA}{l}$

Asta in torsione $k = \dfrac{GJ_p}{l}$

Trave a mensola $k = \dfrac{F}{\Delta l} = \dfrac{3EJ}{l^3}$

Trave appoggiata rigidezza mezzeria $k = \dfrac{48EJ}{l^3}$

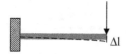

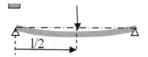

Trave incastrata rigidezza in mezzeria $k = \dfrac{192EJ}{l^3}$

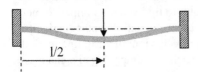

l/2

Trave incastro-appoggio in mezzeria $k = \dfrac{768EJ}{7l^3}$

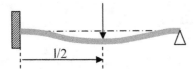

l/2

Trave appoggiata $\quad k = \dfrac{3EJl}{a^2b^2} \qquad y_x = \dfrac{Pbx}{6EJl}(l^2 - x^2 - b^2)$

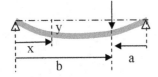

y

x

b   a

Trave con spostamento senza rotazione $k = \dfrac{12EJ}{l^3}$

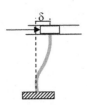

δ

Trave a sbalzo

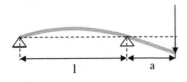

l   a

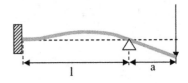

l   a

$k = \dfrac{24EJ}{a^2(3l + 8a)}$ $\qquad\qquad\qquad k = \dfrac{3EJ}{(1+a)*a^2}$

Bibliografia

[1] Agus M., Giachetti A., Gobbetti E., Zanetti G., Zorcolo A., Picasso B.: A Haptic model of a bone cutting burr. Medicine Meets Virtual Reality – MMVR-03 (2003).

[2] Alexander R.M.: Locomotion of animals. Tertiary level biology. Blackie, Glasgow – New York; distributed in the USA by Chapman and Hall (1982).

[3] Alexander R.M.: Principles of animal locomotion. Princeton University Press, Princeton NJ (2003).

[4] Alexander R.M., Goldspink G.: Mechanics and energetics of animal locomotion. Chapman and Hall, London New York; distributed by Halsted Press (1997).

[5] McNeill A.R.: Mechanics of animal movement. Current Biology 15(16), 616–619 (2005).

[6] Baldi A., Casu F., Masala F., Gerovasi L., Picasso B.: A PZT actuated robotic gripper for biomedical applications. Proc. RAAD 2002, Cassino, Italy (2002).

[7] American Society of Mechanical Engineers. Winter Meeting. Biomechanics in sport. A 1987 update: presented at the Winter Annual Meeting of the American Society of Mechanical Engineers, Boston, December 13–18 1987. ASME, New York (1987).

[8] Bartel D.L., Davy D.T., Keaveny T.M.: Orthopaedic biomechanics: mechanics and design in musculoskeletal systems. Pearson/Prentice Hall, Upper Saddle River NJ (2006).

[9] Bartlett R.H. et al.: Mechanical devices for cardiopulmonary assistance. Advances in cardiology. Karger, Basel New York (1971).

[10] Baruh H.: Analytical dynamics. WCB/McGraw-Hill, Boston (1999).

[11] Bartlett R.: Introduction to sports biomechanics. 1 ed. Routledge, New York (1997).

[12] Basmajian J.V, DeLuca C.J.: Muscles Alive: Their Functions Revealed. 5 ed. Williams & Wilkins Publ., New York (1985).

[13] Bassini C.: Principi di meccanomorfosi e di biomeccanica nella genesi e nel trattamento dei paramorfismi. Cooperativa libraria universitaria, Bologna (1972).

[14] Bell A.G., Adler C.: Aerial locomotion. The Academy, Washington (1907).

[15] Bels V.L., Gasc J.P., Casinos A.: Vertebrate biomechanics and evolution. Experimental biology reviews. BIOS Scientific, Oxford (2003).

[16] Blazevich A.: Sport Biomechanics. The basics. 2 ed. A&C Black Publishers Ltd., London (2007).

[17] Bishop R.E.D.: Vibration. Cambridge University Press, Cambridge (1965).

[18] Bishop R.E.D., Gladwell G.M.L., Michaelson S.: The matrix analysis of vibration. Cambridge University Press, Cambridge (1965).

[19] Bishop R.E.D., Johnson D.C.: The mechanics of vibration. Cambridge University Press, Cambridge (1979).

[20] Bronzino J.D.: The biomedical engineering handbook. 3 ed. CRC/Taylor & Francis, Boca Raton (2006).

[21] Casula D., Benvenuto F., Atzeri S.: Elementi di igiene del Lavoro. In: Casula D.: Medicina del Lavoro, 3ª ed. Monduzzi Editore, Bologna (2003).

[22] Chien S., Chen P.C.Y., Fung Y.C.: An introductory text to bioengineering. World Scientific, Singapore (2008).

[23] Comunità Economica Europea. Direttiva 2002/44/CE sulle prescrizioni minime di sicurezza e salute relative all'esposizione dei lavoratori ai rischi derivanti dagli agenti fisici (vibrazioni), 25 giugno 2002.

[24] Cotterill R.: Biophysics: an introduction. Wiley, New York (2002).

[25] Cowin S.C.: Bone Mechanics Handbook. CRC Press, Boca Raton FL (2001).

[26] Craig J.J.: Introduction to robotics: mechanics and control. 3 ed. Pearson/Prentice Hall, Upper Saddle River NJ (2005).

[27] Denavit J., Hartenberg R.S.: A kinematic notation for lower-pair mechanisms based on matrices. Trans ASME J. Appl. Mech 23: 215–221 (1955).

[28] Denavit J., Hartenberg R.S.: Kinematic synthesis of linkages. McGraw-Hill, New York (1964).

[29] Enderle J.D., Bronzino J.D., Blanchard S.M.: Introduction to biomedical engineering. 2nd ed. Elsevier-Academic Press, Amsterdam – Boston (2005).

[30] Frankel V.H., Nordin M.: Basic biomechanics of the skeletal system. Lea & Febiger, Philadelphia (1980).

[31] Funaioli E.: Corso di meccanica applicata alle macchine. Pàtron, Bologna (1970).

[32] Fung Y.C.: Biomechanics: mechanical properties of living tissues. Springer, New York (1981).

[33] Fung Y.C.: Biomechanics: motion, flow, stress, and growth. Springer, New York (1990).

[34] Fung Y.C.: Biomechanics: mechanical properties of living tissues. 2 ed. Springer, New York (1993).

[35] Fung Y.C.: Biomechanics: circulation. 2 ed. Springer, New York (1997).

[36] Fung Y.C.: Selected works on biomechanics and aeroelasticity. Advanced series in biomechanics. World Scientific, Singapore (1997).

[37] Fung Y.C. and American Society of Mechanical Engineers. Applied Mechanics Division., Biomechanics; proceedings of a symposium sponsored by the Applied Mechanics Division of the ASME, at the annual meeting, November 30 1966, New York. American Society of Mechanical Engineers, New York (1966).

[38] Fung Y.C., Chien S.: Introduction to bioengineering. World Scientific, Singapore (2001).

[39] Fung Y.C. et al.: Biomechanics in China, Japan, and USA: proceedings of an international conference in Wuhan, China. Science Press, Beijing (1984).

[40] Fung Y.C. et al.: Biomechanics, its foundations and objectives. Prentice-Hall, Englewood Cliffs NJ (1972).

[41] Fung Y.C. et al.: Frontiers in biomechanics. Springer, New York (1986).

[42] Galletti P.M., De Rossi D.E., De Reggi A.S.: Medical applications of piezoelectric polymers. Ferroelectricity and related phenomena. Gordon and Breach Science Publishers, New York (1988).

[43] Gordon A., Huxley A.F., Julian F.J.: The variation in isometric tension with sarcomere length in vertebrate muscle fibers. J. Physiology 185, 170–192 (1966).

[44] Gray H., Williams P.L. et al.: Gray's anatomy: the anatomical basis of medicine and surgery. Churchill Livingstone, New York (1995).

[45] Griffin M.J.: Handbook of human vibration. Academic Press, London (1990).

[46] Gurtin M: An Introduction to continuum mechanics. Elsevier, San Diego (2003).

[47] Hall S.J.: Basic Biomechanics. McGraw-Hill, Boston (1999).

[48] Hamill J., Knutzen K.: Biomechanical basis of human movement. 2 ed. Lippincott Williams & Wilkins, Philadelphia (2003).

[49] Hannah J., Hillier M.J.: Applied mechanics. Pitman, London (1962).

[50] Hannah J., Stephens R.C.: Mechanics of machines: elementary theory and examples. 3 ed. E. Arnold, London (1970).

[51] Hannah J., Stephens R.C.: Mechanics of machines, advanced theory and examples. 2 ed. E. Arnold, London (1972).

[52] Hannah J., Stephens R.C.: Mechanics of machines: elementary theory and examples. 4 ed. E. Arnold, London (1984).

[53] Hatze H.: The meaning of the term biomechanics. J. Biomechanics 7, 189–190 (1974).

[54] Harris C.M., Crede C.E.: Shock and vibration handbook. 2 ed. McGraw-Hill, New York (1976).

[55] Hay J.G: The Biomechanics of Sport Techniques. Prentice Hall, Upper Saddle River NJ (1993).

[56] Hill A.V.: The Heat of Shortening and the Dynamic Constants of Muscle. Proc. Roy. Soc. 126(B), 136–195 (1938).

[57] Humphrey J.D. (ed.): Continuum biomechanics of soft biological tissues. Proceedings of the Royal Society of London A 459, 3–46 (2003).

[58] International Labour Office. Working Environment (air pollution, noise, vibration) Recommendation R156, 1977.

[59] International Standards Organization: ISO 2631-1. Mechanical vibration and shock – Evaluation of human exposure to whole body vibration. Geneva (1997).

[60] International Standards Organization: ISO 5349 Mechanical Vibration – Measurement and evaluation of human exposure to hand transmitted vibration. Part 1: General requirements. Geneva (2001).

[61] Kalnins A., Dym C.L.: Vibration: beams, plates, and shells. Benchmark papers in acoustics. Dowden/Halsted Press, New York (1976).

[62] Lazan B.J.: Damping of materials and members in structural mechanics. 1 ed. Pergamon Press, Oxford NY (1968).

[63] Mason S.: A History of the Sciences. Collier Books, New York (1962).

[64] Martin R.B.: A Genealogy of Biomechanics. 23rd Annual Conference of the American Society of Biomechanics. Retrieved 13 October 2010 (1999).

[65] Meloni M.: Clinica delle malattie da vibrazioni meccaniche in ambito lavorativo. Internet: http://www.cantieri-sicurezza.it/

[66] Meloni M.: Patologie da vibrazioni meccaniche. Internet: http://www.cantieri-sicurezza.it/

[67] Meloni M., Casula D.: Malattie da vibrazioni meccaniche. In: Casula D.: Medicina del Lavoro, 3ª ed. Monduzzi Editore, Bologna (2003).

[68] Meriam J.L., Kraige L.G: Engineering Mechanics Dynamics. 4 ed. Wiley, New York (1998).

[69] Nachemson A.L.: Spinal disorders: overall impact on society and the need for orthopaedic resources. Acta Orthop. Scand. 62 (suppl. 241): 17–22 (1991).

[70] Niklas K.J.: Plant Biomechanics: An Engineering Approach to Plant Form and Function. 1 ed. University of Chicago Press, New York (1992).

[71] Palmer K.T., Griffin M.J., Bendall H., Pannett B., Coggon D.: Prevalence and pattern of occupational exposure to hand transmitted vibration in Great Britain: findings from a national survey. Occup. Environ. Med. 57: 18–28 (2000).

[72] Park J.B., Bronzino J.D.: Biomaterials: principles and applications. CRC Press, Boca Raton (2002).

[73] Pau M., Corona F., Leban B., Pau M.: Effects of backpack carriage on foot-ground relationship in children during upright stance. Gait & Posture **33**, 195–199 (2011).

[74] Pau M., Pau M.: Postural sway modifications induced by backpack carriage in primary school children: a case study in Italy. Ergonomics **53**(7), 872–881 (2010).

[75] Pauwels F.: Biomechanics of the locomotor apparatus. Springer, Heidelberg Berlin (1980).

[76] Perry J., Burnfield J.M.: Gait analysis: normal and pathological function. 2 ed. Slack, Thorofare NJ (2010).

[77] Picasso B.: Fish and ships: Can Fish inspired Propulsion outperform traditional Propeller based Systems? Proc. DARPA-ONRIFO Workshop on Electroactive Polymers. Il Ciocco, Lucca (2001).

[78] Picasso B.: Modeling the mechanics of fish propulsion – BAM First World Congress on Biomimetics and Artificial Muscles, Albuquerque NM (2002).

[79] Pipino F., Quagliarella L.: Biomeccanica Ortopedica e Traumatologica. UTET, Torino (1995).

[80] Raparelli T., Zobel Beomonte P.: Ricerca applicata e formazione nella bioingegneria. Dimeg Università dell'Aquila (2007).

[81] Sayers C.: Remote control robotics. Springer, New York (1998).

[82] Stein J.L. et al.: Biomechanics of normal and prosthetic gait. ASME, New York (1987).

[83] Taylor W.A., Wasserman D.E.: Occupational vibration. In: Zenz C., Dickerson O.B., Horvath E.P. Jr: Occupational Medicine. 3ª ed. St Louis, MO: Mosby – Year Book Inc. (1994).

[84] Thomson W.T., Dahleh M.D.: Theory of vibration with applications. 5 ed. Prentice Hall, Upper Saddle River NJ (1998).

[85] Totten G., Liang H.: Mechanical tribology. Marcel Dekker, New York (2003).

[86] West J.B.: Respiratory physiology: the essentials. 9 ed. Wolters Kluwer Health/Lippincott Williams & Wilkins, Philadelphia (2012).

[87] Wiktorin C.v.H., Nordin M.: Introduction to problem solving in biomechanics. Lea & Febiger, Philadelphia (1986).

[88] Williams M., Lissner H.R.: Biomechanics of human motion. Saunders, Philadelphia (1962).

[89] Williams M., Lissner H.R., LeVeau B.F.: Williams and Lissner Biomechanics of human motion. 2 ed. Saunders, Philadelphia (1977).

[90] Winter D.A.: Biomechanics of human movement. Biomedical engineering and health systems. Wiley, New York (1979).

[91] Winter D.A.: Biomechanics IX. International series on biomechanics. Human Kinetics Publishers, Champaign IL (1985).

[92] Winter D.A.: Biomechanics and motor control of human movement. 3 ed. Wiley, Hoboken NJ (2005).

[93] Young D.F., Munson B.R., Okiishi T.H.: A Brief Introduction to Fluid Mechanics. Wiley, New York (2003).

[94] Zamparo P., Pendergast D.R., Termin A., Minetti A.E.: Economy and efficiency of swimming at the surface with fins of different size and stiffness. European J. Applied Physiology **96**(4), 459–470 (1996).

Indice analitico

Unitext – Collana di Ingegneria

Editor in Springer:
F. Bonadei
francesca.bonadei@springer.com

G. Riccardi, D. Durante
Elementi di fluidodinamica. Un'introduzione per l'Ingegneria
2006, XIV+394 pp, ISBN 978-88-470-0483-2

F. Babiloni, V. Meroni, R. Soranzo
Neuroeconomia, neuromarketing e processi decisionali nell'uomo
2007, X+164 pp, ISBN 978-88-470-0715-4

D. Milanato
Demand Planning. Processi, metodologie e modelli matematici
per la gestione della domanda commerciale
2008, XIV+600 pp, ISBN 978-88-470-0821-2

S. Beretta
Affidabilità delle costruzioni meccaniche. Strumenti e metodi
per l'affidabilità di un progetto
2009, X+276 pp, ISBN 978-88-470-1078-9

M.G. Tanda, S. Longo
Esercizi di Idraulica e di Meccanica dei Fluidi
2009, VI+386 pp, ISBN 978-88-470-1347-6

A. Giua, C. Seatzu
Analisi dei sistemi dinamici
2009, XVI+566 pp, ISBN 978-88-470-1483-1

P.C. Cacciabue
Sicurezza del Trasporto Aereo
2010, X+274 pp, ISBN 978-88-470-1453-4

D. Capecchi, G. Ruta
La scienza delle costruzioni in Italia nell'Ottocento.
Un'analisi storica dei fondamenti della scienza delle costruzioni
2011, XII+358 pp, ISBN 978-88-470-1713-9

S. Longo
Analisi Dimensionale e Modellistica Fisica
Principi e applicazioni alle scienze ingegneristiche
2011, XII+370 pp, ISBN 978-88-470-1871-6

R. Pinto, M.T. Vespucci
Modelli decisionali per la produzione, la logistica e i servizi energetici
2011, XIV+149 pp, ISBN 978-88-470-1790-0

A. Di Molfetta, R. Sethi
Ingegneria degli acquiferi
2012, XIV+416 pp, ISBN 978-88-470-1850-1

C. Gisonni, W.H. Hager
Idraulica dei sistemi fognari. Dalla teoria alla pratica
2012, XX+682 pp, ISBN 978-88-470-1444-2

B. Picasso
Fondamenti di Meccanica e Biomeccanica
Meccanica dei corpi rigidi articolati
2012, X+354 pp, ISBN 978-88-470-2332-1

La versione online dei libri pubblicati nella serie è disponibile
su SpringerLink. Per ulteriori informazioni, visitare il sito:
http://www.springer.com/series/7281